鍼灸師・柔道整復師のための

局所解剖カラーアトラス

改訂第2版

編集
北村清一郎 森ノ宮医療大学教授・徳島大学名誉教授
熊本賢三 明治国際医療大学教授

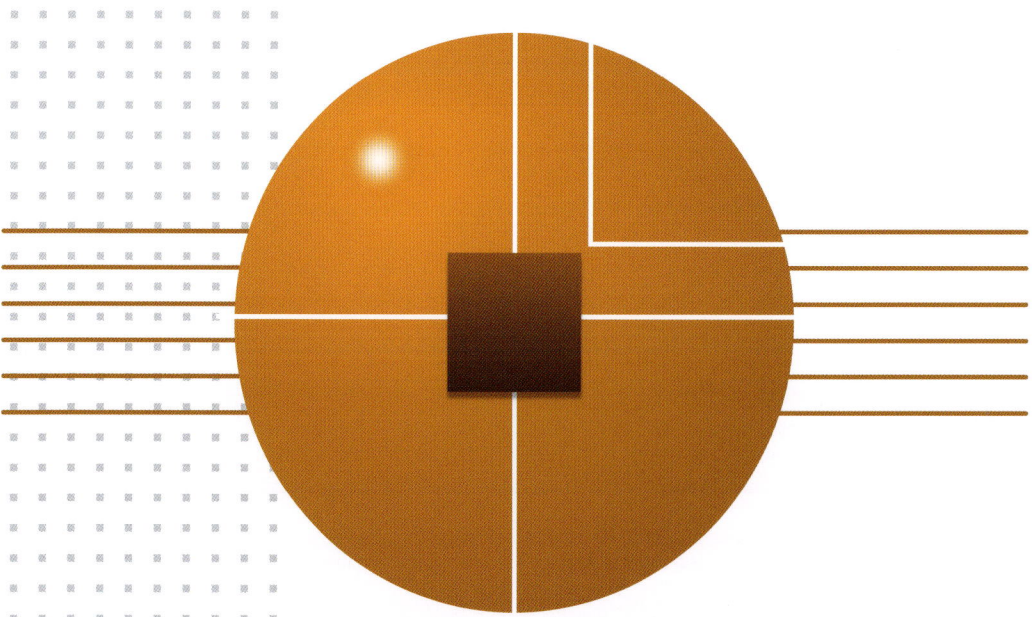

南江堂

■執筆者 (五十音順)

上島 幸枝	うえしま ゆきえ	大阪社会体育専門学校 元講師，鍼灸師
榎原 智美	えばら さとみ	明治国際医療大学医学教育研究センター解剖学ユニット 准教授
尾﨑 朋文	おざき ともふみ	森ノ宮医療大学保健医療学部鍼灸学科 教授
金田 正徳	かなた まさのり	平成医療学園専門学校 元顧問
北村 清一郎	きたむら せいいちろう	森ノ宮医療大学保健医療学部理学療法学科教授・徳島大学名誉教授
熊本 賢三	くまもと けんぞう	明治国際医療大学医学教育研究センター解剖学ユニット 教授
合田 光男	ごうだ みつお	国際東洋医療鍼灸学院 教員
小林 愛子	こばやし あいこ	国際東洋医療柔整学院 副学院長
坂本 豊次	さかもと とよつぐ	森ノ宮医療大学保健医療学部鍼灸学科 教授
鷲見 英法	すみ ひでのり	森ノ宮医療学園専門学校 教員
竹下 イキコ	たけした いきこ	森ノ宮医療学園専門学校 元講師
巽 轍夫	たつみ てつお	明治東洋医学院専門学校 教員
西崎 泰清	にしざき やすきよ	赤あんど鍼灸科 院長，薬剤師
新田 伸子	にった のぶこ	くずは鍼灸治療院 副院長
松岡 憲二	まつおか けんじ	明治東洋医学院専門学校 元教員
宮坂 卓治	みやさか たくじ	帝京大学医療技術学部柔道整復学科 教授
森 俊豪	もり しゅんごう	学校法人森ノ宮医療学園 前理事長

推薦のことば

　実は，自分の乗用車には装着していないのだが，最近は，指示の通りやれば，自分の行きたい未知の場所に，たやすく到着できるという優秀な，カーナビゲーションシステムという便利なものが開発されている．多くの複雑な情報を相対的に処理して，目的を達するというのは，いかにも，現代情報化時代にふさわしいすぐれものだ．自動車の世界ではなくて，鍼灸の世界で，そのカーナビゲーションにも匹敵するような，素晴らしい解剖の本が生まれたのだ．

　ゲラ刷りを見て，将に腰を抜かさんばかりに驚いた．かつて見たこともない，素晴らしい素晴らしい解剖のアトラスだからだ．そして，それは，自分が心底，長い間求めていたものだったから驚いた．夢に描いていたことが，現実に，目の前で展開されている．これが興奮せずにいられようか．

　鍼灸を熱心に追究している若手の鍼灸師が，鍼灸治療を遂行するために必要な，そして重要な解剖学的な事実を，自らメスを握り導き出している．鍼灸治療をするためという，1つの確かな目的を持って，その立場から解剖がなされているから，かつて味わったことが無い，確かな手応えを感じる．鍼灸を業としているものにとっては，将に宝物である．

　では，具体的に，どのようになっているか，ちょっと覗いてみよう．この本の前半では，人体を以下のように分けている．後頸部，肩甲上部，脊柱部，腰部，顔面，前頸部と外側頸部，前胸部と側胸部，前腹部と側腹部，上肢帯と上腕，前腕と手，仙骨部と殿部，大腿後面と下腿後面，大腿前面と下腿前面，足背と足底．そして，その領域での代表的経穴の数ヵ所に，鍼を刺入して，体表から少しずつ将に薄皮を剥ぐように，綿密に解剖の作業が進められている．動脈は赤，静脈は青，そして神経は黄色と色鮮やかに浮かび上がっていて，三者の関係が目に飛び込んでくる．スケッチされた絵とは違った，本物の迫力がある．例えば，風池に鍼を刺すと，頭板状筋を突き抜け，頭半棘筋，上頭斜筋，椎骨動脈，脳硬膜，延髄と貫いて行く．この事実を，アトラスから知れば，風池をある程度以上深く刺すと，かなり危険だということがよくわかる．前頸部と外側頸部のところでは，刺鍼により，気胸が起こる可能性について検討している．人体図上で，危険領域を塗りつぶしてあるので，どこが危険かとてもよくわかる．

　という調子で一枚一枚の写真の中に，驚きを伴った発見がある．それぞれの領域での，特徴的な知見について，述べていったらきりがないほど，感激が押し寄せてくる．臨床に直結するような内容が，物凄く豊富だからたまらない．

　次に「皮膚およびその下層の組織像－主要経穴間での比較－」が，これまたたまらなく良い．顴髎穴，天柱穴，厥陰兪穴，志室穴，坐骨神経点，関元穴，委中穴を例にとって示しているが，それぞれの部位が，身体部位の特異性を持ちつつ，違った皮下構造を示しているので，非常に興味深い．正直なところ，このように経穴にターゲットを当てて，表層から深部まで，弱拡大で広範囲の皮膚所見を，組織学的に拝見するのは初めてなので，ここはどうなのだ，そして，あそこはどうなのだと，次々に経穴の部位の皮下構造を早く見たくて，胸が高鳴り，ページをめくるのが，もどかしくてしょうがなかった．組織像につけられた番号と解説の部位とを確かめて，なるほどとうなずいていると，長年の疑問が氷解して行くのがよくわかった．生きていて良かったと感謝している．部位による差は自分の想像を遥かに越えるものであり，頭の中を，強烈な光が通過したみたいで，興奮したままで，整理がつかず頭がボーッとしている．

　次に，関節とその周辺の関係が繰り広げられる．「肩関節とその周辺」，「肘と手の関節」，「股関節」，「膝の関節」，「足の関節」について筋肉と靱帯と動脈と静脈と神経との関連を明示している．どの筋肉が骨の何処についてどう関節が動くのか，その時のメカニズムはどうなのかを解説している．筋骨格系の疾患が，鍼灸治療に占める割合は，現時点で比較的多いので，多くの鍼灸師には何とも有り難いことである．

この次がこれまた鍼灸師にとっては，たまらなく有り難い事が提供されている．特殊鍼法と題して「眼窩内刺鍼」(編注：改訂版では削除)，「頸動脈洞刺鍼」，「頸部交感神経節刺鍼」，「腕神経叢刺鍼」，「後仙骨孔(八髎穴)への刺鍼」，「殿部における坐骨神経への刺鍼」，「陰部神経への刺鍼」と鍼灸独特の技術に対して，刺した鍼との解剖学的な関連を明示している．私個人としては，長い年月かけて，どの刺鍼法についても，自分なりに研鑽して，良く理解していた積もりだった．だが，実際にこのアトラスを見て，想像とは違うところに，鍼先が入っているのを確認して驚いた．ヒヤッと背筋を冷たいものが走るのを感じ，臨床の場面では，かなりいい加減な事もしていたのだなと反省し，今後は良い治療が出来ると安心した．

　私ごとで恐縮だが，学生時代，解剖の図譜を見るのが，とても好きだった．スパルテホルツとかゾボッタの図譜を，無い金を工面して買い込んで見入っていた．臓腑が，それは美しく描かれていた．眼球の構造とか内耳の微細な構造の有様が精緻に描かれ，溜息をもらしながら見とれていたのを，今でもはっきり覚えている．ところが，その素晴らしい解剖の本で，鍼灸治療のための必要から，この先この神経はどう走っているのか，確かめようとしても，記載が無いのである．自分が知りたいと思う，鍼灸の治療に必要な部分の記載は，省略されている図譜が殆どだった．どうしても，鍼灸治療のために役に立つ図譜が欲しいと，いろいろな図書館を回ったが無駄だった．正直いって，既存の図譜は，鍼灸治療のための経穴との関連を探るという意味では，あまり役に立たなかった．どうしても手に入れることが出来なければ，将来，自分で解剖をやって作るしかない，解剖学教室に入って勉強してみようかなどと，かなりまじめに考えていた時期もあった．その当時も思ったのだが，その時点での解剖の図譜は，あくまでも，西洋医学の疾患単位，特殊病因学説，臓器別疾患単位を説明するために，重宝に仕立てられているのである．従って，体表に散在する経穴を刺激して，病気の治療をしようという発想の基に，解剖学としての学問が繰り広げられていないのだから，体表の詳細な所見を期待しても，所詮無理なのであろうと痛感した．それと同時に，西洋医学の土台ともいうべき解剖学が，かなり精力的に精密にやられているように，自分で思い込んでいたのだが，実際に，鍼を刺すという行為を通して，一歩踏み込んでみると，図譜は，完成されたものではなくて，目的以外の事は，適当に手抜きをしているものなのだと，認識できて，学問の広がりと奥深さを，とことん追究することは，至難のことであり，完全と言うことは，夢の様な世界なのだと，学問の厳しさを垣間見たように思った．

　ともあれ，この本の出現によって，鍼灸に携わる人々の意識が変わるだろうと思うし，図譜を食い入るように見て，実際の臨床にいかに活用するか，勉強して意識を変えなくてはならないと思う．

　鍼灸に携わる人々をはじめ，多くの医療に携わる人々に，両手をあげてお勧めしたい．何しろこの本は，世界に一つしかない素晴らしい本なのだから．

1998年2月

東京女子医科大学附属東洋医学研究所教授

代田　文彦

改訂版の出版にあたって——改訂第2版の序文

　1998年5月に『鍼灸師・柔道整復師のための局所解剖カラーアトラス』が発行されてから15年近くがたつ．以来8刷を重ねた．鍼灸学・柔道整復学の教育と臨床に多少でも貢献できたとすれば望外の喜びである．15年の年月は，著者である鍼灸師の方々の境遇を大きく変えたが，いずれの方も鍼灸師・柔道整復師界でめざましく活躍されている．私の誇りでもある．

　今回の改訂内容は以下の通りである．

1. 判型をB5判からA4判に大きくした．
2. 判型の拡大に伴い，図をできる限り大きくし，また1ページに2枚を原則とした．
3. 内容を大きく変えない範囲で，文章を少なくかつ平易にし，また活字も大きくした．
4. 第1章は15項目，第2章は5項目，第3章は6項目からなるが，項目が変わらない限り，図中番号・記号は見開き2ページで'通し'とした．
5. 図中番号の入る用語は説明文中で初出の際には太文字とし，探しやすくした．
6. 第3章の「特殊鍼法に必要な局所解剖学の知識」に関しては，一般的でない"眼窩内刺鍼"と"上頸神経節刺鍼"を削除した．
7. 国際標準化に伴い，取穴法が改訂された（WHO/WPRO標準経穴部位）．本書は経穴の取穴法を『経穴概論』（'医道の日本社'刊，1985年）によったため，本書で用いた取穴法を「本書における使用経穴の一覧表」として一覧表にまとめた．
8. 索引は文中用語索引と図中解剖構造索引の二本立てとし，それぞれ'用語の解説が知りたい時'と'解剖構造の位置を知りたい時'に使えるように配慮した．
9. 経穴に関しては，編者による取捨選択を行わず，索引との一部重複も厭わず，名称や図中記号が出てくる頁を，経穴毎に上記一覧表に記載した．

　この15年は私の境遇も大きく変えた．1993年に徳島大学に転出してからは口腔顎顔面領域の局所解剖学・臨床解剖学の修得に努め，本書の改訂には長く躊躇するところであった．しかし，私の肉眼解剖学の原点は本書にあるとの考えも私にはあり，明治国際医療大学教授の熊本賢三先生の励ましと協力もあって，今回の改訂にこぎつけた．なお，口腔顎顔面領域については，2009年に『臨床家のための口腔顎顔面解剖アトラス』（医歯薬出版）を上梓した．肉眼解剖学の重要性は今も変わらない．私の元には多くの歯科医師，あるいは理学療法士や作業療法士などの医療職の方々が科目等履修生として，解剖学の研修に来られている．様々な医療職の方がご遺体を囲んで学ぶ姿は，医療における解剖学の重要性を物語っている．

　2009年3月から6ヶ月間休職し，今なお経過観察中の私の病気のことがあり，2008年夏に始まった今回の改訂には予想以上の時間を要した．熊本先生に初稿をお願いし，私がそれを訂正していくという形で改訂作業を開始したが，私の作業が進まず，大幅な遅れを生じさせてしまった．ゲラ刷り校正も，図中番号・記号の変更など多くを熊本先生に委ね，私はページのレイアウト作業に集中させていただいた．最終的には全ての部に目を通せたが，こんな苦しい作業は初めてであった．また，当初の打合せ内容と合わない箇所も出て来た．その間，ひたすら待ちの姿勢で我慢を重ねて頂いた南江堂の編集担当の方々にお詫びする．彼らの忍耐と熊本先生の協力がなければ，今回の改訂はなしえなかった．この場をお借りして深く感謝する．

2012年2月

編集者代表　北村　清一郎

出版にあたって——初版の序文

　本書をまず，医学・歯学の教育・研究のため自らの体を献体された多くの方々のご霊前に捧げる．本書での解剖は，大阪大学歯学部系統解剖学実習用遺体を用いてなされたもので，これらの遺体を提供された大阪大学白菊会の会員の皆様に深い敬意と感謝の意を表し，また，本書の出版を快くご承諾下さった大阪大学白菊会の山本和子会長に深く感謝申し上げる．これらの方々の献体へのご意志とご好意がなければ本書は上梓でき得なかったことはいうまでもない．

　私は15年近くにわたり，研究・研修生，あるいは協同研究者として大阪大学歯学部口腔解剖学第二講座にこられる鍼灸師や柔道整復（柔整）師の方々に肉眼解剖学を指導してきた．実習室で，主に毎週土曜日に行われる系統解剖を通して彼らが得た知識は多大で，「大阪大学歯学部口腔解剖学第二講座鍼灸解剖グループ」として今日までに多くの学会発表と論文発表を行ってきた．この中で，尾﨑朋文氏が筆頭著者の「刺鍼の安全性についての局所解剖学的検討（4）－遺体解剖，および生体でのMRI画像より見た瘂門穴・天柱穴への刺鍼の安全な方向と深度について」は，平成7年度の第19回「代田賞」を受賞し，また上島幸枝氏が筆頭著者の「頸部における胸膜頂の体表投影部位に関する解剖学的研究」も，「代田賞」の候補論文の一つにあげられている．尾﨑氏の受賞理由の中で，大阪大学歯学部口腔解剖学第二講座鍼灸解剖グループの活動が高く評価されている．

　これらの研究成果は，鍼灸・柔整専門学校などにおける解剖学教育，あるいは鍼灸・柔整の日常臨床に役立てられればということで，鍼灸治療時や関節整復時に必要な局所解剖学的事項に重点を置いた「鍼灸師のための局所解剖カラーグラフ」（〔鍼灸Osaka〕大阪鍼灸専門学校発行），「局所解剖カラーグラフ：関節シリーズ，特殊鍼法シリーズ」（〔月刊東洋医学〕明治東洋医学院発行）としてまとめられている．頭頸部の解剖写真は私がまとめ直し，「歯科臨床に生かす口腔周囲構造の解剖アトラス」（〔ザ・クインテッセンス〕クインテッセンス出版発行）として12回にわたり雑誌に掲載されている．彼らの活動は，鍼灸学・柔整学の発展のみならず，献体された方々が意図する歯学・医学の教育・研究の発展にも大きく寄与していると確信している．

　私達が，これら雑誌に掲載された成果を改めて本書にまとめ直したのは以下の理由による．

　現在の鍼灸学・柔整学の教育課程にあっては，局所解剖学的事項についての教育は不十分であると思われる．その理由の一つに，局所解剖学を理解する上で不可欠な人体解剖実習を行う機会が与えられていないことがあげられる．もちろん人体解剖実習ができなくとも，局所解剖学の理解には適切な局所解剖図譜の利用が有効である．しかし，既存の図譜はすべて，医学者により医師・医学生を対象につくられており，鍼灸・柔整臨床に必要な局所解剖学の理解には適していないと考えられる．そこで私達は，鍼灸・柔整臨床に即した局所解剖学の理解を可能とし，鍼灸学・柔整学の教育課程にあっては，解剖学の修得のみならず，経穴概論などの臨床科目の学習にも役立つような，鍼灸師・柔整師自らによって企画・立案された図譜を刊行することができないかと考えた．この目的のために，すでに発表した研究成果をもとにまとめ直したものが本書である．

　本書は，「第1章　体表領域別にみた局所解剖構造」，「第2章　主要関節の局所解剖構造」，および「第3章　特殊鍼法に必要な局所解剖学の知識」の3章で構成されている．第1章では，前述の「鍼灸師のための局所解剖カラーグラフ」を全面的に手直しし，解剖を新たに行って図をほぼすべて差し替えた．第2章と第3章は，それぞれ前述の「関節シリーズ」と「特殊鍼法シリーズ」を改訂したもので，掲載先の了解を得て図の多くを再掲した．解説文については，とくにお願いして執筆していただいた第1章の「皮膚およびその下層の組織像－主要経穴間での比較－」の項を除き，すべて編者の私が書き換えているが，記載内容の企画・立案は著者の鍼灸師・柔整師らの手でなされている．

また雑誌からの再掲を含む450枚に及ぶ解剖・組織図も，すべてが著者らの手で企画・立案，撮影され，撮影のための解剖は，すべてが私の指導と監督の下で彼ら自身が行っており，皮膚およびその下層の組織は，私の監督の下で，大阪大学歯学部系統解剖学実習用遺体より彼らが採取したものである．

　本書の解剖図は体表から順に並べられており，体表から触知し得る骨性指標も明示され，刺鍼あるいは整復される部の深部構造が体表から読み取れるように配慮されている．骨性指標は，図中では多くの場合に白色のマチ針で示されている．桃色のマチ針は経穴の位置を示す．同一遺体での解剖写真を体表から順に配列した本書は，人体解剖実習の疑似体験をも可能にすると考えられる．また，図の解説文では，'鍼灸師や柔整師にとってどこが興味深いか'に主眼が置かれ，各部位の局所解剖構造が平易に解説されている．本書は，経絡や経穴の本体を解剖学的に解明しようとするものではないが，たとえば「刺鍼していく先の体表の深部に何があるのか」といった，日常臨床できわめて基本的な局所解剖学的事項の理解がはかれると考えられる．

　いずれにせよ，本書の内容は，すべてが鍼灸師・柔整師によって企画・立案されており，体表写真，X線写真，MRI画像および模式図も加わり，他の解剖書にはみられない鍼灸・柔整臨床に即した内容となり，学生のみならず，すでに免許を取り日常臨床に携わっている鍼灸師・柔整師の方々にも役立つと考えられる．

　なお，本書は系統解剖学の学習を目的としたものではなく，人体を骨格系，筋肉系，脈管系などの系統別に分けて論じる系統解剖学の学習については別書に譲ることとする．人体を領域ごとに分けて手術解剖的に論じる局所解剖学は，系統解剖学の知識をより実戦的（臨床的）に再編成するものと理解していただきたい．系統解剖学を理解しておくことが局所解剖学の理解に不可欠であることはいうまでもない．また，本書においては，とくに断りがない限り，経穴の取穴法は「経穴概論」（東洋療法学校協会・編）によったことを付記しておく．

　最後に，刊行にいたるまでには，先にふれた大阪大学白菊会の皆様のほか，多くの諸先輩，先生方にもご協力，ご尽力を賜った．

　著者らに大阪大学歯学部系統解剖学実習室での解剖学の勉強を許可して下さった堺　章先生（前大阪大学歯学部口腔解剖学第二講座教授，現大阪大学名誉教授），および重永凱男先生（大阪大学歯学部口腔解剖学第二講座教授）に深く感謝申し上げ，また私が徳島大学歯学部へ転出後，不在の際には私に代わって彼らの勉強を監督して下さっている吉田　篤先生（同講座助教授）にも心より御礼を申し上げる次第である．

　著者らのこれまでの労に対し御礼申し上げ，本書が鍼灸学，柔整学の教育・臨床に貢献することを望み，刊行にあたっての序に代える次第である．

1998年2月

編集者　北村　清一郎

本書における使用経穴の一覧表

本書が準拠した『経穴概論』(東洋療法学校協会編，医道の日本社，1985)での取穴法を，できる限り解剖学的に書き換えて示した．国際標準化(WHO/WPRO標準経穴部位)で取穴法が大きく変更された経穴については，簡便な取穴法を緑色で記載した．経穴の漢字と読みは国際標準化に従い，変更された箇所も緑色で示した．

使用経穴	読み(所属経絡)	取穴法	文中記載ページ	図中記載ページ
足の五里 足五里	あしのごり (足の厥陰肝経) あしごり	前正中線で，恥骨結合上縁の高さから外方2寸，さらに下方3寸の大腿動脈拍動部に取る	116	
足の三里 足三里	あしのさんり (足の陽明胃経) あしさんり	膝を立て，膝蓋骨下縁の外側陥凹部から下3寸で，下腿前面の前脛骨筋上に取る	119, 126	119
足の陽関 膝陽関	あしのようかん (足の少陽胆経) ひざようかん	腓骨頭下際の上3寸，大腿骨外側上顆の上縁で腸脛靱帯と大腿二頭筋腱の間に取る	110	
瘂門	あもん (督脈)	項窩の中央で，後正中線上に取る	2, 3, 5〜8	2〜8
委中	いちゅう (足の太陽膀胱経)	膝関節後面の横紋中央で，膝窩動脈拍動部に取る	100, 102, 103, 107〜109, 142	100, 102, 103, 107, 108, 142
委陽	いよう (足の太陽膀胱経)	膝関節後面の横紋外端で，大腿二頭筋の内側縁に取る	100, 102, 107	100, 102, 107, 108
陰谷	いんこく (足の少陰腎経)	膝関節後面の横紋内端で，半腱様筋腱と半膜様筋腱の間に取る 膝関節後面の横紋内端で，半腱様筋腱の外側縁に取る	107	107
陰包	いんぽう (足の厥陰肝経)	大腿骨内側上顆の上4寸で，縫工筋の内側縁に取る 膝蓋骨底の上4寸で，縫工筋と薄筋との間に取る	116	
殷門	いんもん (足の太陽膀胱経)	大腿後面のほぼ中央で，殿溝中央と膝窩横紋中央の間の中点に取る 上記の部位から上方1寸で，大腿二頭筋と半腱様筋との間に取る	100	100〜102
陰廉	いんれん (足の厥陰肝経)	恥骨結合上縁の高さで，前正中線の外方2寸のところから下方へ2寸の大腿内側に取る	116	
陰陵泉	いんりょうせん (足の太陰脾経)	脛骨内側縁の上端の骨際陥凹部に取る	105	105
雲門	うんもん (手の太陰肺経)	鎖骨下窩の陥凹部で，烏口突起内側縁の腋窩動脈拍動部に取る	53, 54	
翳風	えいふう (手の少陽三焦経)	耳垂後方で，乳様突起と下顎枝の間の陥凹部に取る	2〜4, 6, 8, 32, 34, 35	2〜8, 32, 34, 35
屋翳	おくえい (足の陽明胃経)	第2肋間で前正中線の外方4寸の乳頭線上に取る	74	
解渓	かいけい (足の陽明胃経)	距腿関節前面で，前脛骨筋腱と長母指伸筋腱の間に取る 距腿関節前面で，長母指伸筋腱と長指伸筋腱の間に取る	119, 123, 126	119, 123, 124, 126
関元	かんげん (任脈)	臍の下3寸で，前正中線上に取る	141	

本書における使用経穴の一覧表

使用経穴	読み(所属経絡)	取穴法	文中記載ページ	図中記載ページ
完骨	かんこつ（足の少陽胆経）	乳様突起中央の後縁で，髪際を入ること4分に取る 乳様突起の後下方，陥凹部に取る	2～6, 8	2～8
環跳	かんちょう（足の少陽胆経）	大腿を屈曲して，大転子の前上方の陥凹中に取る 殿部で，大転子の頂点と仙骨裂孔の間の外側1/3に取る	110	
気舎	きしゃ（足の陽明胃経）	胸鎖乳突筋の鎖骨頭と胸骨頭の間に取る	41, 50	41, 44, 47, 49, 50
期門	きもん（足の厥陰肝経）	肋骨弓の第9肋軟骨付着部下際に取る 前胸部，第6肋間で前正中線の外方4寸，乳頭線上に取る	67	67
箕門	きもん（足の太陰脾経）	膝蓋骨底内側の上8寸で，縫工筋と大腿直筋の交点に取る 膝蓋骨底内側と衝門穴を結ぶ線の上1/3で，大腿動脈拍動部に取る	112	
曲垣	きょくえん（手の太陽小腸経）	肩背部で，肩甲棘内端の上際に取る	9	
曲骨	きょっこつ（任脈）	恥骨結合上縁で，前正中線上に取る	60	60
曲沢	きょくたく（手の厥陰心包経）	肘関節前面の横紋上で，上腕二頭筋腱の内側に取る	80～84	84, 85
金門	きんもん（足の太陽膀胱経）	外果の前下方1寸で，踵立方関節の外側陥中に取る 第5中足骨粗面の後方陥中に取る		1
京骨	けいこつ（足の太陽膀胱経）	第5中足骨粗面の後方陥中に取る 第5中足骨粗面の前方に取る	124	
下関	げかん（足の陽明胃経）	頬骨弓の中央下際に取る 頬骨弓の中央下際と下顎切痕の間の陥凹部に取る	32, 39	32, 35, 39
厥陰兪	けついんゆ（足の太陽膀胱経）	肩甲間部で，第4と第5胸椎棘突起間の外方1寸5分に取る	139	
血海	けっかい（足の太陰脾経）	膝蓋骨底の内側端から上方2寸に取る	112	
欠盆	けつぼん（足の陽明胃経）	頸窩中央の外方4寸で，大鎖骨上窩の陥凹部に取る	50	50
下髎	げりょう（足の太陽膀胱経）	後仙骨部で，第4後仙骨孔に取る	206	
肩外兪	けんがいゆ（手の太陽小腸経）	第1と第2胸椎棘突起間の外方3寸，肩甲骨上角の内側に取る	9, 11～13	
肩髃	けんぐう（手の陽明大腸経）	肩関節の前方で，肩峰外側端と上腕骨頭の陥凹部に取る	9	
懸鍾	けんしょう（足の少陽胆経）	外果から上るところ3寸で，腓骨前縁の陥中に取る	117	
肩井	けんせい（足の少陽胆経）	第7頸椎棘突起の下際と，肩峰外端と上腕骨頭の間との中央に取る	9～13	9～12

x 本書における使用経穴の一覧表

使用経穴	読み（所属経絡）	取穴法	文中記載ページ	図中記載ページ
肩髎	けんりょう（手の少陽三焦経）	肩峰の外側端の後下際に取る	9, 79	78
顴髎	けんりょう（手の太陽小腸経）	頬骨の下縁で，外眼角の直下に取る	137	
膏肓	こうこう（足の太陽膀胱経）	第4と第5胸椎棘突起間の外方3寸に取る	18	
肓兪	こうゆ（足の少陰腎経）	臍の外方5分に取る	66	66
合陽	ごうよう（足の太陽膀胱経）	膝関節後面の横紋中央の直下3寸に取る	105	105
巨骨	ここつ（手の陽明大腸経）	鎖骨外端と肩甲棘の間の陥凹部に取る	9, 11～13	11, 12
庫房	こぼう（足の陽明胃経）	第1肋間で，前正中線の外方4寸の乳頭線上に取る	74	
崑崙	こんろん（足の太陽膀胱経）	外果の後陥凹部，外果とアキレス腱との間に取る	104, 125	104
沢田流郄門	さわだりゅうげきもん（手の厥陰心包経）	肘関節前面の横紋上で上腕二頭腱の内側の部位と，橈骨手根関節前面の横紋中央の間の上位1/3に取る	85	85
三陰交	さんいんこう（足の太陰脾経）	内果の上3寸，脛骨内側縁の骨際に取る	105	105
至陰	しいん（足の太陽膀胱経）	足の第5指，爪甲根部外側の角から1分のところに取る		1
志室	ししつ（足の太陽膀胱経）	腰部で，第2と第3腰椎棘突起間の外方3寸に取る	140	
四白	しはく（足の陽明胃経）	瞳孔の直下で，眼窩下孔部に取る	36	
尺沢	しゃくたく（手の太陰肺経）	肘関節前面の横紋上で，上腕二頭筋腱の外側に取る	80	
臑会	じゅえ（手の少陽三焦経）	肩峰の後外側端と上腕骨頭の間より肘頭に向かって下ること3寸に取る	79	78
小海	しょうかい（手の少陰心経）	前腕を屈曲し，肘関節内側の横紋内側端に取る 肘関節を屈曲し，上腕骨内側上顆と肘窩横紋の内側端との中点に取る	154	
上関（客主人）	じょうかん（足の少陽胆経）	頬骨弓中央の上際に取る	32, 39	32, 35, 39
承筋	しょうきん（足の太陽膀胱経）	膝関節後面の横紋中央の下方で，腓腹筋の内外両頭の間の最もふくらんだところに取る	105	105

使用経穴	読み（所属経絡）	取穴法	文中記載ページ	図中記載ページ
承山	しょうざん（足の太陽膀胱経）	腓腹筋筋腹の中央下際で，左右に分かれるところに取る	105	105
承扶	しょうふ（足の太陽膀胱経）	大腿後面で，殿溝の中央に取る	100	100, 102
衝門	しょうもん（足の太陰脾経）	恥骨結合上縁の中央から外方3寸5分，鼠径溝中の大腿動脈拍動部に取る 恥骨結合上縁の中央から外方4寸，大腿動脈拍動部の外方に取る	109, 112	109, 112〜114
衝陽	しょうよう（足の陽明胃経）	足背で，第2と3中足骨接合部の前陥凹部に取る 足背で，第2中足骨底部と中間楔状骨の間，足背動脈拍動部に取る	126	
上髎	じょうりょう（足の太陽膀胱経）	後仙骨部で，第1後仙骨孔に取る	206	
消濼	しょうれき（手の少陽三焦経）	肘頭と腋窩横紋後端との中央に取る 肘頭と肩峰角を結ぶ線上で，肘頭の上5寸に取る	79	79
次髎	じりょう（足の太陽膀胱経）	後仙骨部で，第2後仙骨孔に取る	206	
人迎	じんげい（足の陽明胃経）	前頸部で，喉頭隆起の外方1寸5分の総頸動脈拍動部に取る 甲状軟骨上縁の外方で胸鎖乳突筋の前縁，総頸動脈拍動部に取る	41, 188〜190	41, 44, 47, 188, 189, 190, 192
申脈	しんみゃく（足の太陽膀胱経）	外足部で，外果直下5分に取る	124	
腎兪	じんゆ（足の太陽膀胱経）	腰部で，第2と第3腰椎棘突起間の外方1寸5分に取る	29, 30	
水突	すいとつ（足の陽明胃経）	胸鎖乳突筋の前縁で，輪状軟骨の高さに取る	41, 50	41, 44, 47〜50
束骨	そっこつ（足の太陽膀胱経）	第5中足指節関節外側の後陥凹部に取る	125	
太渓	たいけい（足の少陰腎経）	内果下端の後方で，後脛骨動脈拍動部に取る	109, 130	
太衝	たいしょう（足の厥陰肝経）	第1と第2中足骨底間の前陥凹部に取る	109, 123, 126	123, 124, 126
帯脈	たいみゃく（足の少陽胆経）	側腹部で，第11肋骨前端と上前腸骨棘との中央に取る	66	66
大横	だいおう（足の太陰脾経）	臍の外方3寸5分に取る 臍の外方4寸に取る	66	66
大迎	だいげい（足の陽明胃経）	下顎角の前方1寸3分の陥凹部で，顔面動脈拍動部に取る	39	
大腸兪	だいちょうゆ（足の太陽膀胱経）	第4と第5腰椎棘突起間の外方1寸5分に取る	29	
大椎	だいつい（督脈）	第7頸椎棘突起の下際に取る	9	

xii　本書における使用経穴の一覧表

使用経穴	読み(所属経絡)	取穴法	文中記載ページ	図中記載ページ
大陵	だいりょう (手の厥陰心包経)	橈骨手根関節の掌側で，横紋の中央に取る	85, 88	84, 88, 89
膻中	だんちゅう (任脈)	両乳頭を結ぶ線が，前正中線と交わる胸骨体上に取る	57	57
地機	ちき (足の太陰脾経)	内果の上8寸，脛骨内側縁の骨際に取る	105	105
中脘	ちゅうかん (任脈)	臍の上4寸，正中線上に取る	60, 67	52, 60〜62, 65, 67, 68
中府	ちゅうふ (手の太陰肺経)	鎖骨下窩の陥凹部の下1寸に取る	53, 54, 74	
中封	ちゅうほう (足の厥陰肝経)	距腿関節の前面で，前脛骨筋腱内側の陥凹部に取る	125	
中髎	ちゅうりょう (足の太陽膀胱経)	後仙骨部で，第3後仙骨孔に取る	206	
聴宮	ちょうきゅう (手の太陽小腸経)	耳珠中央の前陥凹部で，下顎骨の関節突起後縁に取る	32, 34, 38	32, 34, 38
通谷 足通谷	つうこく (足の太陽膀胱経) あしつうこく	外足部で，第5中足指節関節の外側前陥凹部に取る		1
天枢	てんすう (足の陽明胃経)	臍の外方2寸に取る	66	66
天柱	てんちゅう (足の太陽膀胱経)	項窩中央の外側で，僧帽筋腱の外側に取る	2〜8, 138	2〜8
天鼎	てんてい (手の陽明大腸経)	胸鎖乳突筋後縁で，輪状軟骨の高さに取る	10, 48	
天突	てんとつ (任脈)	頸窩の中央に取る	41	41, 50
然谷	ねんこく (足の少陰腎経)	内果の前下方，舟状骨と第1楔状骨の関節の下際に取る	125	
髀関	ひかん (足の陽明胃経)	上前腸骨棘の下方，縫工筋と大腿筋膜張筋の間にある陥凹部に取る	111	
風池	ふうち (足の少陽胆経)	乳様突起先端と外後頭隆起直下5分との中間で，髪際の陥凹部に取る 外後頭隆起の直下陥凹部の外方で，僧帽筋と胸鎖乳突筋との間の陥凹中に取る	2〜4, 6〜8	2〜8
浮郄	ふげき (足の太陽膀胱経)	膝関節後面の横紋外側端より上1寸で，大腿二頭筋の内側縁に取る	102, 107	100, 102, 107, 108
扶突	ふとつ (手の陽明大腸経)	喉頭隆起の外方3寸で下顎角の下1寸，胸鎖乳突筋の前縁に取る 甲状軟骨上縁の高さで，胸鎖乳突筋中に取る	188	
不容	ふよう (足の陽明胃経)	臍の上6寸で，前正中線の外方2寸に取る	67	67

使用経穴	読み(所属経絡)	取穴法	文中記載ページ	図中記載ページ
跗陽	ふよう(足の太陽膀胱経)	外果の上3寸で，アキレス腱の外側縁に取る		1
秉風	へいふう(手の太陽小腸経)	肩甲棘のほぼ中央の上際に取る 棘上窩，肩甲棘中点の上方に取る	9	
偏歴	へんれき(手の陽明大腸経)	橈骨手根関節の掌側横紋の外側端から上ること3寸に取る 前腕後外側，橈骨手根関節の背側横紋の上方3寸に取る	91	
僕参	ぼくしん(足の太陽膀胱経)	外果の後下方で，踵骨外側面の陥凹部に取る		1
歩廊	ほろう(足の少陰腎経)	第5肋間で前正中線の外方2寸に取る	59	
湧泉	ゆうせん(足の少陰腎経)	足底中央のやや指尖よりで，足趾を屈すると最も陥凹するところに取る	127	128, 129, 131～133
陽輔	ようほ(足の少陽胆経)	外果の上4寸のところから3分前に取る	117	
陽陵泉	ようりょうせん(足の少陽胆経)	腓骨頭の前下際に取る	119	107
梁丘	りょうきゅう(足の陽明胃経)	膝蓋骨底外側の上方2寸，大腿直筋腱の外側に取る	111	
漏谷	ろうこく(足の太陰脾経)	内果の上6寸，脛骨内側縁の骨際に取る	105	105

目　　次

第1章　体表領域別にみた局所解剖構造　　1

後頸部	松岡憲二，巽　轍夫，北村清一郎	2
肩甲上部	尾﨑朋文，巽　轍夫，北村清一郎	9
脊柱部	巽　轍夫，宮坂卓治，北村清一郎	14
腰　部	森　俊豪，竹下イキコ，北村清一郎	26
顔　面	上島幸枝，北村清一郎	32
前頸部と外側頸部	上島幸枝，北村清一郎	41
前胸部と側胸部	尾﨑朋文，新田伸子，北村清一郎	51
前腹部と側腹部	尾﨑朋文，新田伸子，北村清一郎	60
上肢帯と上腕	西崎泰清，北村清一郎	72
前腕と手	西崎泰清，北村清一郎	82
仙骨部と殿部	金田正徳，松岡憲二，北村清一郎	95
大腿後面と下腿後面	鷲見英法，松岡憲二，北村清一郎	100
大腿前面と下腿前面	坂本豊次，森　俊豪，北村清一郎	109
足背と足底		
足背	坂本豊次，森　俊豪，北村清一郎	120
足底	松岡憲二，鷲見英法，北村清一郎	127
皮膚およびその下層の組織像－主要経穴間での比較－	熊本賢三，榎原智美	134

第2章　主要関節の局所解剖構造　　143

肩関節とその周辺	合田光男，西崎泰清，北村清一郎	144
肘と手の関節	西崎泰清，鷲見英法，北村清一郎	153
股関節	森　俊豪，坂本豊次，合田光男，北村清一郎	164
膝の関節	坂本豊次，森　俊豪，鷲見英法，北村清一郎	171
足の関節	森　俊豪，松岡憲二，鷲見英法，北村清一郎	179

第3章　特殊鍼法に必要な局所解剖学の知識　　187

頸動脈洞刺鍼	松岡憲二，上島幸枝，巽　轍夫，北村清一郎	188
頸部交感神経節刺鍼	森　俊豪，尾﨑朋文，北村清一郎	193
腕神経叢刺鍼	森　俊豪，尾﨑朋文，北村清一郎	198
後仙骨孔（八髎穴）への刺鍼	松岡憲二，金田正徳，小林愛子，北村清一郎	206
殿部における坐骨神経への刺鍼	松岡憲二，北村清一郎	212
陰部神経への刺鍼	松岡憲二，巽　轍夫，北村清一郎	219

文中用語索引	225
図中解剖構造索引	230

第1章

体表領域別にみた局所解剖構造

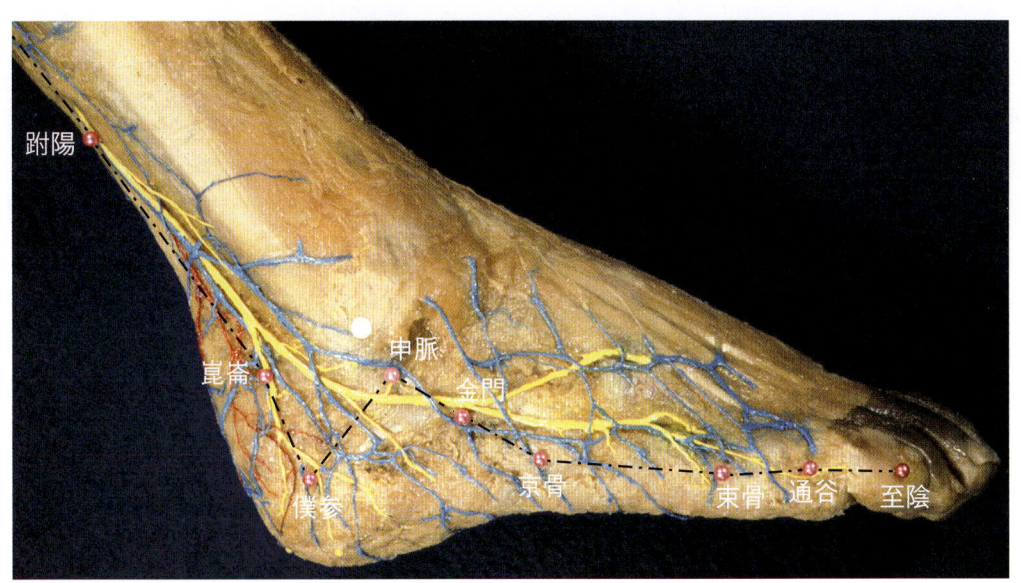

　本章では，深部にわたる解剖構造を体表より順に領域ごとに解説する．刺鍼あるいは施灸しようとする体表の奥に何があるかを熟知することは，すべての治療を体表より行う鍼灸師にとって基本的に重要なことである．一方，東洋医学における重要な概念の一つに経絡がある．経絡とは「気」の流れる通路のことで，気の流れに異常があると，体にさまざまな病的症状が出現するとされている．解剖学の立場で経絡を一元的に説明することはできない．しかし，経絡の中には，その経路に対応した解剖構造を深部にもつものが時として認められる．上の図はその例の一つで，下腿下位から足の外側面にわたる腓腹神経から外側足背神経にわたる神経（黄色に着色）の走行が，同部での「足の太陽膀胱経」（一点鎖線）の走行とよく類似することを示している．経絡の本体を探ることが決して本書の解剖の目的ではないが，体表での反応点から深部の解剖構造を言いあてた先人の叡知に出会うことが解剖ではよくある．

後頸部

　日常生活の中で，頸を前傾した状態で行われる動作は多い．後頸部の筋は重力に抗して頭蓋の位置を保持するが，僧帽筋や肩甲挙筋のように上肢帯をつり下げる筋もあり，頸の前傾姿勢では，これらの筋は常に持続的な緊張を強いられる．頸や肩に凝りや痛みを訴えることの多いのは，これらのことが一因と考えられる．鍼灸臨床において，後頸部を刺鍼対象とすることが多いのは，筋の過緊張を刺鍼刺激でほぐし，頸や肩の凝りや痛みを和らげようとするものである．また，筋緊張の緩和が血流動態を改善することにもよるのか，後頸部の刺鍼は頭顔面部の様々な不定愁訴の改善にも多用される．

　後頸部に存在する主要な経穴として，瘂門，天柱，風池，完骨，翳風の5経穴がある．瘂門穴は項の中央で後髪際に入ること5分にあり，その外傍の太い筋の外縁に天柱穴がある．風池穴は瘂門穴と乳様突起尖端との中点，完骨穴は乳様突起尖端より約1寸上方の突起の後縁，翳風穴は耳垂の後下部の陥凹中にそれぞれ取穴される．図中では，解剖に先んじてこれら5経穴に鍼が刺入されている．これらの鍼が貫通する部とその周辺の構造を知ることは，上記経穴への刺鍼の有効性，刺鍼の深さおよび刺鍼時の危険性を考える上で重要である．

体表指標構造（図1）

　後頸部は項部とも呼ばれ，頭部とは**乳様突起**(1)と**外後頭隆起**(2)を結ぶ線，背部とは**肩峰**(3)と**第7頸椎棘突起**(4)を結ぶ線，そして外側では，乳様突起から肩峰に引いた線が境となる．後頸部の体表指標構造として，外後頭隆起を耳介上縁の高さの**後正中線**(5)の上で触れることができる．第7頸椎（隆椎）の棘突起は触れやすく，頭部の前屈時に隆起する．耳介の下部後方には乳様突起がある．後頸部の上部では，後正中線より外側へ向かい**瘂門**(A)，**天柱**(B)，**風池**(C)，**完骨**(D)，**翳風**(E)の5経穴が取穴される．なお，国際標準化により，示された位置より風池穴ではやや上方，完骨穴では乳様突起後縁に沿ってやや下方に，取穴部位が変更されている．

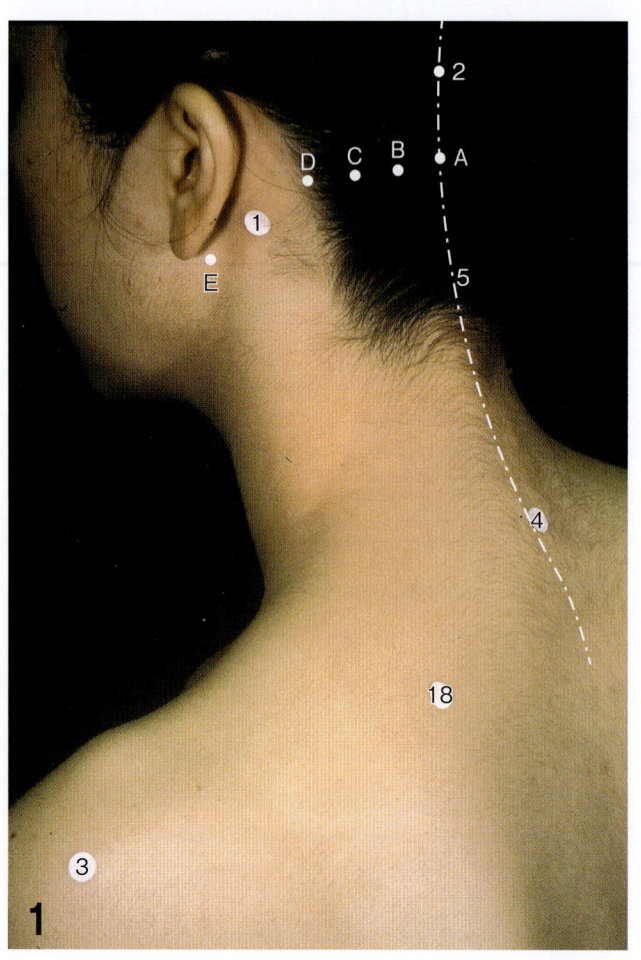

図1〜図3	
A. 瘂門穴	9. 大後頭神経
B. 天柱穴	10. 耳介
C. 風池穴	11. 僧帽筋
D. 完骨穴	12. 小後頭神経
E. 翳風穴	13. 胸鎖乳突筋
1. 乳様突起	14. 項靱帯
2. 外後頭隆起	15. 胸鎖乳突筋の過剰筋束
3. 肩峰	16. 大耳介神経
4. 第7頸椎棘突起	17. 耳下腺
5. 後正中線	18. 肩甲骨上角
6. 真皮	19. 頭板状筋
7. 皮下組織	20. 外頸静脈
8. 後頭動・静脈	21. 第3後頭神経

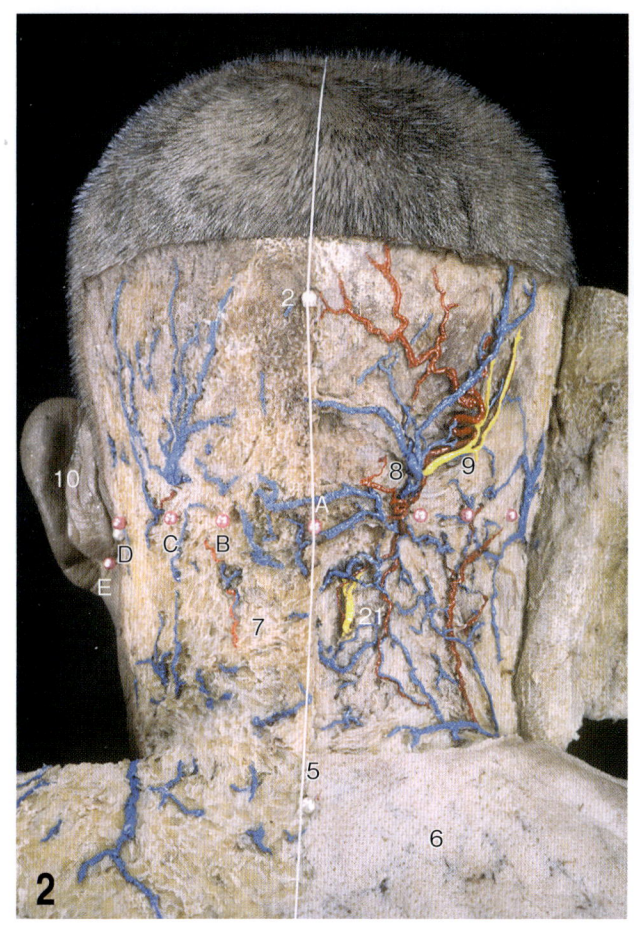
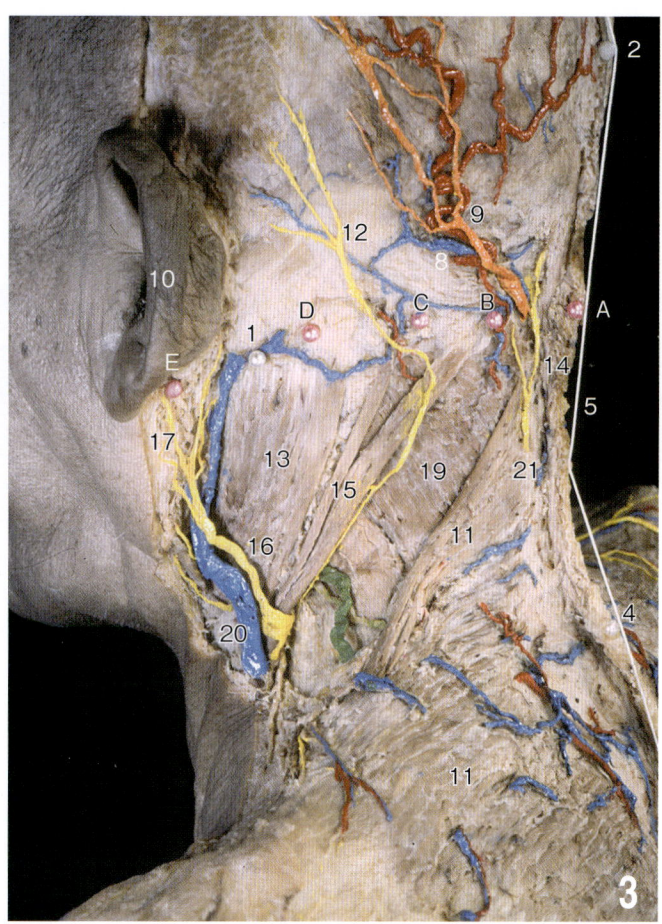

皮　膚（図2）

　皮膚は表皮，真皮，皮下組織からなる．右側下部では表皮が除かれ，密な線維性組織の**真皮**(6)がみえ，左側では真皮が除去され，その下の**皮下組織**(7)がみえている．皮下組織は疎な線維性組織で，脂肪組織が混じり，皮膚の動・静脈や神経の本幹が走る．右側上部では，皮下組織中の動・静脈や神経がみえている．後頸部では皮下組織に脂肪組織が少なく，多数の膠原線維束が真皮と筋層を強くつなぐため，後頸部の皮膚は硬く，刺鍼抵抗が大きい．**瘂門穴**(A)では皮膚面に垂直で眉間中央に向けて，**天柱穴**(B)では皮膚面に垂直でやや内方に向けて，**風池穴**(C)では対側の内眼角に向けて，**完骨穴**(D)では皮膚面に垂直に，**翳風穴**(E)ではやや内前方に向けて，それぞれ鍼が刺入されている．

最浅層の脈管，神経および筋（図3）

　左側で皮下組織を除去する．**後頭動・静脈**(8)と**大後頭神経**(9)は，**耳介**(10)下部の高さで**僧帽筋**(11)のすぐ外側より出現し，後頭部に分布する．**小後頭神経**(12)は**胸鎖乳突筋**(13)の後縁の中央やや上方で出現し，耳介後方に分布する．**瘂門穴**(A)の鍼は**項靱帯**(14)を貫く．項靱帯は，**外後頭隆起**(2)から**第7頸椎棘突起**(4)に至る**後正中線**(5)から深部に張る靱帯で，全頸椎の棘突起に付着するとともに，深部で棘間靱帯に続く．**天柱穴**(B)は瘂門穴の外傍の「大筋の外廉」とされている．僧帽筋の外縁は後頸部では薄く，体表から触れることは困難なため，「大筋」は**頭半棘筋**（図5の9）の隆起と考えられる．一方，**風池穴**(C)の鍼はこの例では**胸鎖乳突筋の過剰筋束**(15)の停止部を，**完骨穴**(D)の鍼は胸鎖乳突筋の停止部をそれぞれ貫く．**翳風穴**(E)の鍼は**大耳介神経**(16)を貫通後，**耳下腺**(17)に入る．

4　領域別局所解剖

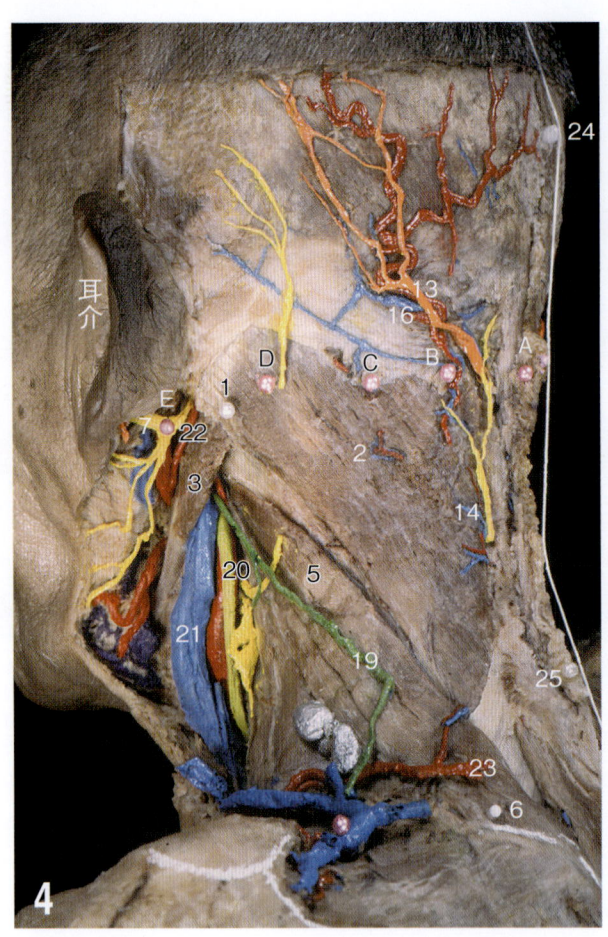
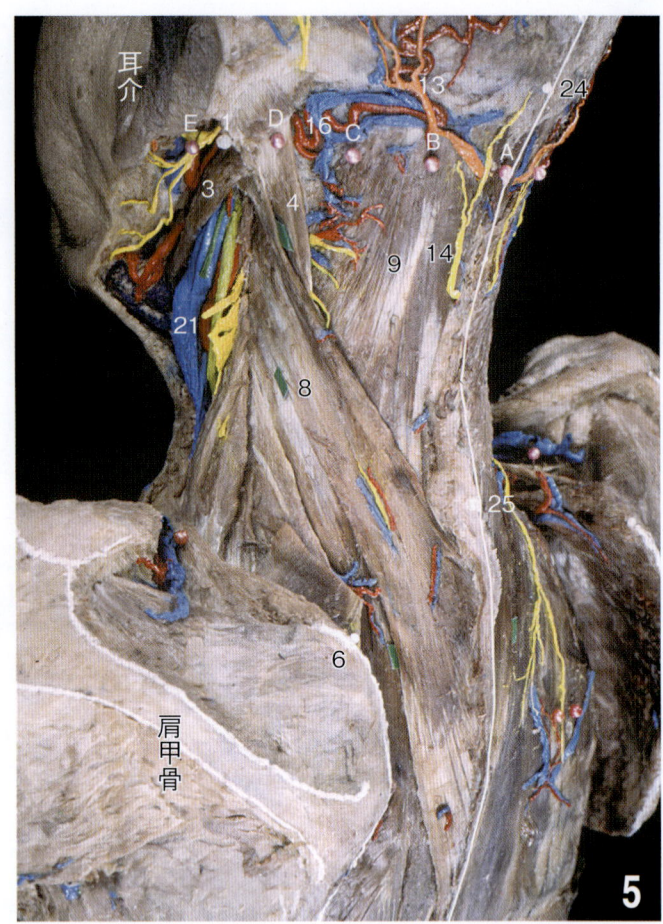

=== 頭板状筋と肩甲挙筋（図4）===

　僧帽筋，胸鎖乳突筋，耳下腺を除去する．**乳様突起**(1)とその近傍に**頭板状筋**(2)と**顎二腹筋後腹**(3)がつく．乳様突起には**胸鎖乳突筋**(図3の13)や**頭最長筋**(図5の4)もつく．頭板状筋と胸鎖乳突筋は頭の回旋に拮抗し，一側の頭板状筋は頭をその側に，胸鎖乳突筋は対側に回す．頭板状筋は項靱帯，および第3頸椎〜第3胸椎の棘突起から起こり，外上方に向かうのに対し，その外側の**肩甲挙筋**(5)は第1〜4頸椎の横突起から起こり，内下方の**肩甲骨上角**(6)に向かう．**天柱**(B)，**風池**(C)，**完骨**(D)の各経穴の鍼は，頭板状筋停止部のそれぞれ内側縁，中央部，外側部を貫通する．**翳風穴**(E)の鍼は**顔面神経**(7)を貫く．

=== 頸板状筋（図5）===

　肩甲間部で菱形筋や上後鋸筋，後頸部で頭板状筋や肩甲挙筋を除去する．**頸板状筋**(8)が第3〜6胸椎の棘突起から外上方に向かい，第1〜3頸椎の横突起につく．頭板状筋と頸板状筋は頭と頸をその側に回し，かつ傾ける．両側が作用すると頭と頸を後屈させる．両板状筋の下に**頭半棘筋**(9)や**頭最長筋**(4)がある．**天柱穴**(B)と**風池穴**(C)の鍼は頭半棘筋のそれぞれ内側部と外側部を貫通する．**完骨穴**(D)の鍼は頭最長筋を貫く．

図4〜図7	E. 翳風穴	5. 肩甲挙筋	10. 頸・胸椎の横突起	15. 下頭斜筋
A. 瘂門穴	1. 乳様突起	6. 肩甲骨上角	11. 後頭骨	16. 後頭動・静脈
B. 天柱穴	2. 頭板状筋	7. 顔面神経	12. 後頭下神経	17. 深頸動・静脈
C. 風池穴	3. 顎二腹筋後腹	8. 頸板状筋	13. 大後頭神経	18. 頸半棘筋
D. 完骨穴	4. 頭最長筋	9. 頭半棘筋	14. 第3後頭神経	19. 副神経

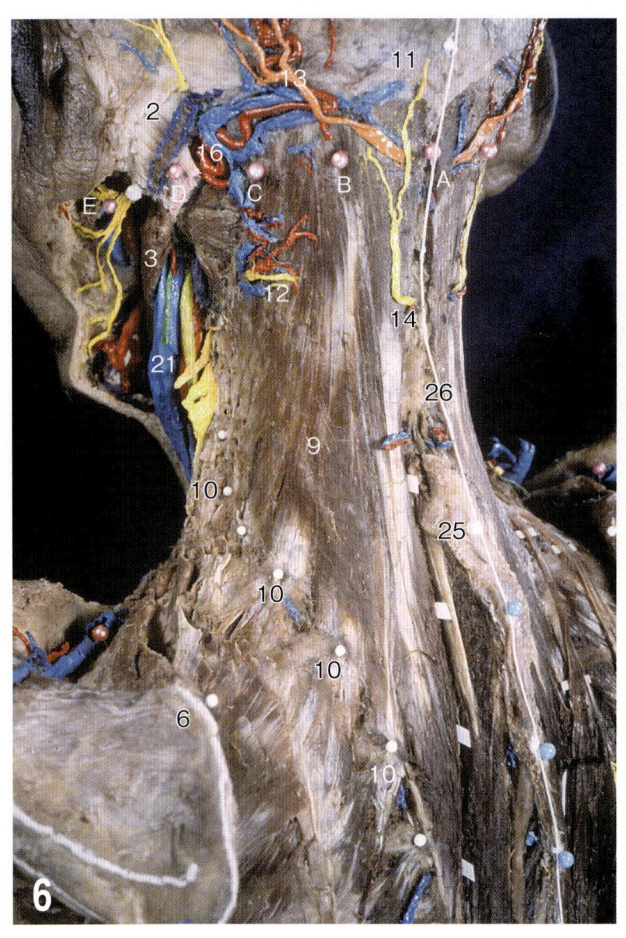
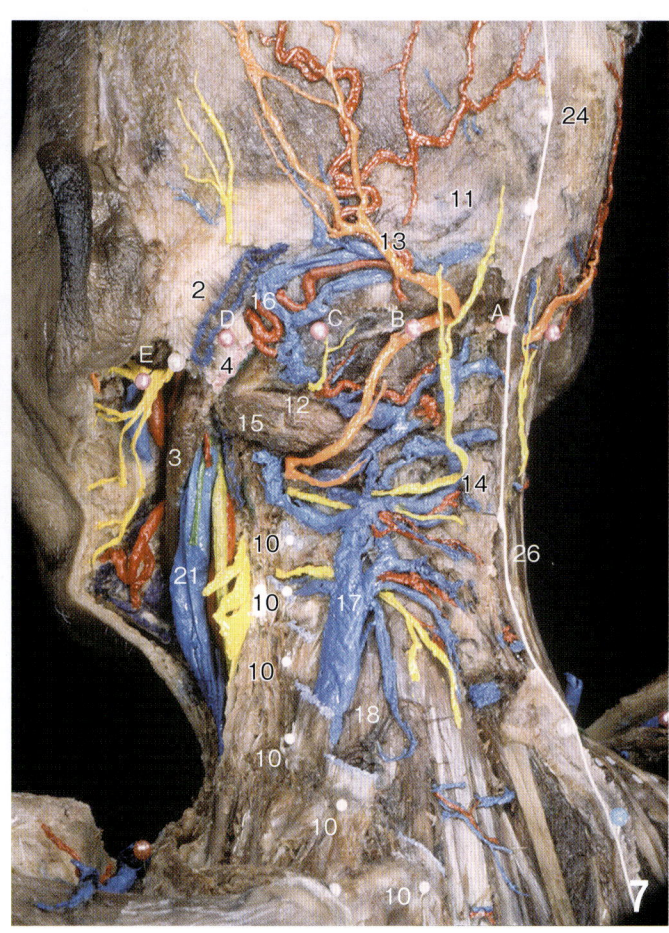

頭半棘筋（図6）

　頭板状筋と頭最長筋を除去する．**頭半棘筋**(9)は，第7または第8胸椎から第3頸椎の**横突起**(10)より内上方または上方に向かい，**後頭骨**(11)の上・下項線の間につく．頭半棘筋は頭を反らせる強大な筋である．また，この筋は頭蓋を後方に引き，頭の前傾を防ぐ．

大後頭神経と深頸動・静脈（図7）

　頭半棘筋を除去し，頸神経後枝である**後頭下神経**(12)，**大後頭神経**(13)，**第3後頭神経**(14)をみる．大後頭神経は**下頭斜筋**(15)の下縁をくぐって内上方に向かい，外上方に反転して頭半棘筋を貫き（図6），頭板状筋の内側縁より皮下に達する（図4）．**天柱穴**(B)の鍼は大後頭神経を貫く．**瘂門穴**(A)の鍼は，項靱帯から後頭骨-環椎間に入る．一方，後頭部と後頸部には，**後頭動・静脈**(16)と**深頸動・静脈**(17)が分布する．後頭動・静脈は**頭板状筋**（図4の2）や**頭最長筋**（図5の4）と，その下の骨面や**頭半棘筋**（図6の9）との間を通り，外側頸部の主要動・静脈と連絡する．深頸動・静脈は**頭半棘筋**(18)の表面に拡がり，後頸部の筋間を通って外側頸部の主要動・静脈と連絡する．これらの動・静脈では，後頸部の筋の過緊張で血流が阻害され，灌流域である後頸部の筋の状態をさらに増悪させる可能性がある．**完骨穴**(D)の刺鍼刺激は，頭板状筋や頭最長筋の過緊張を和らげ，後頭動・静脈の血流阻害を緩解させることが期待できる．

20. 迷走神経	22. 後耳介動脈	24. 外後頭隆起	26. 後正中線
21. 内頸静脈	23. 頸横動脈	25. 第7頸椎棘突起	

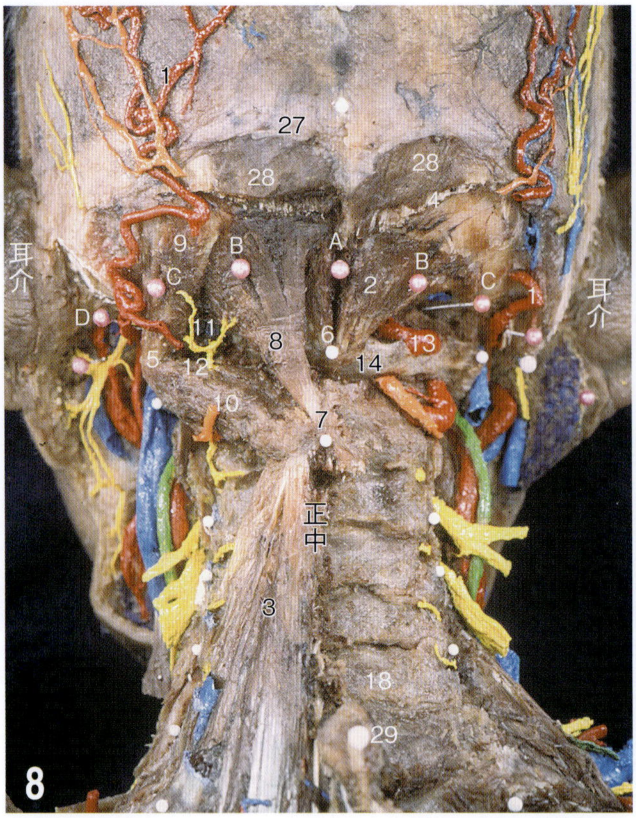

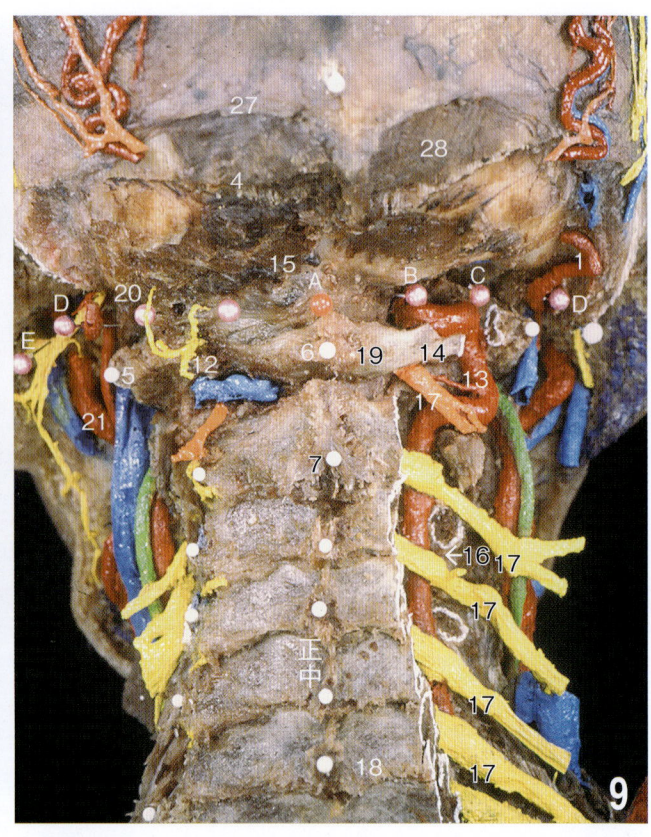

後頭下筋と椎骨動脈(図8)

　後面をみる．左側では**後頭動脈**(1)以外の脈管と神経を除去し，右側では**小後頭直筋**(2)以外の後頭下筋と**頸半棘筋**(3)も除去する．後頭下筋は，**後頭骨の下項線**(4)，**環椎の横突起**(5)と**後結節**(6)および**軸椎の棘突起**(7)をつなぐ4筋，**大後頭直筋**(8)，小後頭直筋，**上頭斜筋**(9)，**下頭斜筋**(10)からなり，頭の位置の保持に関与する．一方，大後頭直筋，上頭斜筋および下頭斜筋が**後頭下三角**(11)の縁をなす．この三角からは，**後頭下神経**(12)が後頭下筋に分布し，深部では，**椎骨動脈**(13)が**環椎後弓**(14)の上縁を横方向に走る．**瘂門穴**(A)の鍼は左右の小後頭直筋の間を通る．**天柱穴**(B)と**風池穴**(C)の鍼は，それぞれ大・小後頭直筋と上頭斜筋を貫き，深部で椎骨動脈の上縁をかすめる(図9)．

椎骨動脈(図9)

　左側では後頭下筋を完全に除去し，**後環椎後頭膜**(15)や後頸部骨格をみる．右側では頸椎の一部を切除し，**椎骨動脈**(13)，および**椎間孔**(16)より出る**脊髄神経**(17)をみる．椎骨動脈は**第6頸椎**(18)～**環椎**(19)の横突孔内を上行し，環椎上面で内側に曲がり，**環椎後弓**(14)の上縁から後環椎後頭膜を貫く．後頭下三角での体表から椎骨動脈までの深さは，頸周囲39.1 cmの遺体で約40 mmであった．**完骨穴**(D)の鍼は後頭動脈(図8の1)を貫通後，**外側頭直筋**(20)に入る．**翳風穴**(E)の鍼は**外頸動脈**(21)を貫通後，下顎骨の内側に入る．

図8〜図11	D. 完骨穴	3. 頸半棘筋	7. 軸椎の棘突起
A. 瘂門穴	E. 翳風穴	4. 後頭骨の下項線	8. 大後頭直筋
B. 天柱穴	1. 後頭動脈	5. 環椎の横突起	9. 上頭斜筋
C. 風池穴	2. 小後頭直筋	6. 環椎の後結節	10. 下頭斜筋

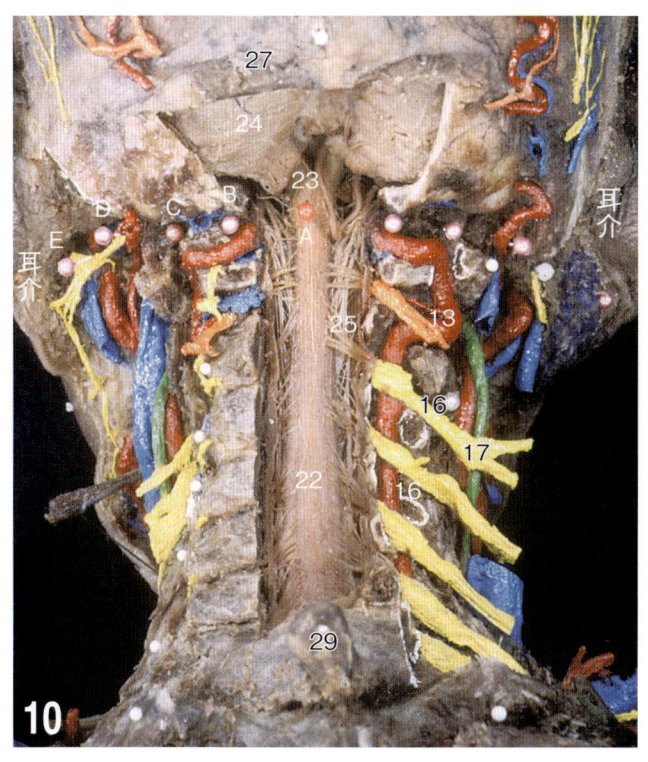
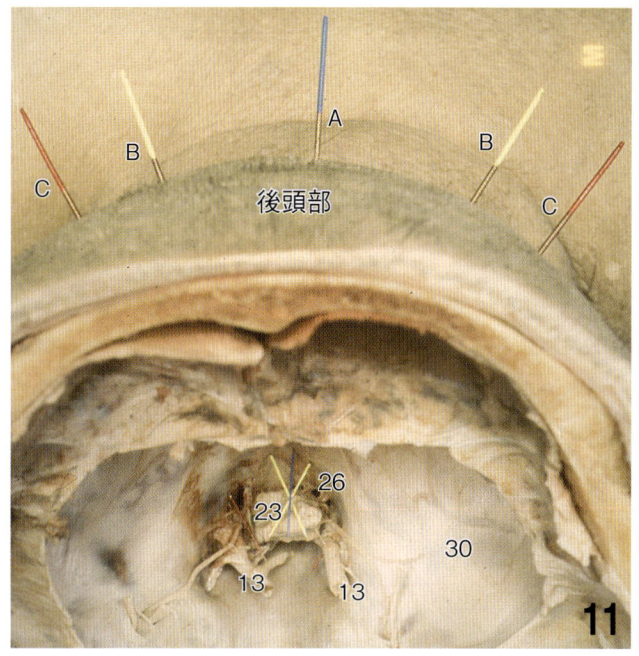

頸部の脊柱管（図10）

頸椎の椎弓と，脊柱管内で脊髄を包んでいた硬膜を除去する．次いで大後頭孔の後方で骨を除去して，**脊髄**(22)，**延髄**(23)および**小脳**(24)をみる．脊髄より出た前根と**後根**(25)が合流し，**椎間孔**(16)のところで**脊髄神経**(17)を形成する．硬膜を貫いた**瘂門穴**(A)の鍼は延髄に達し，**天柱穴**(B)や**風池穴**(C)の鍼も延髄の方向を向く．

刺入鍼の方向と延髄（図11）

内頭蓋底の**大後頭孔**(26)を頭側よりみる．**瘂門**(A)，**天柱**(B)および**風池**(C)の各経穴に深刺された鍼は，延髄を直刺できる方向にある．頸周囲39.1 cmの遺体の計測では，皮膚面から脳硬膜までの深さは，瘂門穴で50 mm，天柱穴で51 mm，風池穴で49 mmであった．後頭下穿刺時に脳脊髄液が穿刺針より滴下するのに必要な針の刺入距離には，「頸囲×1/10＋1.0 (cm)」という計算式が推奨されている．皮膚面から硬膜までの深さを考える参考となり，頸周囲39.1 cmとした場合の距離は約50 mmとなる．一方，太さ0.3 mmの中国鍼での結果からすれば，硬膜の貫通にはかなりの力と工夫が必要で，実際には，よほどの太い鍼を用いて粗暴な手技を施さない限り，延髄への直刺は起こりえない．

11. 後頭下三角	17. 脊髄神経（第2頸神経は橙色）	22. 脊髄	28. 頭半棘筋
12. 後頭下神経	18. 第6頸椎	23. 延髄	29. 第7頸椎棘突起
13. 椎骨動脈	19. 環椎	24. 小脳	30. 後頭蓋窩
14. 環椎後弓	20. 外側頭直筋	25. 後根	
15. 後環椎後頭膜	21. 外頸動脈	26. 大後頭孔	
16. 椎間孔		27. 後頭骨の上項線	

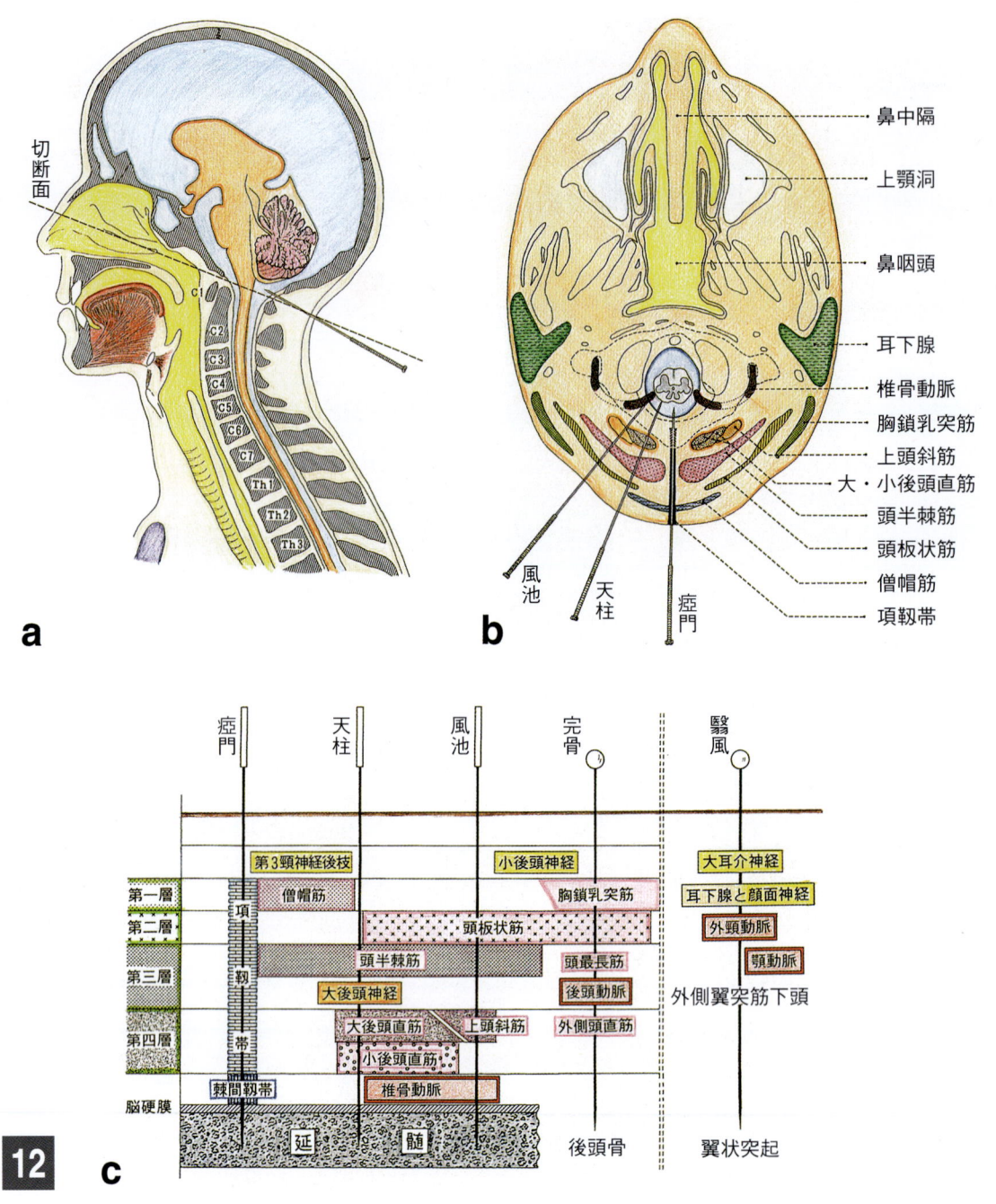

各経穴での刺入鍼の貫通構造（図12）

　aは頭頸部の正中断面，bはaの破線位置での頸部横断面模式図である．瘂門穴，天柱穴および風池穴に刺入された鍼は延髄を直刺しうる方向にある．cは，瘂門，天柱，風池，完骨，翳風の各経穴に刺入された鍼の貫通構造をまとめたものである．刺入鍼は，**瘂門穴**では項靱帯から棘間靱帯を通過後，硬膜を貫いて延髄に達した．**天柱穴**では頭板状筋，頭半棘筋，大後頭神経および大・小後頭直筋などを貫通後，椎骨動脈の近傍から延髄に達した．**風池穴**では頭板状筋，頭半棘筋および上頭斜筋を貫通，次いで椎骨動脈の近傍から延髄に達した．**完骨穴**では胸鎖乳突筋，頭板状筋，頭最長筋，および後頭動脈を貫通後，外側頭直筋から後頭骨下縁に達した．**翳風穴**では大耳介神経，ついで耳下腺内で顔面神経や外頸動脈に近接・貫通の後，下顎骨の内側に入った．下顎骨の内側では顎動脈に近接後，外側翼突筋下頭を貫き，蝶形骨翼状突起に達した．

肩甲上部

　上肢は上肢帯を介して体幹につり下げられる．上肢帯（肩甲骨と鎖骨）を挙上する筋群のうち，菱形筋以外の，僧帽筋の上部筋束と肩甲挙筋が肩甲上部に存在し，重力に抗して上肢をつり下げている．これらの筋は，重力に抗して，安静時にも持続的な収縮を強いられているばかりか，運動時には上肢帯の位置を調節し，上肢の可動域を拡げる重要な役割を担っており，肩に凝りや痛みを訴える一因をなす．そのため，鍼灸臨床において，肩甲上部を刺鍼対象とする頻度は高く，筋の過緊張を刺鍼でほぐし，肩の凝りや痛みを緩和する．また，同部への刺鍼は，頚椎症や肩関節周囲炎などの頭頚部や上肢，さらには種々の内臓疾患の症状改善などにも多用される．

　一方，肩甲上部の肩井，巨骨，肩外兪は使用頻度の高い経穴であるが，深部に肺が存在するため，刺鍼による偶発症として外傷性気胸を生じる可能性がある．胸腔に接する胸壁への刺鍼時には，誰もが肺のことを念頭に置くが，胸壁との間に上肢帯が介在する肩甲上部では，肺との関連が把握しにくい．本項では，これら3経穴への刺鍼と肺との関連についても解説する．

体表指標構造（図1）

　肩甲上部では，**第7頚椎棘突起**（1），**肩甲骨上角**（2），**肩甲棘**（3），**肩峰**（4），**肩鎖関節**（5）および**鎖骨の肩峰端**（6）を，肩峰の外側では**上腕骨頭**（7）を触れることができる．肩甲上部とは，肩甲棘-肩峰-鎖骨の線（一点鎖線）より頭側で，**肩の稜線**（8）から第7頚椎棘突起に至る線までの領域である．肩甲上部の皮下は僧帽筋で占められ，これより外側では，三角筋が肩外縁の丸みをつくる（図3）．肩甲上部の腹側では，肩の稜線，**鎖骨**（9）および**胸鎖乳突筋**（10）で囲まれた**外側頚部**（外側頚三角，11）が凹む．第7頚椎棘突起の下際には大椎穴，肩峰と上腕骨頭の間に肩髃穴や肩髎穴，肩甲棘内側の上際に曲垣穴，肩甲棘ほぼ中央の上際に秉風穴，鎖骨の肩峰端と肩峰との間の後方に巨骨穴，肩甲骨上角の内側際に肩外兪穴などがある．**肩井穴**（A）は，肩髃穴と大椎穴を結ぶ線のほぼ中点で，乳頭線上に取穴される．なお，国際標準化で，秉風穴の位置は上記の約1寸上に変更されている．

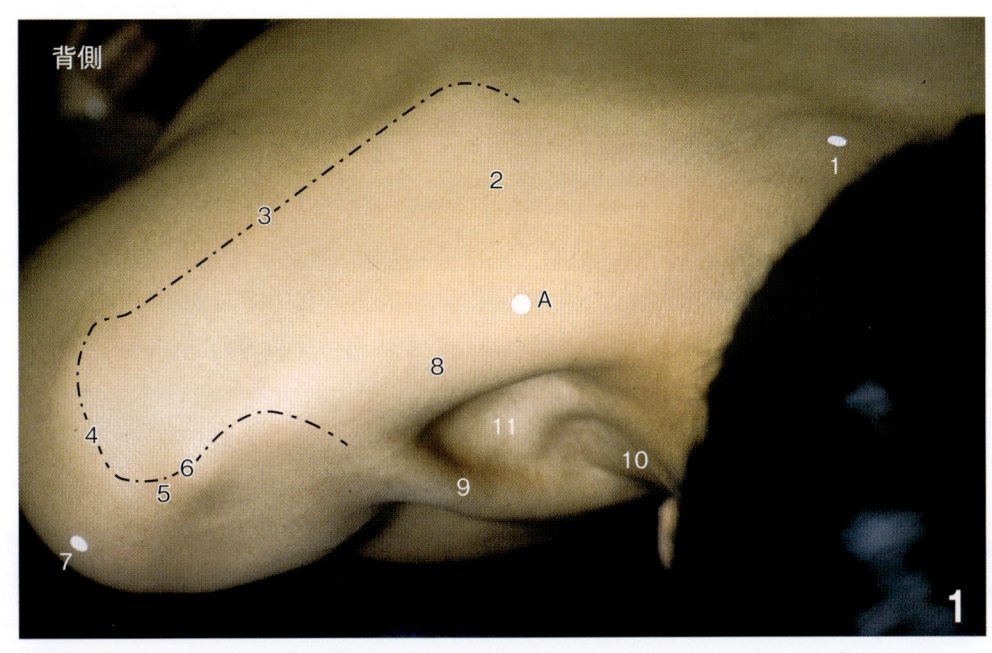

図1
- A. 肩井穴
- 1. 第7頚椎棘突起
- 2. 肩甲骨上角
- 3. 肩甲棘
- 4. 肩峰
- 5. 肩鎖関節
- 6. 鎖骨の肩峰端
- 7. 上腕骨頭
- 8. 肩の稜線
- 9. 鎖骨
- 10. 胸鎖乳突筋
- 11. 外側頚部

10 　領域別局所解剖

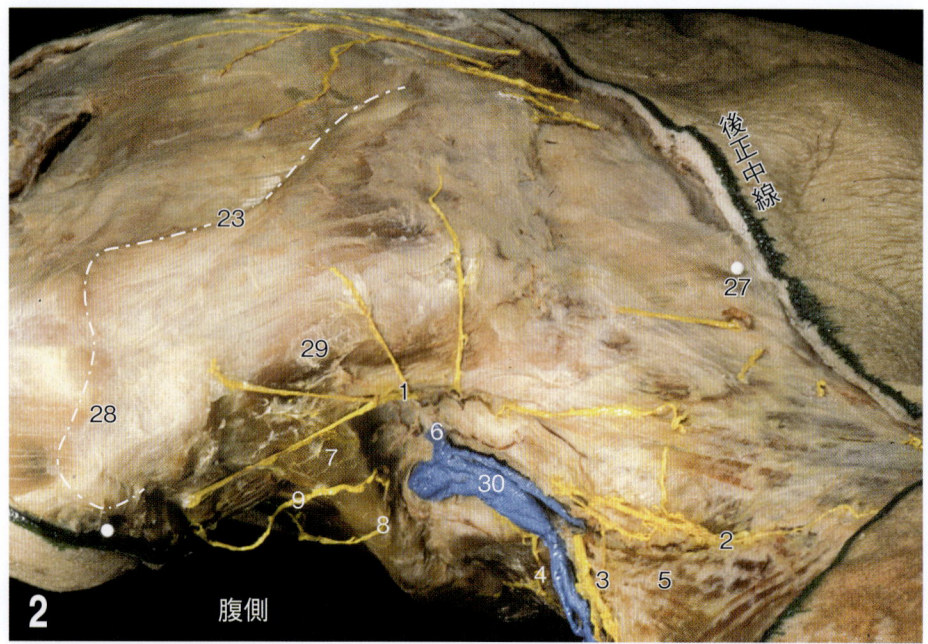

図2～図5
- A. 肩井穴
- B. 巨骨穴
1. 外側鎖骨上神経
2. 小後頭神経
3. 大耳介神経
4. 頸横神経
5. 胸鎖乳突筋
6. 外側頸部
7. 鎖骨
8. 内側鎖骨上神経
9. 中間鎖骨上神経
10. 僧帽筋
11. 三角筋
12. 僧帽筋の上部筋束
13. 肩甲挙筋
14. 菱形筋
15. 肩甲骨下角
16. 頸横動・静脈
17. 副神経

――― 鎖骨上神経（図2）―――

　皮膚を除去する．肩甲上部の皮下に**外側鎖骨上神経**(1)が分布する．鎖骨上神経は**小後頭神経**(2)，**大耳介神経**(3)，**頸横神経**(4)とともに，頸神経叢の皮枝である．これらの神経は，**胸鎖乳突筋**(5)の後縁のほぼ中央の高さで**外側頸部**(6)に出現する．鎖骨上神経は外側頸部中を**鎖骨**(7)に向かって下行し，**内側**(8)，**中間**(9)，外側の3鎖骨上神経に分れる．胸鎖乳突筋の後縁に取穴される天鼎穴などへの刺鍼で，肩甲上部や前胸部に痛みが放散する場合は，鎖骨上神経への刺激によると考えられる．

――― 僧帽筋（図3）―――

　鎖骨上神経などを除去し，**僧帽筋**(10)や**三角筋**(11)をみる．皮下に拡がる**僧帽筋の上部筋束**(12)は，深部の**肩甲挙筋**(図5の13)や**菱形筋**(図5の14)とともに上肢挙上筋群をなし，安静位にあっても常に緊張している．また，僧帽筋の上部筋束は，**肩甲骨下角**(15)を外転する（黒矢印→）ことで上腕外転の運動範囲を拡げる．体表に垂直に刺入された**肩井穴**(A)の鍼は僧帽筋の上縁を貫く．

18. 頸神経叢筋枝
19. 肩甲骨の上角
20. 肩甲骨の内側縁上部
21. 前鋸筋
22. 肩甲背神経
23. 肩甲棘
24. 棘上筋
25. 肩鎖関節
26. 肩甲舌骨筋下腹
27. 第7頸椎棘突起
28. 肩峰
29. 肩の稜線
30. 外頸静脈
31. 頭板状筋
32. 腱鏡
33. 棘下筋
34. 頸神経叢
35. 上後鋸筋
36. 中斜角筋

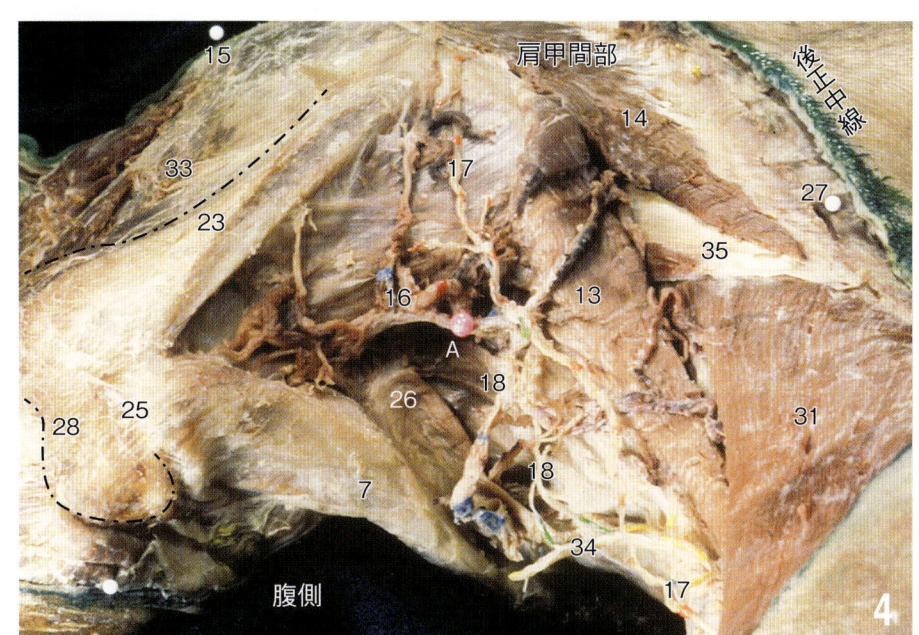

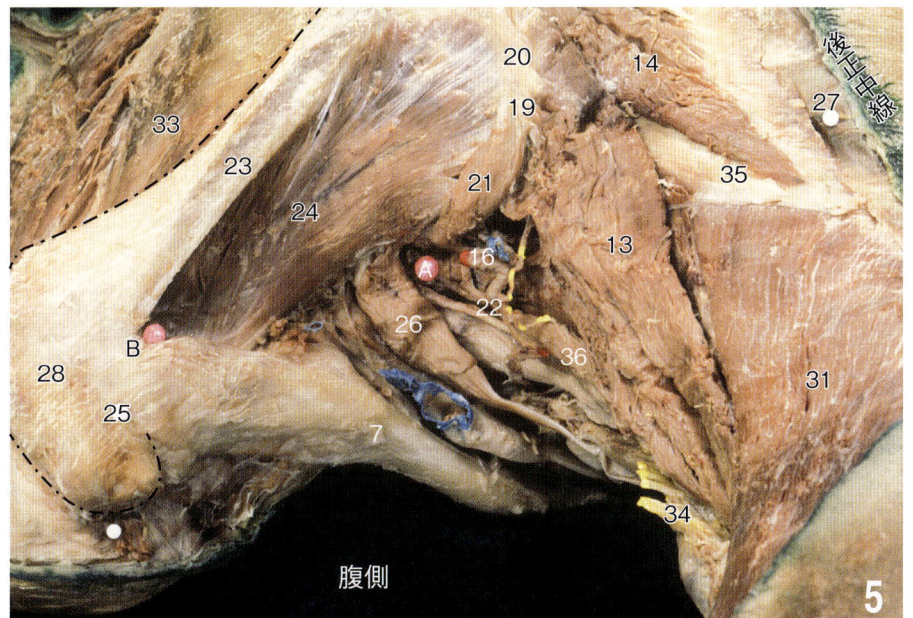

頸横動・静脈と副神経（図4）

僧帽筋を除去する．僧帽筋と**肩甲挙筋**(13)や**菱形筋**(14)との間に**頸横動・静脈**(16)や**副神経**(17)が分布する．副神経と**頸神経叢筋枝**(18)が僧帽筋を支配し，吻合しつつ肩甲上部から肩甲間部に下行する．頸横動・静脈は上肢挙上筋群の間を経て，腹側の主要動・静脈と連絡する．このため，頸横動・静脈では，上肢挙上筋群の過緊張が血流を阻害し，灌流域にあるこれら筋群の状態をさらに増悪させる可能性がある．

肩甲挙筋と棘上筋（図5）

頸横動・静脈や副神経を除去する．**肩甲挙筋**(13)が**肩甲骨の上角**(19)と**内側縁上部**(20)に停止する．停止部付近は肩外兪穴(けんがいゆけつ)に対応し，肩凝りなどの時のTrigger pointをなす．この部には，**菱形筋**(14)や**前鋸筋**(21)も付着し，**頸横動・静脈**(16)や**肩甲背神経**(22)が近くを通る．一方，**肩甲棘**(23)の上方にある棘上窩は**棘上筋**(24)で埋められる．**肩鎖関節**(25)のすぐ後方で肩甲棘との間にある**巨骨穴**(ここつけつ)(B)へ垂直に刺入された鍼は，棘上筋に達する．**肩井穴**(けんせいけつ)(A)への鍼は，**肩甲舌骨筋下腹**(26)の起始部付近で肩甲骨上縁のやや腹側に達する．

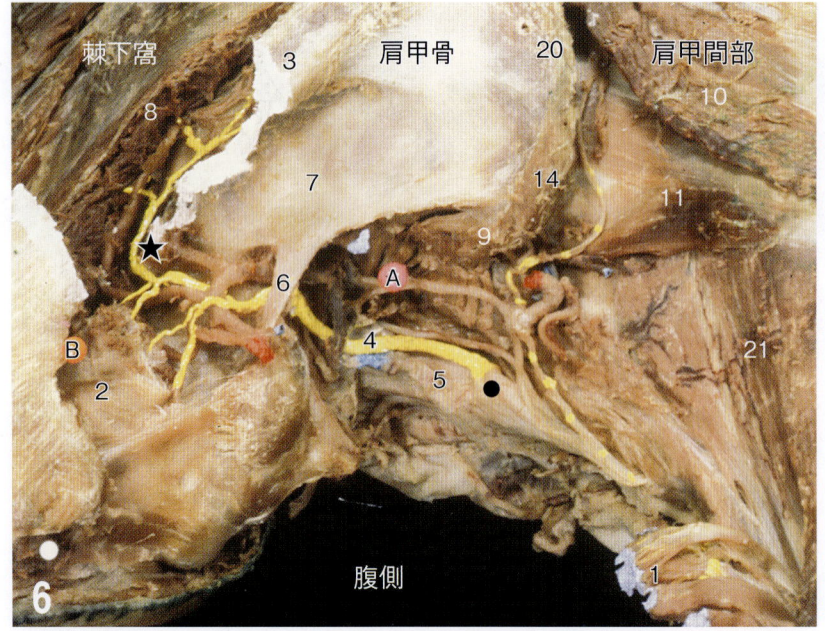

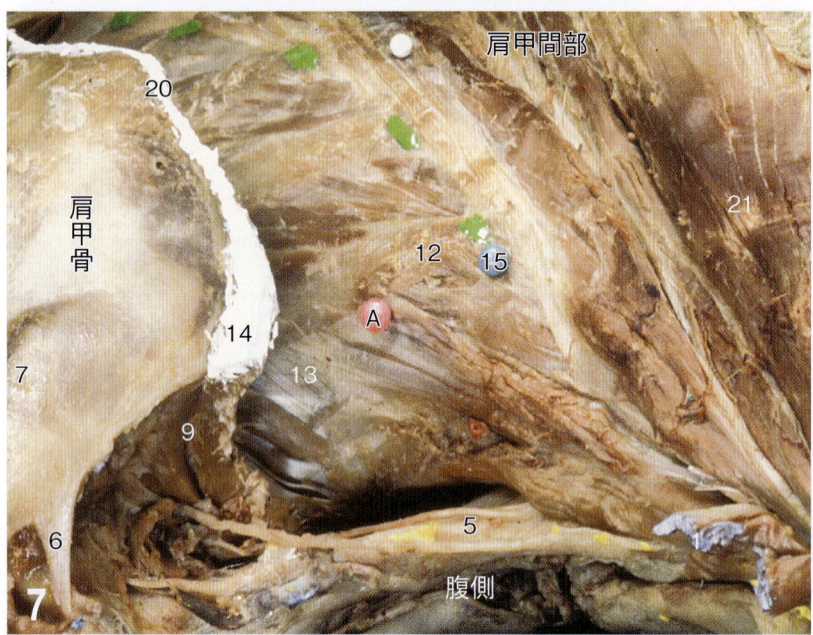

肩甲上神経(図6)

肩甲挙筋(1),肩甲舌骨筋,**棘上筋**(2),**肩甲棘**(3)の一部,鎖骨などを除去する.**肩甲上神経**(4)は**腕神経叢**(5)の上縁から出て,**上肩甲横靱帯**(6)より下方の肩甲切痕から**棘上窩**(7)に入り,棘上筋に分枝後,肩甲棘基部の外側縁で鋭角的に屈曲(黒星印★)して棘下窩に達し,**棘下筋**(8)に分布する.上肢の水平内転時,肩甲骨は腹外側に移動するため,この神経は起始部(黒丸印●)と屈曲部(黒星印★)の間で引っ張られ,肩甲切痕部に強い緊張を生じる.これが肩甲切痕部での神経絞扼(圧迫)症状の発症機構である.**肩井穴**(A)への鍼は上肩甲横靱帯の腹側を経て,**前鋸筋**(9)を貫く.**巨骨穴**(B)の鍼は棘上窩に達する.

図6〜図8	2. 棘上筋
A. 肩井穴	3. 肩甲棘
B. 巨骨穴	4. 肩甲上神経
★. 肩甲上神経の屈曲部	5. 腕神経叢
	6. 上肩甲横靱帯
●. 肩甲上神経の起始部	7. 棘上窩
	8. 棘下筋
1. 肩甲挙筋	9. 前鋸筋

肩井穴への鍼と肋骨・肋間隙(図7)

菱形筋(図6の10)と**上後鋸筋**(図6の11)を除去する.**肩井穴**(A)への鍼は**第2肋骨**(12)の上縁をかすめ,**第1肋間隙**(13)を貫くため,その深刺は肋間隙から肺に達する可能性がある.表1に示すように,体表から胸腔までの距離は,体表に垂直な方向より正中線に平行な方向で大きい.一方,**肩甲骨上角**(図6の14)の菱形筋切断前の**位置を示す針**(15)は,第1肋間隙の後端に位置するため,肩外兪穴への深刺も肋間隙から肺に達する可能性をもつ.

表1 MRI像による肩井穴での体表から胸膜までの距離(まとめ) (単位:mm)

刺入方向	性別	平均±標準偏差	最大値	最小値
正中線に平行な方向	全体	64±8	84	45
	男	65±8	83	46
	女	63±9	84	45
体表に垂直な方向	全体	49±7	71	35
	男	50±7	71	36
	女	47±7	61	35

$n=44$(男性23人,女性21人)

二方向でみた肋間隙(図8)

肩甲上部の骨格を，aは体表に垂直に外上方から，bは正中線に平行に頭方からみている．aでは**肋骨上面**(16)と**肋間隙**(17)はほぼ同じ面積を占め，bでは隣接する肋骨の上面が接近して肋間隙が小さくみえる．つまり，体表に垂直な深刺では，正中線に平行な深刺に比べ，鍼が肋間隙に達する可能性が大きくなる．一方，**肩甲骨**(18)が上肢の運動に伴って**胸郭**(19)上を滑走するため，**肩甲骨上角**(14)の位置は上肢の肢位で異なる．表2に示すように，肩甲骨上角は上肢・肩挙上位で肺野内に入ることが多く，他の肢位では肺野外に位置する．

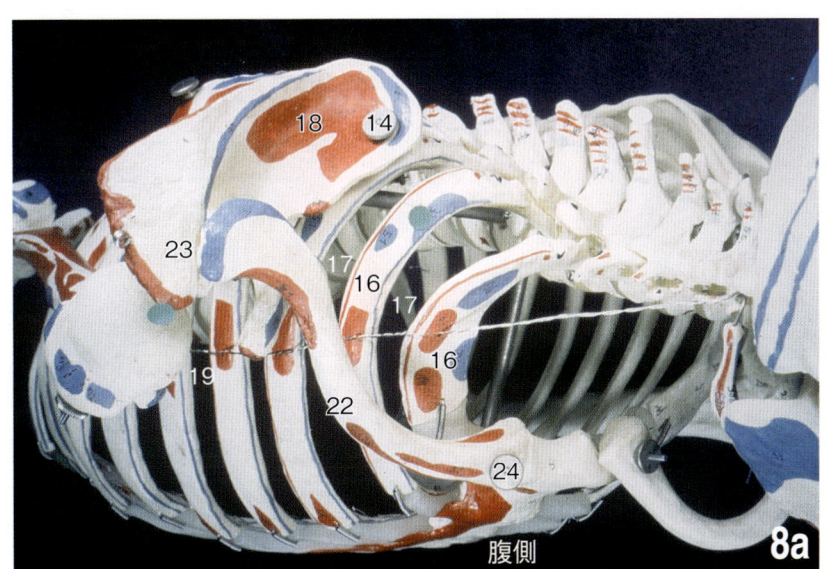

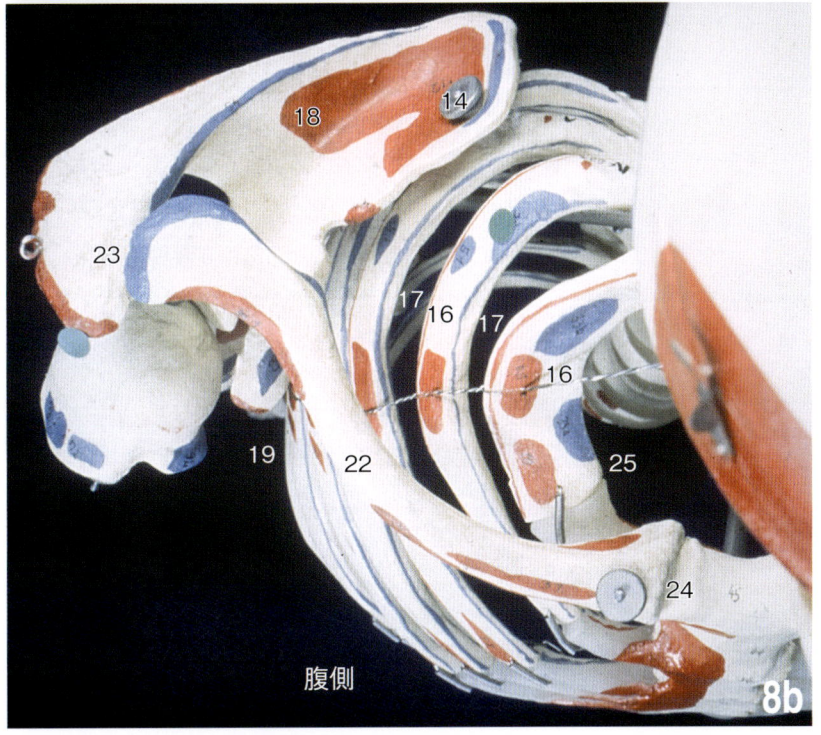

10. 菱形筋
11. 上後鋸筋
12. 第2肋骨
13. 第1肋間隙
14. 肩甲骨上角
15. 肩甲骨上角の位置を示す針
16. 肋骨上面
17. 肋間隙
18. 肩甲骨
19. 胸郭
20. 肩甲骨内側縁
21. 頭板状筋
22. 鎖骨
23. 肩鎖関節
24. 胸鎖関節
25. 胸郭上口

外傷性気胸を防ぐには

これらのことから，肩井穴への刺鍼による外傷性気胸を未然に防ぐには，体表に垂直な方向への刺鍼は，極端に痩せた人以外は30 mm以内，正中線に平行な刺鍼では深さ40 mm以内が安全と考えられる．また，巨骨穴への刺鍼では，内前方への深刺以外は深部に骨があり，外傷性気胸の問題はない．一方，腹臥位の上肢・肩挙上位では，肩甲骨上角は肺野内に位置することが多く，肩外兪穴への深刺による外傷性気胸の可能性は，他の肢位に比べてとくに高まる．

表2 胸部X線単純撮影による腹臥位各肢位での肩甲骨上角と肺との位置関係

肢位	肺野外	境界域	肺野内	不明	合計
上肢下垂位	7	0	0	0	7側
上肢下垂・肩挙上位	6	0	0	0	6側
上肢下垂・肩甲骨内転位	6	0	0	0	6側
上肢・肩挙上位	0	3	3	1	7側

脊柱部

　体幹の背側は肩甲上部，肩甲部，肩甲間部，肩甲下部，脊柱部，仙骨部および腰部に分けられる．本項では，脊柱部を中心に，肩甲間部や肩甲下部も含めた領域を扱う．肩甲間部は，肩甲上部と同様に上肢挙上筋群の部に対応する．脊柱部は正中領域で，肩甲上部や肩甲間部の正中深層を含み，後頸部や仙骨部とともに，その筋は主に脊柱の運動に関与する．後頸部，脊柱部，仙骨部は本来の背側の部をなし，皮膚と筋は脊髄神経後枝の支配を受け，動物の基本体制である分節構造（体節と呼ばれる構造単位が頭尾方向に連結し，体が構成されるという概念）のなごりを残す．背側では一つの脊髄神経の支配域が一つの分節に対応するが，四肢の進化により，体幹腹側での分節性はとくに筋で不明瞭である．脊柱部における「足の太陽膀胱経」の経穴が，背面での分節に対応しているのは興味深い．

体幹背側の体表指標構造（図1）

　肩甲骨では，**上角**(1)から**下角**(2)にわたる**内側縁**(3)と，**内側端**(4)から**肩峰**(5)にわたる肩甲棘に触れることができる．**第12肋骨先端**(6)は胸郭の最下部で，**上後腸骨棘**(7)から上方に弯曲しつつ前方に走る**腸骨稜**(8)は，腰部と殿部の境をなす．脊柱部の**後正中溝**（図5の14）では，椎骨の棘突起（後正中線上の白丸）に触れることができる．脊柱部の諸経穴への刺鍼にあたり，後正中溝で触れる椎骨の棘突起が，経穴の高さを決める基準となる．**第7頸椎（隆椎）の棘突起**(9)から順に触れていくが，左右の肩甲棘の内側端をつなぐ線が**第3胸椎棘突起**(10)，左右の肩甲骨の下角をつなぐ線が**第7胸椎棘突起**(11)，左右の腸骨稜の最上位をつなぐ線（Jacoby（ヤコビー）線）が**第4腰椎棘突起**(12)の各高さにほぼ対応する．

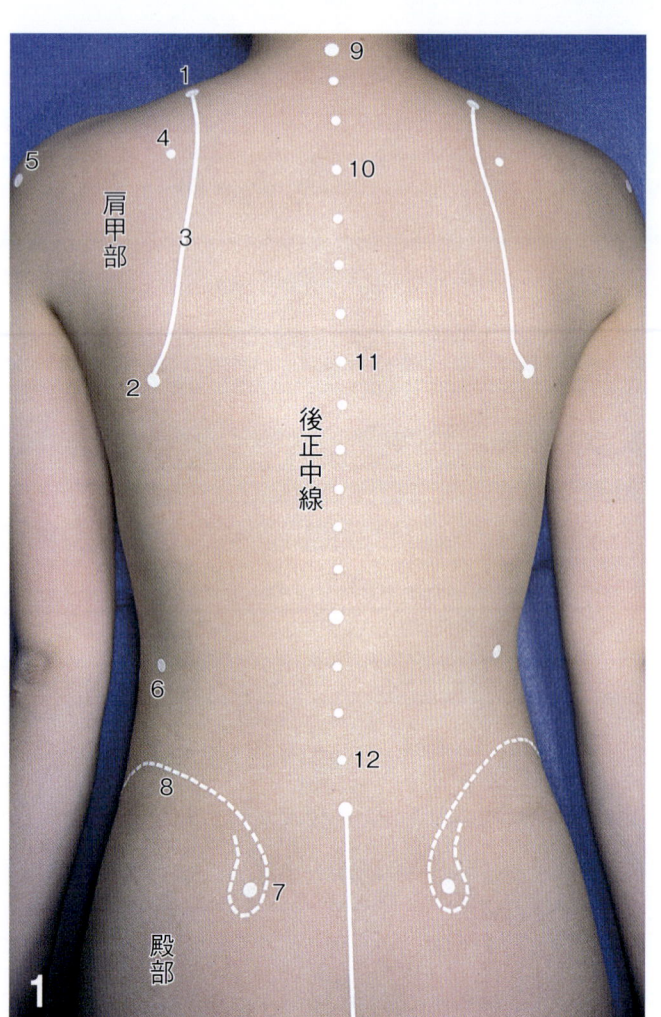

図1～図3	
白丸○．椎骨の棘突起	14. 表皮・真皮
1. 肩甲骨上角	15. 皮下組織を2層に分けるやや密な膠原線維膜
2. 肩甲骨下角	
3. 肩甲骨内側縁	16. 広背筋
4. 肩甲棘内側端	17. 脊髄神経後枝の内側枝
5. 肩峰	
6. 第12肋骨先端	18. 脊髄神経後枝の外側枝
7. 上後腸骨棘	
8. 腸骨稜	19. 僧帽筋（筋膜を除去）
9. 第7頸椎棘突起	20. 後正中線
10. 第3胸椎棘突起	21. 腰背腱膜
11. 第7胸椎棘突起	22. 上殿皮神経
12. 第4腰椎棘突起	23. 鎖骨上神経
13. 皮下組織	24. 中殿皮神経

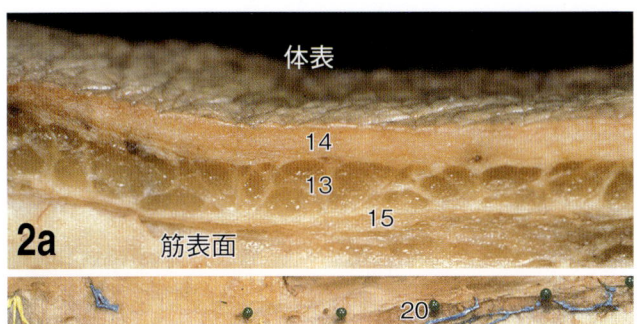
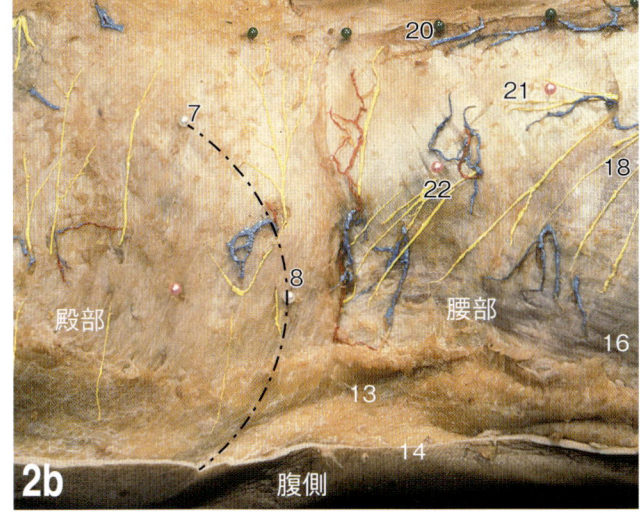
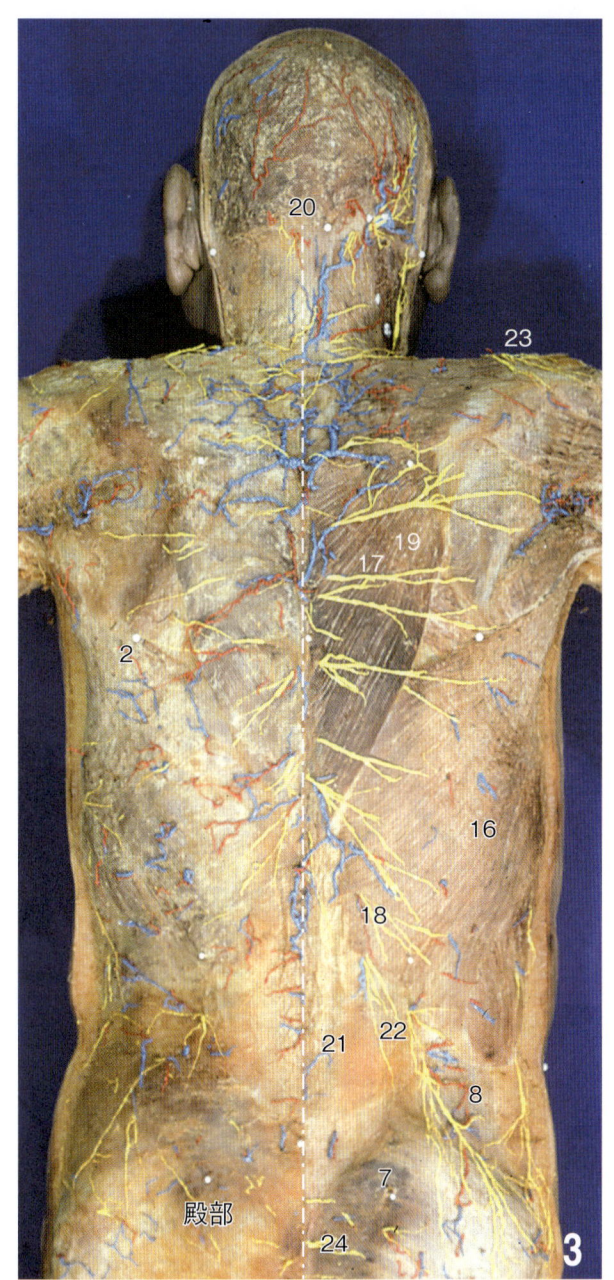

皮下組織と筋膜（図2）

aは皮膚の断面を示す．**皮下組織**(13)は骨表面の骨膜や筋表面の筋膜と**表皮・真皮**(14)をゆるくつなぎ，皮膚の滑動を容易にする．皮下組織の性状は部位により異なる．体幹背側の皮下組織では，膠原線維束が真皮と筋膜を結合し，皮膚の滑動性は少なく，刺鍼抵抗も強い．皮下組織はやや密な**膠原線維膜**(15，浅筋膜)で浅・深の二層に分けられ，bでは，右側の殿部で浅層の皮下組織が除去されて膠原線維膜がみえ，腰部で深層の皮下組織も除去され，筋膜に包まれた**広背筋**(16)がみえる．密な線維性組織よりなる筋膜は，皮下組織や他筋から筋を隔離し，筋の動きを円滑にする．

皮下での神経の分布（図3）

左側で表皮・真皮を除去，右側では皮下組織も除去し，**脊髄神経後枝の内側枝**(17)と**外側枝**(18)の分布をみる．内側枝は背側上半で発達し，**僧帽筋**(19)上で**後正中線**(20)の際から皮下に出る．外側枝は下半で発達し，**腰背腱膜**(21)の周縁部を貫いて出現する．背側皮下の神経の走行には部位差があり，後頸部の大後頭神経や第3後頭神経（頸神経後枝の内側枝）は上方に走る（p.3の図3）が，背側上半では横方向に走る．下半では外下方に走るようになり，腰部の**上殿皮神経**（腰神経後枝の外側枝，22）は下外方に走る．神経を刺鍼した際の放散痛の拡がりが部位により異なるのは，皮神経の走行の違いを反映する．

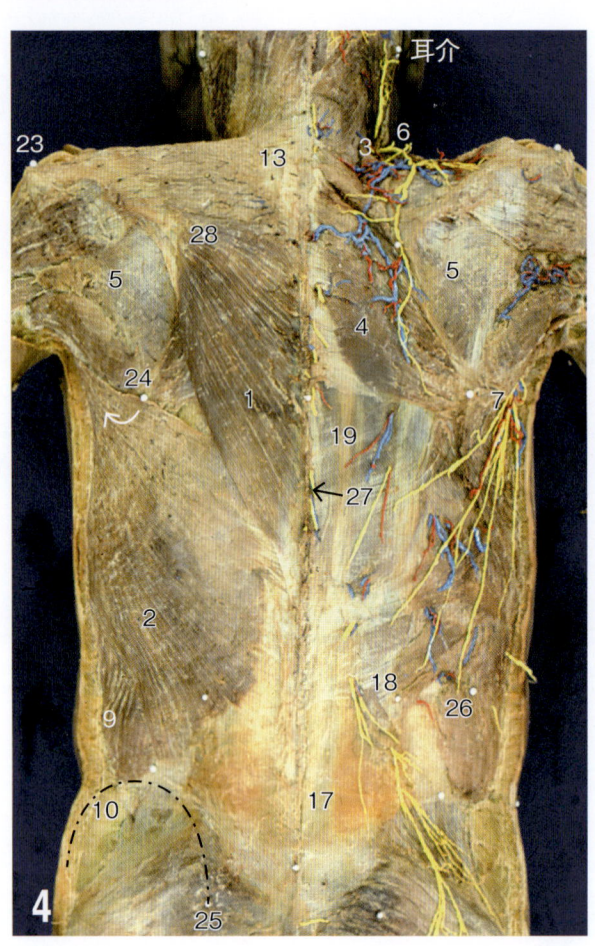
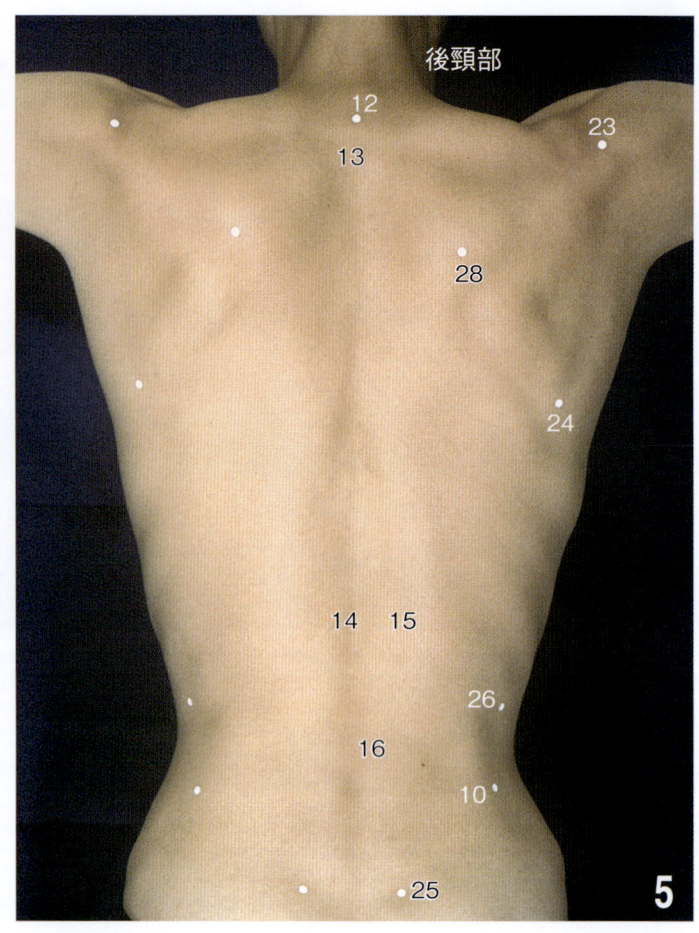

浅背筋（図4）

　左側は浅背筋の第1層，右側は第1層の**僧帽筋**(1)と**広背筋**(2)を除去し，これらの筋の支配神経と第2層の**肩甲挙筋**(3)や**菱形筋**(4)を示す．浅背筋と浅胸筋（p.53とp.54の図4, 6, 7）は背部と胸部の筋の浅層をなすが，上肢の筋に属し，体幹より生じて上肢帯（**肩甲骨**(5)と鎖骨）や上腕骨につく．僧帽筋を支配する**副神経**(6)は，僧帽筋と菱形筋の間で，肩甲骨内側縁に沿って下方に走る（図8も参照）．広背筋を支配する**胸背神経**(7)は，腋窩の後壁で広背筋に覆われつつ（p.54の図7），肩甲骨外側縁に沿って下方に走る．僧帽筋，広背筋，菱形筋で囲まれる**聴診三角**（図6の8）と，広背筋，**外腹斜筋**(9)，**腸骨稜**(10)で囲まれる**腰三角**（図7の11）では，浅背筋の層が欠如するため，刺鍼時に注意を要する．

体幹背側の筋のレリーフ像（図5）

　後頭部から背側上半部にかけて僧帽筋が菱形に拡がり（図6），**第7頸椎棘突起**(12)を中心に，起始腱に対応する**腱鏡**（図6の13）のレリーフを認める．腱鏡は第7頸椎位で幅が広い．下半部では，**後正中溝**(14)の両側に**脊柱起立筋**(15)が隆起する．僧帽筋や菱形筋の存在により，この隆起は上半部で不明瞭である．腰部より正中側では，後正中溝の両側に硬い**腰菱形**(16)を触れる．腰菱形は**腰背腱膜**（図4の17）に対応し，**広背筋**（図4の2）の起始部をなす．腰背腱膜とは，広背筋と**下後鋸筋**（図4の18）の起始部，および板状筋や脊柱起立筋を覆う**胸腰筋膜**（図4の19）が互いに癒着したものである．

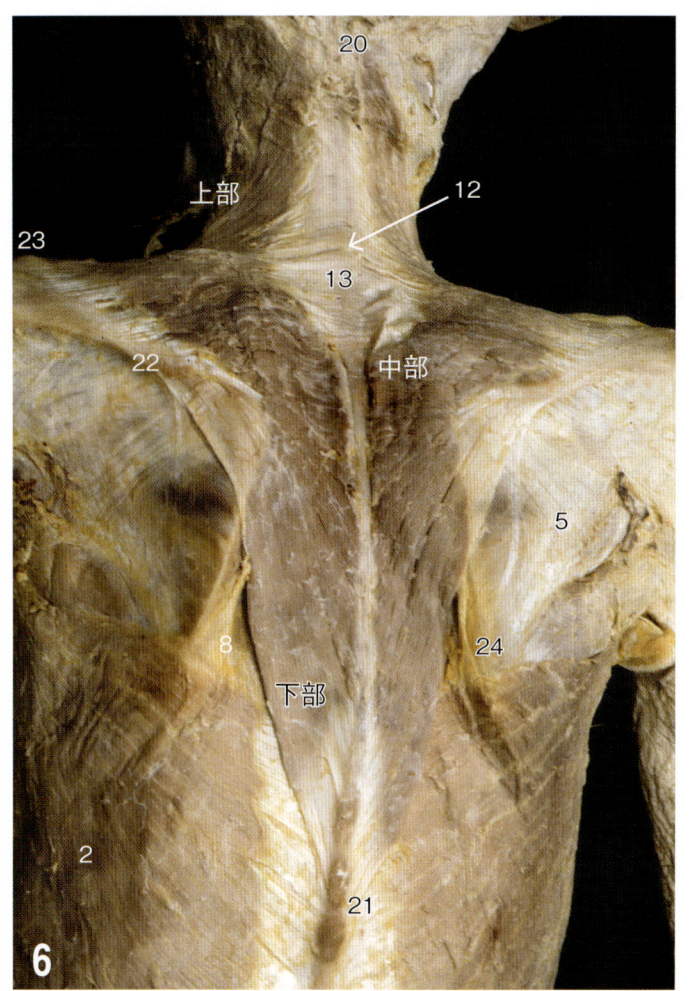
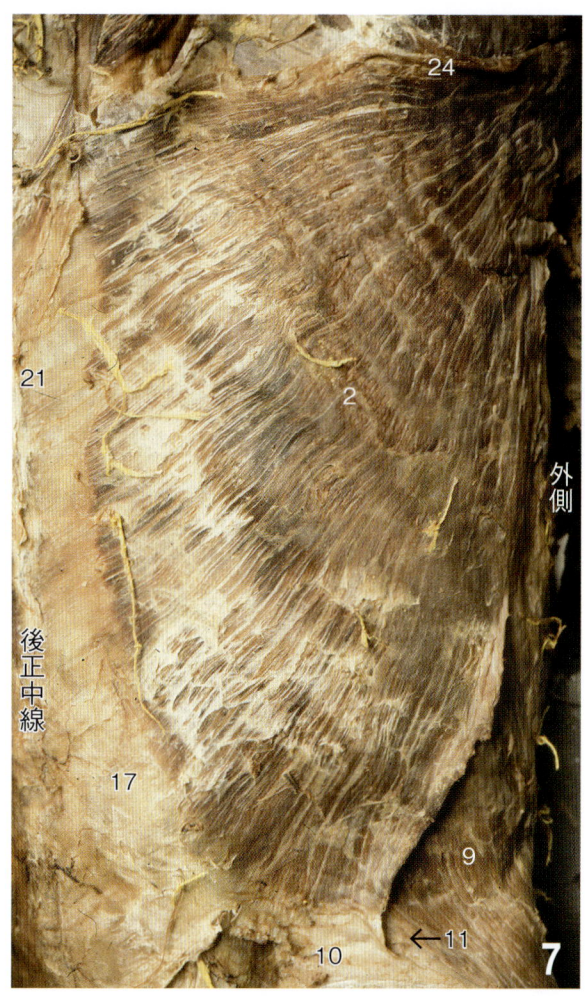

僧帽筋の全貌（図6）

　僧帽筋は**外後頭隆起**(20)から項靱帯，さらに**第7頸椎**(12)から**第12胸椎の棘突起**(21)から起こり，**肩甲棘**(22)から**肩峰**(23)，さらに鎖骨の外側部にわたる部につく（p.10の図3）．僧帽筋は，全体としては**肩甲骨下角**(24)を外方に回す（図4の白矢印⇨）が，筋束は上部，中部，下部に区分され，上部筋束は上肢帯を引き上げ，中部筋束は肩甲骨を内側に引き，下部筋束は肩甲骨を内下方に引く．なお，僧帽筋は大きな筋であるが，肩の上縁をなす中部筋束を除いて，それほど厚くない．

右の広背筋（図7）

　広背筋(2)は，**腰背腱膜**(17)を形成しつつ，第6〜8胸椎以下の棘突起，**腸骨稜**(10)，下位肋骨，および**肩甲骨下角**(24)より生じて外上方に走り，上腕骨に向かう．広背筋は上肢を内転し，さらに後内方に引く．この筋は薄く，刺入鍼は容易に胸壁に達する．

図4〜図7							
1. 僧帽筋	6. 副神経	12. 第7頸椎棘突起	18. 下後鋸筋	24. 肩甲骨下角
2. 広背筋	7. 胸背神経	13. 腱鏡	19. 胸腰筋膜	25. 上後腸骨棘
3. 肩甲挙筋	8. 聴診三角	14. 後正中溝	20. 外後頭隆起	26. 第12肋骨先端
4. 菱形筋	9. 外腹斜筋	15. 脊柱直立筋	21. 第12胸椎棘突起	27. 脊髄神経後枝の内側枝
5. 肩甲骨	10. 腸骨稜	16. 腰菱形	22. 肩甲棘	28. 肩甲棘内側端
	11. 腰三角	17. 腰背腱膜	23. 肩峰	

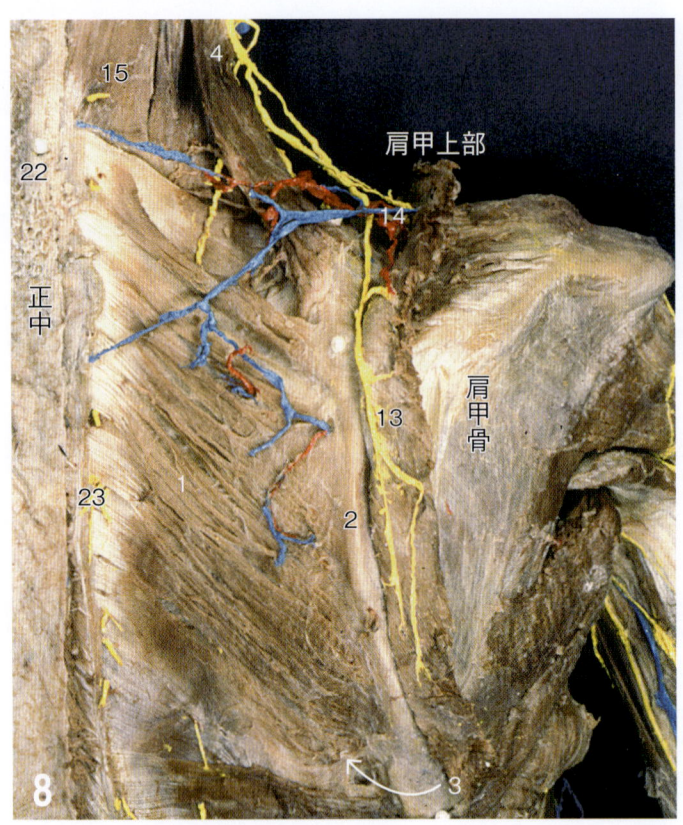
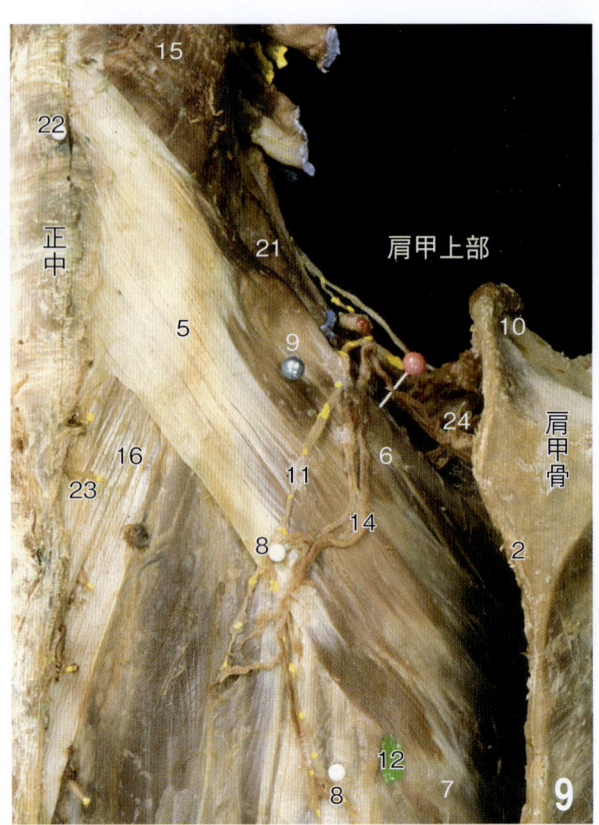

菱形筋（図8）

　右側の肩甲間部を拡大する．**菱形筋**(1)は下位頸椎から上位胸椎の棘突起より生じ，外下方に走って**肩甲骨の内側縁**(2)につく．菱形筋は肩甲骨を内上方に引き，**下角**(3)を内側に回す（白矢印⇨）．なお，**肩甲挙筋**(4)はp.4の図4とp.11の図5に示されている．

上後鋸筋（図9）

　肩甲挙筋（図8の4）と**菱形筋**（図8の1）を除去し，肩甲骨を外側に動かして**上後鋸筋**(5)をみる．上後鋸筋と**下後鋸筋**（p.28の図5の8）は，棘突起と肋骨をつないで深背筋の第1層をなし，肋間神経の支配を受ける．上後鋸筋は第4または5頸椎〜第1または2胸椎の棘突起より生じ，**第2肋骨**(6)〜**第5肋骨**(7)を引き上げ，吸息を補助する．**白い針**(8)と**青い針**(9)は菱形筋切断前の**肩甲骨の内側縁**(2)と**上角**(10)の位置である．肩甲挙筋と菱形筋を支配する**肩甲背神経**(11)が，菱形筋の下層を肩甲骨の内側縁に沿って下方に走る．

肩甲間部の圧痛部位について

　肩甲間部中央の膏肓穴付近では，顕著な圧痛がしばしば認められる．菱形筋が持続的な緊張を強いられていることが原因の一つにあげられる．また，肩甲骨内側縁付近では，突出する**肋骨角**（図9の12は第5肋骨の肋骨角）との間で摩擦を生じやすく，付近の結合組織，**副神経**（図8の13），**肩甲背神経**（図9の11），**頸横動・静脈の枝**（図8と図9の14）などにもなんらかの影響を与えていることも考えられる（松岡憲二ほか：鍼灸Osaka 6(4)：29-36, 1990）．

図8〜図11					
1. 菱形筋	4. 肩甲挙筋	8. 菱形筋切断前の肩甲骨内側縁の位置	10. 肩甲骨上角	14. 頸横動・静脈の枝	
2. 肩甲骨内側縁	5. 上後鋸筋	9. 菱形筋切断前の肩甲骨上角の位置	11. 肩甲背神経	15. 頭板状筋	
3. 肩甲骨下角	6. 第2肋骨		12. 肋骨角	16. 頸板状筋	
	7. 第5肋骨		13. 副神経	17. 腸肋筋	

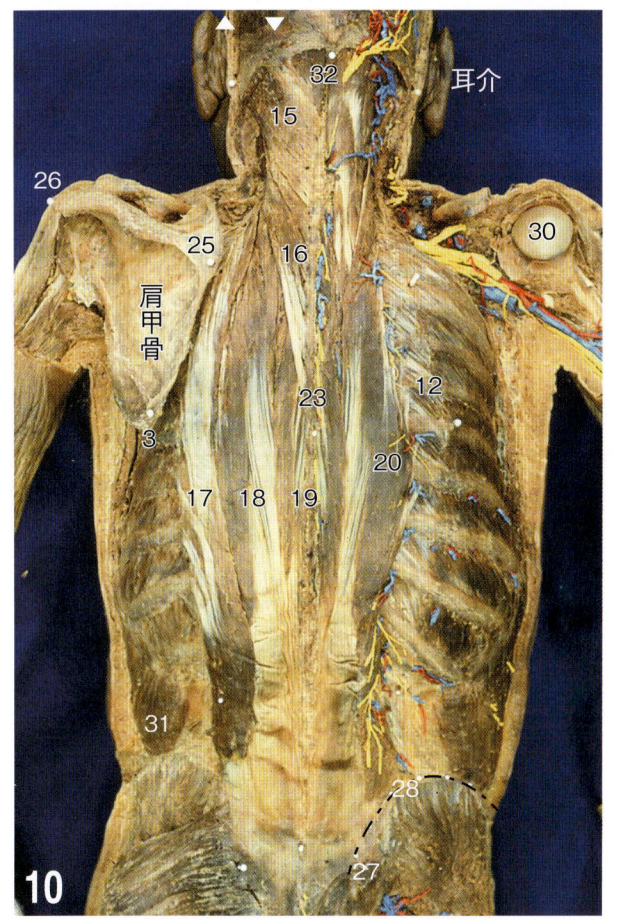
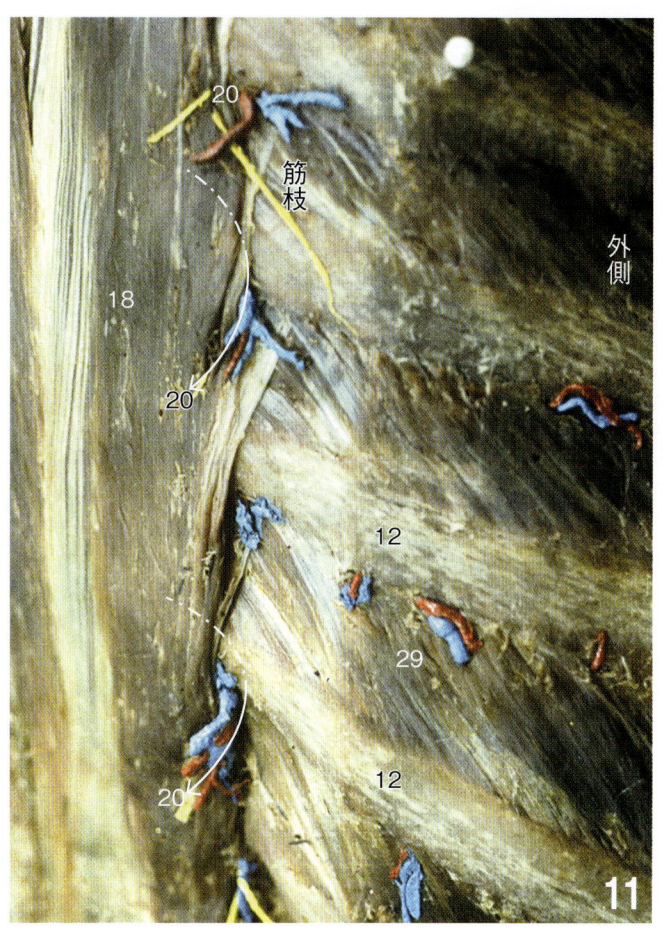

脊柱直立筋（図10）

　後鋸筋や**胸腰筋膜**（図4の19）が除去され，深背筋第2層の**頭板状筋**(15)，**頸板状筋**(16)，脊柱直立筋がみえる．右側では肩甲骨，板状筋，**腸肋筋**(17)も除去されている．脊柱直立筋は外側から腸肋筋，**最長筋**(18)，**棘筋**(19)より構成される．脊柱の両側を縦走し，両側作用で脊柱を後屈，片側作用で脊柱を側屈する．脊柱直立筋は，深部の**横突棘筋**（図12）などと，重力に抗して脊柱を直立させ，日常生活での動作や姿勢保持などで常に緊張を強いられている．

胸椎位の脊髄神経（胸神経）の後枝の外側枝（図11）

　右側背部をみる．**胸神経後枝の外側皮枝**（20，胸神経後枝では，内側枝と外側枝はそれぞれ内側皮枝，外側皮枝と呼ばれる）は，**最長筋**(18)の外側縁を経て**腸肋筋**（図10の17）との間から最長筋の表層に出現する．この際，外側皮枝は外下方への走行から内下方に向きを変える（白矢印⇨）．この後，外側皮枝は広背筋などを貫いて皮下に出て，再び外下方に向きを変える（図3）．すなわち，胸神経後枝の外側皮枝はZ字様の走行を示す．一方，腰神経後枝では，外側枝の走行は上記と異なり，腸肋筋を貫いて外下方に走り（p.29の図6），腰背腱膜を貫いて上殿皮神経として下外方に向かう（図3）．

18. 最長筋	21. 中斜角筋	24. 前鋸筋	28. 腸骨稜	32. 外後頭隆起
19. 棘筋	22. 第7頸椎棘突起	25. 肩甲棘内側端	29. 外肋間筋	
20. 胸神経後枝の外側皮枝	23. 脊髄神経後枝の内側枝	26. 肩峰	30. 上腕骨頭	
		27. 上後腸骨棘	31. 外腹斜筋	

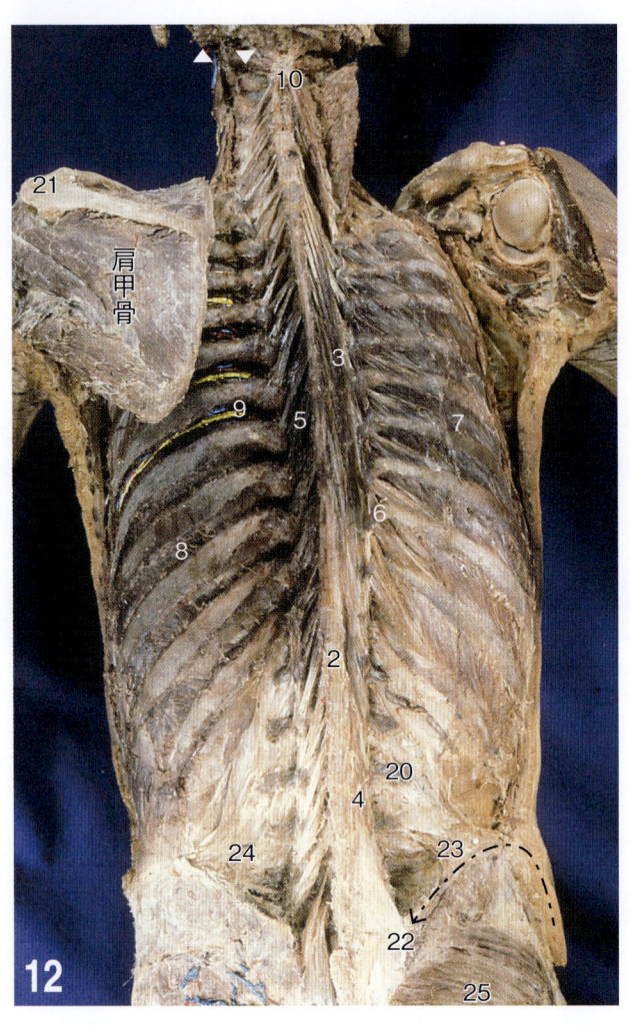
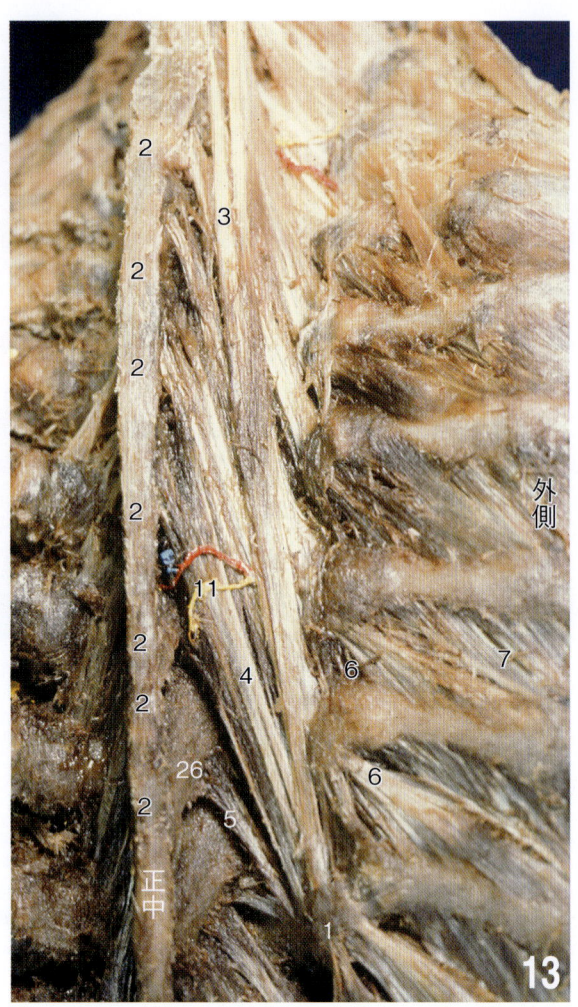

横突棘筋（図12）

　脊柱直立筋を除去して横突棘筋をみる．横突棘筋は**椎骨の横突起**（図13の1）から出て内上方に走り，上位**椎骨の棘突起**（2）につく筋で，**半棘筋**（3），**多裂筋**（4），**回旋筋**（5）がある（図13）．右側では半棘筋と**肋骨挙筋**（6），**外肋間筋**（7）と多裂筋がみえる．これらの筋を除去した左側では，深層の回旋筋と**内肋間筋**（8）がみえ，第7肋間までは内肋間筋も除去され，**肋間神経**（9）がみえる．肋骨挙筋は，第7頸椎〜第11胸椎の各横突起から起始し，すぐ下，または一つおいて下の肋骨につく（図13）．肋骨を引き上げて吸息に関与する．

半棘筋・多裂筋・回旋筋（図13）

　右側背部で，任意の高さの**横突起**（1）より出る横突棘筋のみ残し，筋を除去する．横突棘筋は，**棘突起**（2）につくまでに越える椎骨の数により区分される．**半棘筋**（3）は5〜7個の椎骨を越え，起始部位は胸椎横突起で，第1頸椎位と腰椎位で欠如する（図12）．**多裂筋**（4）は2〜4個の椎骨を越え，**回旋筋**（5）は直上または一つおいて上の棘突起につき，2者ともに，停止部位は**第2頸椎**（図12の10）から第5腰椎までの棘突起である．横突棘筋では，深部の筋ほど短く，かつ斜めに走り，脊柱の後屈や側屈作用より，対側への回旋作用が強まる．なお，**脊髄神経後枝の内側枝**（11）は多裂筋と回旋筋の間より出て，棘筋の内側を通り（図10），棘突起の近傍で浅背筋（図8と図3）を貫いて皮下に達する．

脊柱部 **21**

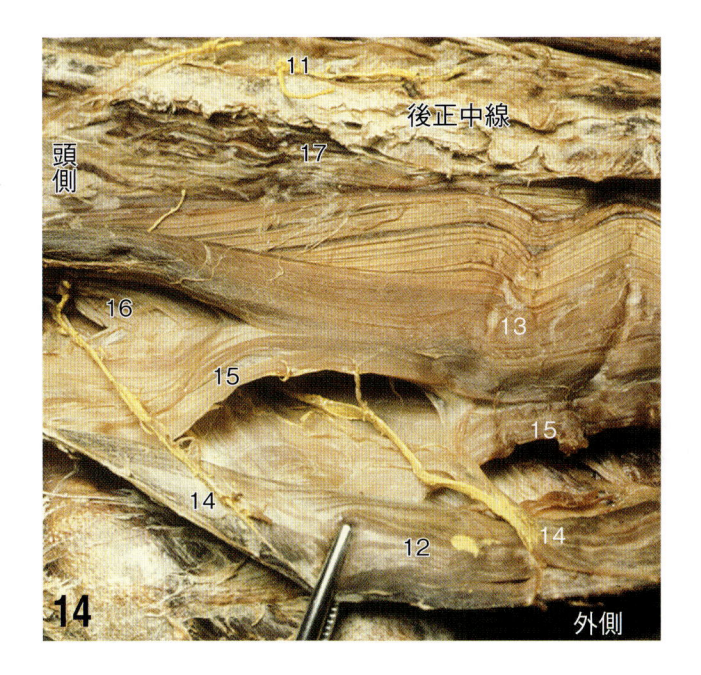

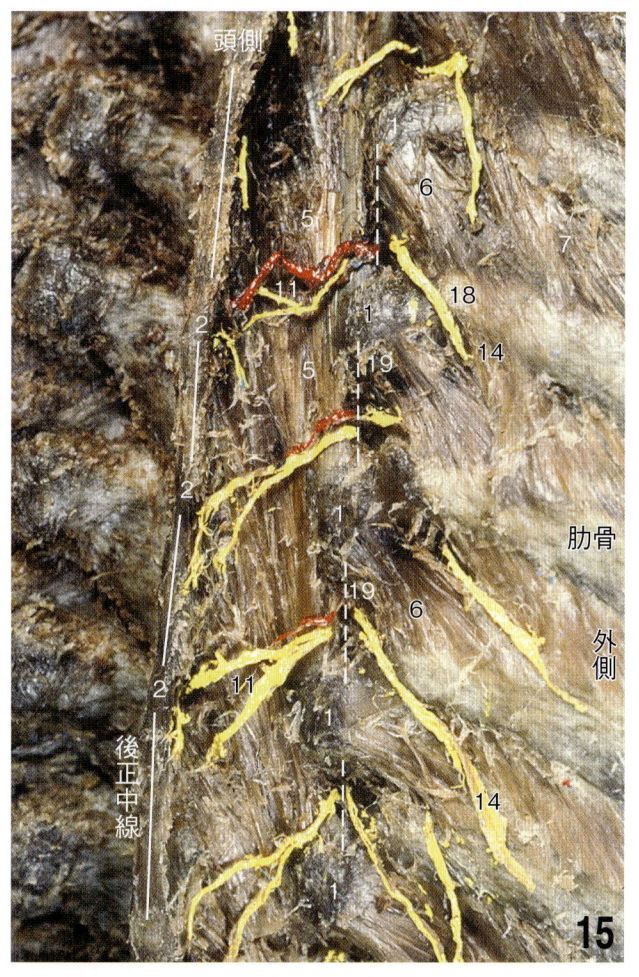

脊髄神経後枝の外側枝と最長筋（図14）

　左側背部をみる．**腸肋筋**(12)と**最長筋**(13)の間（胸椎位，本図），あるいは腸肋筋を貫いて（腰椎位，p.29の図6）最長筋の腹側に入った**脊髄神経後枝の外側枝**(14)は，**最長筋の外側停止腱**(15)と**内側停止腱**(16)の各腱間から横突棘筋の腹側を経て椎間孔に向かう．

脊髄神経後枝の外側枝と内側枝の合流（図15）

　右側背部で最長筋と**棘筋**（図14の17），および半棘筋と多裂筋を除去する．**脊髄神経後枝の外側枝**(14)は，胸椎位では，**肋骨結節**(18)と**横突起**(1)の間の上面を上内方に進んで**肋骨挙筋**(6)と**回旋筋**(5)の間に達し，回旋筋の外側を上外方に走ってきた**脊髄神経後枝の内側枝**(11)と合流する．合流部のすぐ浅層で両枝に挟まれていた**胸横突間筋**(19，破線)は除去されている．なお，腰椎位における外側枝と内側枝の合流についてはp.30の図8に示されている．

図12～図15			
1. 椎骨の横突起	8. 内肋間筋	側枝	22. 上後腸骨棘
2. 椎骨の棘突起	9. 肋間神経	15. 最長筋外側停止腱	23. 腸骨稜
3. 半棘筋	10. 第2頚椎	16. 最長筋内側停止腱	24. 腰腱膜
4. 多裂筋	11. 脊髄神経後枝の内側枝	17. 棘筋	25. 大殿筋
5. 回旋筋	12. 腸肋筋	18. 肋骨結節	26. 椎弓
6. 肋骨挙筋	13. 最長筋	19. 胸横突間筋	
7. 外肋間筋	14. 脊髄神経後枝の外	20. 腰椎の肋骨突起	
		21. 肩峰	

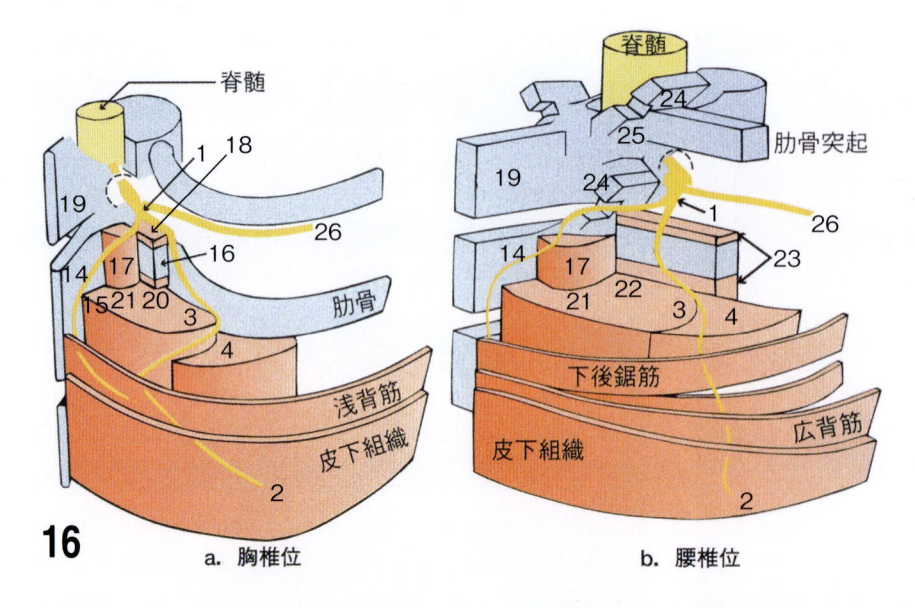

22 領域別局所解剖

16
a. 胸椎位
b. 腰椎位

脊髄神経後枝の経路（図16）

脊髄神経後枝(1)の**外側枝**(2)の経路は胸椎位と腰椎位でやや異なる．外側枝は，胸椎位(a)では**最長筋**(3)と**腸肋筋**(4)の間を通り，Z字様走行をたどって皮下に向かうが，腰椎位(b)では腸肋筋を貫通し，そのままの走行で皮下へ向かう．筋間を縫うごとく進む後枝の経路の理解は，腰痛出現時などの病巣を推測し，的確な治療点を模索する上で役立つ（p.26『腰部』を参照）．

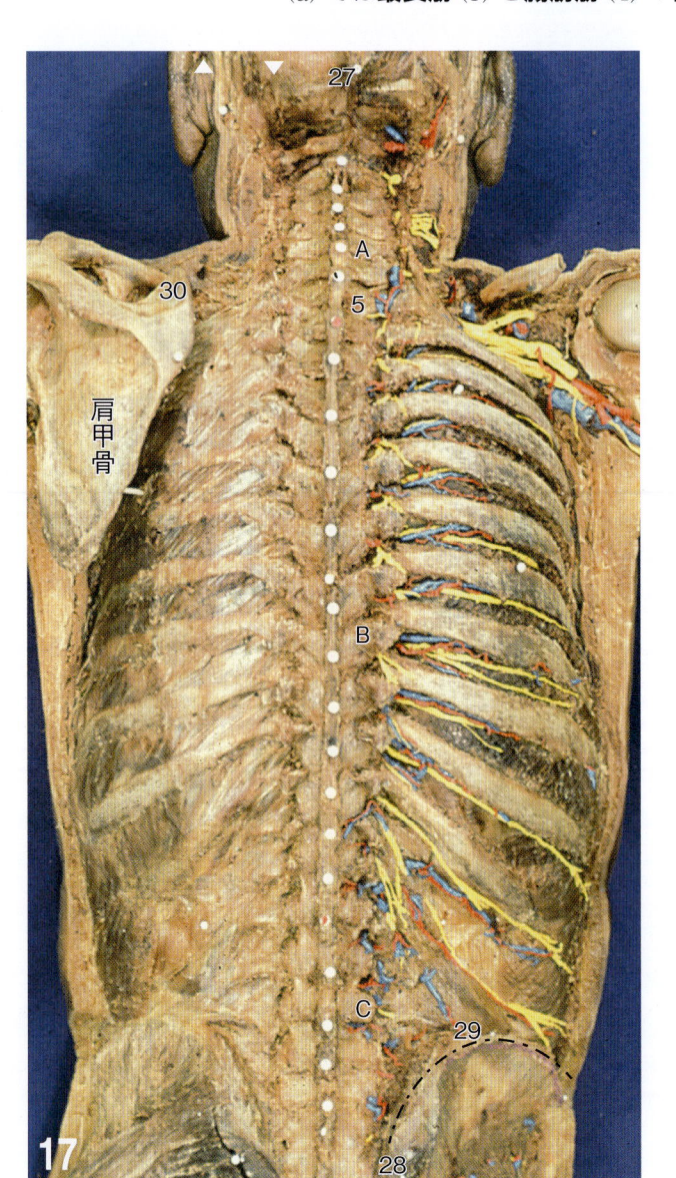

背面の骨格（図17）

正中の白丸は棘突起間を示す．脊柱部の経絡として，「督脈経」，および「足の太陽膀胱経」の一行線と二行線がある．棘突起は，これらの経絡上の経穴を取穴する上で重要な体表指標であるが，体表から触れることの難易度は高さで異なる．**頸椎**(A)では項靱帯が存在し，**第7頸椎棘突起**(5)を除いて棘突起に触れるのはむずかしい．**胸椎**(B)では，脊柱の後弯や棘突起先端の突出で，触れるのは容易である．**腰椎**(C)では，脊柱が前弯し，棘突起の先端が平らなため，大きな棘突起の割に触れることはむずかしい．

図16〜図19	
A. 頸椎	7. 第10肋骨
B. 胸椎	8. 肩甲骨下角
C. 腰椎	9. 第11肋骨
1. 脊髄神経後枝	10. 第12胸椎椎体
2. 脊髄神経後枝の外側枝	11. 腎臓
3. 最長筋	12. 第3腰椎椎体
4. 腸肋筋	13. 第12肋骨
5. 第7頸椎棘突起	14. 脊髄神経後枝の内側枝
6. 肺	15. 棘筋
	16. 椎骨の横突起

棘突起先端と椎体の高さ（図18）

　棘突起先端と椎体の高さの関係は椎骨の高さで異なり，棘突起先端の位置は，第2頸椎〜第3胸椎（頸椎と上位胸椎）と腰椎では当該椎骨の椎体下縁の高さ，第4〜第7胸椎（中位胸椎）では下位椎骨の椎体中央の高さ，第8胸椎〜第12胸椎（下位胸椎）では下位椎骨の椎体下縁の高さにそれぞれ対応する．

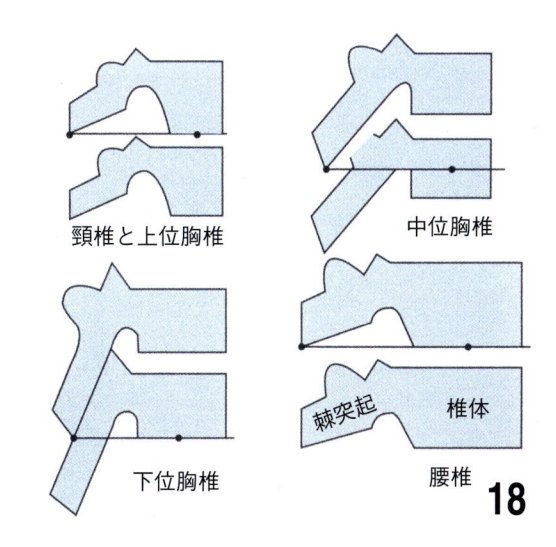

「足の太陽膀胱経」の一行線・二行線と深部構造

　一行線と二行線の内外での位置は，図10，図12，図17の上端にそれぞれ▽と△で示されている．また，殿部については，p.96の図2右側で上下方向に引いた直線AとBで示されている．一行線は最長筋，二行線は腸肋筋上を縦走する（図10左側）．腸肋筋の直下に肋間筋が存在する（図10右側）ため，二行線付近での深刺は気胸を起こす可能性がある．深部では，一行線は胸椎の横突起と腰椎の乳頭突起のやや外側にあり（図17），内側に厚い横突棘筋が存在する（図12）．このため，一行線より内側では深刺が可能であり，脊髄神経後枝が内・外側の2枝に分岐する位置へもアプローチでき（図15），内側枝が皮下に出るまでの経路（図16）も存在する．また，外側枝が比較的浅層に出てくる位置（図11）は，一行線と二行線の間となる．

背面よりみた胸腹部の内臓（図19）

　右側では肋骨が除去され，胸郭背面の体壁下に**肺**（6）がみえる．肩甲部や脊柱部を除き，胸郭背面への刺鍼で外傷性気胸が生じることがある．肺の下縁の体表への投影位置は，腋窩線上では**第10肋骨**（7）で，**肩甲骨下角**（8）を通る肩甲線上では**第11肋骨**（9）を通り，内側で**第12胸椎椎体**（10）の外側に達する．一方，腰部の体壁下には**腎臓**（11）が存在し，第12胸椎椎体と**第3腰椎椎体**（12）の間に位置する．外下方に走る**第12肋骨**（13，左側で除去）は，腎臓後面の上から1/3の高さに位置する．第2〜第3腰椎棘突起間の高さで体表から腎臓まで最短3cmとの報告があり，腰部の刺鍼では腎臓に達することがある．

17. 回旋筋
18. 胸横突間筋
19. 椎骨の棘突起
20. 半棘筋
21. 多裂筋
22. 腰内側横突間筋
23. 腰外側横突間筋
24. 腰椎の乳頭突起
25. 腰椎の副突起
26. 脊髄神経前枝
27. 外後頭隆起
28. 上後腸骨棘
29. 腸骨稜
30. 肩甲骨上角
31. 横隔膜
32. 肝臓
33. 腰椎の肋骨突起

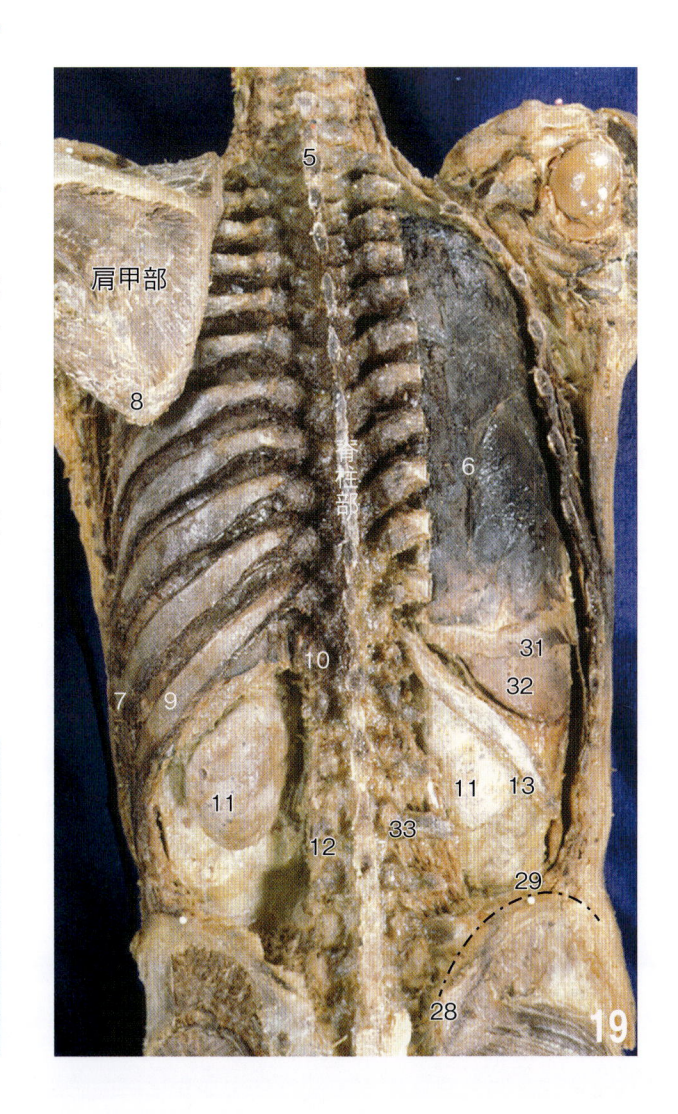

24　領域別局所解剖

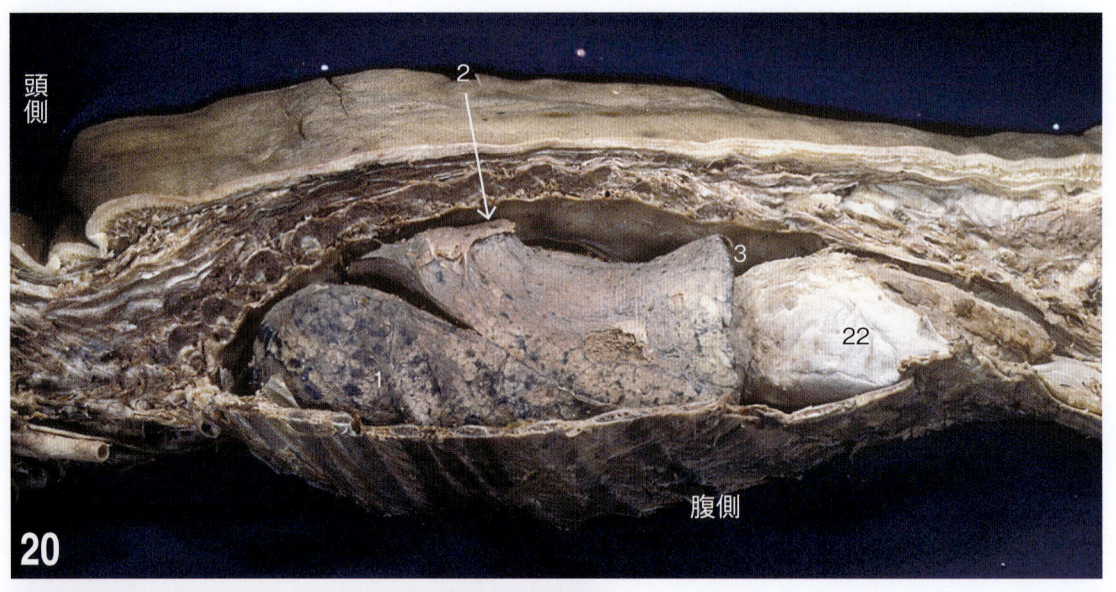

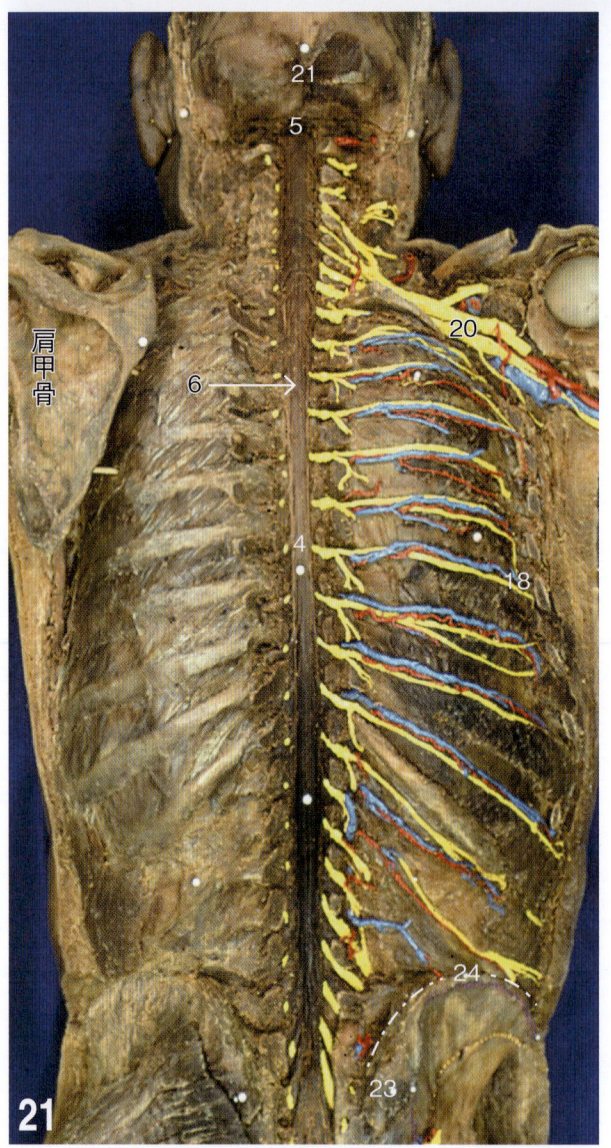

胸膜腔と肺（図20）

　左側の胸腔を外側から開き，うつ伏せにしている．胸腔内面に密着する壁側胸膜と，肺胸膜で包まれた**肺**(1)との間に**胸膜腔**(2)がある．胸膜腔は狭く，壁側胸膜と肺胸膜とは，通常の呼吸時には大部分が接するが，肺の前縁や下縁に沿う部では，胸膜腔は拡大して**胸膜洞**(3)をなす．刺鍼による外傷性気胸に関して，損傷様式に二つの可能性が考えられる．一つは壁側胸膜のみを損傷する場合で，胸膜洞のように胸膜腔の広い部で考えられる．一方，壁側胸膜と肺が近接する部では，深刺鍼により，肺胸膜すなわち肺も同時に損傷されることが考えられる．肺被膜の薄さ，吸息時に損傷部位にかかる陽圧などからすれば，同じ鍼先ほどの損傷でも，外傷性気胸の発生の可能性は，壁側胸膜と肺が近接する部でより高まると思われる．

脊柱管と脊髄（図21）

　椎弓を除去して**脊柱管**(4)を開く．脊柱管の上方は，**大後頭孔**(5)を経て頭蓋腔に続く．脊柱管には**脊髄**(6)が存在し，脊髄から脊髄神経（黄色に着色）が出る．脊髄を包んでいた**硬膜**（図22の7）は除去されている．

図20〜図23			
1. 肺	3. 胸膜洞	6. 脊髄	9. 第2腰椎
2. 胸膜腔	4. 脊柱管	7. 硬膜	10. 脊髄円錐
	5. 大後頭孔	8. 第1腰椎	11. 馬尾

脊柱部 25

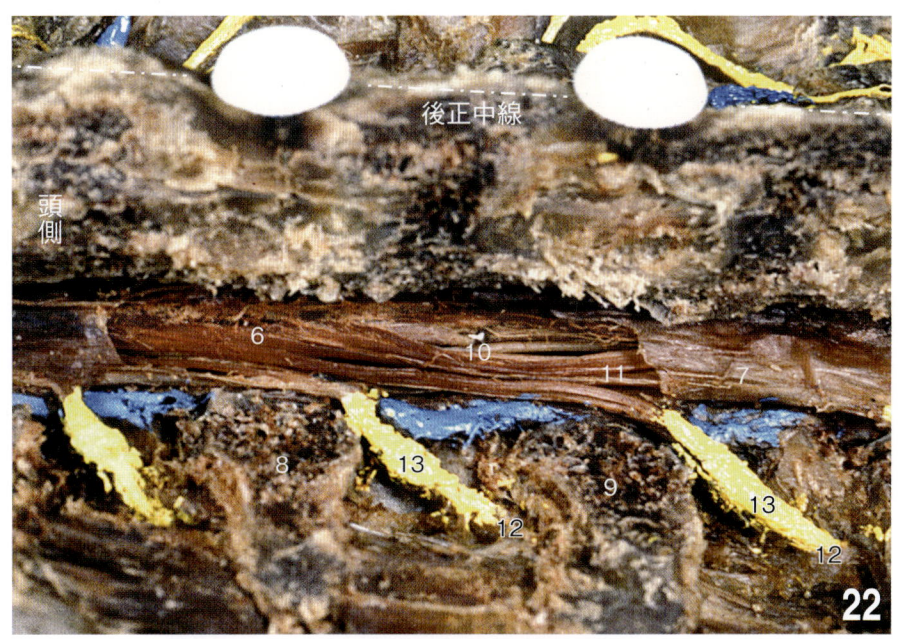

脊髄と脊髄神経（図22）

脊柱管を左半側のみ開いて，**硬膜**(7)に包まれた腰椎位の**脊髄**(6)をみる．ついで，**第1腰椎**(8)と**第2腰椎**(9)の高さで硬膜を切除し，脊髄の下端にある**脊髄円錐**(10)をみる．脊髄円錐は成人では第1～第2腰椎の高さにあり，下方では，脊髄は糸状の終糸となる．ほとんどまっすぐに下行する脊髄神経は箒状に終糸を囲み，その外観から**馬尾**(11)と呼ばれる．馬尾の一部が，腰部の**脊髄神経**(12)として椎間孔より脊柱管を出ている．この経過中のやや膨大したところが**脊髄神経節**(13)である．

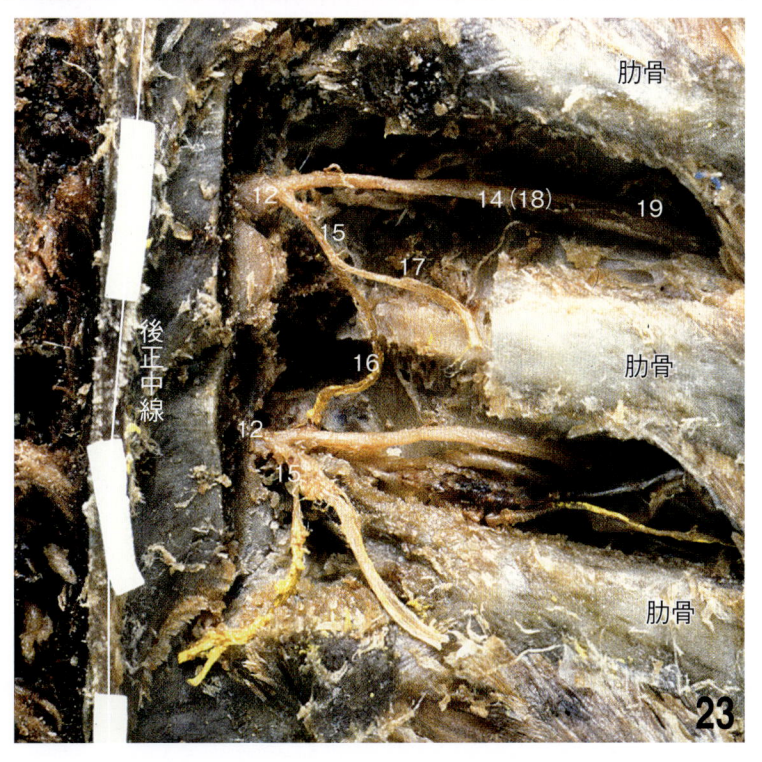

脊髄神経の分枝（図23）

右側背部をみる．**脊髄神経**(12)は，脊髄より出た前根と後根が椎間孔で合流したものである（p.7の図10）．椎間孔を出た脊髄神経は，ただちに**前枝**(14)と**後枝**(15)に分れ，後枝はさらに**内側枝**(16)と**外側枝**(17)に分岐する．胸神経では，前枝は**肋間神経**（図21の18）として，個々の**肋間隙**(19)を外側に走るが，他の脊髄神経の前枝では，上下に隣接する神経間で吻合が生じ，**腕神経叢**（図21の20）のような神経叢を形成する．

12. 脊髄神経	16. 脊髄神経後枝の内側枝	18. 肋間神経	22. 横隔膜
13. 脊髄神経節		19. 肋間隙	23. 上後腸骨棘
14. 脊髄神経前枝	17. 脊髄神経後枝の外側枝	20. 腕神経叢	24. 腸骨稜
15. 脊髄神経後枝		21. 外後頭隆起	

腰　部

　腰部は，脊柱部の外側で第12肋骨と腸骨稜に挟まれた領域である．骨性基盤はなく，3層の側腹筋を基礎に，外面から広背筋，内面から腰方形筋がこれを補強する．腰部に脊柱部下半や殿部の外側上部も加えたいわゆる「コシ」の領域は，上半身の体重を一手に引き受けるとともに，体幹が回旋する場でもある．過剰に負担がかかって痛みを生じやすく，鍼灸臨床において施術対象となることが多い．一方，体表には，ある種の疾患や病態で圧痛が出現する部，あるいは健常者であっても，とくに圧痛のみられる部がいくつかあり，このような部と経穴が一致することもある．腰痛の臨床では，圧痛は病態を把握する上で重要であるとともに，圧痛部位は治療の第一選択点になることが多い．しかし，圧痛部位を解剖学的に検討した報告は少なく，病巣を推測し，より有効な治療点を求める上で，圧痛部位の局所解剖構造を詳細に知ることはきわめて重要である．本項では，体表から脊柱近傍に至る腰部およびその周辺の局所解剖構造を，圧痛部位を中心に解説する．

圧痛部位の区分(a)と圧痛の出現頻度(b)(図1)

　aは脊柱部下半から腰部，さらに殿部の外側上部にわたる圧痛出現部位を区分したもので，bは各部位での圧痛の出現頻度を示す(森　俊豪:臨床鍼灸3(2):1-6, 1986)．腰痛患者では，第12胸椎(Th12)～第1腰椎(L1)棘突起間から腸骨稜最上部の間で棘突起外側縁から最長筋外側縁にわたる部位3（被検者の44％）と，その外側で腸肋筋外側縁までの部位6（被検者の38％）に最大圧痛が高頻度に出現する．腰痛患者での最大圧痛の出現は多くの場合で片側性であるが，非腰痛者では，部位6（被検者の55％）と寛骨外側上部の部位7（被検者の35％）に主として両側性の圧痛を多く認める．そこで，圧痛部位3，6，7のほぼ中央にあたる3点に皮膚面に垂直に針を刺入し，針を抜くことなく解剖を進め，圧痛と局所解剖構造との関連を検討する．

1

a. 圧痛部位の区分

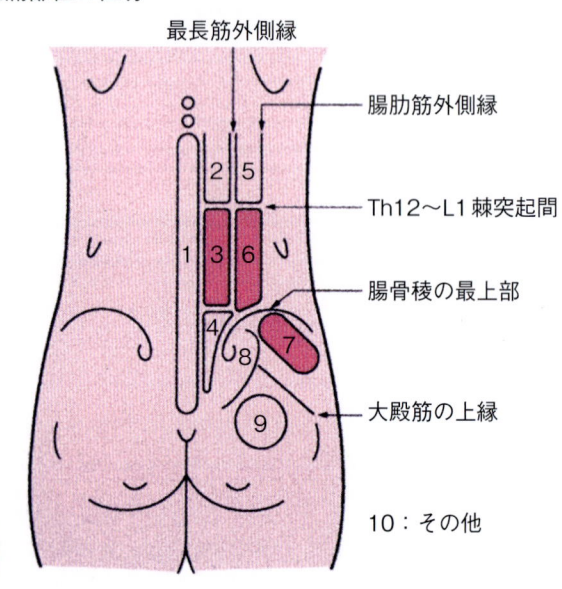

b. 圧痛の出現頻度

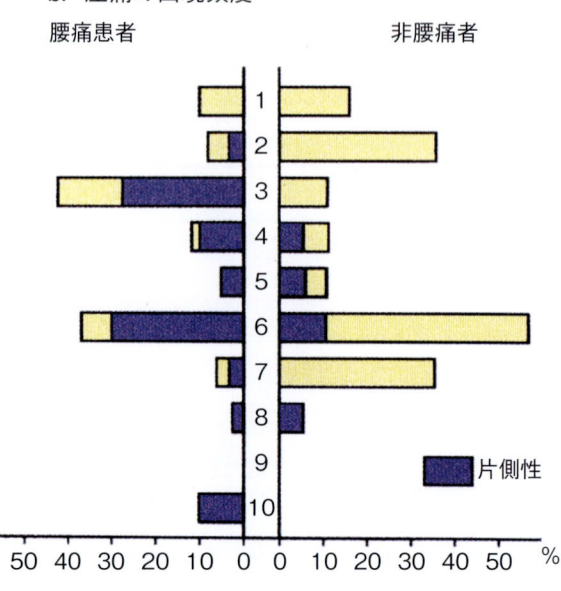

体表指標構造と針の刺入位置（図2）

脊柱部下半の正中の緑色の点は棘突起間を示し，(1)は**第2〜第3腰椎棘突起間**である．破線は**腸骨稜**(2)で，その最後部が**上後腸骨棘**(3)である．腰部は腸骨稜を境に下方は殿部に，上方は第12肋骨を境に肩甲下部に接する．**第12肋骨先端**(4)の前方で**側腹部**(5)の上端では**第11肋骨の先端**(6)に触れることができる．圧痛部位への針の刺入位置は，部位3では，**第2〜第3腰椎棘突起間の高さで正中より約3.5cm外側の点**(A)，部位6では，点Aの約3.5cm下外側で肋骨突起先端の骨性抵抗部位(B)とした．また，部位7では，腸骨稜最上部の下方で**上後腸骨棘から8cm外側の点**(C)とした．

皮神経（図3）

皮膚と皮下組織を除去する．腰部に**広背筋**(7)と**外腹斜筋**(8)，殿部に**大殿筋**(9)と**中殿筋**(10)がみられる．皮神経として，腰部では，**下位胸神経後枝の外側皮枝**(11)が外下方に走る．殿部では**上殿皮神経**(12)や**中殿皮神経**(13)がみられ，前者は**腸骨稜**(2)の最上点付近で皮下に出て，大殿筋の上縁に沿い下行する．**刺針点Cへの針**は，上殿皮神経の枝が比較的密集する領域を貫通する．

図2，図3
- A．圧痛部位3での刺針点
- B．圧痛部位6での刺針点
- C．圧痛部位7での刺針点
1. 第2〜第3腰椎棘突起間
2. 腸骨稜
3. 上後腸骨棘
4. 第12肋骨の先端
5. 側腹部
6. 第11肋骨の先端
7. 広背筋
8. 外腹斜筋
9. 大殿筋
10. 中殿筋
11. 下位胸神経後枝の外側皮枝
12. 上殿皮神経
13. 中殿皮神経
14. 第4〜第5腰椎棘突起間
15. 第12胸椎〜第1腰椎棘突起間
16. 腰背腱膜

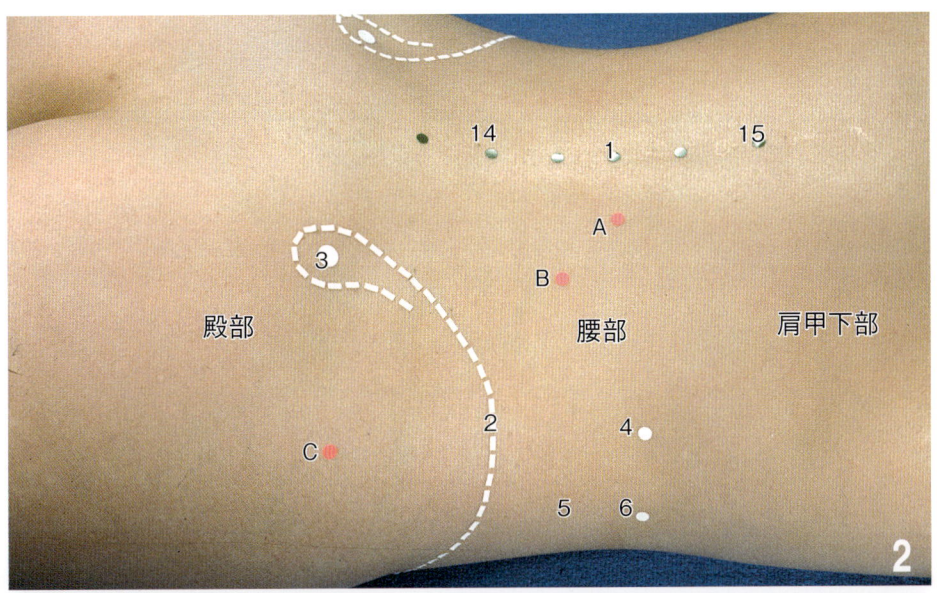

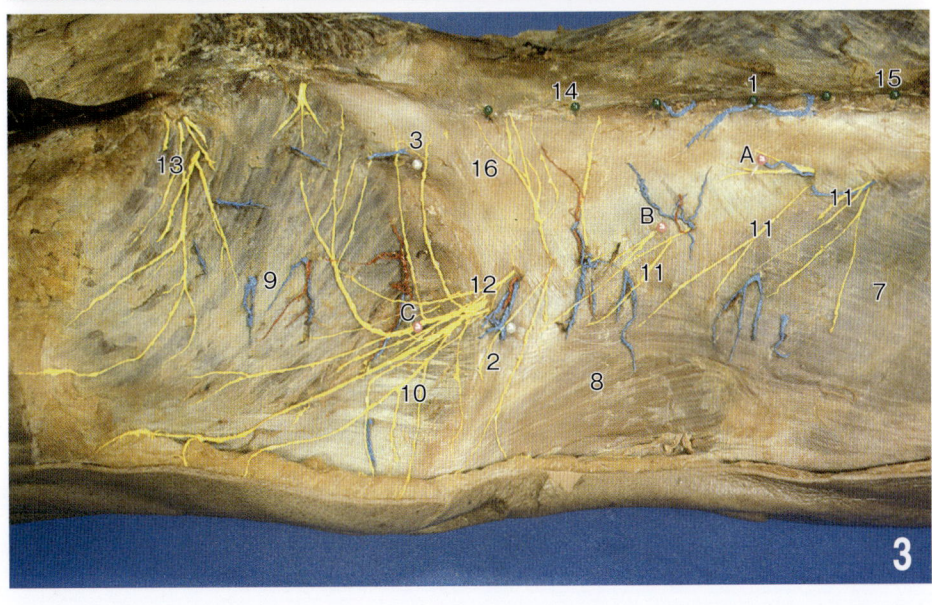

腰部の筋と皮神経の貫通部位(図4)

筋膜をはぎ，**広背筋**(1)，**外腹斜筋**(2)，**大殿筋**(3)をみる．広背筋は下位胸椎や腰椎の棘突起と**腸骨稜**(4)から**腰背腱膜**(5)として生じ，途中から筋肉化する．上殿皮神経を構成する**第1〜第3腰神経後枝の外側枝**(6)は腸骨稜の最上部付近で，**下位胸神経後枝の外側皮枝**(7)は広背筋が筋肉化する部に沿って，それぞれ腰背腱膜の周縁部を貫き，皮下に達する．**刺針点AとB**への針が，外側皮枝・外側枝の貫く腰背腱膜周縁部に位置するため，部位3と6での圧痛は，これらを圧迫するためと考えられる．腰背腱膜を病巣とする腰痛は，筋・筋膜性の腰痛症と呼ばれており，鍼灸臨床において，急性腰痛などに対して浅い刺鍼で著効を奏することがある．

下後鋸筋(図5)

広背筋(1)をめくり上げる．**下後鋸筋**(8)は，第10胸椎〜第2腰椎の棘突起より**腰背腱膜**(5)を介して生じ，上外方に走って**第9肋骨**(9)〜**第12肋骨**(10)につき，呼息を補助する．筋・筋膜性腰痛の際に咳嗽により痛みが増強するのは，本筋の関与が推測される．

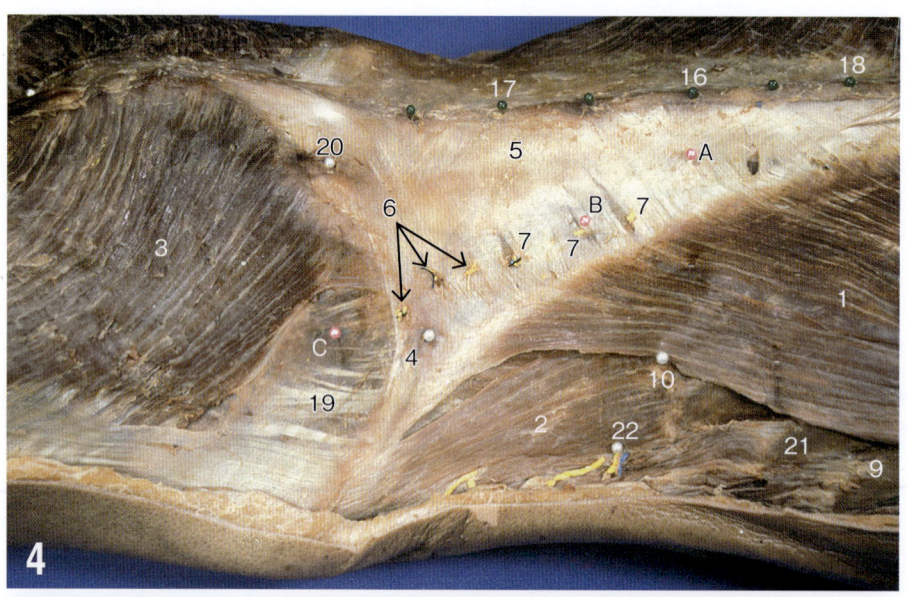

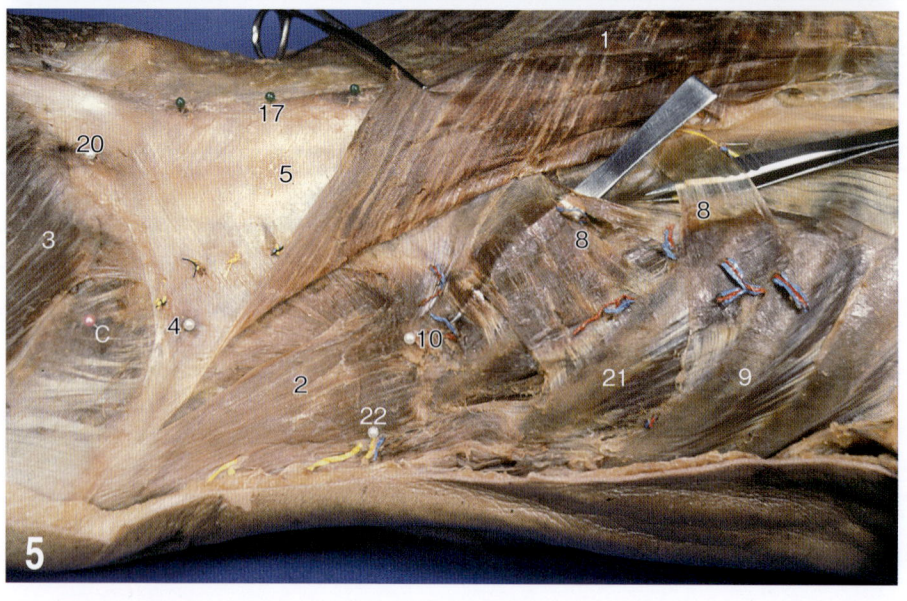

図4〜図7

- A. 圧痛部位3での刺針点
- B. 圧痛部位6での刺針点
- C. 圧痛部位7での刺針点
- 図7の⇨．椎骨横突起間
1. 広背筋
2. 外腹斜筋
3. 大殿筋
4. 腸骨稜
5. 腰背腱膜
6. 第1〜第3腰神経後枝の外側枝
7. 下位胸神経後枝の外側皮枝
8. 下後鋸筋
9. 第9肋骨

腰椎位の脊髄神経（腰神経）後枝の外側枝（図6）

腸肋筋(11)の深層に入る腰腱膜(12)と腰背腱膜との接合部を切断し，次いで広背筋や下後鋸筋とともに腰背腱膜を除去して脊柱直立筋をみる．**刺針点Aへの針は最長筋**(13)を貫く．**第1〜第3腰神経後枝の外側枝**(6)は，横突起間より出て外下方に走り（図7），ついで腸肋筋を貫いてそのまま外下方に向かう．一方，**外腹斜筋**(2)と腸肋筋の間に**内腹斜筋**(14)の腰腱膜や**腸骨稜**(4)より生じる部がみられる．内腹斜筋は，外腹斜筋の筋束に直交する形で上前方に向かい，外腹斜筋の深層に入る．

腰神経後枝の外側枝と腸肋筋（図7）

最長筋(13)を翻転し，**腸肋筋**(11)の浅層内側部を除去する．**第1〜第3腰神経後枝の外側枝**(6)は，腸肋筋を内上方に貫き，横突棘筋の起始部付近の椎骨横突起間（白矢印⇨）に達する．**刺針点Bへの針は第2腰神経後枝の外側枝の近くで腸肋筋を貫く．刺針点Aへの針は多裂筋**(15)の起始部を貫く．最長筋と腸肋筋は下部で癒着し，共同腱として**腸骨稜**(4)，仙骨および腰椎の棘突起より生じる．図1で示した圧痛部位の3と4で，とくに「足の太陽膀胱経」の1行線上の**第2〜第3腰椎棘突起間**(16)の高さの腎兪穴と**第4腰椎〜第5腰椎棘突起間**(17)の高さの大腸兪穴の間で触れる一条の筋膨隆は，多裂筋と思われる．

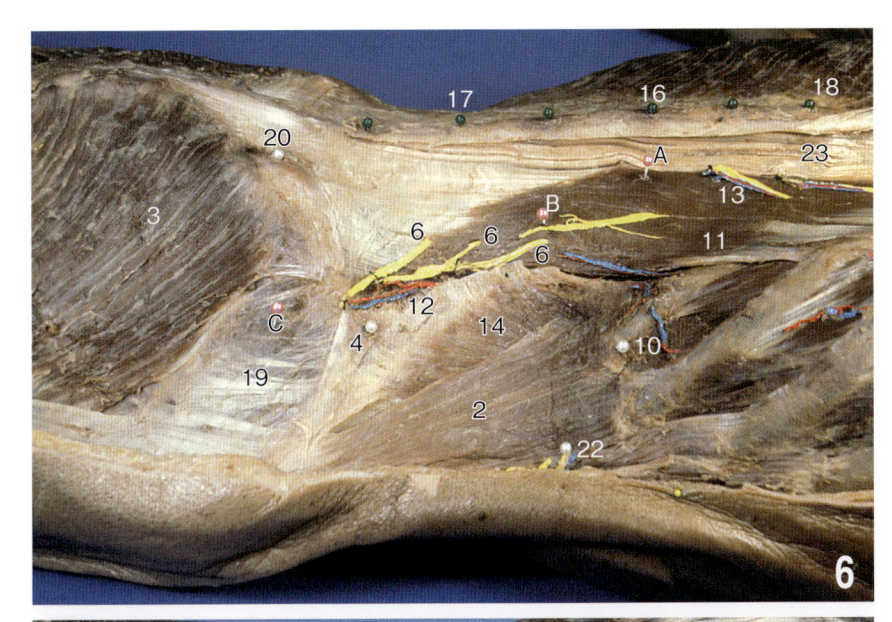

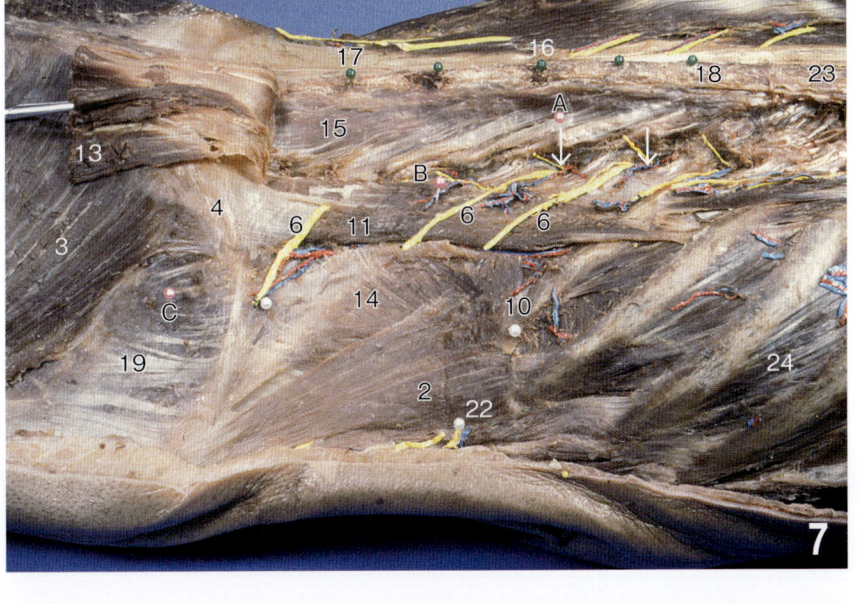

10. 第12肋骨の先端
11. 腸肋筋
12. 腰腱膜
13. 最長筋
14. 内腹斜筋
15. 多裂筋
16. 第2〜第3腰椎棘突起間
17. 第4〜第5腰椎棘突起間
18. 第12胸椎〜第1腰椎棘突起間
19. 中殿筋
20. 上後腸骨棘
21. 第10肋骨
22. 第11肋骨の先端
23. 棘筋
24. 外肋間筋

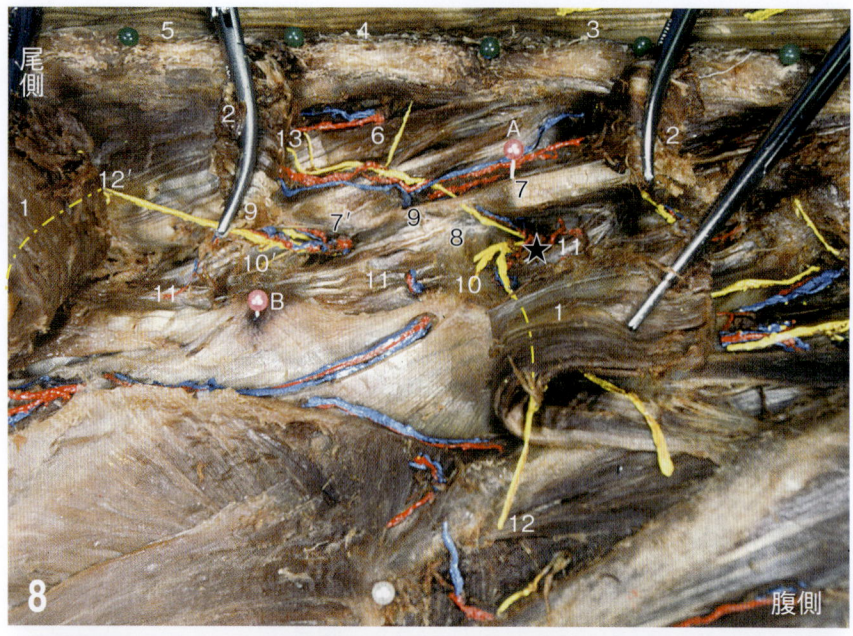

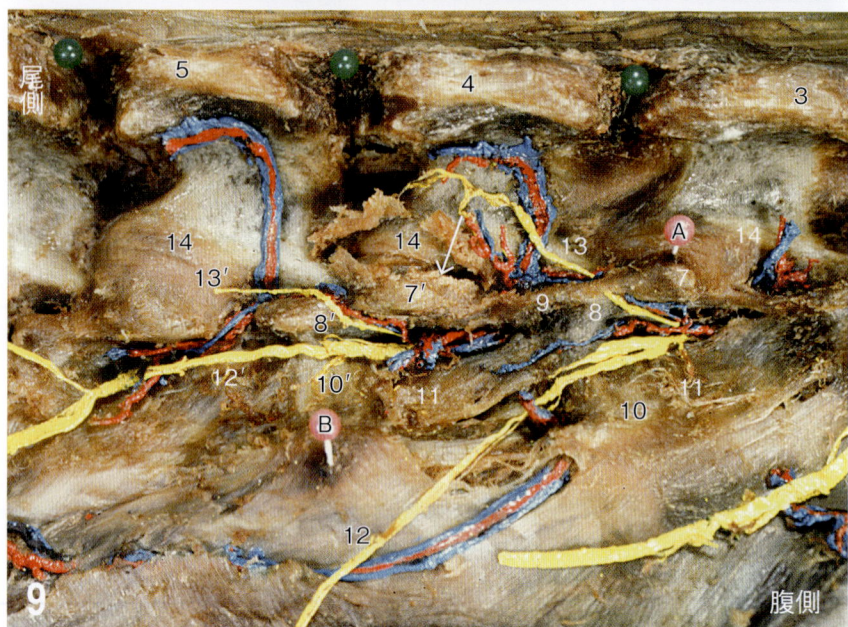

腰神経後枝の外側枝と内側枝の合流（図8）

腸肋筋（1）と多裂筋（2）を第2〜第4腰椎の棘突起（3〜5）の高さでめくり返す．回旋筋（6）が乳頭突起（7）より生じる．隣接する高さの乳頭突起-副突起（8）の間に**腰内側横突間筋**（9），**肋骨突起**（10）間に**腰外側横突間筋**（11）が張る（図9も参照）．第2腰神経後枝を例に説明すると，**外側枝**（12）は腸肋筋を貫通後，肋骨突起の上面を内側に進み，腰外側横突間筋と腰内側横突間筋の間の空隙（図9も参照）に達する．一方，回旋筋と多裂筋の間を上外方に走ってきた**内側枝**（13）は，腰内側横突間筋の内側から乳頭突起と副突起の間に入り，肋骨突起起始部の上面を経て前述の空隙に達し，外側枝と合一する（黒星印★）．

腰部の骨性基盤（図9）

多裂筋や回旋筋などを除去し，**腰椎の棘突起**（3〜5），**乳頭突起**（7），**副突起**（8），さらに**椎間関節**（14）をみる．第3〜第4腰椎間の椎間関節（白矢印⇨）では，関節包を切開して関節裂隙を開く．**刺針点A**への針は第3腰椎乳頭突起のすぐそばに達する．乳頭突起は後方に突出し，圧痛部位3を体表より圧迫すれば，筋などを挟むように押しつけ，筋や筋膜の感受性が高まれば，圧痛を生じやすい．腎兪穴などの刺鍼時，比較的浅いところで当たる骨は乳頭突起であると思われ，痩せた人では体表から乳頭突起に触れることができる．**刺針点B**への針は**第4腰椎の肋骨突起**（10′）に達する．肋骨突起の表層には**腸肋筋**（図6の11）や**腰背腱膜**（図4の5）しかなく，圧痛部位6では，外側皮枝・外側枝が腰背腱膜を貫通後（図4），皮膚面に平行に腸肋筋を貫くため（図7），外側皮枝・外側枝を体表との間に挟みこめる．このため圧痛部位6では，非腰痛者でも圧痛を生じることになる．

腰　部　31

図8～図11
A. 圧痛部位3での刺針点
B. 圧痛部位6での刺針点
C. 圧痛部位7での刺針点
★ 第2腰神経後枝の外側枝と内側枝の合流部位
図9の⇨. 第3～第4腰椎間の椎間関節
1. 腸肋筋
2. 多裂筋
3. 第2腰椎棘突起
4. 第3腰椎棘突起
5. 第4腰椎棘突起
6. 回旋筋
7. 第3(7'では第4)腰椎の乳頭突起
8. 第3(8'では第4)腰椎の副突起
9. 腰内側横突間筋
10. 第3(10'では第4)腰椎の肋骨突起
11. 腰外側横突間筋
12. 第2(12'では第3)腰神経後枝の外側枝
13. 第2(13'では第3)腰神経後枝の内側枝
14. 椎間関節
15. 大殿筋
16. 中殿筋
17. 大腿骨大転子
18. 腸骨稜
19. 梨状筋
20. 上殿神経
21. 上殿動・静脈
22. 坐骨神経
23. 坐骨結節
24. 外腹斜筋
25. 内腹斜筋
26. 上殿皮神経

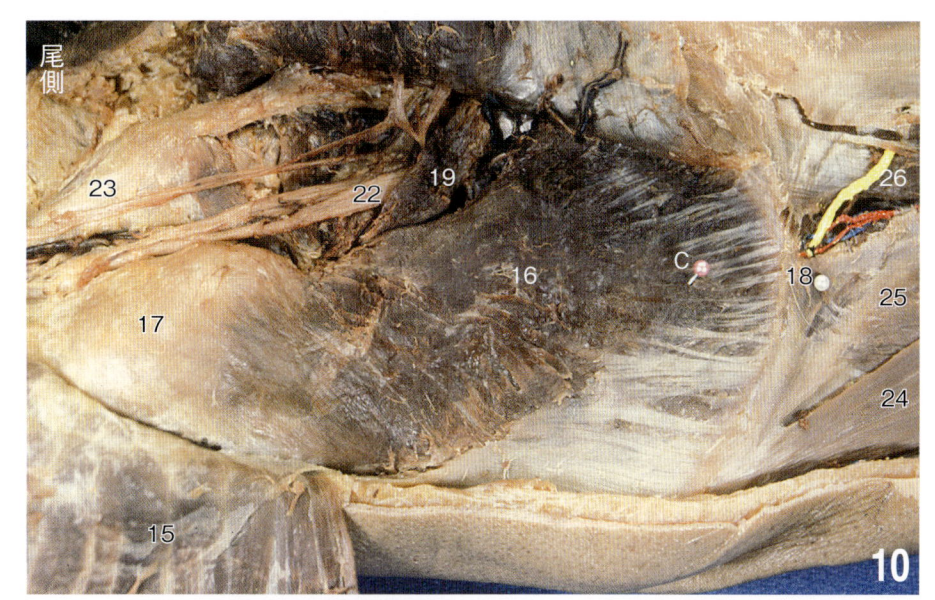

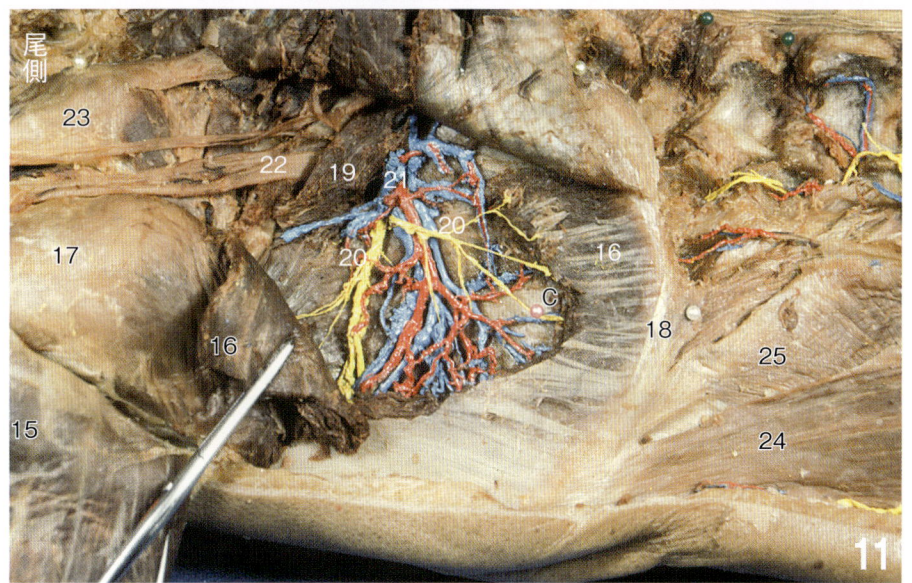

―― 圧痛部位7と中殿筋(図10) ――

　大殿筋(15)を外方にめくり返して**中殿筋**(16)をみる．**刺針点C**への針は，大殿筋の上縁のやや上方で，**大腿骨の大転子**(17)に停止する中殿筋に入る．**腸骨稜**(18)に近くで大殿筋に覆われない部では，中殿筋を覆う筋膜は厚く，大殿筋の筋膜と癒着する(図3)．

―― 圧痛部位7と上殿神経(図11) ――

　中殿筋(16)をめくり，**梨状筋**(19)の直上の梨状筋上孔より出た**上殿神経**(20)と**上殿動・静脈**(21)が中殿筋に分布するのをみる．**刺針点C**への針は上記の神経や血管を貫き，腸骨翼に達する．圧痛部位6と同様，圧痛部位7でも非腰痛者で最大圧痛を示すことが多い．この部では大殿筋を欠き，中殿筋の辺縁で筋も薄く，体表からの圧迫が容易に腸骨翼に伝わり，皮下の**上殿皮神経**(図3の12)や中殿筋中の上殿神経を容易に挟みつける．この部の圧痛は根性坐骨神経痛の重要な所見とされ，上殿神経との関連が示唆されている．

顔　　面

　顔には咀嚼器，嚥下関連器，呼吸器があって，食物や空気を摂取する上で重要な役割を果たす．また，視覚器や嗅覚器，味覚器といった感覚器もある．顔の表面である顔面には，口裂（咀嚼器や嚥下関連器の初部），外鼻孔（呼吸器の初部），眼裂（視覚器の開口部）が開く．厳密にいえば頭に含まれる外耳孔や耳介（聴覚器の初部）もここでは便宜上，顔面に含める．これらの初部や開口部の動き，ひいては顔面の表情形成に関わる表情筋と，これを支配する顔面神経は顔面の皮下に分布する．顔面神経の障害は表情筋を麻痺させ，顔面の歪みなどの症状を引き起こす．咀嚼器の中心は顎関節で，三叉神経支配の咀嚼筋が，頸部の筋と協同でその運動に関与する．三叉神経は顔面の感覚にも関与し，三叉神経痛による痛みは激しい．本項では，顔面の上記の構造と咀嚼筋や顔面深部への刺鍼刺激が可能な経穴（上関，下関，聴宮および翳風）への刺入鍼が貫通・到達する部位について記載する．

体表指標構造と経穴（図1）

　上関穴（A），**下関穴**（B），**聴宮穴**（C）および**翳風穴**（D）の取穴時に基準となる骨性指標に，**頬骨弓**（1）や**乳様突起**（2）がある．頬骨弓は**頬骨**（3）より後方に続き，下縁の陥凹部に下関穴，下関穴直上の頬骨上縁に上関穴がある．**耳珠**（4）は**外耳孔**（5）の前方を境し，その前方中央の陥凹に聴宮穴がある．一方，**耳垂**（6）の後下方の陥凹で，乳様突起と下顎枝との間に翳風穴があり，位置がわかるように少し下方にマークされている．下顎頭は，**下顎角**（7）より下顎枝後縁に沿って指を上方にすべらせると，外耳孔の直前で指頭大の塊として触れることができる．口を開くと下顎頭は前下方に移動する．なお，国際標準化により，下関穴の位置は上記より約1寸下方に変更されている．

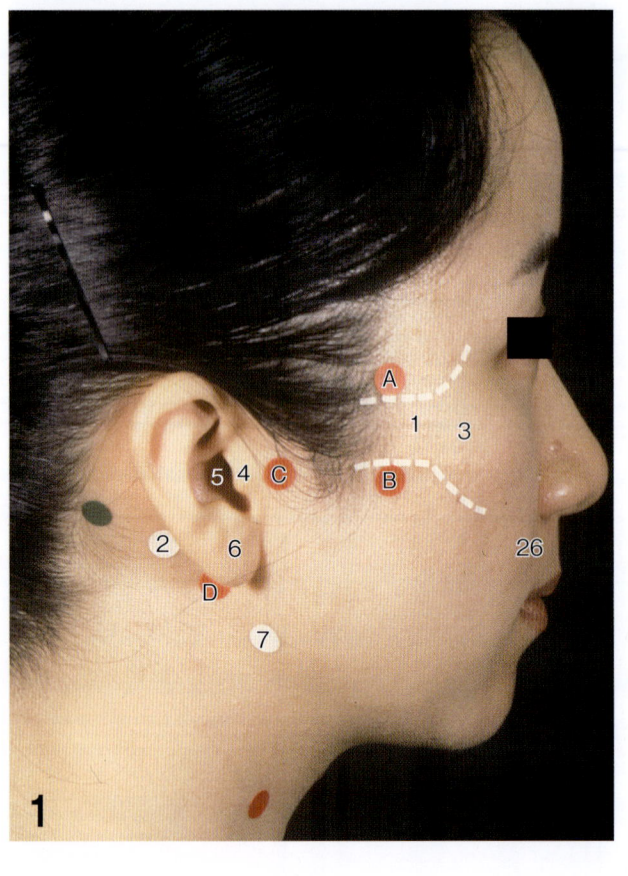

図1～図3	
A. 上関穴	15. 大頬骨筋
B. 下関穴	16. 口角下制筋
C. 聴宮穴	17. 下唇下制筋
D. 翳風穴	18. 口輪筋
1. 頬骨弓	19. 広頸筋
2. 乳様突起	20. 耳下腺
3. 頬骨	21. 耳下腺神経叢側頭枝
4. 耳珠	22. 耳下腺神経叢頬骨枝
5. 外耳孔	23. 耳下腺神経叢頬筋枝
6. 耳垂	24. 耳下腺神経叢下顎縁枝
7. 下顎角	25. 耳下腺神経叢頸枝
8. 前頭筋	26. 鼻唇溝
9. 眼輪筋	27. 浅側頭動・静脈
10. 鼻根筋	28. 耳介側頭神経
11. 鼻筋	29. 小後頭神経
12. 上唇鼻翼挙筋	30. 大耳介神経
13. 上唇挙筋	31. 頸横神経
14. 小頬骨筋	32. 喉頭隆起

顔　面　33

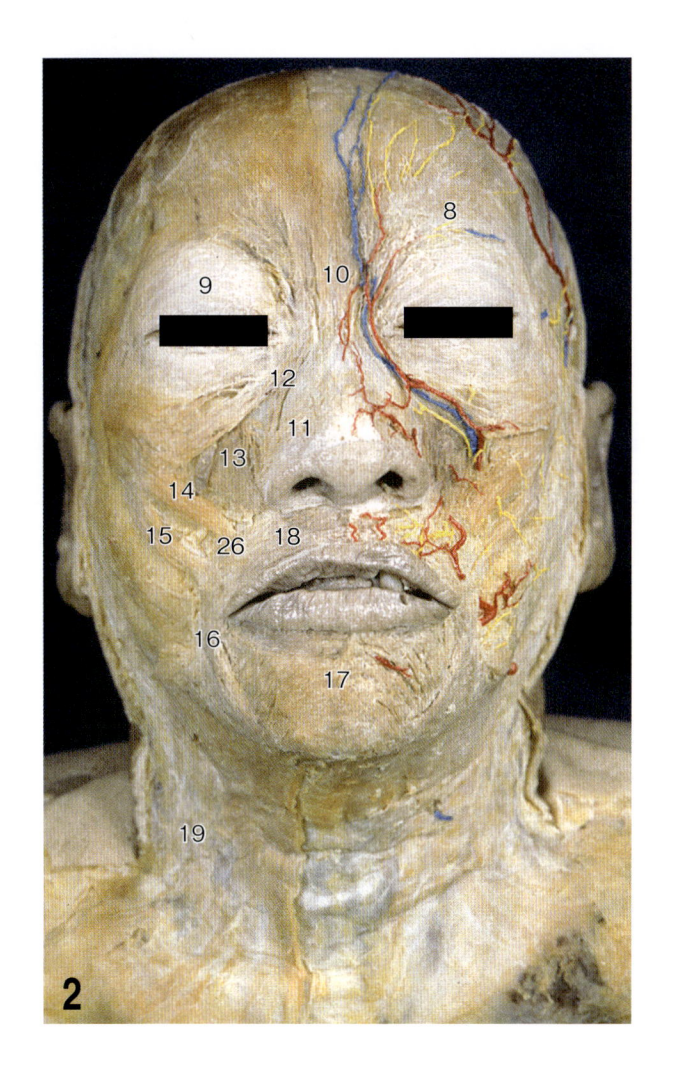

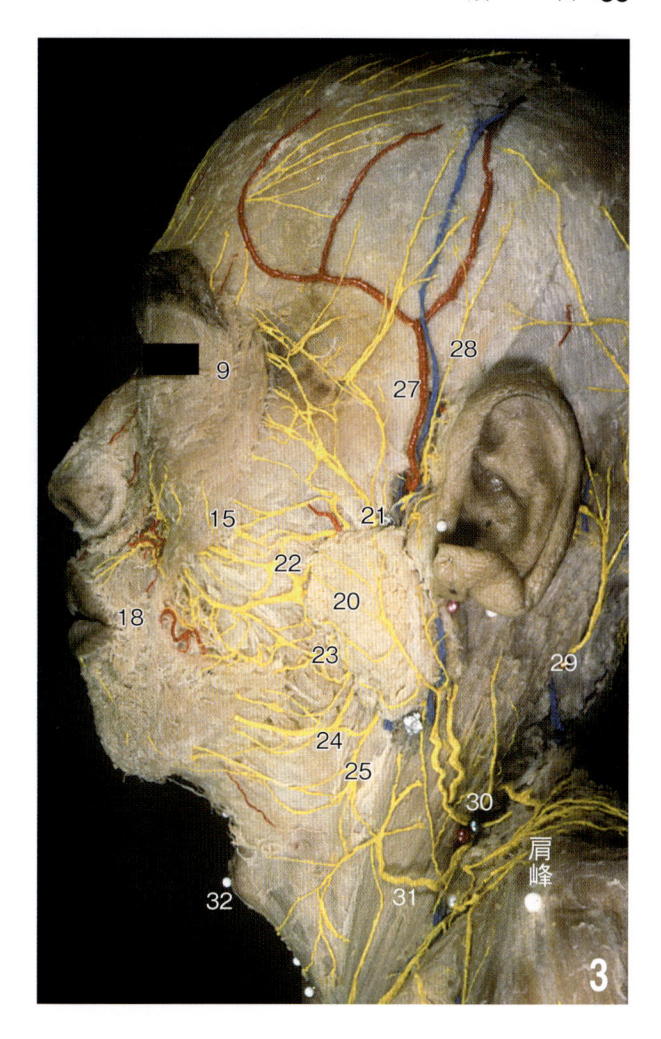

I. 表情筋と顔面神経

表情筋（図2）

　顔面の皮膚を除去する．表情筋は骨から生じて皮膚につく皮筋で，筋膜をもたず皮下組織に埋もれる．本図では頭蓋表層に**前頭筋**(8)，眼裂の周囲に**眼輪筋**(9)や**鼻根筋**(10)，鼻部に**鼻筋**(11)，口裂の周囲に**上唇鼻翼挙筋**(12)，**上唇挙筋**(13)，**小頬骨筋**(14)，**大頬骨筋**(15)，**口角下制筋**(16)，**下唇下制筋**(17)および**口輪筋**(18)などが認められる．眼輪筋は眼裂を閉ざす．口裂周囲の筋は口唇や頬を動かし，食べる，飲む，吸う，話すなどの重要な機能に関わる．

表情筋と顔面神経（図3）

　同じく皮筋で顔面神経支配の**広頸筋**（図2の19）と，表情筋より後方の皮下組織を除去し，**耳下腺**(20)の周縁から放射状に拡がる顔面神経の**耳下腺神経叢の枝**(21〜25)をみる．以下，左側で顔面神経を深部にたどっていく．
　顔面神経の障害は表情筋と広頸筋の麻痺を招く．**眼輪筋**(9)が麻痺すると眼裂を閉ざすことができず，結膜は乾燥して充血する．口裂周囲筋の緊張の消失は，**鼻唇溝**（図1や図2の26）の消失や口裂の麻痺側への傾斜をきたし，よだれを流すなどの症状を生じる．鼻唇溝の皮下には，大・小頬骨筋などの表情筋が多くつく（図2）．鼻唇溝は，同部の皮膚がこれらの表情筋で引っ張られて生じる．

34　領域別局所解剖

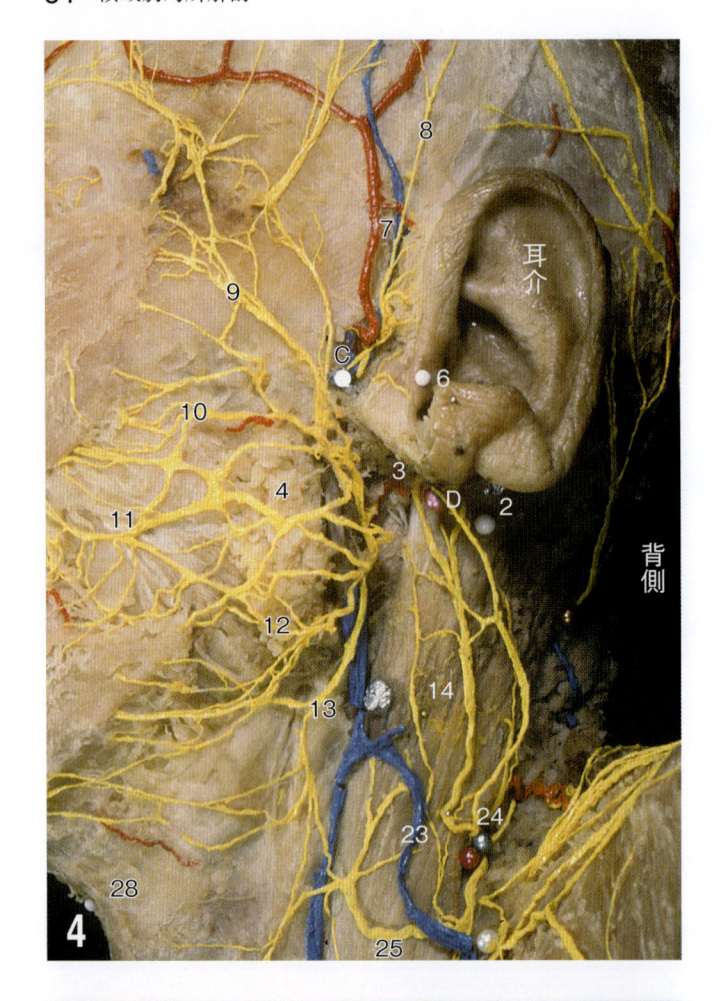

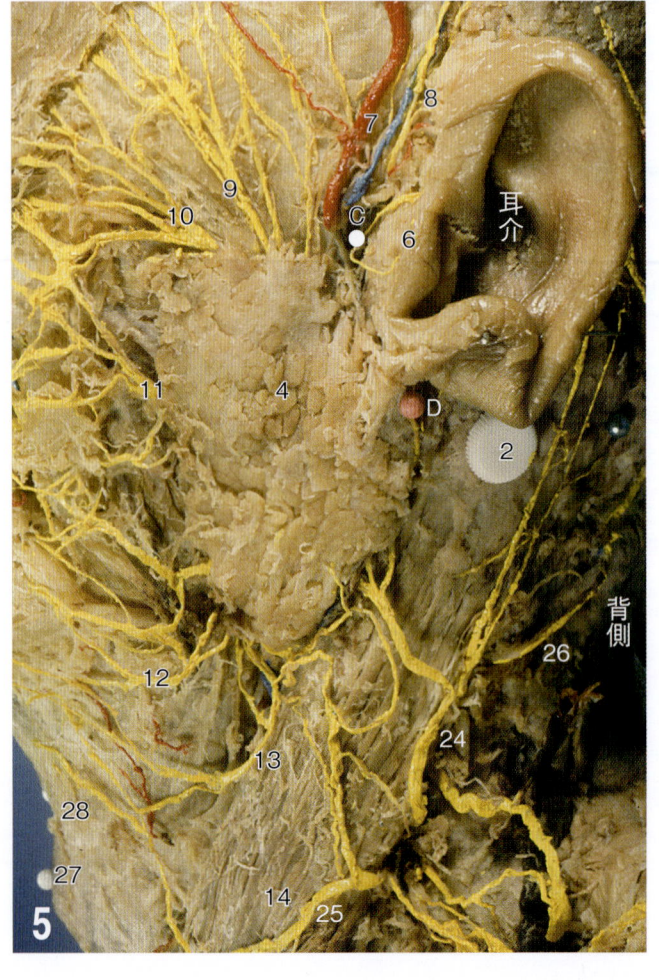

耳下腺神経叢（図4）

下顎枝後縁（図6の1）と乳様突起（2）の間の下顎後窩（3）を埋める耳下腺（4）を除去していく．茎乳突孔から出た顔面神経（図6の5）が分枝・吻合し，耳下腺内で耳下腺神経叢をつくる．顔面神経は耳下腺疾患や耳下腺手術などで障害を受けることがある．下顎後窩の深部を下顎後静脈（図16の18）が走る．翳風穴（えいふうけつ）（D）への鍼は下顎後窩に入り，顔面神経の枝や下顎後静脈のそばを深部に向かう．

耳下腺神経叢の枝（図5）

耳下腺（4）を元の状態に戻す．耳珠（6）のすぐ前方の聴宮穴（ちょうきゅうけつ）（C）の近傍で，浅側頭動・静脈（7）や耳介側頭神経（8）が耳下腺上縁より皮下に出る．耳下腺周縁から皮下に出る耳下腺神経叢の枝のうち，頭蓋表筋を側頭枝（9），眼裂周囲筋を側頭枝と頰骨枝（10），鼻部の筋を頰骨枝，口裂周囲の筋を頰骨枝，頰筋枝（11），下顎縁枝（12），広頸筋を頸枝（13）がそれぞれ支配する（図3）．側頭枝と頰骨枝は上顔面神経，他枝は下顔面神経と呼ばれて区別され，上顔面神経は左右両側の大脳皮質，下顔面神経は対側の大脳皮質にのみ接続する（図7）．したがって，顔面神経核より上位での中枢性の顔面神経障害（図7のe）では，表情筋の麻痺は一側の顔面下部に限られる（図7）．

図4〜図7

C. 聴宮穴	14. 胸鎖乳突筋
D. 翳風穴	15. 顎二腹筋後腹
1. 下顎枝後縁	16. 外頸動脈
2. 乳様突起	17. 後耳介動脈
3. 下顎後窩	18. 後頭動脈
4. 耳下腺	19. 茎乳突孔動脈
5. 顔面神経	20. 大錐体神経
6. 耳珠	21. アブミ骨筋神経
7. 浅側頭動・静脈	22. 鼓索神経
8. 耳介側頭神経	23. 外頸静脈
9. 耳下腺神経叢側頭枝	24. 大耳介神経
10. 耳下腺神経叢頰骨枝	25. 頸横神経
11. 耳下腺神経叢頰筋枝	26. 小後頭神経
12. 耳下腺神経叢下顎縁枝	27. 喉頭隆起
	28. 舌骨
13. 耳下腺神経叢頸枝	29. 下顎角

顔　面　35

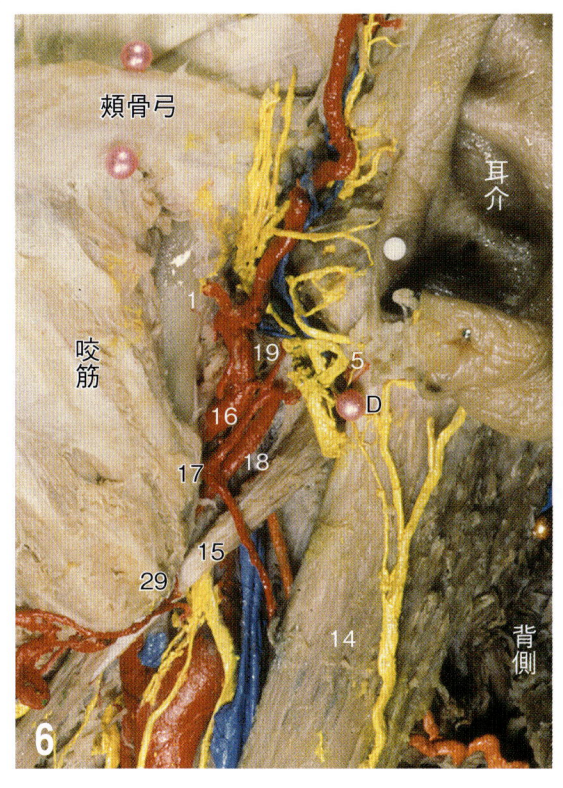

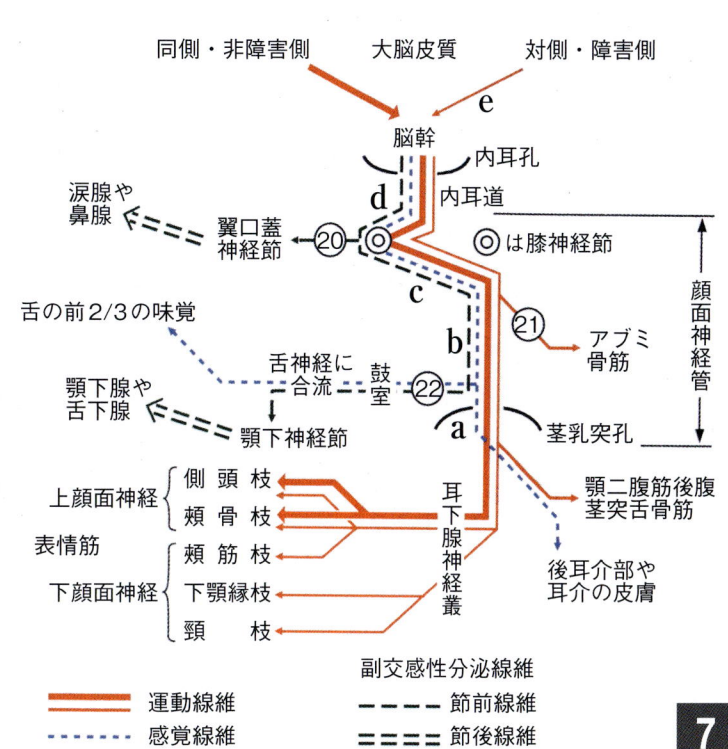

下顎後窩（図6）

　顔面神経や耳下腺などを除去し，**下顎枝後縁**(1)と**胸鎖乳突筋**(14)の間から下顎後窩をみる．**翳風穴**（えいふうけつ）(D)への鍼は下顎後窩に入り，**顔面神経**(5)の本幹の近傍から**顎二腹筋後腹**(15)に達する．**外頸動脈**(16)，**後耳介動脈**(17)，**後頭動脈**(18)が後腹の上縁を並走しており，翳風穴への鍼はこれらの動脈に達する可能性をもつ．後耳介動脈から**茎乳突孔動脈**(19)が出て顔面神経管に入る．顔面神経管への血流障害が原因と思われる顔面神経麻痺もあり，その治療に翳風穴を用いる根拠の一つとなる．

顔面神経の障害部位と症状（図7）

　顔面神経には，運動線維以外に副交感性分泌線維や味覚などの感覚線維が含まれる．図7はこれらの神経線維の分布を示す．顔面神経管内で顔面神経は**大錐体神経**(20)，**アブミ骨筋神経**(21)，**鼓索神経**(22)を分枝する．大錐体神経には涙腺や鼻腺などに向かう分泌線維，アブミ骨筋神経にはアブミ骨筋に向かう運動線維，鼓索神経には顎下腺や舌下腺などへの分泌線維や舌の前2/3への味覚線維が含まれる．茎乳突孔を出ると，顔面神経は顎二腹筋後腹や茎突舌骨筋などへの枝などを出して後，運動線維が耳下腺神経叢を構成する．顔面神経はさまざまな部で障害され，その症状は障害部位により異なる（表1）．したがって，顔面神経麻痺に伴う症状の把握は，障害部位を推定する上で重要である．

表1　顔面神経の障害部と症状のまとめ

障害部位	症状
a	一側表情筋の麻痺
b	aに味覚障害と唾液分泌障害が加わる
c	bに聴覚過敏も加わる
d	cに涙腺などの分泌障害がさらに加わる
e	一側の顔面下部に限局した表情筋の麻痺

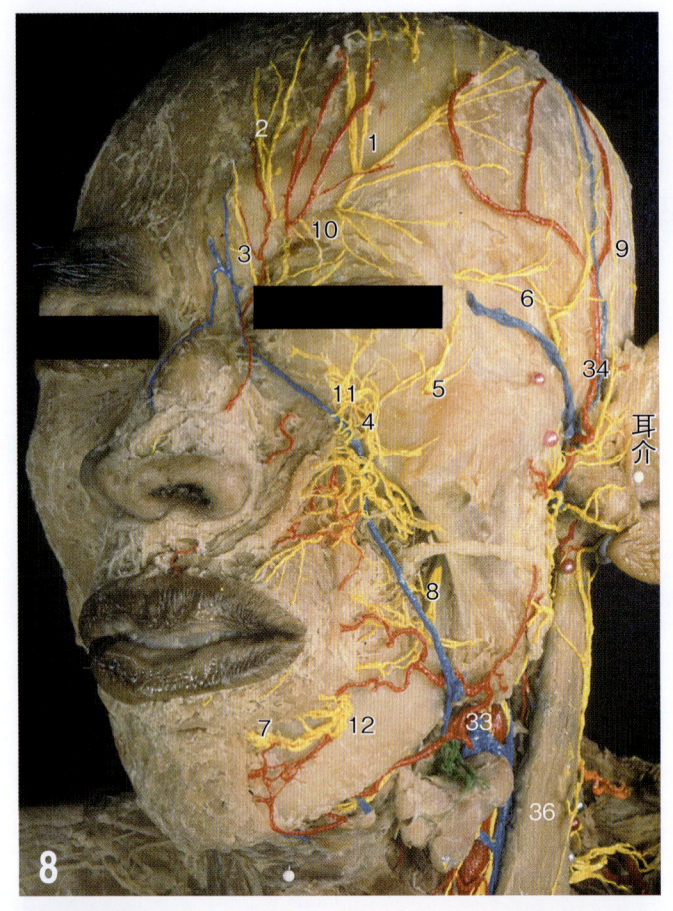

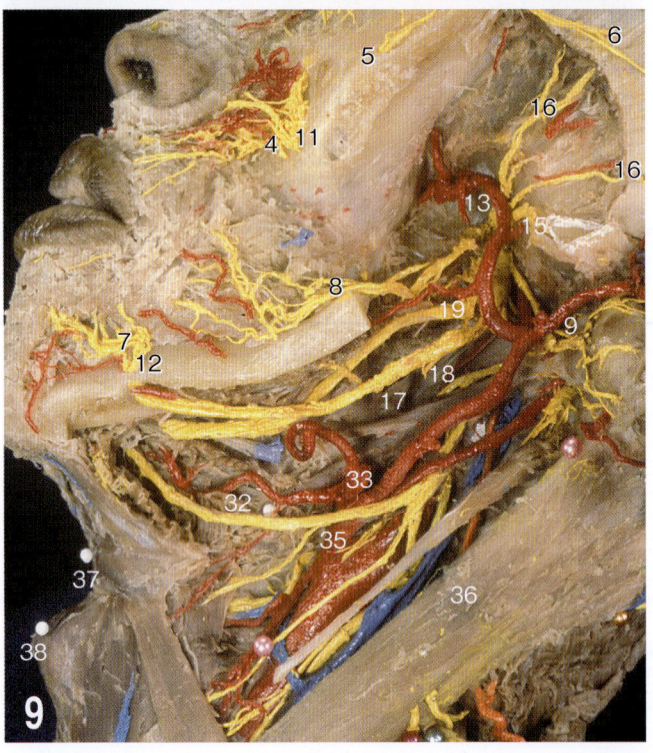

II. 三叉神経

左側頭部で三叉神経を深部にたどっていく．

三叉神経の末梢皮枝（図8）

表情筋を除去し，三叉神経の皮枝が皮下に出る部をみる．三叉神経には眼神経，上顎神経，下顎神経の三つの主要枝があり（図11），眼神経では，**眼窩上神経の外側枝**（1）と**内側枝**（2），および**滑車上神経**（3）が前頭部に，上顎神経では，**眼窩下神経**（4）および**頬骨神経の頬骨顔面枝**（5）と**頬骨側頭枝**（6）が眼窩下部や頬骨部に，下顎神経では**オトガイ神経**（7），**頬神経**（8），**耳介側頭神経**（9）がオトガイ部，頬部，側頭部に分布する．眼窩上神経，眼窩下神経，オトガイ神経の各神経が皮下に出る**眼窩上孔**（10），**眼窩下孔**（11），**オトガイ孔**（12）は三叉神経痛の誘発点をなし，鍼灸治療点ともなる．眼窩下孔は四白穴，オトガイ孔は奇穴のオトガイ点に対応する．

下顎神経の分布（図9）

三叉神経は主に感覚線維で構成されるが，下顎神経には咀嚼筋や一部の舌骨上筋（図14から図17）を支配する運動線維も含まれる．本図は，歯槽部を残して下顎骨を除去し，下顎神経の枝が卵円孔（13）で集まって**下顎神経**（図10の14）となる様子を示す．運動線維は**咬筋神経**（15）や**深側頭神経**（16），内側翼突筋神経と外側翼突筋神経，および**下歯槽神経**（17）より分枝する**顎舌骨筋神経**（18）をつくる．**頬神経**（8），**耳介側頭神経**（9）および下歯槽神経は感覚線維よりなる．**舌神経**（19）では，感覚線維に加え，顔面神経の枝の鼓索神経を介して副交感分泌線維や味覚線維がその構成に加わる（図7）．

図8〜図11				
1. 眼窩上神経外側枝	6. 頬骨神経頬骨側頭枝	12. オトガイ孔	19. 舌神経	26. 翼口蓋窩
2. 眼窩上神経内側枝	7. オトガイ神経	13. 卵円孔	20. 眼窩	27. 上顎神経
3. 滑車上神経	8. 頬神経	14. 下顎神経	21. 眼窩上神経	28. 正円孔
4. 眼窩下神経	9. 耳介側頭神経	15. 咬筋神経	22. 眼神経	29. 側頭骨の錐体
5. 頬骨神経頬骨顔面枝	10. 眼窩上孔	16. 深側頭神経	23. 上眼窩裂	30. 三叉神経感覚根
	11. 眼窩下孔	17. 下歯槽神経	24. 三叉神経節	31. 上小脳動脈
		18. 顎舌骨筋神経	25. 下眼窩裂	32. 舌下神経

顔面　37

三叉神経（図10）

　さらに深部での三叉神経の様子を示す．ここでは頭蓋の外側の骨が除去され，脳をいれる頭蓋腔，眼球をいれる**眼窩**(20)，および上顎洞が開かれている．**眼窩上神経**(21)や滑車上神経は，**眼窩上孔**(10)などから眼窩の上部に入り，**眼神経**(22)に達する．眼神経は，**上眼窩裂**(23)から頭蓋腔に入り，**三叉神経節**(24)に達する．**眼窩下神経**(4)は，**眼窩下孔**(11)から眼窩の下部に入り，**下眼窩裂**(25)から**翼口蓋窩**(26)に達し，頰骨神経などの合流を受けて**上顎神経**(27)となる．上顎神経は**正円孔**(28)から頭蓋腔に入り，**下顎神経**(14)は**卵円孔**(13)から頭蓋腔に入り，ともに三叉神経節に達する．三叉神経は脳神経中最大で，感覚域は後頭部を除く頭部の皮膚や粘膜に及び，さらに咀嚼筋などの運動にも関わる．

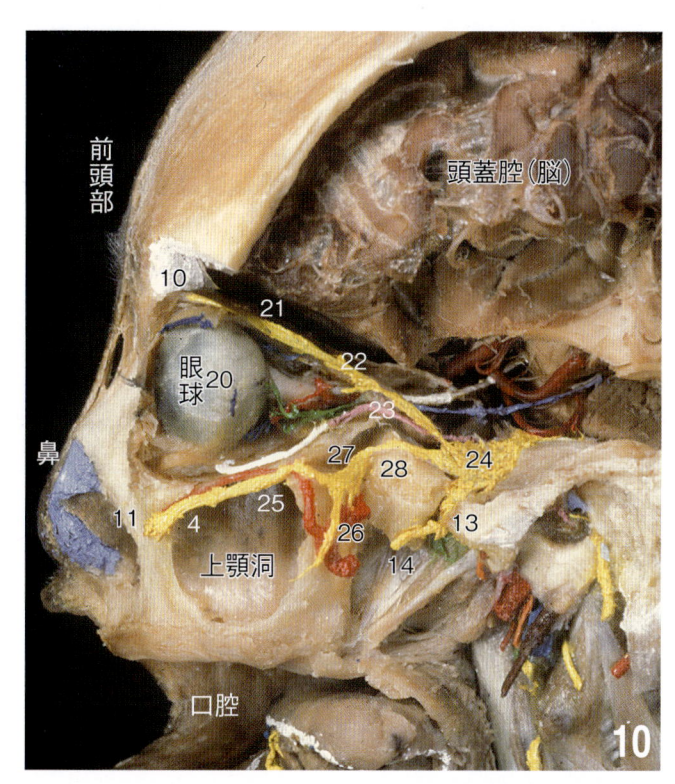

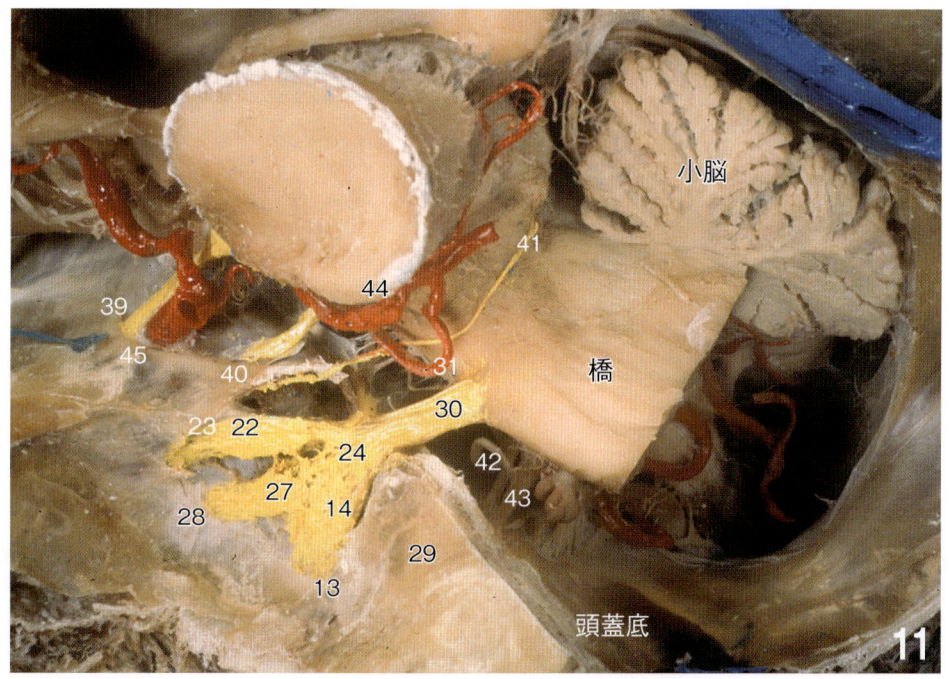

三叉神経節（図11）

　三叉神経節(24)は側頭骨の錐体(29)上にある．**眼神経**(22)，**上顎神経**(27)，**下顎神経**(14)の感覚線維は，三叉神経節を通って**感覚根**(30)に達し，橋に入る．一方，下顎神経を通ってきた運動線維は，感覚根の下方で細い運動根を形成する．三叉神経痛の原因の一つとして，三叉神経が橋に入る部付近の**上小脳動脈**(31)や前下小脳動脈などによる圧迫が注目されている．

33. 顔面動脈	36. 胸鎖乳突筋	39. 視神経	42. 顔面神経	45. 内頸動脈
34. 浅側頭動・静脈	37. 舌骨	40. 動眼神経	43. 内耳神経	
35. 外頸動脈	38. 喉頭隆起	41. 滑車神経	44. 後大脳動脈	

Ⅲ．顎関節（左側）

顎関節の矢状断面（図12）

側頭骨の下顎窩(1)と下顎骨関節突起の下顎頭(2)の間の顎関節は軸移動性の蝶番関節で，左右の下顎頭をつなぐ軸を中心に回転しつつ，下顎頭は下顎窩から関節結節(3)にわたる弯曲面を滑走する．顎関節の特徴は，関節腔(4)を上下に隔てる関節円板(5)で，下顎骨の回転と滑走を助けている．顎関節が正しく運動するには，関節円板が下顎窩‒関節結節と下顎頭の間で常に正しい位置に保持されている必要がある．このため，関節円板には前方から外側翼突筋の上頭(6)が付着し，後方の関節円板後組織(7)の弾性線維に拮抗しつつ，その位置を調節している．

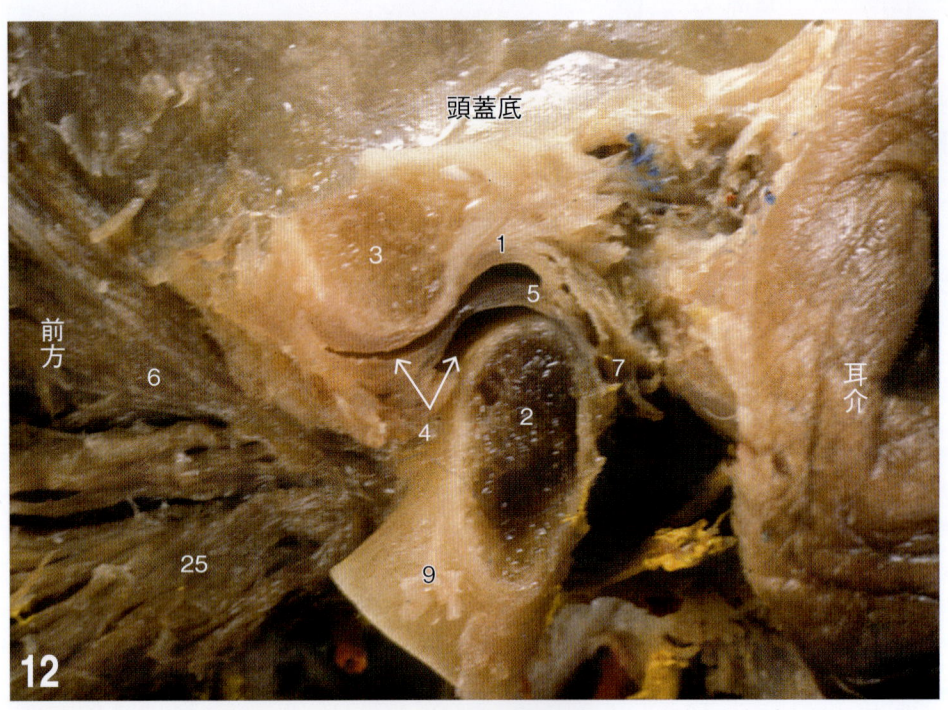

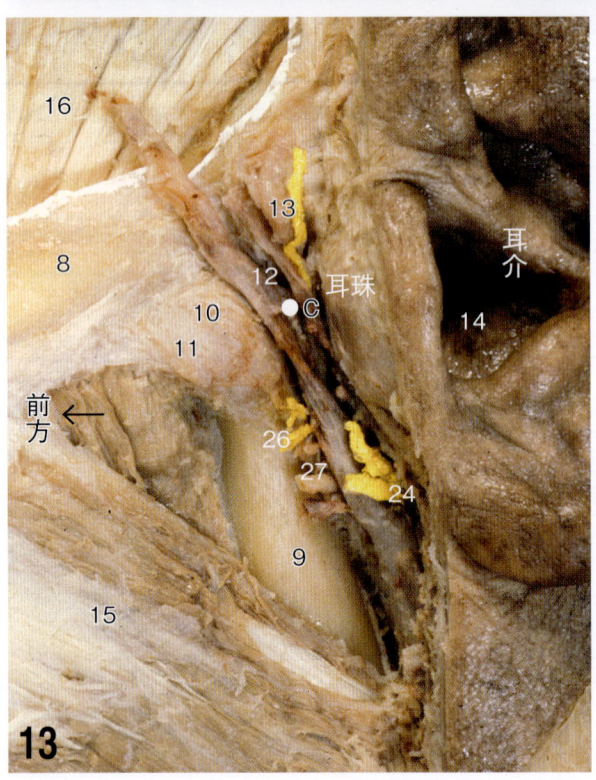

顎関節の外側面（図13）

耳介の前方で，頬骨弓(8)と下顎骨関節突起(9)の間に顎関節(10)をみる．顎関節の関節包は外側靭帯(11)により補強され，下顎頭，関節円板および下顎窩‒関節結節間での近接関係（図12）を保持し，下顎頭の前後への過剰な動きや外側への脱臼を制限する．顎関節のすぐ後方を浅側頭動・静脈(12)や耳介側頭神経(13)が走る．顎関節は耳珠のすぐ前方にあり，下顎頭の動きは，外耳道(14)に指を入れると触れることができる．聴宮穴(C)への鍼は耳介側頭神経や浅側頭動・静脈のそばを通り，顎関節の後縁に達する．

図12〜図15	
A．上関穴	1．側頭骨の下顎窩
B．下関穴	2．下顎骨関節突起の下顎頭
C．聴宮穴	3．関節結節
	4．顎関節の関節腔

顔　面　39

Ⅳ. 顎関節の運動に関与する筋

咬　筋（図14）

　顎関節(10)の運動には咀嚼筋と舌骨上筋群が関与する．咀嚼筋には**咬筋**(15)や**側頭筋**(16)，**内側翼突筋**や**外側翼突筋**（図16の2，3，4）があり，頭蓋と**下顎骨**(17)をつなぎ，外側翼突筋以外は下顎骨を上方に回転（挙上）させる．舌骨上筋群は**舌骨**(18)と下顎骨をつなぎ，**顎二腹筋前腹**(19)や**オトガイ舌骨筋**（図17の13）などが下顎骨を下方に回転（下制）させる．本図では，**頬骨弓**(8)と**下顎角**(20)をつなぐ咬筋の全貌がみえる．**下関穴**(B)への鍼は頬骨弓付近で咬筋に入る．**顔面動脈**(21)が顔面に出現する位置は，下顎底で咬筋前縁のすぐ前方にあり，大迎穴がこの部に相当する．

側頭筋（図15）

　咬筋や頬骨弓を除去し，**側頭筋**(16)の全貌をみる．側頭筋は側頭骨鱗部と**下顎骨の筋突起**(22)をつなぐ．水平方向に走る後部筋束は**下顎骨**(17)を後方（黒矢印→）に引く．**上関穴**(A)への鍼は筋突起付近の側頭筋に入る．**下関穴**(B)への鍼は，咬筋動脈や**咬筋神経**(23)の通る筋突起と関節突起(9)の間から，側頭筋の下方を経て**下顎骨**(17)の内側に入る．下顎骨は重力に抗して常に上方に回転されているため，垂直方向に走る側頭筋の最前部筋束は常に緊張状態にある．

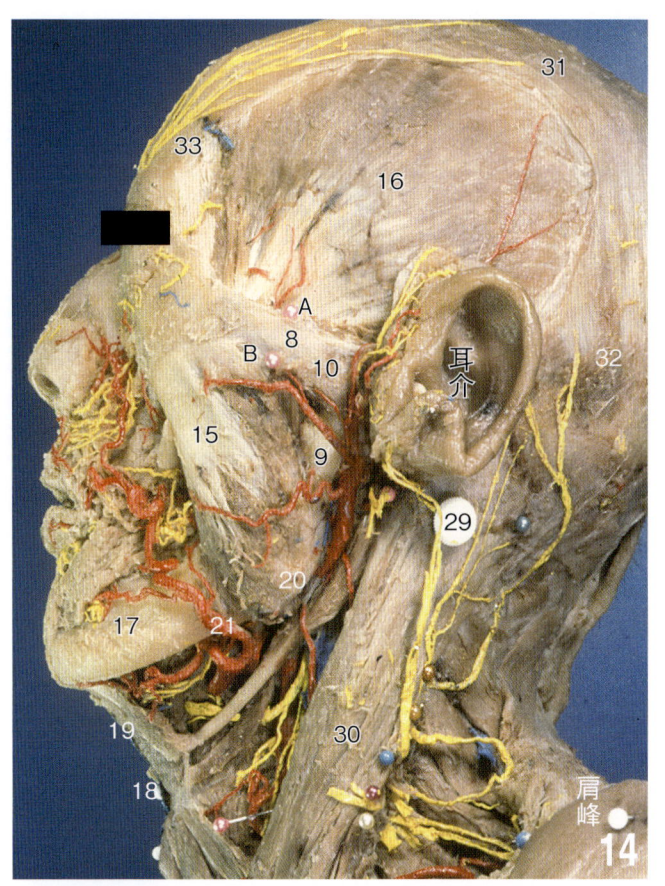

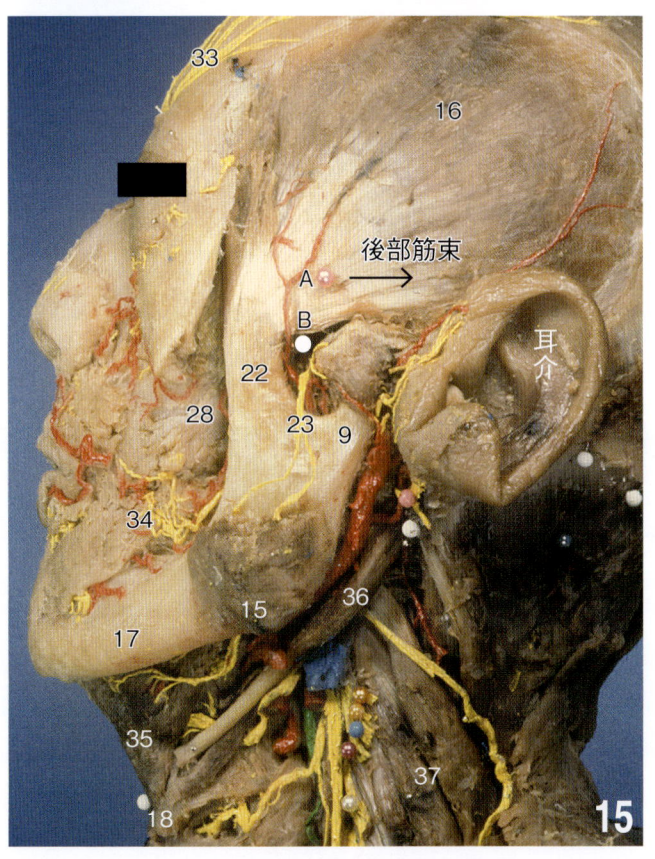

5. 関節円板	22. 下顎骨筋突起
6. 外側翼突筋の上頭	23. 咬筋神経
7. 関節円板後組織	24. 顔面神経
8. 頬骨弓	25. 外側翼突筋の下頭
9. 下顎骨関節突起	26. 耳介側頭神経と顔面神経の交通枝
10. 顎関節	
11. 顎関節の外側靱帯	27. 顔面横動脈
12. 浅側頭動・静脈	28. 頬筋
13. 耳介側頭神経	29. 乳様突起
14. 外耳道	30. 胸鎖乳突筋
15. 咬筋	31. 帽状腱膜
16. 側頭筋	32. 後頭筋
17. 下顎骨	33. 眼窩上神経
18. 舌骨	34. 頬神経
19. 顎二腹筋前腹	35. 顎舌骨筋
20. 下顎角	36. 顎二腹筋後腹
21. 顔面動脈	37. 肩甲挙筋

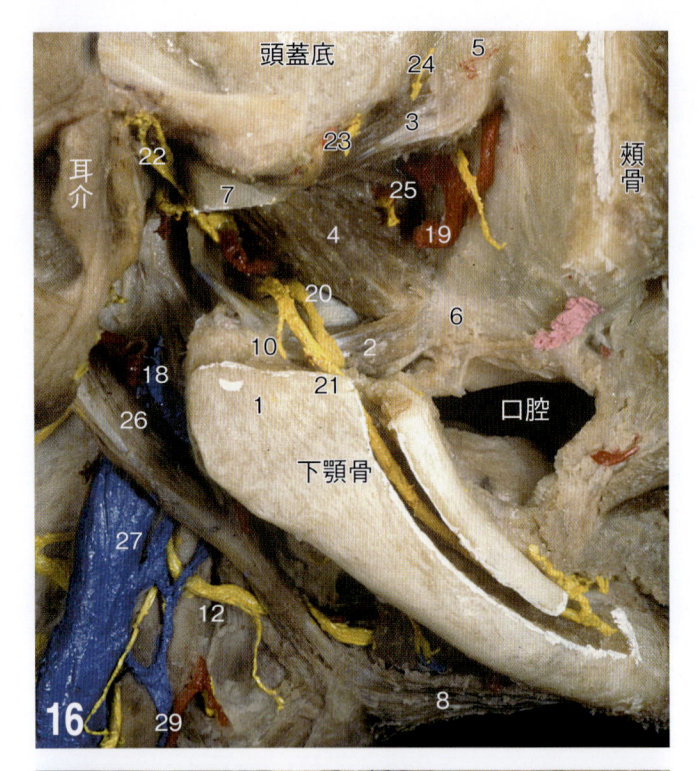

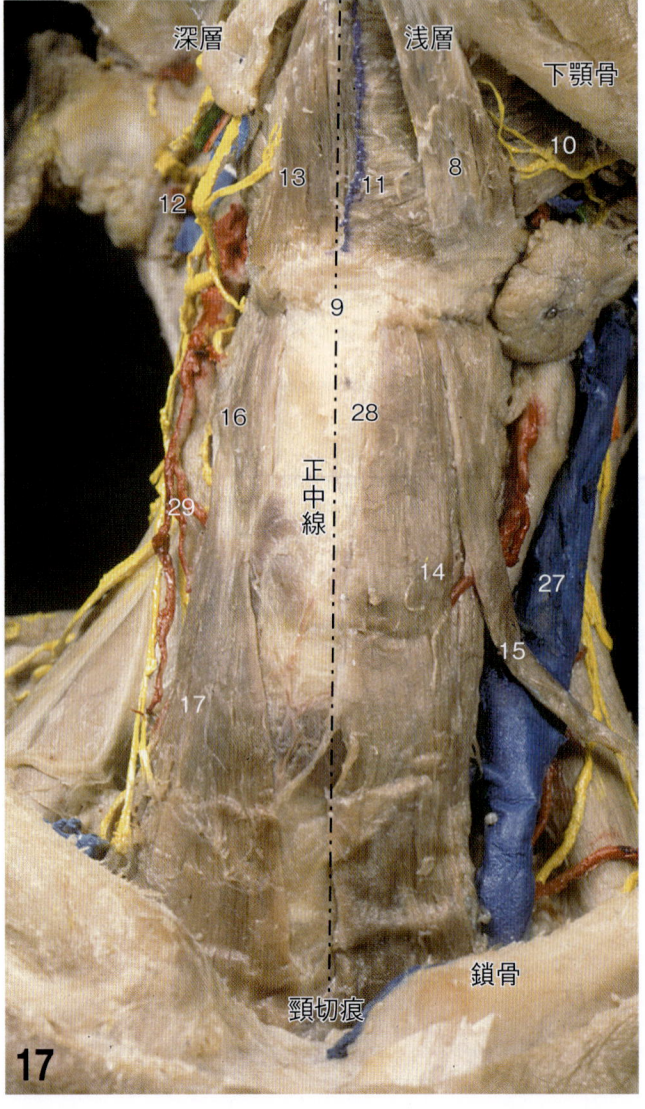

内側翼突筋と外側翼突筋（図16）

　右側で**下顎枝**(1)の上半を除去し，翼突窩と下顎枝内面をつなぐ**内側翼突筋**(2)と，**外側翼突筋の上頭**(3)と**下頭**(4)をみる．上頭は**蝶形骨大翼**(5)から，下頭は**翼状突起外側板**(6)から生じ，関節円板や**下顎骨関節突起**(7)につく．外側翼突筋は関節突起を前方に引く．また**顎二腹筋前腹**(8)などによる下顎骨の下方への回転を助ける．下顎骨の側方運動には，一側の外側翼突筋と他側の側頭筋の後部筋束が協同する．

前頸部正中の筋（図17）

　舌骨(9)より上位に舌骨上筋群，下位に舌骨下筋群がある．舌骨上筋群では，三叉神経の枝である**顎舌骨筋神経**(10)支配の**顎二腹筋前腹**(8)と**顎舌骨筋**(11)，および深層で**舌下神経**(12)支配の**オトガイ舌骨筋**(13)がみえる．これらは舌骨を上方に引き，また下顎骨を下方に回転させる．顔面神経支配で舌骨を上方に引く顎二腹筋後腹や茎突舌骨筋も舌骨上筋群である（p.44の図6）．舌骨下筋群は**胸骨舌骨筋**(14)と**肩甲舌骨筋**(15)，深層の**甲状舌骨筋**(16)と**胸骨甲状筋**(17)からなり，主に舌骨を引き下げる．舌骨上筋群が下顎骨を下方回転する際，舌骨下筋群は舌骨を引き下げており，舌骨上筋群の舌骨を上方に引く作用は生じない．逆に舌骨を上方に引く際には，咀嚼筋は下顎骨を上方回転しており，下顎骨を下方回転させる作用は生じない．

図16，図17	
1. 下顎枝	15. 肩甲舌骨筋
2. 内側翼突筋	16. 甲状舌骨筋
3. 外側翼突筋の上頭	17. 胸骨甲状筋
4. 外側翼突筋の下頭	18. 下顎後静脈
5. 蝶形骨大翼	19. 顎動脈
6. 翼状突起外側板	20. 舌神経
7. 下顎骨関節突起	21. 下歯槽神経
8. 顎二腹筋前腹	22. 耳介側頭神経
9. 舌骨	23. 咬筋神経
10. 顎舌骨筋神経	24. 深側頭神経
11. 顎舌骨筋	25. 頬神経
12. 舌下神経	26. 顎二腹筋後腹
13. オトガイ舌骨筋	27. 内頸静脈
14. 胸骨舌骨筋	28. 喉頭隆起
	29. 上甲状腺動脈

前頸部と外側頸部

　前頸部，外側頸部，および後頸部（前述）に区分される頸部は，機能的には二つに分けられる．一つは顔の咀嚼部，嚥下関連部，呼吸部の続きの頸部内臓の領域で，前頸部がこれに相当する．前頸部は舌骨上部と舌骨下部に区分され，その外側に沿って，頭部や前頸部に分布する総頸動脈，内頸静脈，脳神経が通る．外側頸部と後頸部に相当する他の一つは胸壁の上方延長で，頸椎と，頸椎や頭蓋に付着する筋で構成され，頭部とは頭関節（頭蓋，環椎，軸椎の3者間の関節の総称）で連結する．外側頸部と後頸部は頭関節と頸椎の運動に関与し，鎖骨下動・静脈と頸神経叢の枝が主に分布する．

　前頸部と外側頸部は体表面からは胸鎖乳突筋で境される．下顎枝後縁と乳様突起の間の下顎後窩は舌骨上部の一部で，その深部では，内頸動・静脈，脳神経が頭関節の動きに伴って圧迫されやすい構造にある．前頸部や外側頸部から後頸部に向かう諸血管の血流も，外側頸部や後頸部などの筋の緊張により影響を受けやすい．また，外側頸部の基部には胸膜頂が存在し，刺鍼により損傷される可能性がある．

I. 頸部浅層

体表指標構造と経穴（図1）

　前頸部の正中では，高さの指標となる**舌骨**(1)，**喉頭隆起**(2)，**輪状軟骨**(3)，**胸骨の頸切痕**(4)に触れることができる．頸部の筋では，**胸鎖乳突筋**(5)による隆まりをみることができる．胸鎖乳突筋も取穴時の指標となることが多い．本図では，胸鎖乳突筋の**胸骨頭**(6)と**鎖骨頭**(7)および**鎖骨**(8)に囲まれた小鎖骨上窩に**気舎穴**(A)，気舎穴と**人迎穴**(B)の間の中点に近接する胸鎖乳突筋の前縁に**水突穴**(C)が取穴されている．人迎穴は喉頭隆起の高さの頸動脈上に，**天突穴**(D)は頸切痕と正中線の交点にそれぞれ取穴されている．一点鎖線は胸鎖乳突筋の後縁を示す．なお，国際標準化により，人迎穴の取穴部位は胸鎖乳突筋前縁上に変更されており，その位置は本図の位置よりもやや外方になる．

図1
- A. 気舎穴
- B. 人迎穴
- C. 水突穴
- D. 天突穴
- 1. 舌骨
- 2. 喉頭隆起
- 3. 輪状軟骨
- 4. 胸骨頸切痕
- 5. 胸鎖乳突筋
- 6. 胸鎖乳突筋胸骨頭
- 7. 胸鎖乳突筋鎖骨頭
- 8. 鎖骨
- 9. 乳様突起
- 10. 下顎角

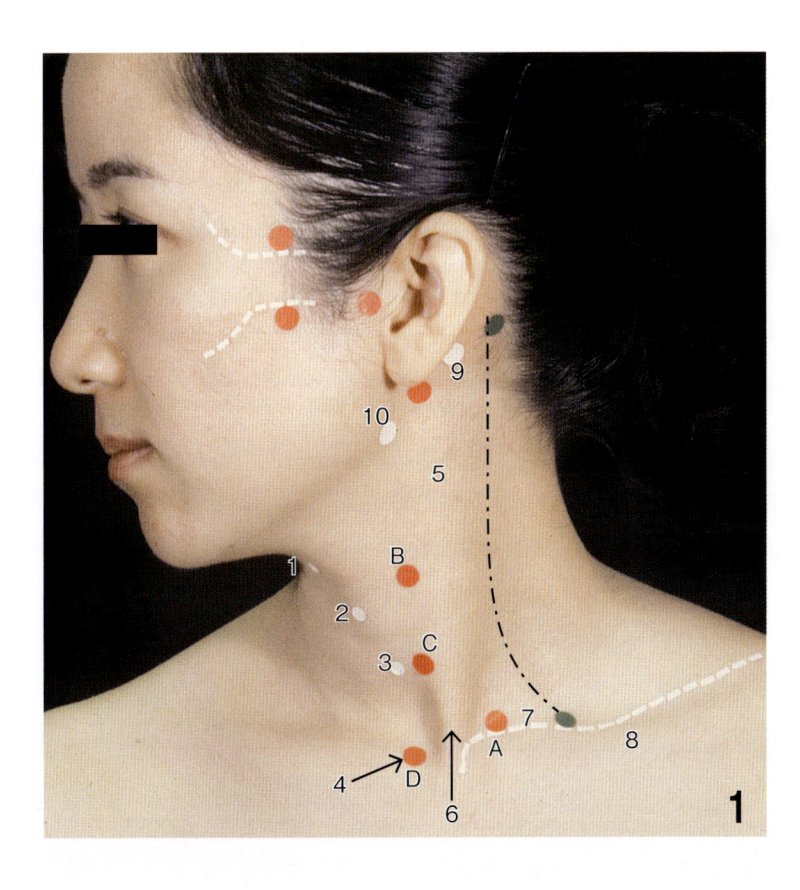

42　領域別局所解剖

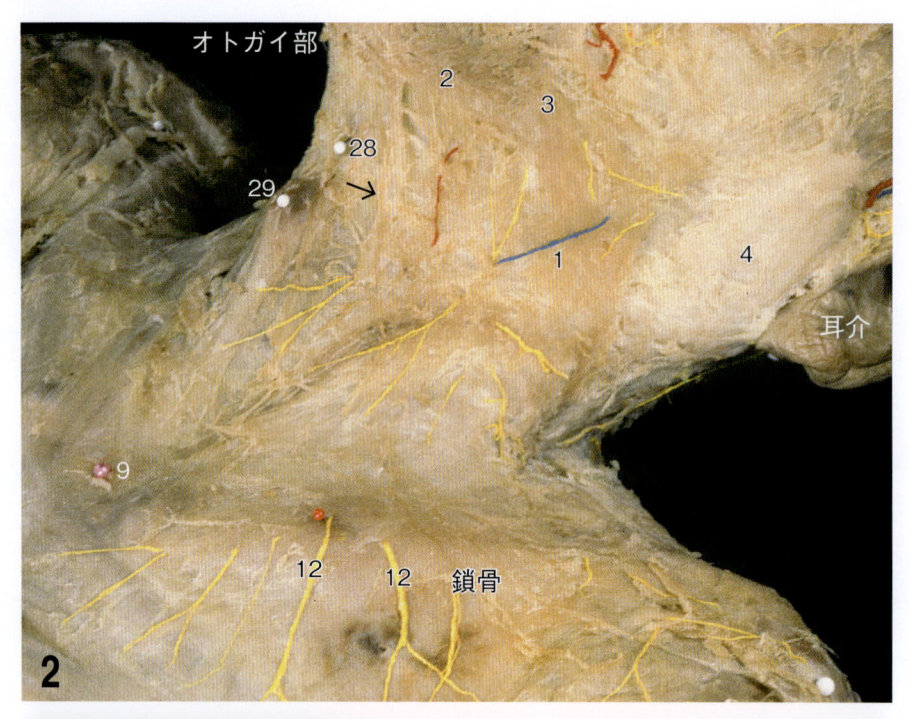

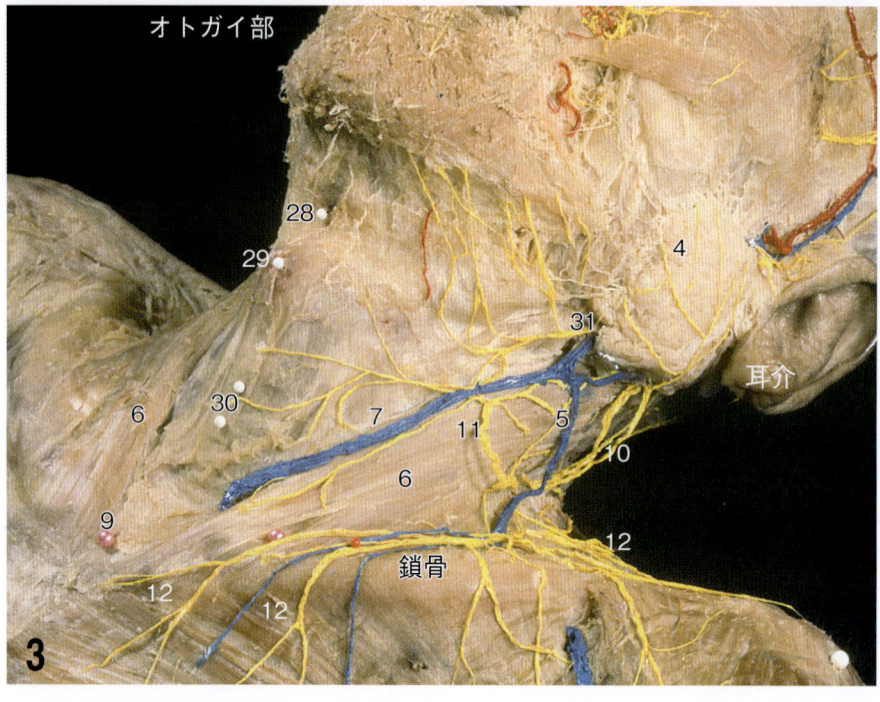

以下，このまま左側頸部で解剖を進める．

広頸筋（図2）

頸部の皮膚を除去する．**広頸筋**（1）は皮下組織に埋もれる薄い皮筋で，**下顎骨下縁**（2）より鎖骨を越えて前胸部の皮下に達するが，**口角や頬に向かう筋束**（3）も存在する．このため，口を真一文字に結び，左右の口角を外下方に引くと広頸筋が緊張する．なお，広頸筋の前縁（黒矢印→）の左右は下方にいくにつれて離れるため，前頸部の正中部では，最上部のみが広頸筋で覆われる．

皮神経と皮静脈（図3）

広頸筋を除去する．**耳下腺**（4）の下端から**外頸静脈**（5）が皮下に出て，**胸鎖乳突筋**（6）を斜めに横切って下方に向かう．**前頸静脈の枝**（7）が胸鎖乳突筋前縁に沿って下方に走り，**正中近くを下行してきた枝**（図4の8）と**胸骨の頸切痕**（9）の上方で合流する．頸部の皮下には**大耳介神経**（10），**頸横神経**（11），**鎖骨上神経**（12）が分布する．**小後頭神経**（p.3の図3の12）も含めたこれらの頸神経叢の皮枝が皮下に出るのは，小後頭神経では胸鎖乳突筋後縁の上1/3の点，他の3神経では中点（神経点）にほぼ対応する．これらの皮神経は上記2点から放射状に拡がるため，これら2点付近での刺鍼刺激の拡がりは，皮神経の走行を反映する．

図2〜図5				
図2の→．広頸筋の前縁	5. 外頸静脈	9. 胸骨頸切痕	17. 顔面神経	25. 下顎角
	6. 胸鎖乳突筋	10. 大耳介神経	18. 浅側頭静脈	26. 浅側頭動脈
1. 広頸筋	7. 胸鎖乳突筋の前縁に沿う前頸静脈の枝	11. 頸横神経	19. 顎静脈	27. 内頸静脈
2. 下顎骨下縁		12. 鎖骨上神経	20. 外頸動脈	28. 舌骨
3. 口角や頬に向かう広頸筋の筋束	8. 前頸部正中近くを下行する前頸静脈の枝	13. 胸鎖乳突筋胸骨頭	21. 顎二腹筋後腹	29. 喉頭隆起
		14. 胸鎖乳突筋鎖骨頭	22. 肩甲舌骨筋	30. 輪状軟骨
4. 耳下腺		15. 乳様突起	23. 総頸動脈	31. 耳下腺神経叢頸枝
		16. 下顎後窩	24. 内頸動脈	32. 顎下腺

胸鎖乳突筋（図4）

前頸部の筋をみる．舌骨上筋群と舌骨下筋群については p.40 の図17に記した．**胸鎖乳突筋**(6)は**胸骨頭**(13)と**鎖骨頭**(14)が合して後上方に向かい，**乳様突起**(15)とその後方につく．両側作用で頸椎を前屈，頭部を後屈し，片側作用で頭部を対側に回す．この筋の片側が先天的に拘縮するのが筋性斜頸で，頭部は患側に傾き，顔面は健側に向く．なお，胸鎖乳突筋上部の前方では，**下顎後窩**(16)を埋める**耳下腺**(4)が除去されつつある．

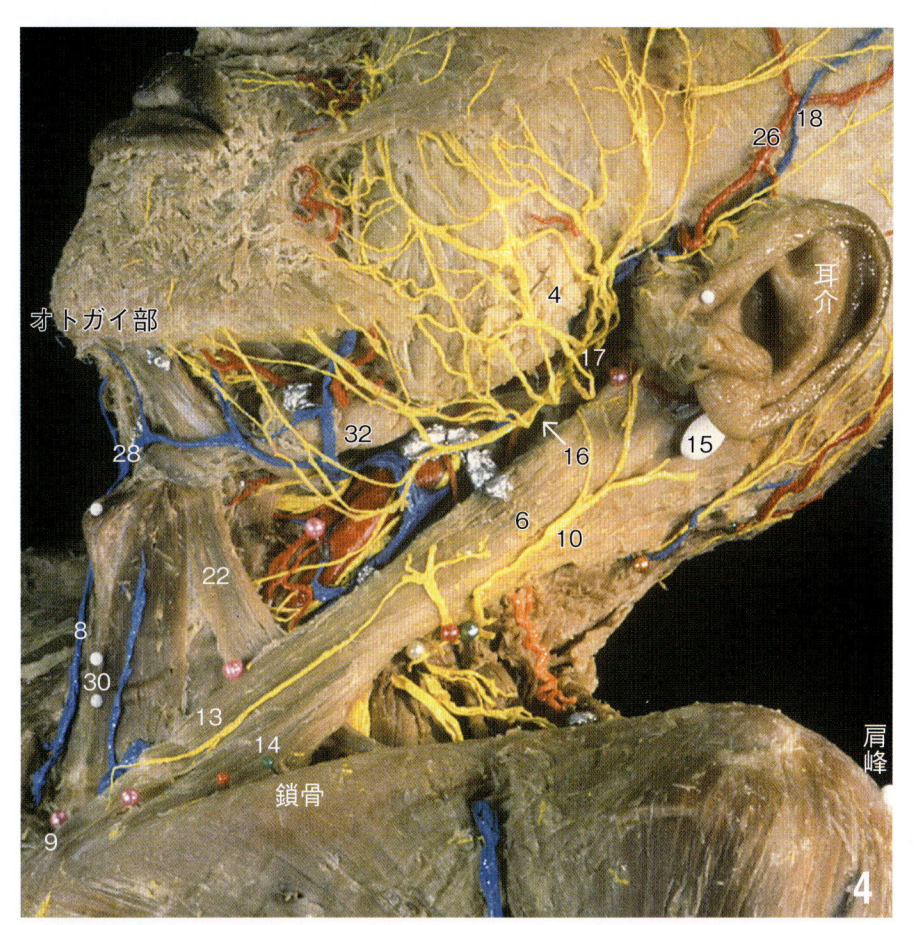

II．舌骨上部

下顎後窩（図5）

耳下腺や**顔面神経**（図4の17），**浅側頭静脈**(18)と**顎静脈**(19)からつづく**下顎後静脈**（p.40の図16の18）も除去し，下顎後窩で**外頸動脈**(20)をみる．**顎二腹筋後腹**(21)，**肩甲舌骨筋**(22)，**胸鎖乳突筋**(6)で囲まれた頸動脈三角では，**総頸動脈**(23)が外頸動脈と**内頸動脈**(24)に分岐する（図7も参照）．外頸動脈は**下顎角**(25)の内側から下顎後窩に入り，**浅側頭動脈**(26)と**顎動脈**（図6の11）に分岐する（図6も参照）．顎動脈は顔面深部に動脈血を送り，顔面深部の静脈血は，顎静脈から下顎後静脈を経て**内頸静脈**(27)に集められる（p.40の図16）．すなわち，下顎後窩は顔面深部と頸部をつなぐ血管の通路をなし，血管損傷に注意すれば，刺鍼による顔面深部の血流改善が期待できる．

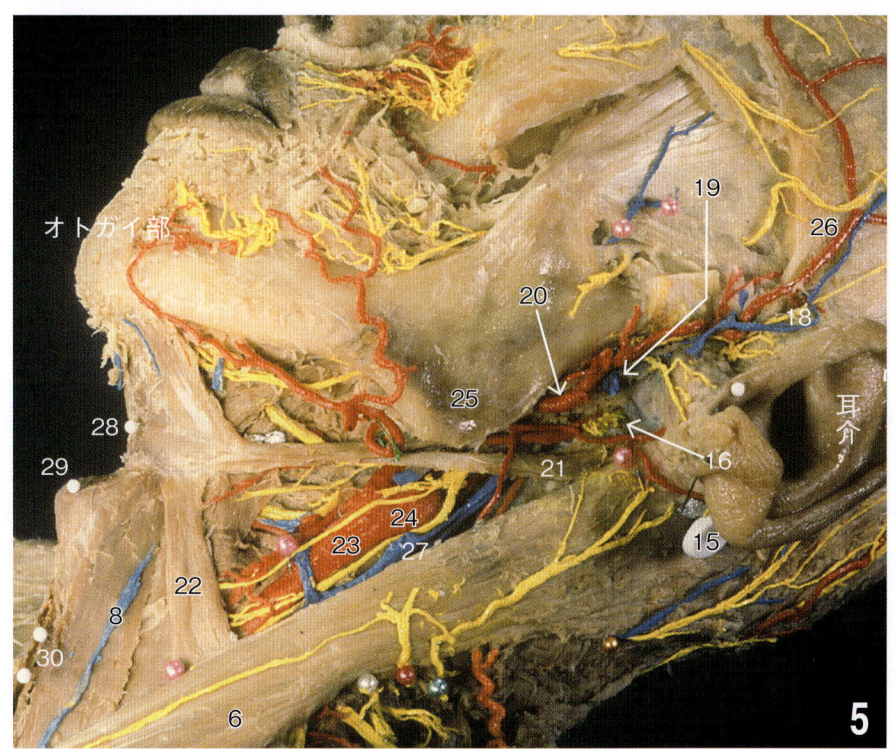

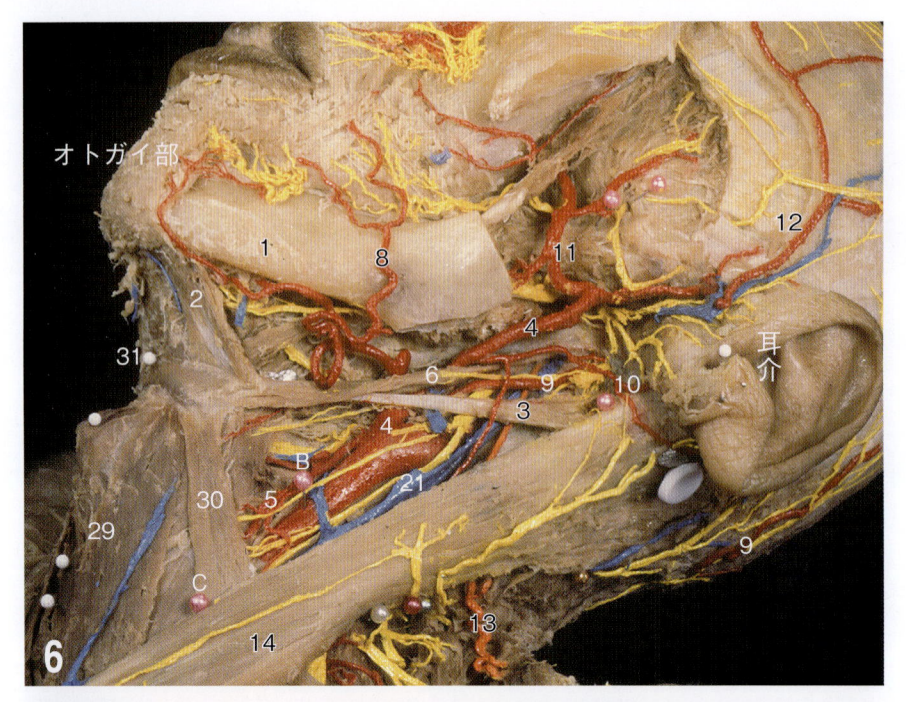

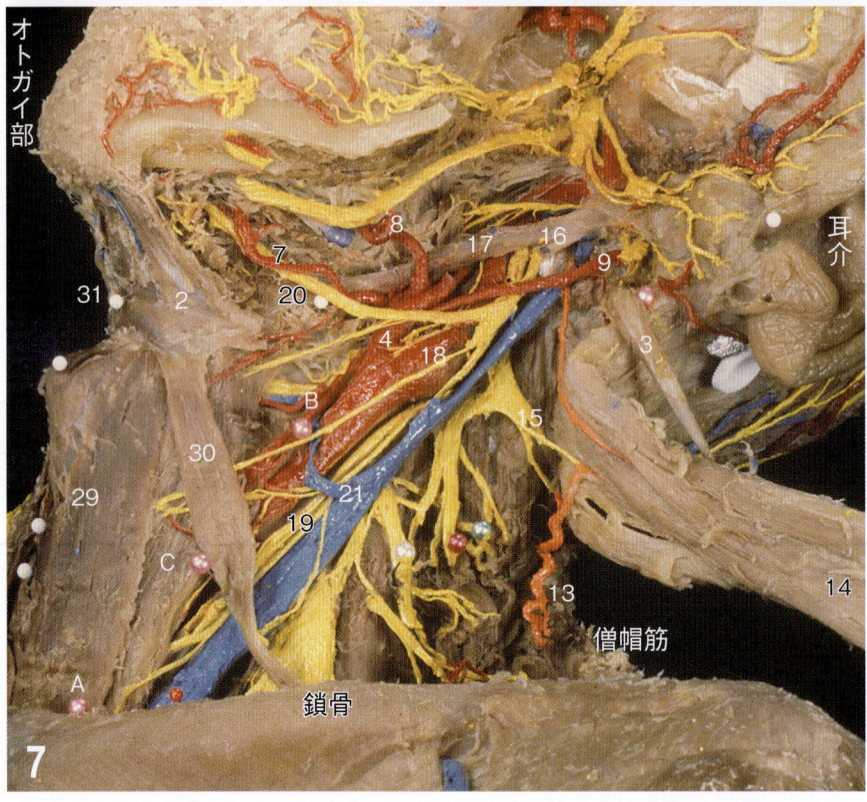

外頸動脈とその枝(図6)

下顎底(1)，および顎二腹筋の前腹(2)と後腹(3)に囲まれた顎下三角で顎下腺(図4の32)などを除去する．外頸動脈(4)は頸動脈三角で上甲状腺動脈(5)と上行咽頭動脈を分枝する．この後，外頸動脈は顎二腹筋後腹と茎突舌骨筋(6)をくぐって下顎後窩に入るが，舌動脈(図7の7)，顔面動脈(8)，後頭動脈(9)，後耳介動脈(10)をこの付近で分枝する．分枝後，顔面動脈は茎突舌骨筋や顎二腹筋後腹の上縁から顎下三角に出現する．後頭動脈は上記2筋間を後方に走る．後耳介動脈は茎突舌骨筋の上縁を越えて後方に走る．終枝である顎動脈(11)や浅側頭動脈(12)も含めた外頸動脈の枝は，眼と脳を除く頭頸部の広い範囲に分布する．

胸鎖乳突筋を翻す(図7)

副神経(13)が胸鎖乳突筋(14)の内面を経て僧帽筋に向かう途上で，頸神経叢の枝(15)が副神経に合流する．両筋は副神経と頸神経の二重支配を受ける．副神経は頸静脈孔より頭蓋腔を出るため，両筋の麻痺は延髄近傍の病変でも起こり得る．本図では，茎状突起(16)より出る筋は，茎突咽頭筋(17)を残して除去されている．茎状突起や茎突咽頭筋の内側を内頸動脈(18)，迷走神経(19)，舌下神経(20)，副神経の3神経，さらに内頸静脈(21)などがくぐって頭蓋底に向かう．

図6〜図8				
A. 気舎穴	2. 顎二腹筋前腹	7. 舌動脈	12. 浅側頭動脈	16. 茎状突起
B. 人迎穴	3. 顎二腹筋後腹	8. 顔面動脈	13. 副神経	17. 茎突咽頭筋
C. 水突穴	4. 外頸動脈	9. 後頭動脈	14. 胸鎖乳突筋	18. 内頸動脈
1. 下顎底	5. 上甲状腺動脈	10. 後耳介動脈	15. 副神経に合流する頸神経叢の枝	19. 迷走神経
	6. 茎突舌骨筋	11. 顎動脈		20. 舌下神経

茎状突起と環椎横突起（図8）

外頸動脈と総頸動脈は除去されている．**茎状突起**(16)より**茎突舌筋**(22)と**茎突咽頭筋**(17)が生じ，顔面動脈の枝の**上行口蓋動脈**(23)が両筋の間をくぐって上行する．**上行咽頭動脈**(24)，**内頸動脈**(18)，**上頸神経節**(25)から上方に続く**内頸動脈神経**(26)，**舌下神経**(20)，**迷走神経**(19)，**舌咽神経**(27)は，茎突舌筋と茎突咽頭筋あるいは茎状突起の内側をくぐって上行し，頭蓋底に向かう．**副神経**(13)や**内頸静脈**(21)も同様であるが，**環椎横突起**(28)が茎状突起の内側に近接しており，この2者は茎状突起と横突起の間を経由する．

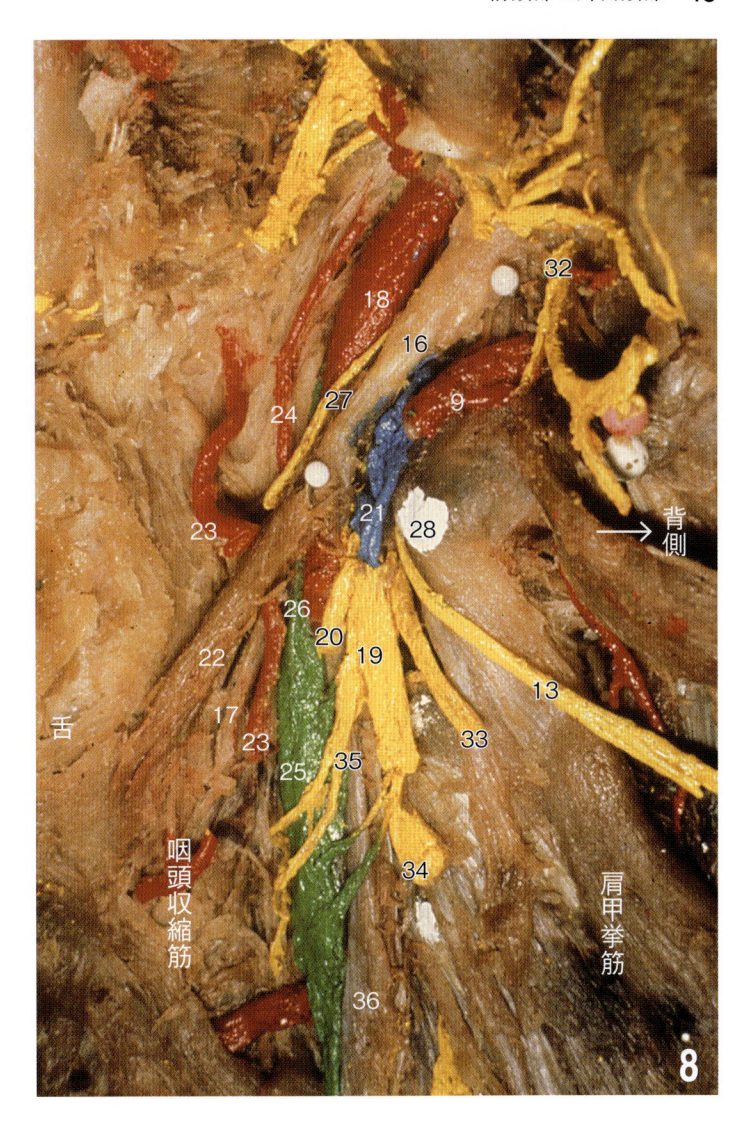

頭部の主要動脈と，頸部に向かう主要神経の圧迫部位

　頭部の主要動・静脈である外頸動脈と内頸動脈，および内頸静脈は，舌咽神経・迷走神経・副神経・舌下神経の各脳神経や頸部交感神経幹などとともに，顎二腹筋後腹，茎突舌骨筋，茎状突起および茎突舌筋や茎突咽頭筋により圧迫されやすい位置にあり（図6～図8），次のような可能性が考えられる．① 外頸動脈の本幹，舌動脈，顔面動脈，後頭動脈，後耳介動脈は顎二腹筋後腹や茎突舌骨筋により圧迫される．② 上行咽頭動脈は茎突舌筋と茎突咽頭筋の内側，上行口蓋動脈は上記2筋の間をくぐっており，これら2筋により圧迫される．③ 内頸動脈は，舌下神経，迷走神経，舌咽神経，頸部交感神経幹とともに，顎二腹筋後腹と茎突舌骨筋，さらに茎突舌筋と茎突咽頭筋により頸椎側面などに押しつけられる．④ 内頸静脈と副神経は，顎二腹筋後腹と茎突舌骨筋，さらに茎状突起により環椎横突起に押しつけられる．

　顎二腹筋後腹，茎突舌骨筋，茎突舌筋および茎突咽頭筋はいずれも頭蓋と舌骨や咽頭などをつなぐもので，緊張度は頭部の位置変化の影響を受ける．また，茎状突起と環椎横突起も頭関節を介して位置関係をかえる．すなわち，頭部と頸椎の位置の変化が直接に，あるいは筋の緊張を介して血管や神経を圧迫し，頭顔面に種々の症状を引き起こすことが推測される．

21. 内頸静脈	25. 上頸神経節	29. 胸骨舌骨筋	33. 第2頸神経
22. 茎突舌筋	26. 内頸動脈神経	30. 肩甲舌骨筋	34. 第3頸神経
23. 上行口蓋動脈	27. 舌咽神経	31. 舌骨	35. 迷走神経咽頭枝
24. 上行咽頭動脈	28. 環椎横突起	32. 顔面神経（茎乳突孔）	36. 椎前筋

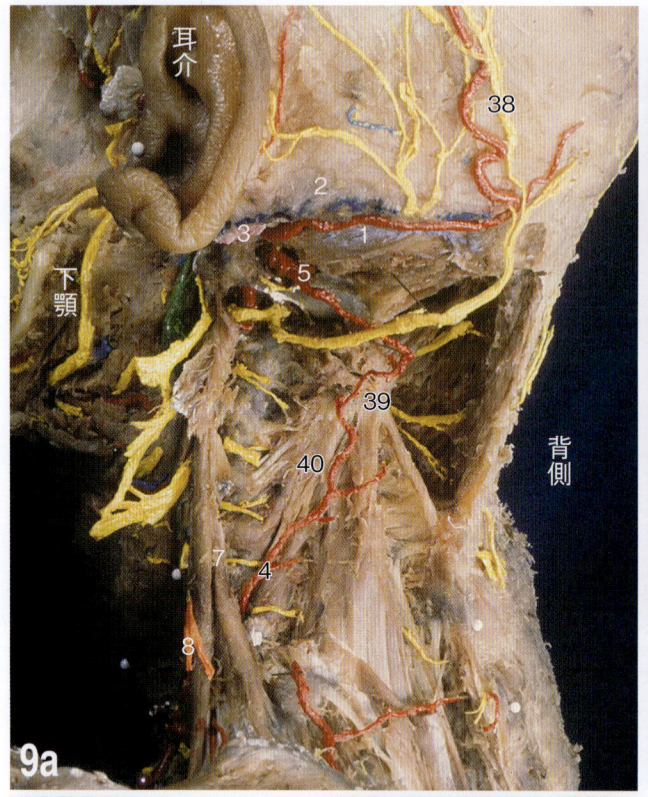

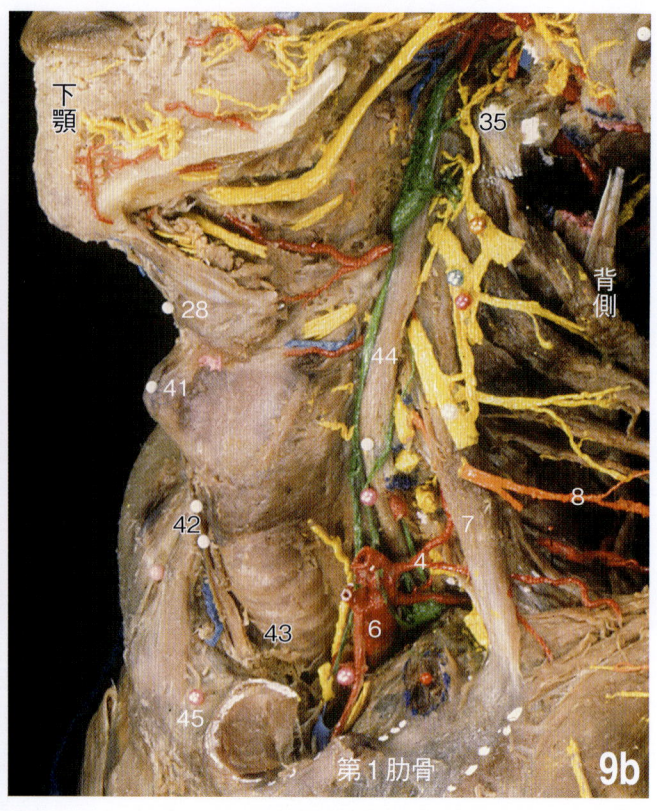

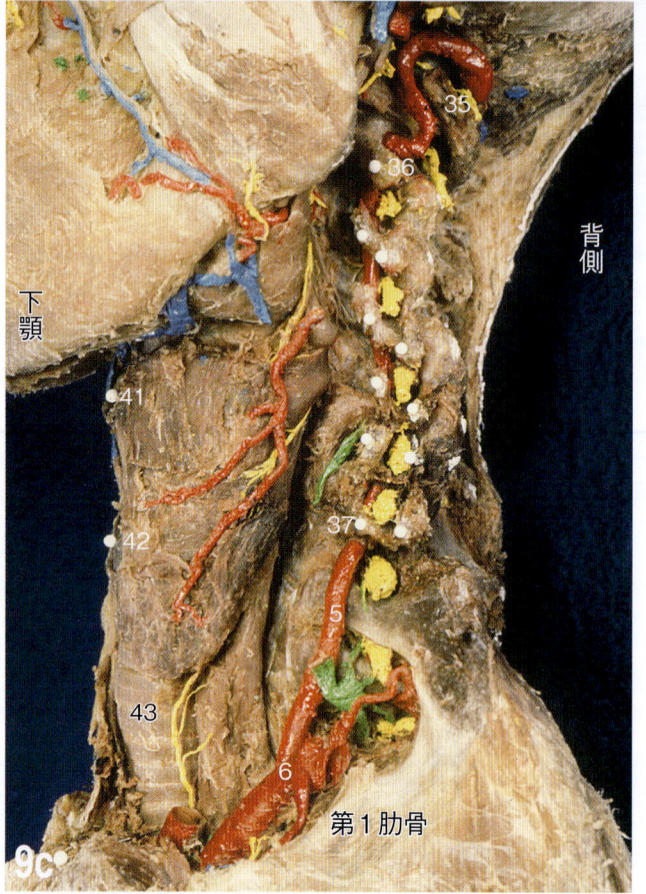

後頭部に向かう動脈の圧迫部位（図9）

圧迫部位は前記以外にもみられる．**後頭動脈**(1)は，**頭板状筋**(2)や**頭最長筋**(3)の頭蓋底への停止部の内側をくぐり，下顎後窩から後頭部に出る(a)．骨性基盤や強大な頭半棘筋がすぐ内側にあり（p.5の図6），2筋の圧迫効果は大きいと思われる．後頸部には**深頸動脈**(4)や**椎骨動脈**(5)も分布する(a)．深頸動脈は**鎖骨下動脈**(6)の枝で，**中斜角筋**(7)の筋束間などを経て後頸部に達する(b)．中斜角筋の緊張は，**肩甲背神経**(8)以外に深頸動脈も圧迫することがある．椎骨動脈も鎖骨下動脈の枝で，頸椎の横突孔内を上行する(c)．頸椎の歪みが血流に影響することが推測される．なお，後頭動脈，椎骨動脈の枝および深頸動脈は，互いに吻合しつつ後頸部の筋に分布する(a)．後頸部の筋は，頭蓋の位置を保持するため，持続的な緊張を強いられており，上記の血管はさらに末梢でも圧迫される可能性をもつ．

図9～図11	2. 頭板状筋	7. 中斜角筋	12. 胸骨甲状筋	17. 頸神経ワナ
A. 気舎穴	3. 頭最長筋	8. 肩甲背神経	13. 内頸静脈	18. 茎突舌骨筋
B. 人迎穴	4. 深頸動脈	9. 胸骨舌骨筋	14. 総頸動脈	19. 顎二腹筋中間腱
C. 水突穴	5. 椎骨動脈	10. 肩甲舌骨筋	15. 舌下神経	20. 外頸動脈
1. 後頭動脈	6. 鎖骨下動脈	11. 甲状舌骨筋	16. 第3頸神経	21. 上甲状腺動脈

前頸部と外側頸部　47

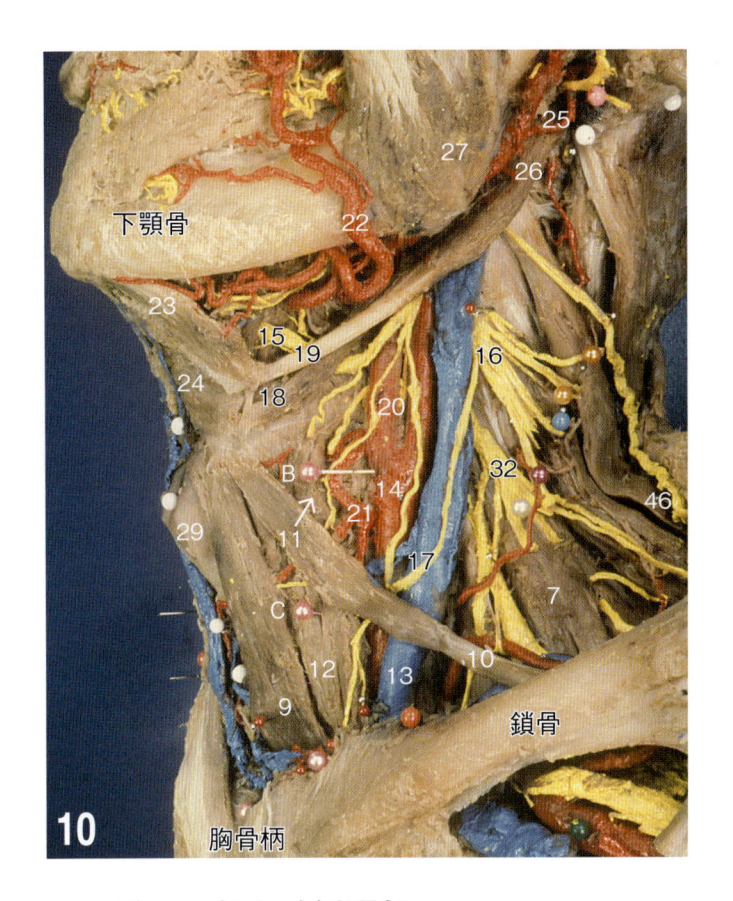

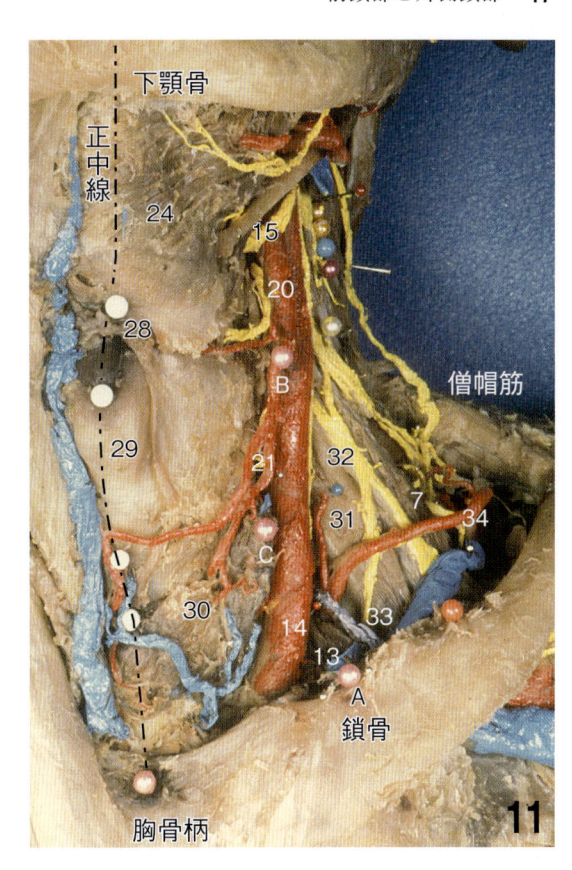

III．舌骨下部と外側頸部

胸鎖乳突筋を除去（図10）

舌骨下筋群(9〜12)が頸部内臓を覆い，その側方を**内頸静脈**(13)や**総頸動脈**(14)が走行する．**舌下神経**(15)の根と第2や第3(16)の頸神経が交通して**頸神経ワナ**(17)を形成する．頸神経ワナの枝が舌骨下筋群に分布する．舌下神経は前方に走り，**茎突舌骨筋**(18)や**顎二腹筋中間腱**(19)の内側を再びくぐって口腔底に向かう．**外頸動脈**(20)の枝の**上甲状腺動脈**(21)が舌骨下筋群に分布する．なお，**顔面動脈**(22)が**顎二腹筋前腹**(23)や**顎舌骨筋**(24)，**舌動脈**(図7の7)がオトガイ舌骨筋，**後頭動脈**(図6の9)や**後耳介動脈**(25)が**顎二腹筋後腹**(26)や茎突舌骨筋を栄養する．**咬筋**(27)などの咀嚼筋は顎動脈により栄養される．

舌骨下筋と内頸静脈を除去（図11）

総頸動脈(14)や**内頸静脈**(13)は胸骨柄と鎖骨の移行部の背側を走行する．**舌骨**(28)の下方に**甲状軟骨**(29)と**甲状腺**(30)が観察される．甲状腺は腫大すると触れることができ，嚥下に伴って動く．**前斜角筋**(31)の前面を，**第4頸神経**(32)より出た**横隔神経**(33)が下行する．横隔膜の運動に関与し，シャックリは本神経の興奮による横隔膜の痙攣性収縮である．また，鎖骨下動脈の枝の**頸横動脈**(34)が，前斜角筋と**中斜角筋**(7)の前方を横切り，僧帽筋などの上肢挙上筋群に向かう．

22. 顔面動脈	27. 咬筋	32. 第4頸神経	37. 第7頸椎	42. 輪状軟骨
23. 顎二腹筋前腹	28. 舌骨	33. 横隔神経	38. 大後頭神経	43. 気管
24. 顎舌骨筋	29. 甲状軟骨	34. 頸横動脈	39. 軸椎棘突起	44. 椎前筋
25. 後耳介動脈	30. 甲状腺	35. 環椎	40. 頸半棘筋	45. 胸骨頸切痕
26. 顎二腹筋後腹	31. 前斜角筋	36. 軸椎	41. 喉頭隆起	46. 副神経

48　領域別局所解剖

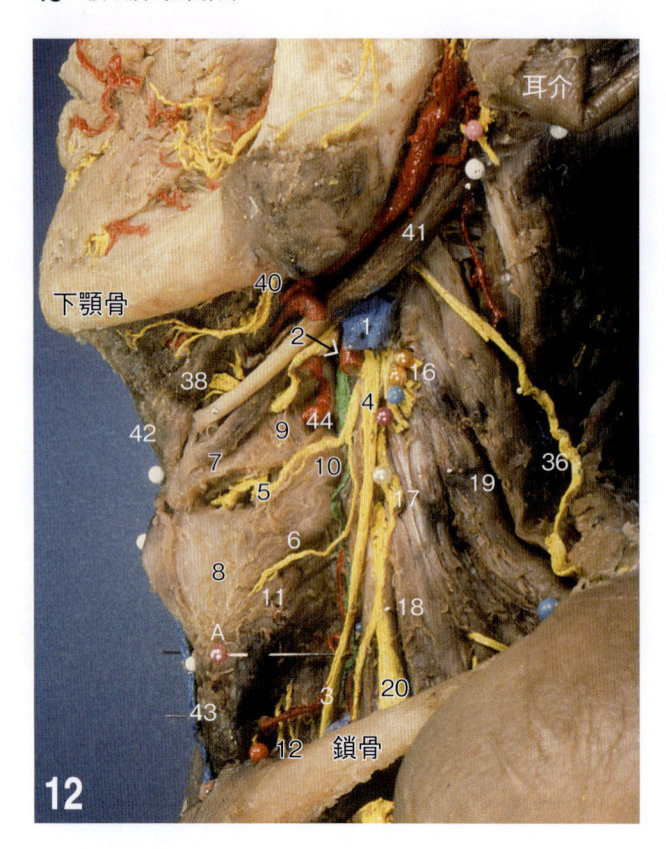

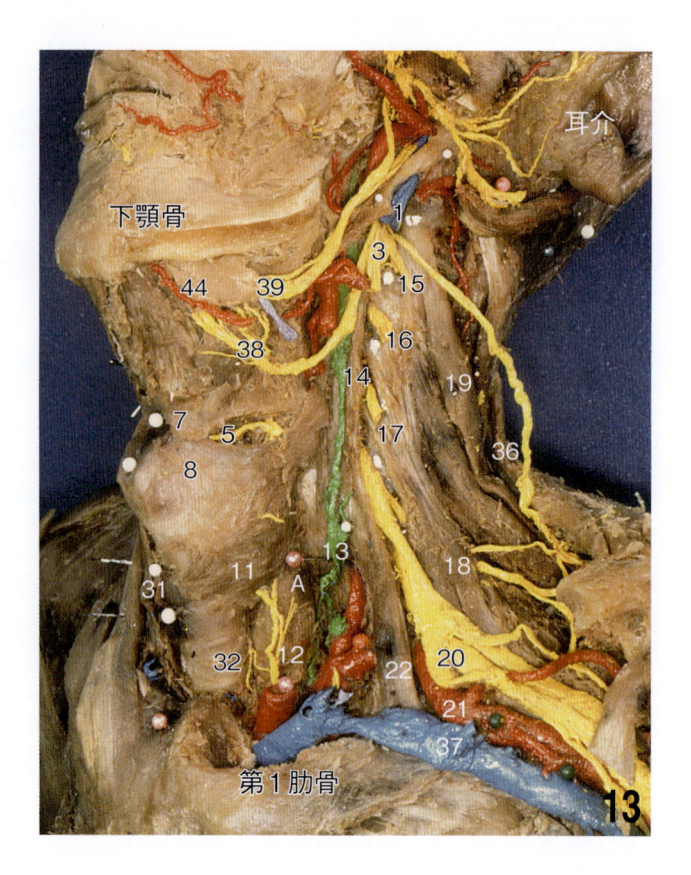

総頸動脈を除去（図12）

内頸静脈(1)や総頸動脈-内頸動脈(2)の内背側を**迷走神経**(3)が伴走する．迷走神経の**下神経節**(4)から出た**上喉頭神経**は**内枝**(5)と**外枝**(6)に分れる．内枝は**舌骨**(7)と**甲状軟骨**(8)の間から喉頭に入り，喉頭粘膜の感覚に関わる．上喉頭神経痛の際は**舌骨大角**(9)と**甲状軟骨上角**(10)の付近に圧痛点を認める．外枝は**輪状甲状筋**(11)を支配し，他の喉頭筋は迷走神経の枝の**反回神経**(12)が支配する．

鎖骨や迷走神経を除去（図13）

交感神経幹(13)が頸椎前面の**椎前筋**(14)上を下行する．一方，**第2**(15)，**第3**(16)，**第4**(17)の各頸神経の根が，**中斜角筋**(18)や**肩甲挙筋**(19)の起始部と椎前筋に挟まれて，横突起（白印）間より出現する．**腕神経叢**(20)の根部は，**鎖骨下動脈**(21)とともに，**前斜角筋**(22)と中斜角筋に挟まれた斜角筋隙を通る．同部での圧迫症状に対する鍼灸治療法として前斜角筋刺鍼があり，**水突穴**（すいとつけつ）(A)と天鼎穴（てんていけつ）（図17，水突穴と同じ高さで胸鎖乳突筋の後縁に取穴）の中点に刺鍼する（合田光男ほか：全日本鍼灸学会雑誌40(1)：44-45, 1990）．この点は矢状方向には胸膜頂や鎖骨下動脈を損傷することはないが，前斜角筋の前方にある**内頸静脈**（図10の13）には注意を要する．

図12～図15				
A. 水突穴	4. 迷走神経下神経節	10. 甲状軟骨上角	16. 第3頸神経	22. 前斜角筋
B. 気舎穴	5. 上喉頭神経内枝	11. 輪状甲状筋	17. 第4頸神経	23. 上頸神経節
1. 内頸静脈	6. 上喉頭神経外枝	12. 反回神経	18. 中斜角筋	24. 中頸神経節
2. 内頸動脈	7. 舌骨	13. 交感神経幹	19. 肩甲挙筋	25. 椎骨動脈神経節
3. 迷走神経	8. 甲状軟骨	14. 椎前筋	20. 腕神経叢	26. 星状神経節
	9. 舌骨大角	15. 第2頸神経	21. 鎖骨下動脈	27. 第2頸椎横突起

前斜角筋を除去（図14）

頸部の**交感神経幹**(13)の神経節として**上頸神経節**(23)，**中頸神経節**(24)，**椎骨動脈神経節**(25)があり，下方は**鎖骨下動脈**(21)の背側を経て**星状神経節**(図15の26)に達する．上頸神経節は**第2**(27)と**第3**(28)の**頸椎横突起**の前方にあり，中頸神経節は**第6頸椎横突起前結節**(29)のすぐ内下方にある．椎骨動脈神経節は第7頸椎の高さで**椎骨動脈**(30)の起始部の腹側にある．なお，第6頸椎横突起前結節は比較的大きく，**輪状軟骨**(31)の高さで，**気管**(32)の外側縁と**胸鎖乳突筋**(33)の内側縁の間を圧すると触れることができる．第6頸椎横突起前結節は星状神経節ブロック時の針刺入の指針となるなど臨床的に重要である．また，その位置は前斜角筋の上端の高さ（図13），椎骨動脈が横突孔に入る高さ，および中経神経節の高さ（本図）の指標ともなる．

胸膜頂と星状神経節（図15）

鎖骨下動脈を除去する．**胸膜頂**(34)が胸郭上口より突出する．胸膜頂は胸腔の上端で，内部に肺尖をいれる．**第1胸神経**(35)が，胸膜頂の背側より出て第1肋骨の上縁で**腕神経叢**(20)に合流する．胸膜頂の内側に**星状神経節**(26)がみえる．通常みえるのは上部1/3で，残りは胸膜頂の背側に隠れる（図16）．星状神経節は，**鎖骨下動脈**(図14の21)の周囲で**椎骨動脈神経節**(図14の25)や**中頸神経節**(24)と複雑な交通関係をもつ．

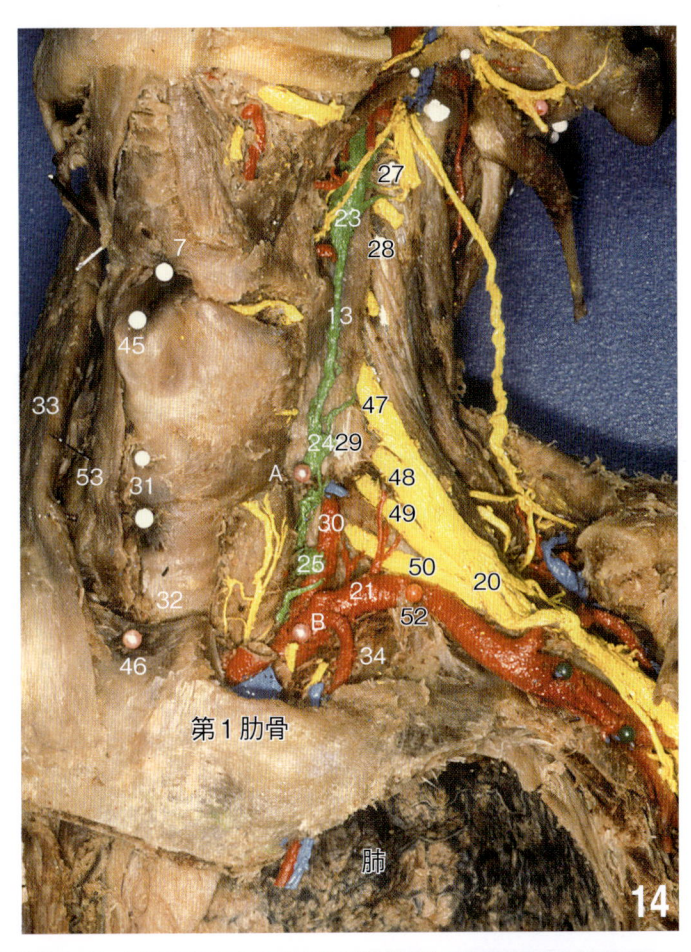

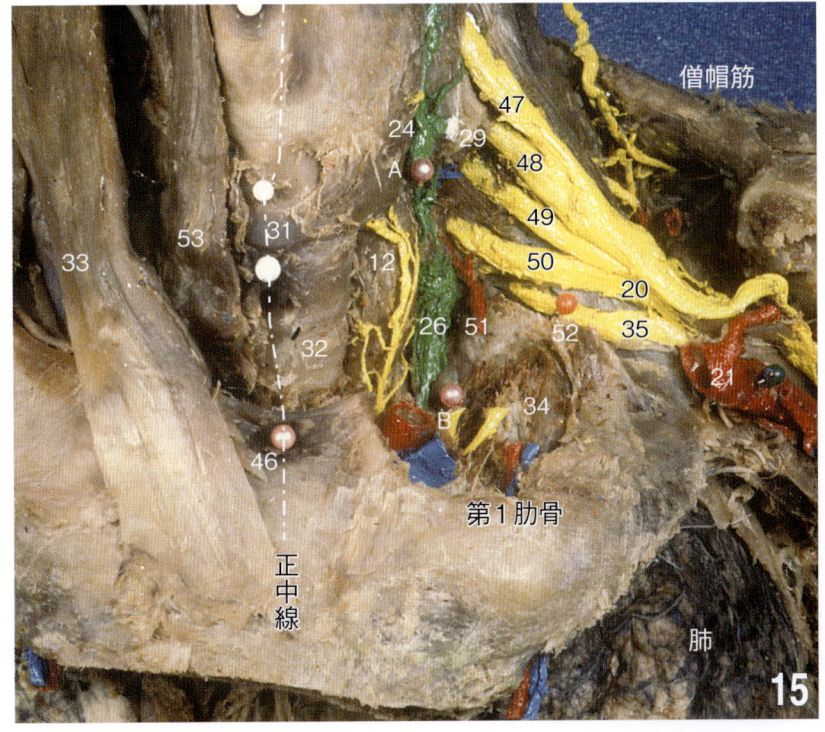

28. 第3頸椎横突起	33. 胸鎖乳突筋	39. 舌神経	45. 喉頭隆起	50. 第8頸紳経
29. 第6頸椎横突起前結節	34. 胸膜頂	40. 顎舌骨筋神経	46. 胸骨頸切痕（天突穴）	51. 肋頸動脈
30. 椎骨動脈	35. 第1胸神経	41. 顎二腹筋後腹	47. 第5頸神経	52. 鎖骨上縁の半肩幅内側1/3の点
31. 輪状軟骨	36. 副神経	42. 顎舌骨筋	48. 第6頸神経	53. 胸骨舌骨筋
32. 気管	37. 鎖骨下静脈	43. 甲状腺	49. 第7頸神経	
	38. 舌下神経	44. 舌動脈		

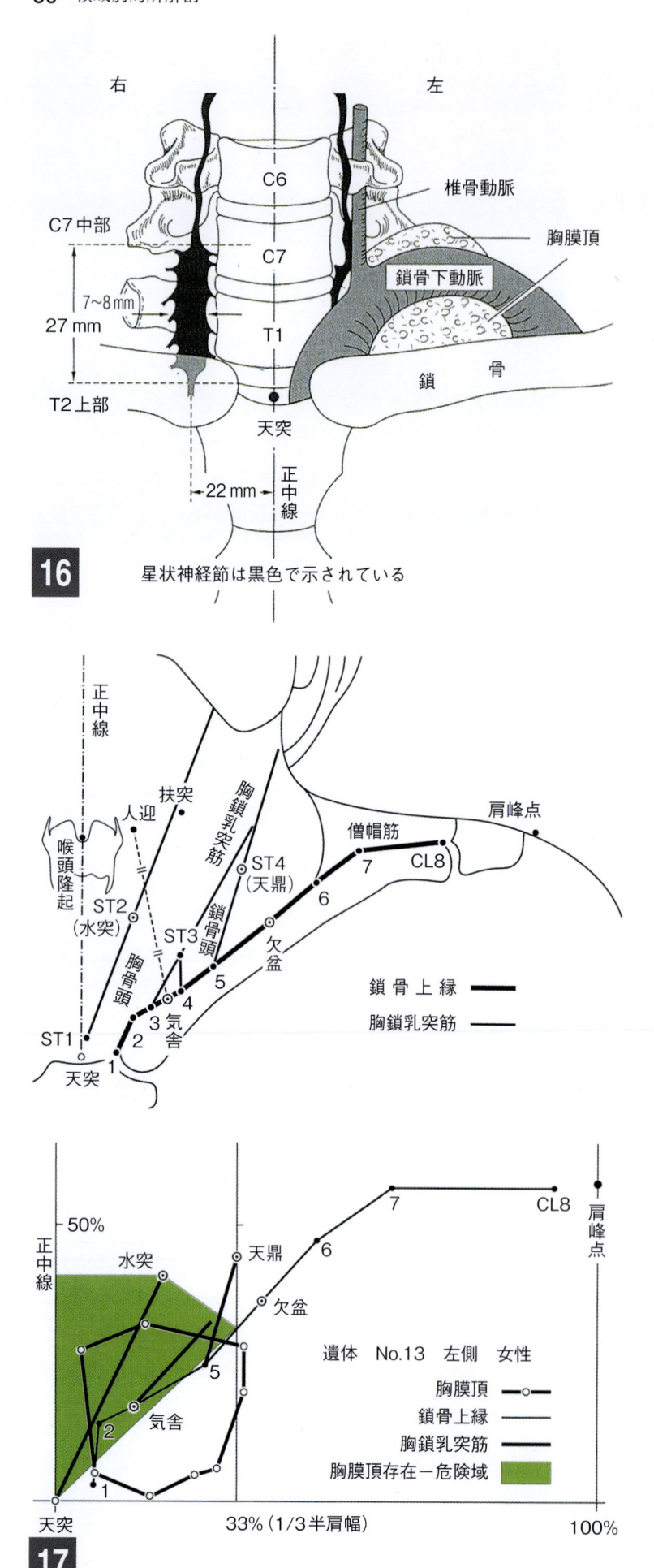

星状神経節の位置(図16)

　図14と図15での所見をまとめる．星状神経節は下顎神経節と第1胸神経節の癒合で形成されたもので，第1肋骨頭の腹側に位置する．大きさは長さ約27mm，幅7〜8mmで，第7頸椎椎体(C7)中部から第2胸椎椎体(T2)上部の高さにあり，椎骨動脈，鎖骨下動脈および胸膜頂の背側に位置する(尾﨑朋文ほか：全日本鍼灸学会雑誌37(4)：268-278,1987)．鎖骨下動脈や胸膜頂を貫かずに星状神経節へ直接刺鍼することは，ほぼ不可能である．

胸膜頂の体表投影部位(図17)

　外側頸部の基部には気舎穴，欠盆穴，水突穴などがあるが，深部に胸膜頂があり，刺鍼時に気胸を生じる可能性がある．本図は鎖骨，胸鎖乳突筋，および前頸部・外側頸部の下半の諸経穴と胸膜頂の体表投影部位との位置関係を示したもので(上島幸枝ほか：全日本鍼灸学会雑誌44(4)：317-328,1994)，上の図は各経穴の位置と鎖骨や胸鎖乳突筋との位置関係を示す．下の図は実測例での胸膜頂の体表投影域を示し，緑色の部は，計測された全例の投影域が含まれる範囲で，鎖骨より上位で胸膜頂が深部に存在する可能性がある胸膜頂存在−危険域である．この危険域は，水突穴−水突穴からおろした垂線と正中線の交点−天突穴−鎖骨上縁の半肩幅内側1/3の4点をつなぐ四角領域となり，これより外側には胸膜頂は存在しないと考えられる．

前胸部と側胸部

　胸は大きく3部から構成される．一つは，本質的には上肢の筋である浅胸筋の部で，胸壁浅層を占め，鎖骨下動・静脈系や腕神経叢の枝が分布する．他の一つは，体幹の真の腹側をなす胸壁深層の部で，肋骨と肋間筋（肋間動・静脈や肋間神経を含む）が分節構造様（p.14の緒言を参照）に並ぶ．「任脈」，「足の少陰腎経」，「足の陽明胃経」の経穴もこの分節構造にほぼ対応して配列されている．最後の一つは胸腔で，内部に胸部内臓をいれる．

　上述の胸の構成を反映して，胸における鍼灸治療の対象は二つに分けられる．一つは浅胸筋に対するもので，浅胸筋に直接症状の出現する場合もあれば，浅胸筋の過緊張などが他症状を増悪させたり，上肢に不快症状を引き起こしたりする．上肢との関わりでいえば，鎖骨下筋や小胸筋の過緊張は鎖骨下動・静脈や腋窩動・静脈，さらに腕神経叢を圧迫しうるが，これらについては上肢の項で述べる．他の一つは体幹腹側や内臓を対象とするもので，体幹腹側では胸部内臓などに起因する疾患や肋間神経痛などに対して反応が出現する．

胸と腹の体表指標構造と筋のレリーフ（図1）

　体幹の腹側は胸と腹に分けられる．胸は胸郭を骨性基盤にもち，頸とは，胸骨柄の上縁の**頸切痕**(1)から**鎖骨**(2)の上縁を経て**肩峰**(3)に至る線，腹とは，**胸骨体下端**(4)より外下方に走る**肋骨弓**(5)がそれぞれ境となる．胸は前胸部と側胸部に分けられ，**腋窩**(6)の下方に続く側胸部では皮下に肋骨を，前胸部正中の皮下には胸骨を触れる．**胸骨角**(7)は胸骨柄と胸骨体の移行部で，胸骨体下端の直下に剣状突起が存在する（図12）．筋のレリーフとして，前胸部に**大胸筋**(8)，側胸部に**前鋸筋**(9)を認める．大胸筋と**三角筋**(10)の間の**三角胸筋三角**(11)では，深部に烏口突起を触れる．一方，腹では皮下に骨性基盤はなく，下肢との境界域に**上前腸骨棘**(12)，および恥骨結節から**恥骨結合**(13)にわたる部を触れる．筋のレリーフとしては，**前正中溝**(14)の両側に腱画を伴った**腹直筋**(15)，その外側に**外腹斜筋**(16)を認める．

図1	
1. 胸骨頸切痕	9. 前鋸筋
2. 鎖骨	10. 三角筋
3. 肩峰	11. 三角胸筋三角
4. 胸骨体下端	12. 上前腸骨棘
5. 肋骨弓	13. 恥骨結合
6. 腋窩	14. 前正中溝
7. 胸骨角	15. 腹直筋
8. 大胸筋	16. 外腹斜筋
	17. 季肋部

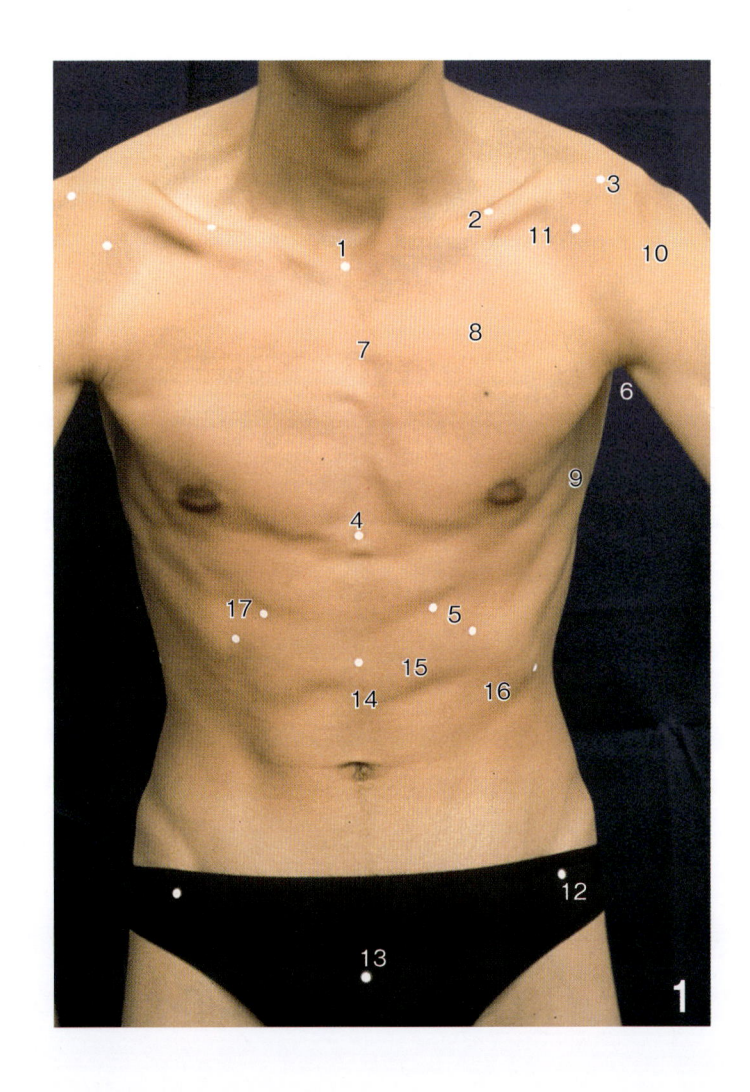

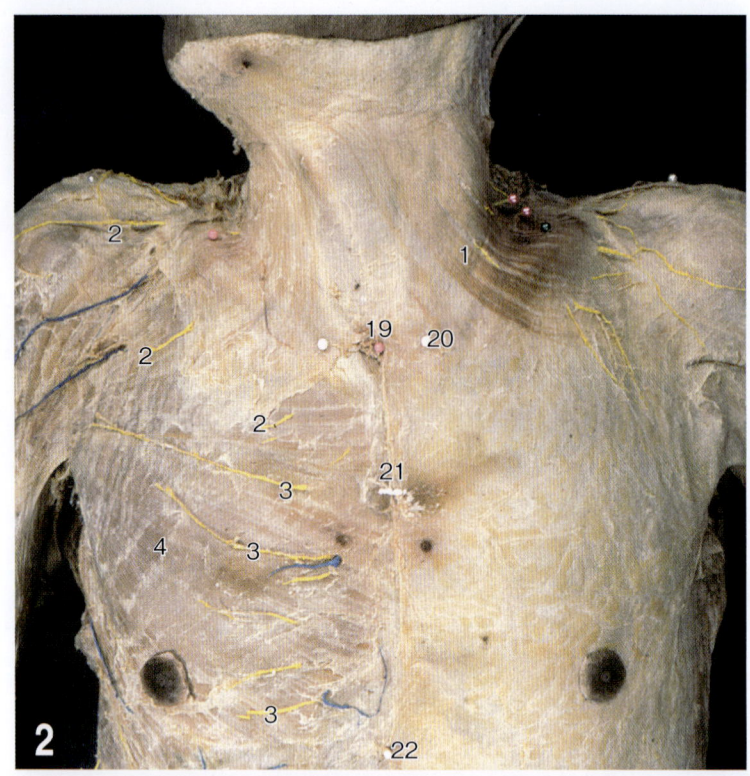

I. 胸壁の浅層

肋間神経の前皮枝（図2）

　左側胸部で皮下組織をみる．**広頸筋**（1）が頸部から外下方に走り，上位前胸部の皮下に終わる．胸部の皮膚は滑動性に富み，刺鍼抵抗が少ない．皮下組織は，女性では乳腺周囲に乳房を形成する．右側胸部では皮下組織が除去されている．頸神経叢の皮枝である**鎖骨上神経**（2）が，広頸筋下部の筋束間から上位前胸部に分布する．このため，外側頸部への刺鍼刺激がこの部に及ぶことがある．これより下位では，**肋間神経の前皮枝**（3）が**大胸筋**（4）を貫いて皮下に出現し，内外方向に走って前胸部に分布する．

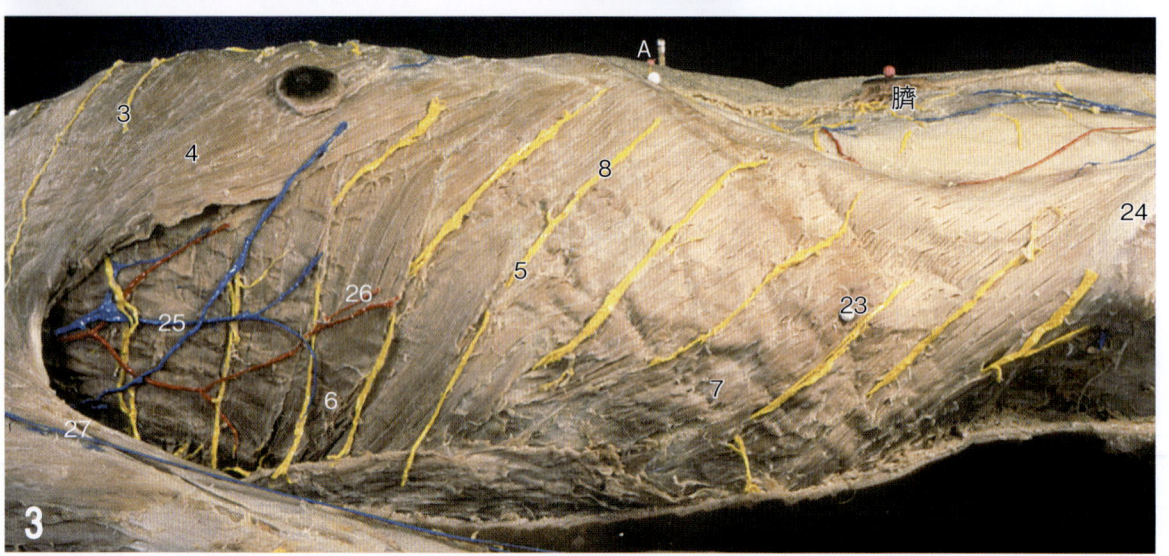

肋間神経の外側皮枝（図3）

　右側の側胸部から側腹部にかけて，**肋間神経の外側皮枝**（5）が**前鋸筋**（6）や**外腹斜筋**（7）を貫き，前・後の腋窩線の間の皮下に出現するのをみる．外側皮枝は二分して背腹方向に走るが，**腹側に向かう枝**（8）は下位の神経ほど下方に向かう傾向が強い．肋間神経痛の疼痛や帯状疱疹の小水疱は，罹患神経の走行に一致して帯状に出現する．肋間神経痛の顕著な圧痛は，胸神経の皮枝が皮下に出現する部，すなわち脊柱近傍，側胸部，胸骨近傍の3ヵ所にみられる．

図2～図5	3. 肋間神経前皮枝	7. 外腹斜筋	10. 大胸筋胸肋部	14. 胸肩峰動・静脈
A. 中脘穴	4. 大胸筋	8. 外側皮枝の腹側に向かう枝	11. 大胸筋腹部	15. 胸筋神経
1. 広頸筋	5. 肋間神経外側皮枝	9. 大胸筋鎖骨部	12. 小胸筋	16. 鎖骨の内外長の中点
2. 鎖骨上神経	6. 前鋸筋		13. 烏口突起の位置	

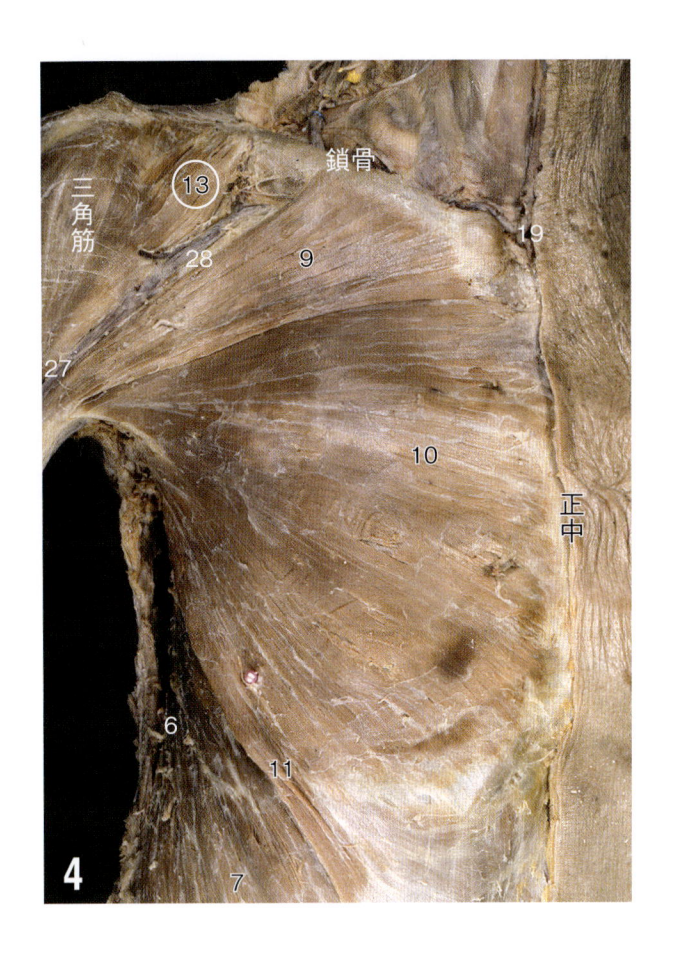

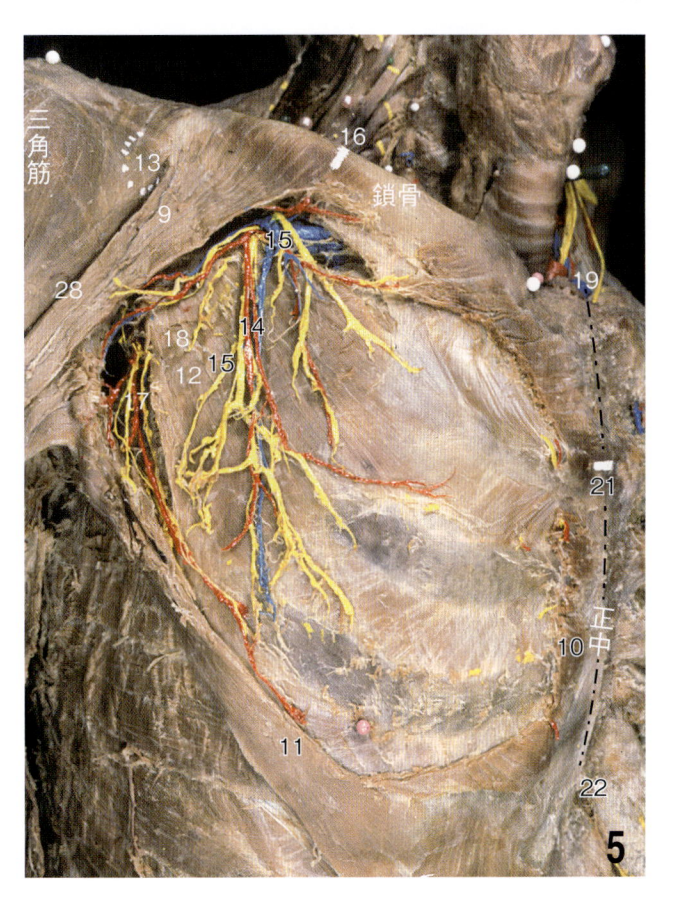

大胸筋（図4）

　右側で皮神経などを除去して大胸筋をみる．生じる位置から，**大胸筋は鎖骨部**(9)，**胸肋部**(10)，**腹部**(11)に分けられる．腹部は腹直筋鞘の前葉から生じる（p.62の図4a）．上腕骨では鎖骨部は最遠位，腹部は最近位につき，各部の作用長が長くなっている．大胸筋は上腕の内転や内旋に関わる．上肢の過度の使用で大胸筋は過緊張をきたし，大胸筋上に拡がる前胸部の経穴の多くに反応が出現する．上腕を前方に上げる作用も加わる大胸筋鎖骨部上の中府穴では，とくに反応が出現しやすい．喘息や気管支炎などで呼吸が困難な場合，呼吸補助作用ももつ大胸筋や**小胸筋**（図5の12）なども過度に緊張し，大・小胸筋上の経穴に反応が出現しやすい．**烏口突起**(13)を指標に取穴される雲門穴や中府穴では反応は顕著で，刺鍼や施灸で過緊張が軽減し，呼吸が楽になる場合をよく経験する．

胸肩峰動脈と胸筋神経（図5）

　大胸筋の胸肋部を除去して，大胸筋や**小胸筋**(12)に分布する**胸肩峰動・静脈**(14)や**胸筋神経**(15)をみる．**大胸筋の鎖骨部**(9)と胸肋部に分布する脈管や神経は，**鎖骨の内外長の中点**(16)の下方で，小胸筋の上縁を越えて出現するが，**大胸筋の腹部**(11)に分布する血管や神経(17)は，小胸筋の下縁をくぐって出現する．**一部の神経**(18)は小胸筋を貫いて胸肋部に達する．

17. 小胸筋下縁をくぐる大・小胸筋への脈管と神経	18. 小胸筋を貫く大胸筋胸肋部への神経	20. 胸鎖関節	23. 第11肋骨の先端	26. 外側胸動脈
	19. 胸骨頸切痕	21. 胸骨角	24. 腸骨稜	27. 橈側皮静脈
		22. 胸骨体下端	25. 胸腹壁静脈	28. 三角胸筋溝

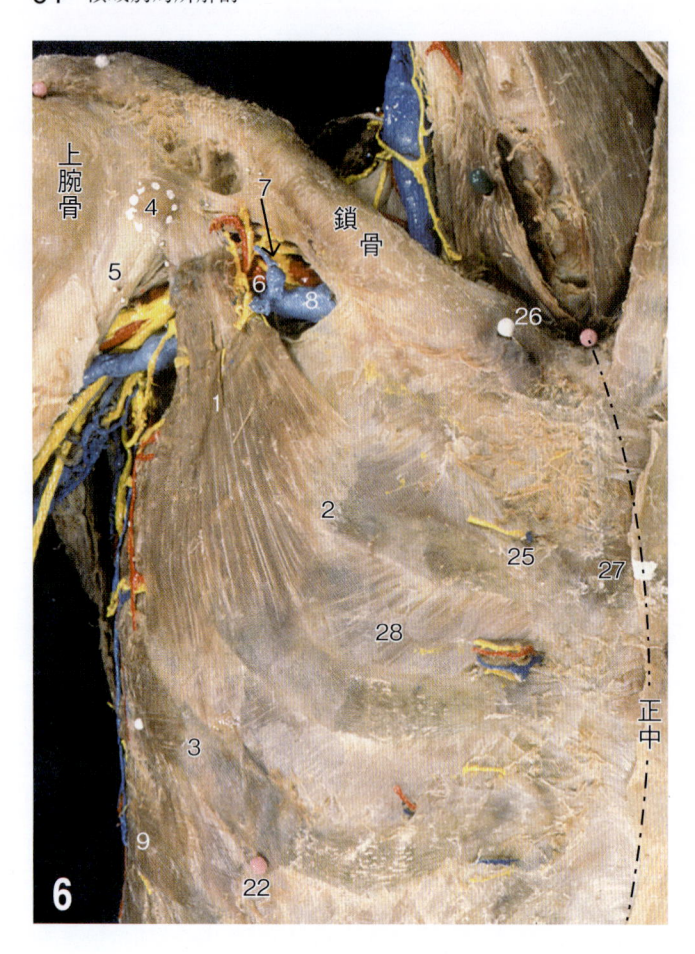

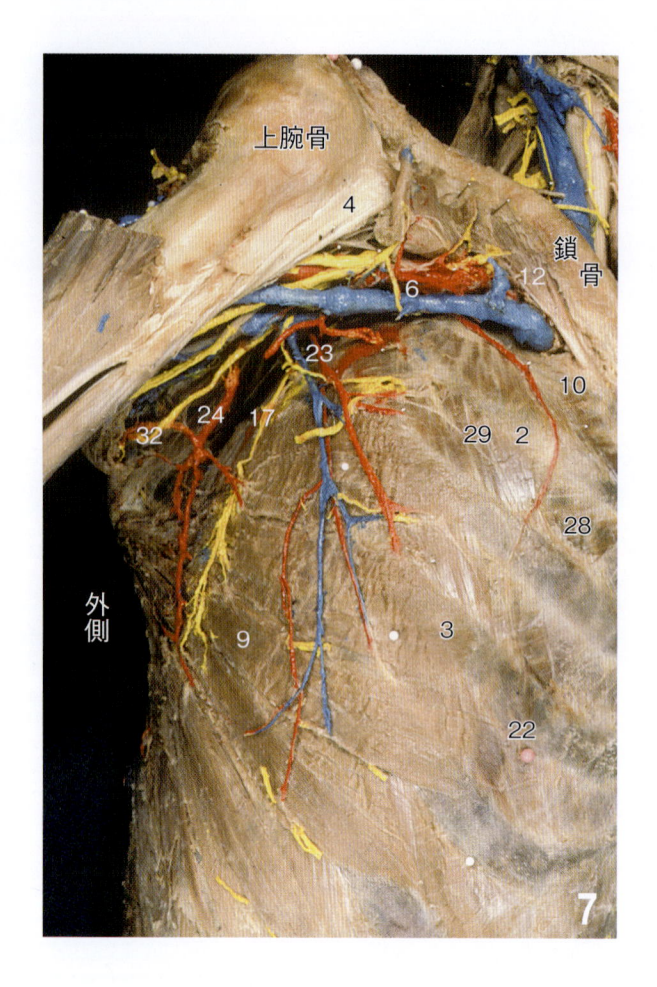

小胸筋（図6）

　大胸筋などを除去する．**小胸筋**(1)が**第2肋骨**(2)～**第4肋骨**(3)より生じて**烏口突起**(4)につく．腕を前下に伸ばす際に働き，肩甲骨を前下方に引く．肩甲骨の固定時には，肋骨を挙上して呼吸を助ける．三角胸筋三角（図1の11）では皮下に**大胸筋鎖骨部**（図4の9），さらに深部に烏口突起や小胸筋がある（本図）．三角胸筋三角とその近傍には雲門穴や中府穴があり，これらの部位は小胸筋への刺鍼に適する．烏口突起には，小胸筋以外に**上腕二頭筋短頭**(5)などの筋や靱帯が多く付着し（p.148の図8），上腕運動時にストレスが多くかかり，炎症などを生じやすい．一方，小胸筋と鎖骨の間では，小胸筋をくぐって腋窩に向かう**上肢への血管・神経束**(6)がみられる．三角胸筋溝（図4の28）を走ってきた**橈側皮静脈**(7，図4の27)は，この部で**腋窩静脈**(8)に流入する（p.74の図4）．

前鋸筋と鎖骨下筋（図7）

　小胸筋を除去する．**前鋸筋**(9)が，**第1肋骨**(10)～**第10肋骨**（図8の11）にかけての側面より生じ，肩甲骨の内側縁に向かう．鎖骨の下方では，**鎖骨下筋**(12)が第1肋骨の胸骨側より生じ，鎖骨の下面につく．鎖骨を下方に引き，鎖骨の過度な挙上や前方移動を抑制する．**上肢への血管・神経束**(6)が鎖骨や鎖骨下筋の下を通る．

図6～図9				
A. 前鋸筋の第1・第2肋骨からの筋束	肋骨からの筋束 C. 前鋸筋の第4肋骨以下からの筋束	2. 第2肋骨 3. 第4肋骨 4. 烏口突起	6. 上肢への血管・神経束 7. 橈側皮静脈	9. 前鋸筋 10. 第1肋骨 11. 第10肋骨
B. 前鋸筋の第2・第3	1. 小胸筋	5. 上腕二頭筋短頭	8. 腋窩静脈	12. 鎖骨下筋

前胸部と側胸部　55

前鋸筋の全貌（図8）

　肩甲骨を外側に引き，**第1肋骨**(10)～**第10肋骨**(11)より生じた**前鋸筋**(9)が肩甲骨の内側縁(13)につくのをみる．前鋸筋は側胸部を占め，**第1・第2肋骨からの筋束**(A)は肩甲骨上角(14)に，**第2・第3肋骨からの筋束**(B)は拡がって肩甲骨内側縁に，**第4肋骨**(15)以下からの筋束(C)は収束して**肩甲骨下角**(16)につく．前鋸筋は肩甲骨を前方に引くとともに，肩甲骨を胸郭上に固定・保持するが，とくに**下部の筋束**(C)は，下角を外側に回して関節窩を上方に向け，上腕の挙上を助ける．なお，前鋸筋は**長胸神経**（図7の17）に支配され，その損傷は前鋸筋の麻痺を招く．この際，肩甲骨内側縁は胸郭より離れて後方に突出し，背中に羽根が生えたようにみえるため，翼状肩甲と呼ばれる．

腋窩（えきか・わきのした）（図9）

　腋窩の前縁は**大胸筋**(18)の下縁，後縁は**広背筋**(19)の外縁である．本図では，腋窩を充たす脂肪組織が除かれ，**腋窩リンパ節**(20)，および深部の**腋窩静脈**(8)や**腕神経叢の内側神経束**(21)などがみえる．腋窩は，上肢に向かう脈管や神経の幹が通る部である（図7）．腋窩の前壁は大胸筋と**小胸筋**（図6の1），内側壁は**前鋸筋**（図7の9），後壁は広背筋，大円筋および肩甲下筋（p.81の図18），外側壁は上腕二頭筋短頭や烏口腕筋で構成される（同じくp.81の図18）．

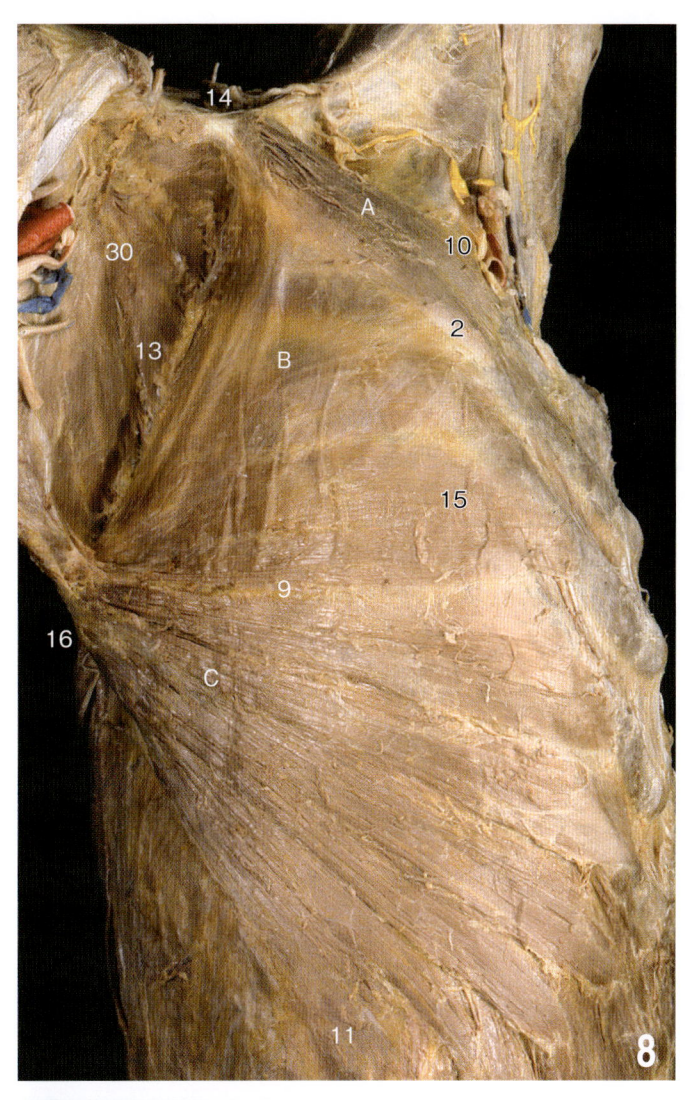

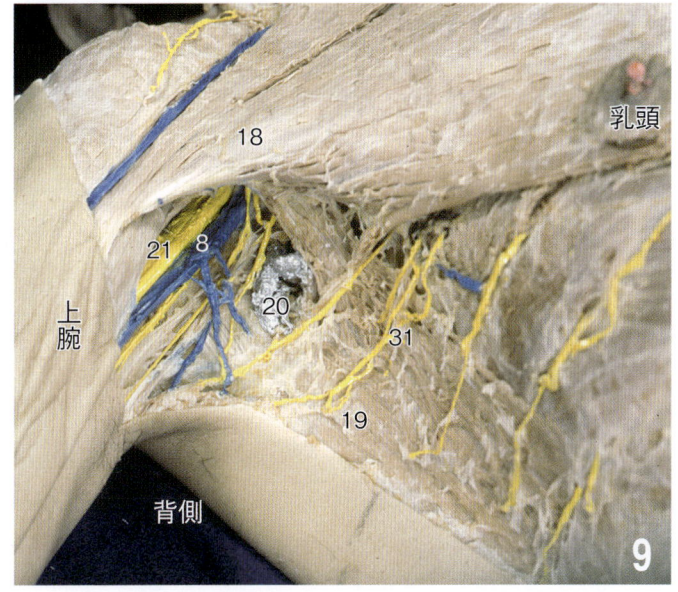

13. 肩甲骨内側縁	18. 大胸筋	22. 乳頭の位置	27. 胸骨角	32. 胸背神経
14. 肩甲骨上角	19. 広背筋	23. 外側胸動脈	28. 内肋間筋	
15. 第4肋骨	20. 腋窩リンパ節	24. 肩甲下動脈	29. 外肋間筋	
16. 肩甲骨下角	21. 腕神経叢の内側神経束	25. 肋間神経前皮枝	30. 肩甲下筋	
17. 長胸神経		26. 胸鎖関節	31. 肋間神経外側皮枝	

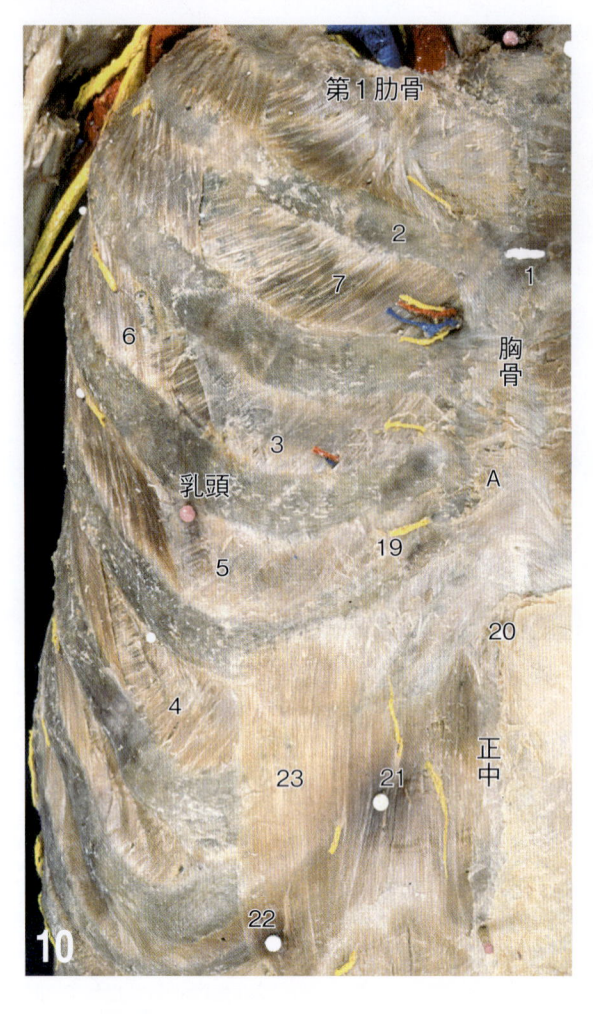

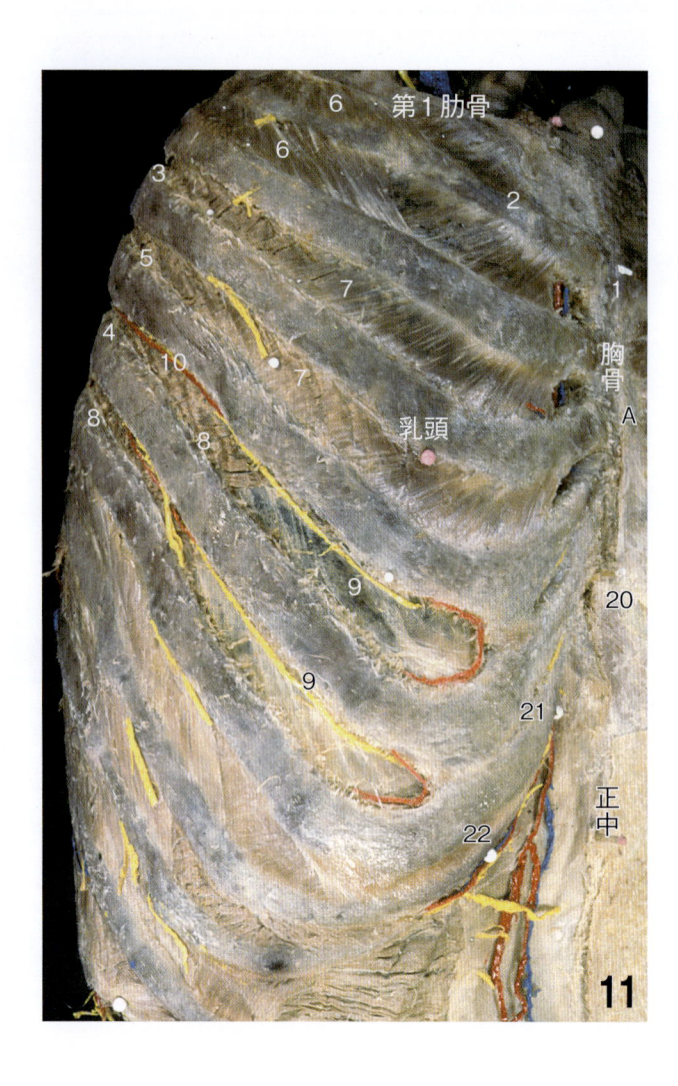

II．胸壁の深層

内肋間筋と外肋間筋（図10）

　右側で浅胸筋を除去する．**胸骨角**(1)の側方が**第2肋骨**(2)で，ここから順に肋骨の高さを体表より同定できる．肋骨と肋骨の間を肋間隙という．乳頭は**第3肋間隙**(3)から**第5肋間隙**(4)の高さに位置するが，図のように**第4肋間隙**(5)にあることが多い．肋間隙を充たす肋間筋の最外層が**外肋間筋**(6)で，胸骨に近い部では外肋間膜となるため，下層の**内肋間筋**(7)が透けてみえる．内肋間筋と外肋間筋の筋束は互いに直交する．

肋間隙の構成と肋間神経（図11）

　肋間隙には浅層から順に**外肋間筋**(6)，**内肋間筋**(7)，**最内肋間筋**(8)があり，それぞれ第1・第2肋間隙，第3・第4肋間隙，第5・第6肋間隙でみえるようにされている．外肋間筋は肋骨を引き上げ（吸息），内肋間筋と最内肋間筋は同じ方向に走って肋骨を引き下げ（呼息），両筋の間を，肋間の筋や他の深胸筋を支配する**肋間神経**(9)が走る．肋間神経は**肋間動・静脈**(10)とともに肋骨の下縁に隠れるように走るので，これに直接刺鍼する場合には，肋骨下縁に沿って下方より鍼を刺入する．

図10～図13	2. 第2肋骨	5. 第4肋間隙	8. 最内肋間筋	11. 内胸動・静脈
A. 膻中穴	3. 第3肋間隙	6. 外肋間筋	9. 肋間神経	12. 胸横筋
1. 胸骨角	4. 第5肋間隙	7. 内肋間筋	10. 肋間動・静脈	13. 壁側胸膜

前胸部と側胸部 57

胸郭前面の骨格(図12)

肋間の筋を除去する．左側胸壁では**内胸動・静脈**(11)，**胸横筋**(12)，**壁側胸膜**(13)などの胸郭内面の構造がみえる．右側胸壁では内面の構造が除去され，内部に**肺**(14)がみえる．前胸部正中にある胸骨は**胸骨柄**(15)，**胸骨体**(16)，**剣状突起**(17)で構成される．胸骨体にはしばしば穿孔がみられるので，胸骨体上での刺鍼には注意が必要である．穿孔は，左右の胸骨堤の胎生期での不完全癒合によるもので，胸骨体が縦に分裂することもまれにあり，また，剣状突起にも本例のように**穿孔**(18)がみられることもある．なお，胸郭内面で胸骨の側方を縦に走る内胸動・静脈の位置は，「足の少陰腎経」のやや内側にある．

乳頭の高さでのMRIの横断画像(図13)

身長170 cmで体重50.4 kgの64歳の男性生体での画像である．乳頭の高さの胸骨体正中に取穴される**膻中穴**(A)での体表から胸骨後面までの深さは，この例では23 mmである．なお，日本人31名の膻中穴での体表から胸骨後面までの深さは，男性で20±4 mm，女性で18±6 mm，男女合わせての最小値は11 mmである（尾崎朋文ほか：医道の日本53 (6)：13-24, 1994）．膻中穴も含めた胸骨体上の経穴への刺鍼の深さは，胸骨体の穿孔を念頭に置き，1 cm以下が適切と思われる．

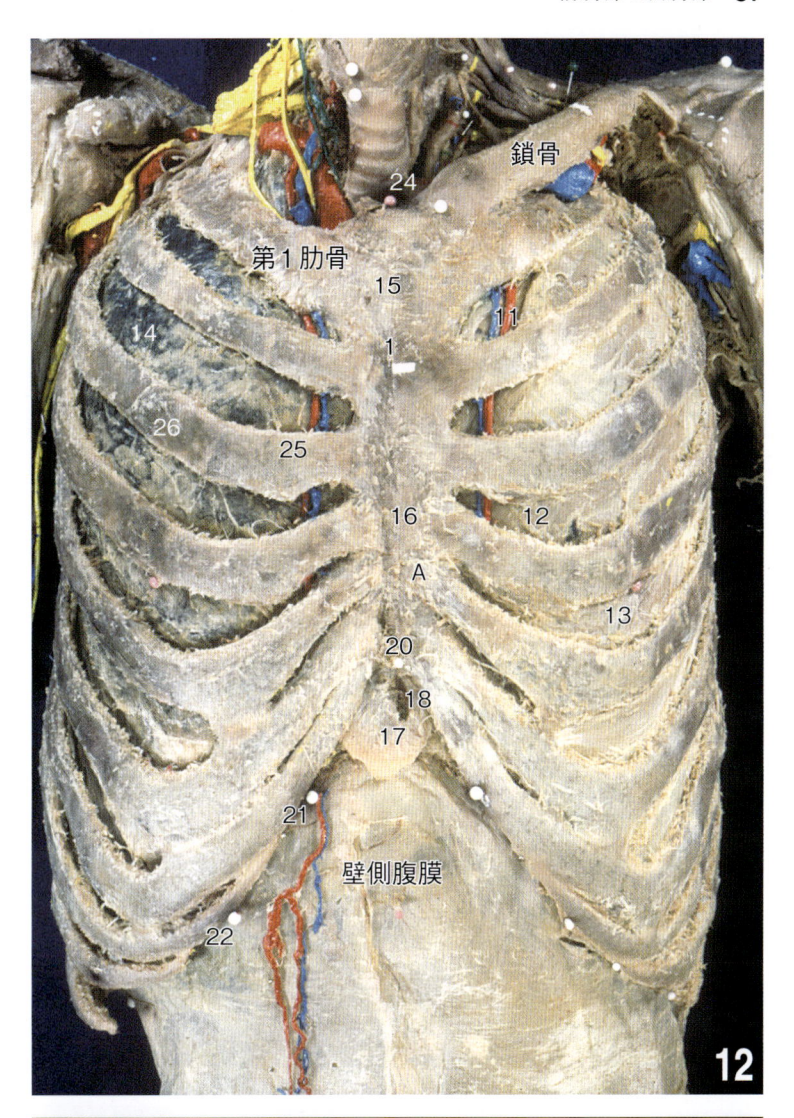

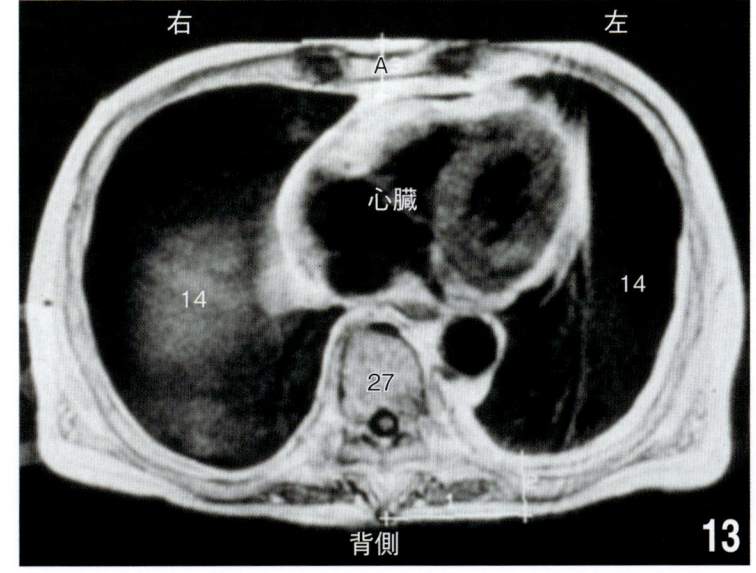

14. 肺	17. 胸骨剣状突起	20. 胸骨体下端	23. 腹直筋	26. 肋硬骨
15. 胸骨柄	18. 剣状突起の穿孔	21. 第8肋軟骨付着部	24. 胸骨頸切痕	27. 椎骨
16. 胸骨体	19. 肋間神経前皮枝	22. 第9肋軟骨付着部	25. 肋軟骨	

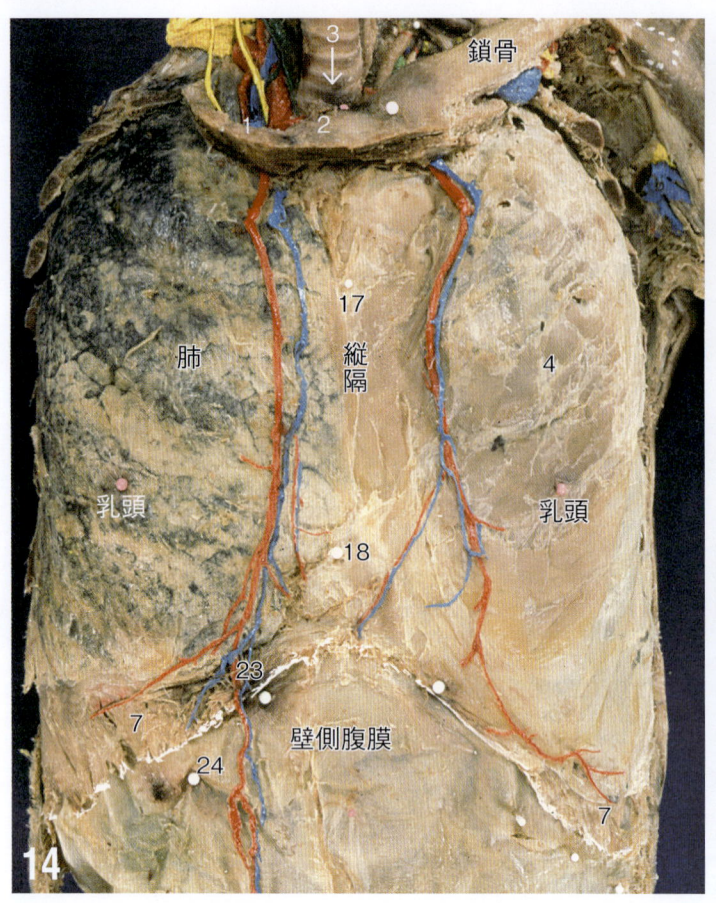

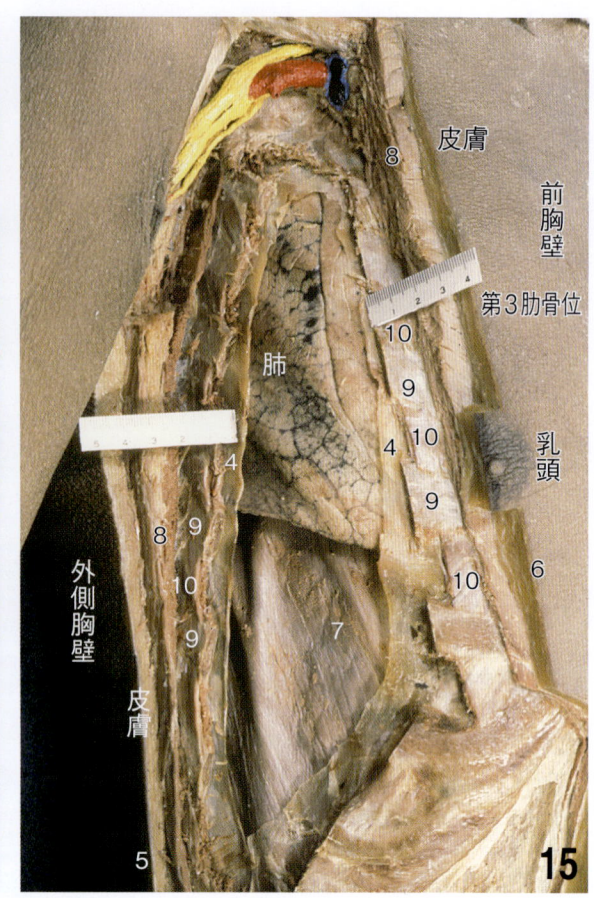

III. 胸　腔

肺（図14）

　前胸壁をはずす．**第1肋骨**(1)と**胸骨柄**(2)の上縁は残され，**胸郭上口**(3)の位置がわかる．左側胸腔では**壁側胸膜**(4，この例では病的に肥厚)を残し，右側胸腔では，壁側胸膜が除去されて肺がみえる．壁側胸膜と肺との間に胸膜腔があり（p.24の図20），呼吸に伴う肺の運動ができる．胸膜腔に空気やガスの存在する状態が気胸で，呼吸能力は低下する．肺領域への刺鍼では，刺入鍼で壁側胸膜や肺を損傷して生じる外傷性気胸の可能性に常に留意する必要がある．

前胸壁と外側胸壁の構成と厚み（図15）

　刺鍼による外傷性気胸を防ぐには，体表から**壁側胸膜**(4)までの深さを知る必要がある．本図では，前胸壁と外側胸壁の構成と厚みがわかるように，**腋窩線**(5)と**乳頭線**(6)の間で右側の胸壁がはずされており，肺と**横隔膜**(7)がみえる．両胸壁は，表層から皮膚，**浅胸筋**(8)，**肋骨**(9)と**肋間筋**(10)からなる固有胸壁，壁側胸膜の4層よりなり，乳頭より上方で厚みを増す．この例では，体表から壁側胸膜までの深さは，第3肋骨位の前胸壁で約35 mmである．体表から肋骨外面までの深さが刺鍼時にわかれば，肋間部の経穴であっても気胸を防止できる．

図14〜図17	3. 胸郭上口	6. 乳頭線	9. 肋骨	12. 心膜腔
1. 第1肋骨	4. 壁側胸膜	7. 横隔膜	10. 肋間筋	13. 線維性心膜
2. 胸骨柄	5. 腋窩線	8. 浅胸筋	11. 心臓	14. 冠状動脈

前胸部と側胸部 59

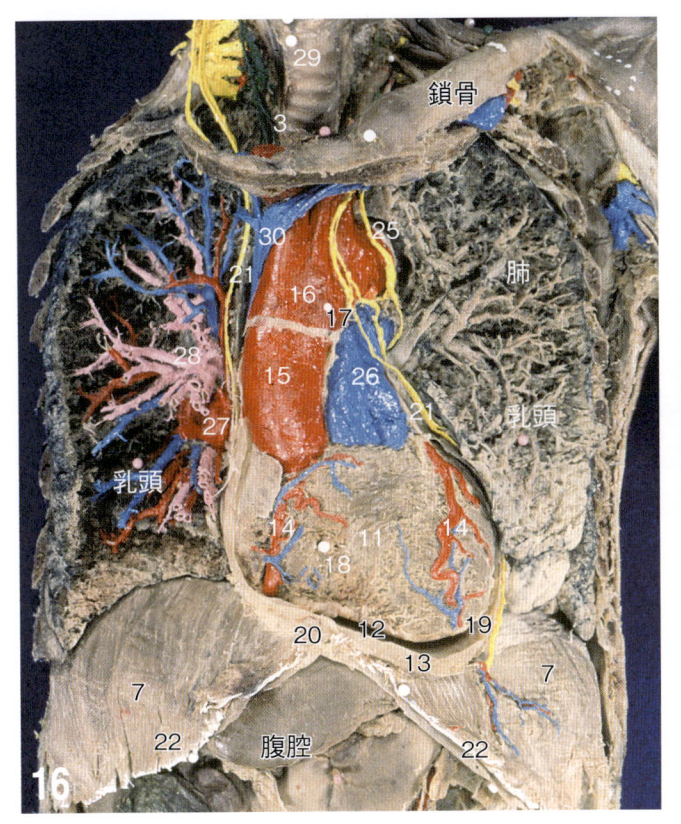

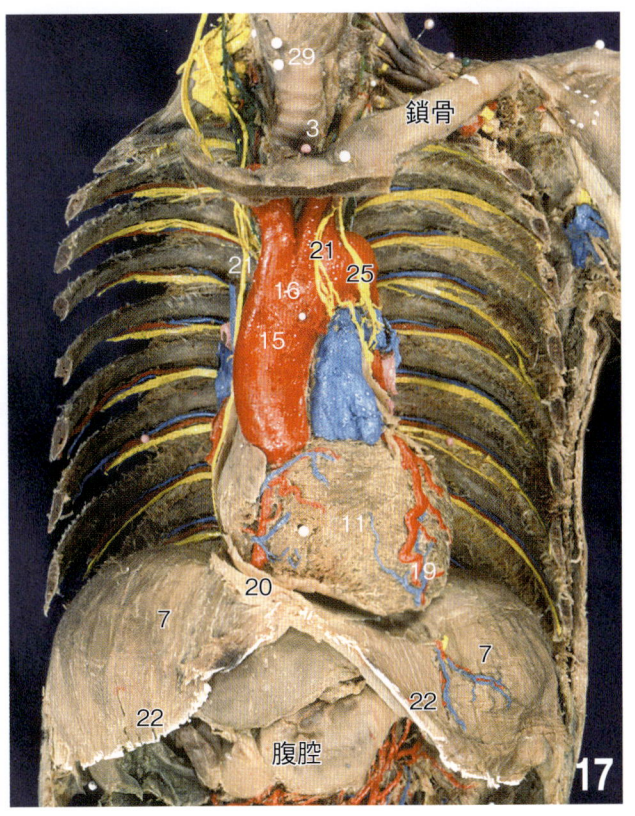

心　臓（図16）

　心臓(11)は狭い空間の**心膜腔**(12)で囲まれる．心膜腔は**線維性心膜**(13)で包まれ，内面は漿膜性心膜の壁側板で裏打ちされる．心臓では心外膜がはがされ，左右の**冠状動脈**(14)がみえている．冠状動脈は**上行大動脈**(15)より出て心臓壁に血液を送り，狭心症や心筋梗塞に関係する．上行大動脈に続く**大動脈弓**(16)の下部は**胸骨角**(17)の高さ，**胸骨体下端**(18)は心臓に対応する．**心尖**(19)は乳頭線のやや内側の第5肋間に位置し，左歩廊穴（ほろうけつ）に対応する．

胸　腔（図17）

　肺を除去する．胸腔は**横隔膜**(7)で腹腔と隔てられる．横隔膜は胸郭下口の周縁より生じて，中央の**腱中心**(20)に向かい，頸神経叢由来の**横隔神経**（図16の21）に支配される．胸と腹の体表上の境界は**肋骨弓**(22)である（図1）．しかし，横隔膜が胸腔側に盛り上がるため，胸腔と腹腔の境界は肋骨弓より上位となり，体表での胸の部で胸骨体下端より下方にある**季肋部**（図1の17）の深部は腹腔となる．横隔膜が収縮すると胸腔が拡がり，胸膜腔は陰圧となり，肺に空気が入る（吸息）．一方，胸腔は，心臓などの存在する縦隔で左右に隔てられる．縦隔の左右は肺をいれる空洞で，上方は**胸郭上口**(3)の外側部に突出し，外側頸部の基部で胸膜頂となる（p.49の図15）．

15. 上行大動脈	19. 心尖	23. 第8肋軟骨付着部の位置	25. 迷走神経	29. 気管
16. 大動脈弓	20. 腱中心	24. 第9肋軟骨付着部の位置	26. 肺動脈	30. 上大静脈
17. 胸骨角の位置	21. 横隔神経		27. 肺静脈	
18. 胸骨体下端の位置	22. 肋骨弓		28. 気管支の枝	

前腹部と側腹部

　腹では「任脈」,「足の少陰腎経」,「足の陽明胃経」などの経絡が胸より続き，胸の場合と同様，多くの経穴が経絡上に分節的に並べられ，胸と同じ概念で捉えられている．構造的にも腹壁は胸壁の続きで，胸椎と胸骨の代わりがそれぞれ腰椎と白線で，肋骨は腰椎の肋骨突起に名残をとどめる．腹壁に分布する腰動・静脈は胸壁の肋間動・静脈と相同であり，胸壁に分布する肋間神経が腹壁の大部分にも分布する．一方，腹が胸と異なる点が二つある．一つは，浅胸筋に相当する部が腹にはなく，純粋な体幹であること，他の一つは内部に多数の内臓をもつことである．このため，腹では種々の内臓の異常により，体表の特定領域に反応点（関連痛）が生じる．経穴と一致することの多いこれら反応点への刺鍼や施灸が，内臓疾患における鍼灸治療の主要部をなす．本項では，腹壁と腹腔について記し，腹腔では主要経穴と内臓の位置間係にとくに留意するが，腹腔後壁の内面は胸腔後壁の内面と一括して記載し，関連痛の発生機序などを念頭に置き，胸・腹部臓器と壁側胸膜と壁側腹膜の神経支配に重点を置く．

I. 腹　壁

腹の体表指標構造（図1）

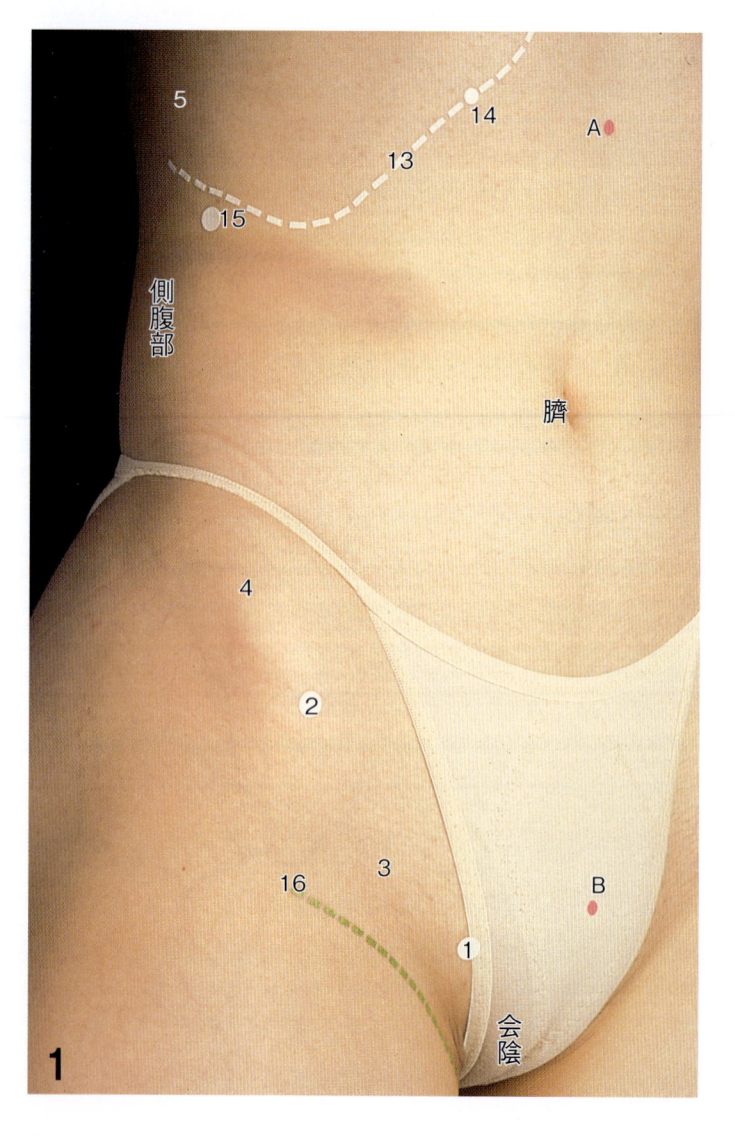

　胸との関連や筋のレリーフについては，p.51の図1で述べた．**恥骨結節**（1）と**上前腸骨棘**（2），これらをつなぐ**鼠径溝**（3），上前腸骨棘の後方に続く**腸骨稜**（4）が腹と下肢の境界である．腹は前腹部と側腹部に分けられる．側腹部は**側胸部**（5）の下方で腸骨稜に至るまでで，前腹部正中の中央の高さには臍がある．臍と胸骨体下端との中点に**中脘穴**（A）がある．前腹部は恥骨結合を境に会陰と接する．恥骨結合正中の上縁に**曲骨穴**（B）がある．

図1〜図3	神経の前皮枝
A. 中脘穴	10. 腹直筋鞘前葉
B. 曲骨穴	11. 浅腹壁静脈
1. 恥骨結節	12. 浅腸骨回旋静脈
2. 上前腸骨棘	13. 肋骨弓
3. 鼠径溝	14. 第9肋軟骨付着部
4. 腸骨稜	15. 第11肋骨の先端
5. 側胸部	16. 股関節屈曲線
6. 皮神経	17. 肋間神経や腸骨下腹
7. 皮静脈	神経の外側皮枝
8. 筋膜	18. 第8肋軟骨付着部
9. 肋間神経や腸骨下腹	

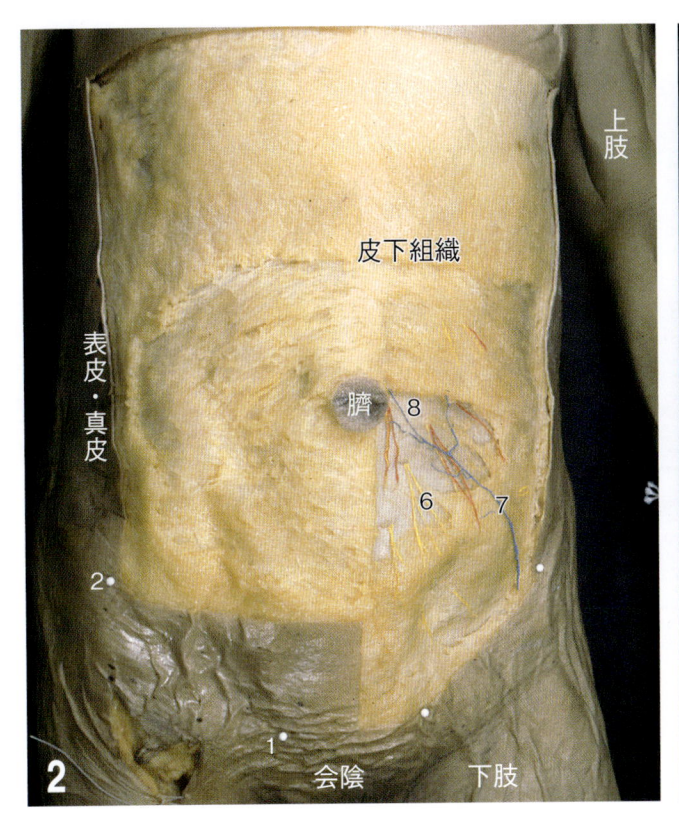

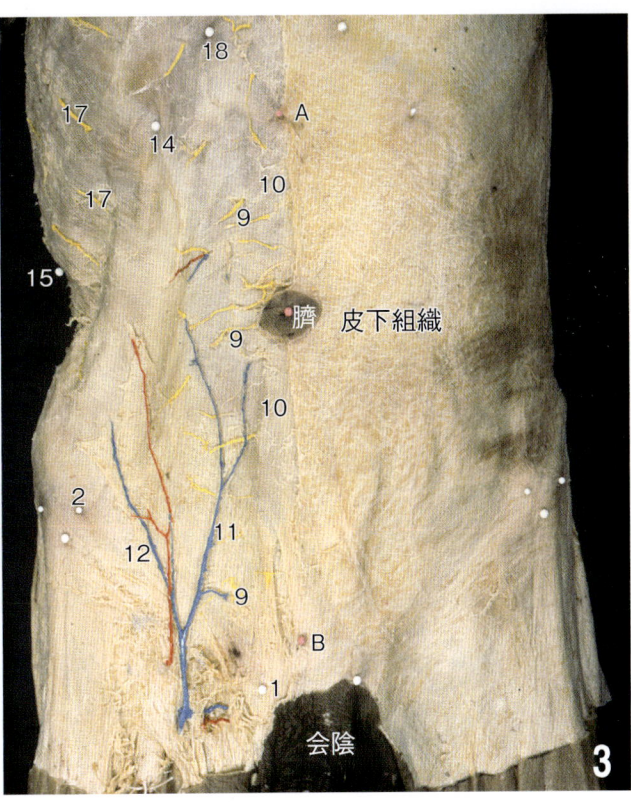

皮下組織（図2）

　表皮・真皮をはがす．腹部の表皮・真皮は比較的薄い．臍の左下部では皮下組織が除去され，**皮神経**（6）と**皮静脈**（7），さらに深層に**筋膜**（8）がみえる．腹部の皮下組織は脂肪組織に富み，筋膜とゆるく結合するため，腹部の皮膚は移動性に富む．刺鍼抵抗は背部などに比べて少ないが，よく動くため安定性に欠け，刺鍼しにくい．臍では，皮下に脂肪組織は沈着せず，輪状にくぼみ，臍輪と呼ばれる孔が前腹壁に開く．薄い線維性の結合組織が臍輪を貫いて壁側腹膜に接し，門脈に連なる細い臍傍静脈がこの結合組織を通って腹部皮下に達する．

皮神経と皮静脈（図3）

　体幹の右側で皮下組織を除去し，皮神経や皮静脈をみる．前腹部の正中寄りで，**肋間神経や腸骨下腹神経の前皮枝**（9）が**腹直筋鞘前葉**（10）を貫く．貫通部位は内外2列に並び，内側列は「足の少陰腎経」に，外側列は「足の陽明胃経」に近接する．皮静脈では，**浅腹壁静脈**（11）が臍のそばから生じて前腹部を下方に走り，**上前腸骨棘**（2）付近から生じる**浅腸骨回旋静脈**（12）などと合流の後，伏在裂孔を経て大腿静脈に流入する（p.110の図4）．また，ここではみえないが，臍の深層付近から上腹壁静脈や下腹壁静脈も生じる（p.65の図8）．門脈系に循環障害があると，門脈からの血液は臍傍静脈を経て臍の皮下に達し，上記の静脈を介して体循環系の静脈に入る．皮静脈は臍を中心に放射状に怒張する（メズサの頭）．

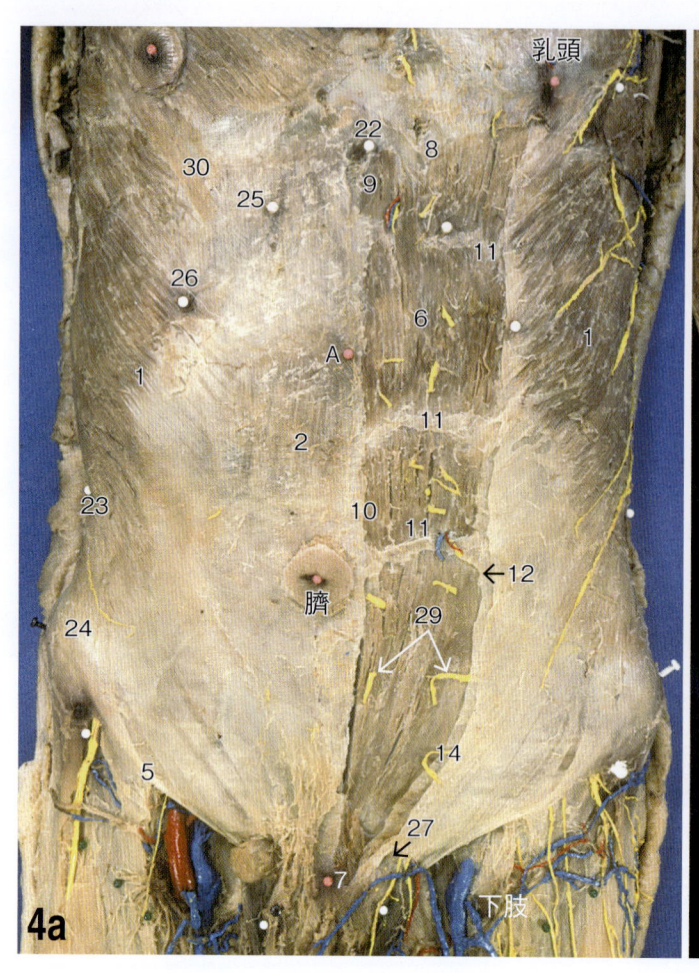

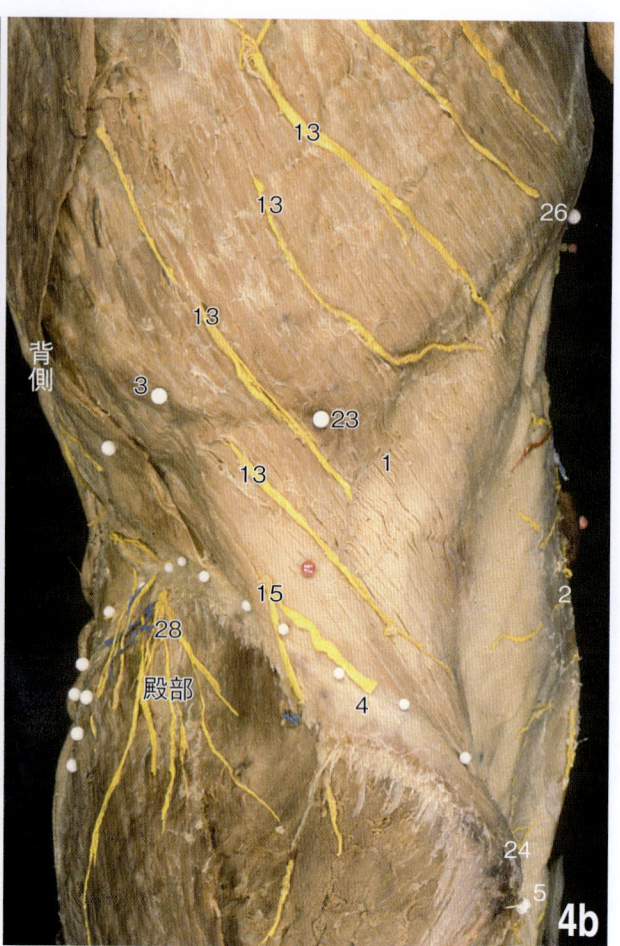

腹壁浅層の筋（図4）

　aは前面，bは右側面をみている．体幹の右側では皮下組織が完全に除去され，**外腹斜筋**(1)と**腹直筋鞘前葉**(2)がみえる(a)．外腹斜筋は第5から**第12肋骨**(3)より生じて前下方に走り，途中で腱膜となって**腸骨稜**(4)，**鼠径靱帯**(5)および腹直筋鞘前葉に達する(b)．体幹の左側では，前葉が除去され，**腹直筋**(6)がみえている(a)．腹直筋は**恥骨**(7)より生じて第5から**第7肋軟骨**(8)や**胸骨剣状突起**(9)につくもので，「任脈」が通る**白線**(10)の両側を縦走する．腹直筋には密な結合組織からなる3から4個の**腱画**(11)があり，腹直筋を4から5個の筋腹に分ける．腹直筋鞘前葉は腹直筋の前面を覆い，後面は**腹直筋鞘後葉**(図7の12)が覆って，合わさって腹直筋を鞘状に包む．腹直筋鞘前葉の構成には，外腹斜筋の腱膜以外に**内腹斜筋の腱膜**(12)や腹横筋の腱膜も加わる．腹直筋は脊柱の前屈に関わる．「足の太陰脾経」は腹直筋鞘の外側縁，「足の陽明胃経」や「足の少陰腎経」は腹直筋上を走る．側腹部では，**肋間神経の外側皮枝**(13)が外腹斜筋を貫いて皮下に出現する(b)．第1腰神経の枝である**腸骨下腹神経の前皮枝**(14, a)や**外側皮枝**(15, b)が最下部を支配するものの，肋間神経の皮枝の分布域は腹部に広くおよぶ．

図4〜図5	4. 腸骨稜	9. 胸骨剣状突起	14. 腸骨下腹神経前皮枝
A. 中脘穴	5. 鼠径靱帯	10. 白線	15. 腸骨下腹神経外側皮枝
1. 外腹斜筋	6. 腹直筋	11. 腱画	
2. 腹直筋鞘前葉	7. 恥骨	12. 内腹斜筋の腱膜	16. 内腹斜筋
3. 第12肋骨（先端）	8. 第7肋軟骨	13. 肋間神経外側皮枝	

前腹部と側腹部 63

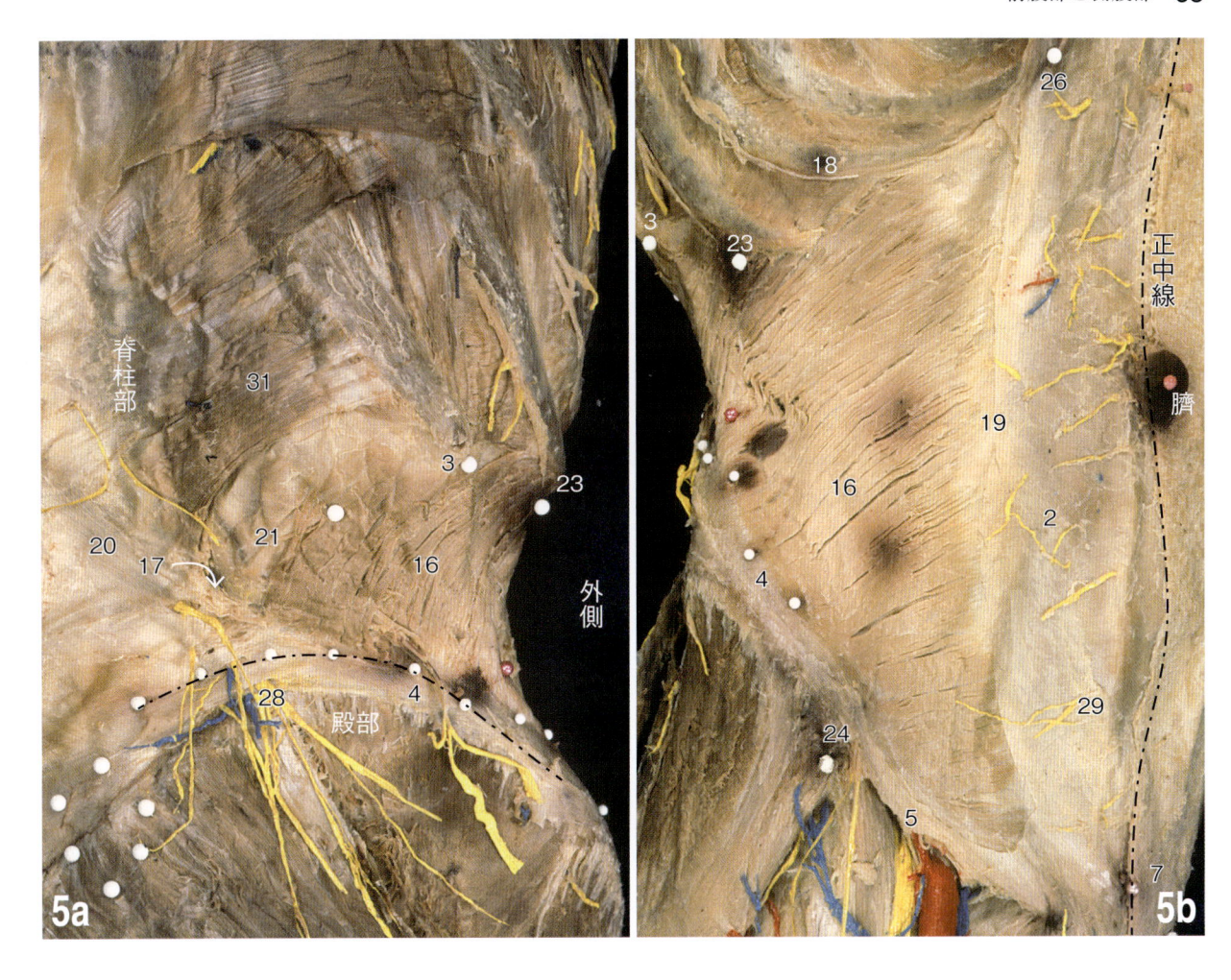

内腹斜筋（図5）

　外腹斜筋（図4の1）を除去する．aは右後面，bは右前面をみている．**内腹斜筋**（16）が**腰腱膜**（17，a），**腸骨稜**（4，a・b），**鼠径靱帯**（5，b）から生じる．腰腱膜や腸骨稜後部からの筋束は**第10肋骨**（18）から**第12肋骨**（3）に停止する（a・b）．腸骨稜前部と鼠径靱帯からの筋束は**腹直筋鞘の外側縁**（19）近くで腱膜となり，**腹直筋鞘前葉**（2）や後葉に入る（b）．腰腱膜とは，**腰背腱膜**（20）が脊柱起立筋の前方にまわったもので，第12肋骨，腰椎の肋骨突起，腸骨稜の間に張る．**内腹斜筋と腹横筋の起始腱膜**（21）はここから生じる（a）．内腹斜筋と外腹斜筋は両側作用で脊柱を前屈する．片側作用では，同側の両筋が同時に収縮すると脊柱を側屈するが，対側同士の両筋が同時に収縮すると，脊柱は回旋し，外腹斜筋には筋のある側と反対側への回旋作用，内腹斜筋には筋のある側への回旋作用があるため，左の外腹斜筋（図4a）と右の内腹斜筋（図5b）が同時に収縮すると，脊柱は右側に回旋することになり，逆に右の外腹斜筋と左の内腹斜筋が同時に収縮すると，脊柱は左側に回旋することになる．

17. 腰腱膜	の起始腱膜	26. 第9肋軟骨付着部	31. 下後鋸筋
18. 第10肋骨	22. 胸骨体下端	27. 精索	
19. 腹直筋鞘外側縁	23. 第11肋骨（先端）	28. 上殿皮神経	
20. 腰背腱膜	24. 上前腸骨棘	29. 肋間神経前皮枝	
21. 内腹斜筋と腹横筋	25. 第8肋軟骨付着部	30. 大胸筋腹部	

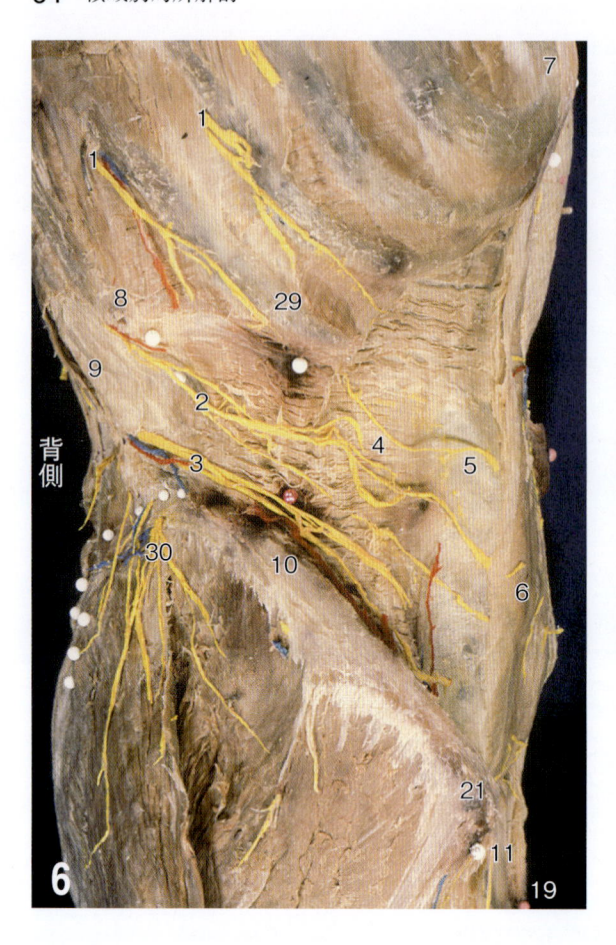

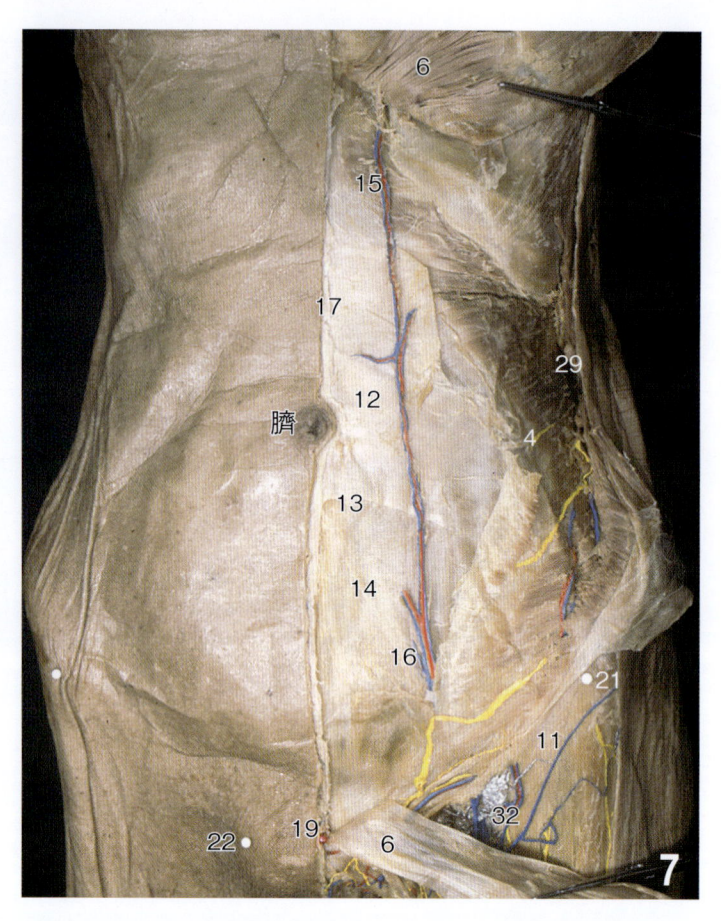

腹横筋(図6)

　右側面をみている．内腹斜筋を除去し，下位の**肋間神経**(1)，**肋下神経**(2，第12肋間神経)，**腸骨下腹神経**(3)が**腹横筋**(4)を前下方に横切り，**前皮枝**(5)として**腹直筋**(6)を貫くのをみる．これらの神経は筋枝も出し腹壁の筋も支配する．腹横筋は**第7肋骨**(7)から**第12肋骨**(8)，**腰腱膜**(9)，**腸骨稜**(10)および**鼠径靱帯**(11)より前方に走り，途中で腱膜となって**腹直筋鞘の後葉**(図7の12)や下部では前葉に入る．腹横筋は外腹斜筋や内腹斜筋とともに腹圧を高め，排便や排尿，横隔膜を押し上げての呼息などに関与する．

腹直筋を翻す(図7)

　腹直筋(6)を翻し，**腹直筋鞘の後葉**(12)をみる．後葉の下縁が**弓状線**(13)で，これより下方では後葉を欠き，内腹斜筋や**腹横筋**(4)の腱膜は腹直筋鞘の前葉に入るため，**壁側腹膜**(14，外面は横筋筋膜で覆われる)がみえている．後葉を欠くことで，下腹部での腹壁の締めつけが弱まり，尿や便の貯留時や妊娠時の下腹部の膨隆が容易になる．内胸動・静脈より続く**上腹壁動・静脈**(15)が腹直筋鞘の後葉上を下行し，外腸骨動・静脈より上行してきた**下腹壁動・静脈**(16)と吻合する．**白線**(17)は，腹直筋鞘を構成する側腹部の3筋の腱膜が正中で合わさったもので，**胸骨剣状突起**(図8の18)と**恥骨結合**(19)をつなぐ．

図6〜図9	2. 肋下神経	腹神経の前皮枝	9. 腰腱膜	13. 弓状線
A. 中脘穴	3. 腸骨下腹神経	6. 腹直筋	10. 腸骨稜	14. 壁側腹膜-横筋筋膜
図9の⇨．鼠径管	4. 腹横筋	7. 第7肋骨	11. 鼠径靱帯	
1. 肋間神経	5. 肋間神経や腸骨下	8. 第12肋骨先端	12. 腹直筋鞘後葉	15. 上腹壁動・静脈

横筋筋膜と壁側腹膜（図8）

前腹部や側腹部の筋，および腹直筋鞘を除去し，**腹壁内面の壁側腹膜とその外面を覆う横筋筋膜**(14)をみる．腹壁の一部である壁側腹膜には肋間神経などが分布し，刺鍼時に痛みを感じる．壁側腹膜に病変があると，病変部の腹壁に限局して鋭い痛みが出現する．病変部の痛みは脊髄に達し，同じ高さの脊髄から出る運動神経が支配する腹壁筋に強い過緊張を生じる．

鼠径管（図9）

下腹部の右側では**外腹斜筋の腱膜**(20)がみられ，左側では，鼠径管（白矢印⇨）を残して前腹部の筋が除去されている．**上前腸骨棘**(21)と**恥骨結節**(22)をつなぐ**鼠径靱帯**(11)の内側半の上方で，外腹斜筋，内腹斜筋および**腹横筋**(4)を後上方に斜めに貫く間隙が鼠径管で，男性では**精索**（図4aの27）を通して太く，女性（本図）では**子宮円索**(23)を通して細い．男女ともに**腸骨鼠径神経**(24)も鼠径管を通る．鼠径管の前壁は外腹斜筋の腱膜でつくられる．腱膜は精索や子宮円索を挟んで**内側脚**(25)と**外側脚**(26)に分れ，鼠径管の外口である**浅鼠径輪**(27)を構成する．鼠径管の後壁は腹横筋の腱膜よりなる．その腱膜に開く孔が**深鼠径輪**(28)で，鼠径管の内口をなす．深鼠径輪の内側縁を**下腹壁動・静脈**(16)が上・下行する．鼠径靱帯は腹と下肢の境界をなし，体表では**鼠径溝**（図1の3）にほぼ対応する．

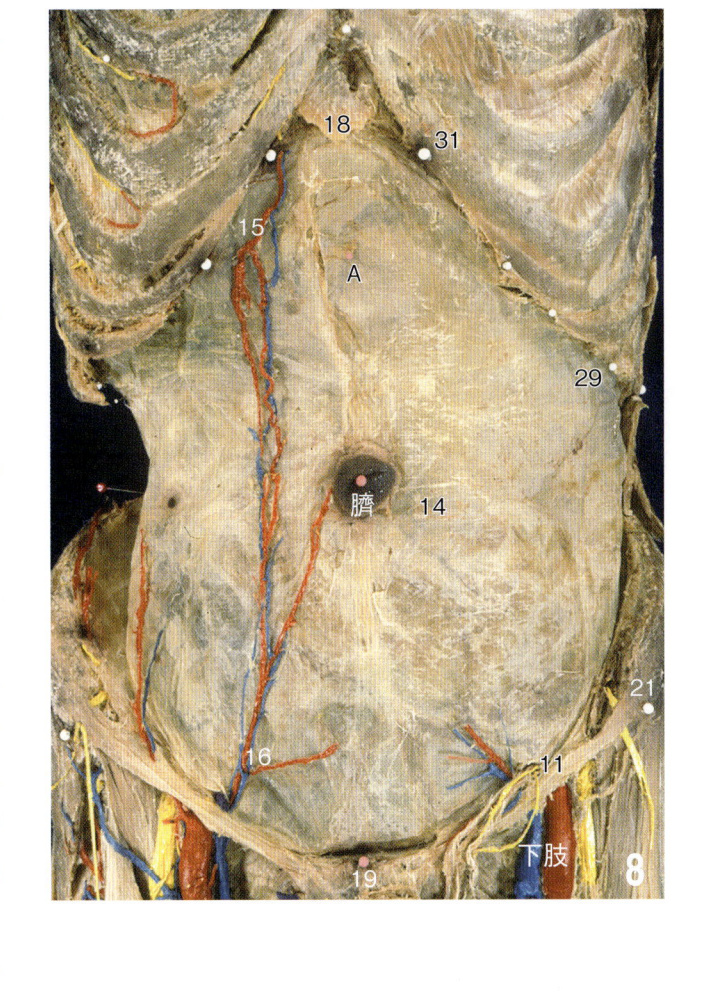

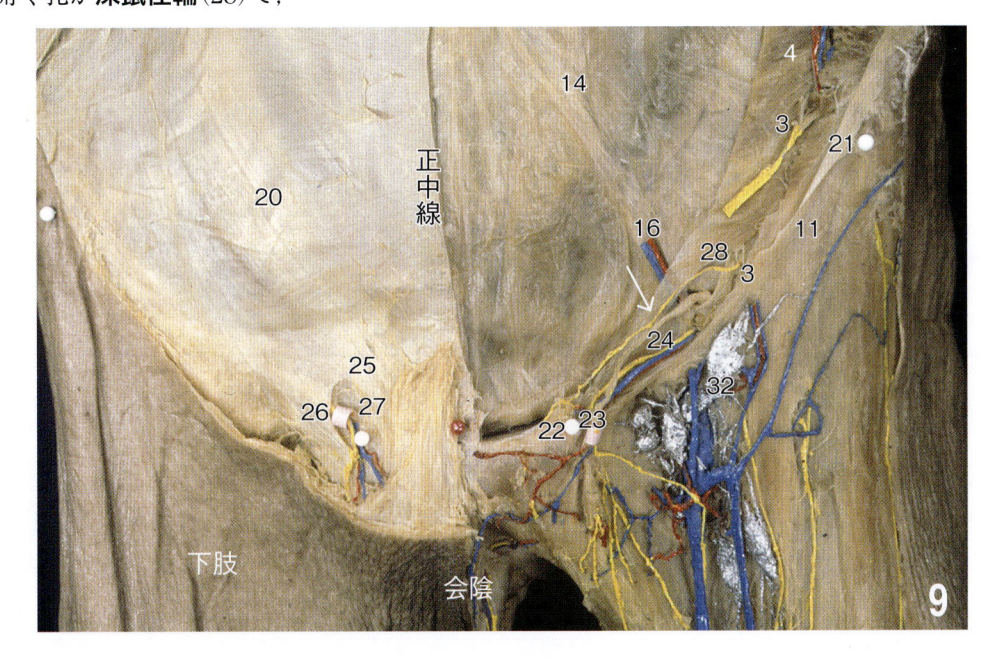

16. 下腹壁動・静脈	20. 外腹斜筋腱膜	24. 腸骨鼠径神経	側脚	30. 上殿皮神経
17. 白線	21. 上前腸骨棘	25. 外腹斜筋腱膜の内	27. 浅鼠径輪	31. 第8肋軟骨付着部
18. 胸骨剣状突起	22. 恥骨結節	側脚	28. 深鼠径輪	32. 鼠径リンパ節
19. 恥骨結合	23. 子宮円索	26. 外腹斜筋腱膜の外	29. 第11肋骨	

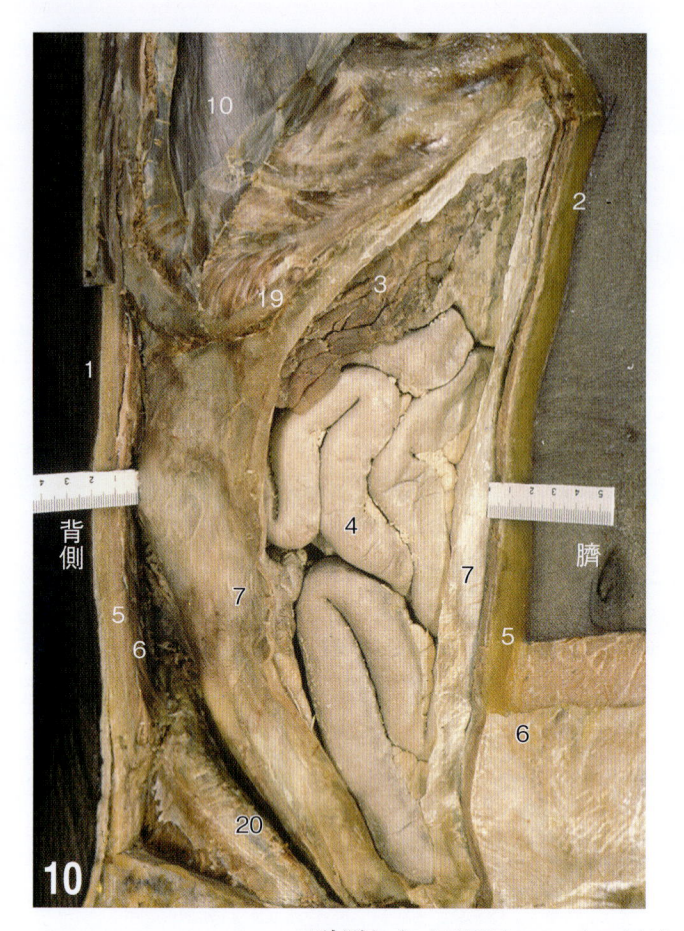

腹壁の構成と厚み（図10）

腋窩線(1)と「足の陽明胃経」の線(2)の間で右の腹壁をはずし，腹壁の構成をみる．腹腔内に**大網**(3)や**小腸**(4)がみえる．大網は腹膜の一部で，胃の大弯より下垂し，小腸や大腸を覆う．腹壁は**皮膚**(5)，**腹筋層**(6)，**壁側腹膜**(7，横筋筋膜も含む)の3層よりなる．腹壁の厚みには個人差がある．臍よりやや上位の高さでの厚みは，この例では，「足の陽明胃経」の線と腋窩線のいずれにおいても約20 mmであった．

臍の高さでのCTの横断画像（図11）

「足の少陰腎経」の**肓兪穴**(A)，「足の陽明胃経」の**天枢穴**(B)，「足の太陰脾経」の**大横穴**(C)にそれぞれ刺鍼してある．刺入鍼は，肓兪穴で**腹直筋**(8)の内側縁，天枢穴で腹直筋の中央，大横穴では腹直筋の外側で**側腹部の筋**(9)の内側縁に位置した．また，臍の高さで腋窩線上の点を**帯脈穴**(D)とみなし，帯脈穴での体表から腹膜までの腹壁の厚みを，患者21名のCT横断像で計測した（尾﨑朋文ほか：全日本鍼灸学会雑誌 47 (1)：31, 1997）．体型別の腹壁の厚みは，男性では肥満型で20〜26 mmの平均23±3 mm，標準型で11〜33 mmの平均23±6 mm，痩せ型で11〜31 mmの平均21±6 mmであった．一方，女性では標準型で16〜55 mmの平均28±10 mm，痩せ型で12〜25 mmの平均18±4 mmであった．なお，国際標準化により，大横穴の取穴部位は本図の位置よりも約5分外側に変更されている．

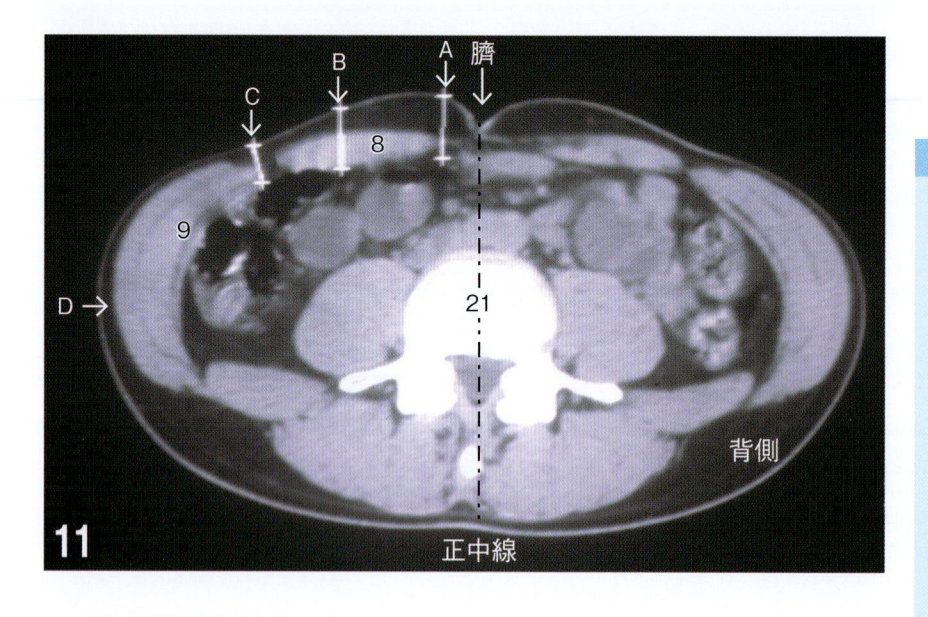

図10〜図13

A. 肓兪穴	11. 肝臓
B. 天枢穴	12. 肋骨弓の位置
C. 大横穴	13. 胃
D. 帯脈穴	14. 横行結腸
E. 中脘穴	15. 臍の位置
F. 不容穴	16. 空腸
G. 期門穴	17. 回腸
★. 腹腔後壁	18. 脾臓
1. 腋窩線	19. 第11肋骨
2.「足の陽明胃経」の線	20. 腸骨稜
	21. 椎体
3. 大網	22. 胸骨体下端の位置
4. 小腸	
5. 皮膚	23. 恥骨結合
6. 腹筋層	24. 上前腸骨棘
7. 壁側腹膜-横筋筋膜	25. 心臓
	26. 胆嚢
8. 腹直筋	27. 鼠径靱帯
9. 側腹部の筋	28. 肺
10. 横隔膜	

前腹部と側腹部　67

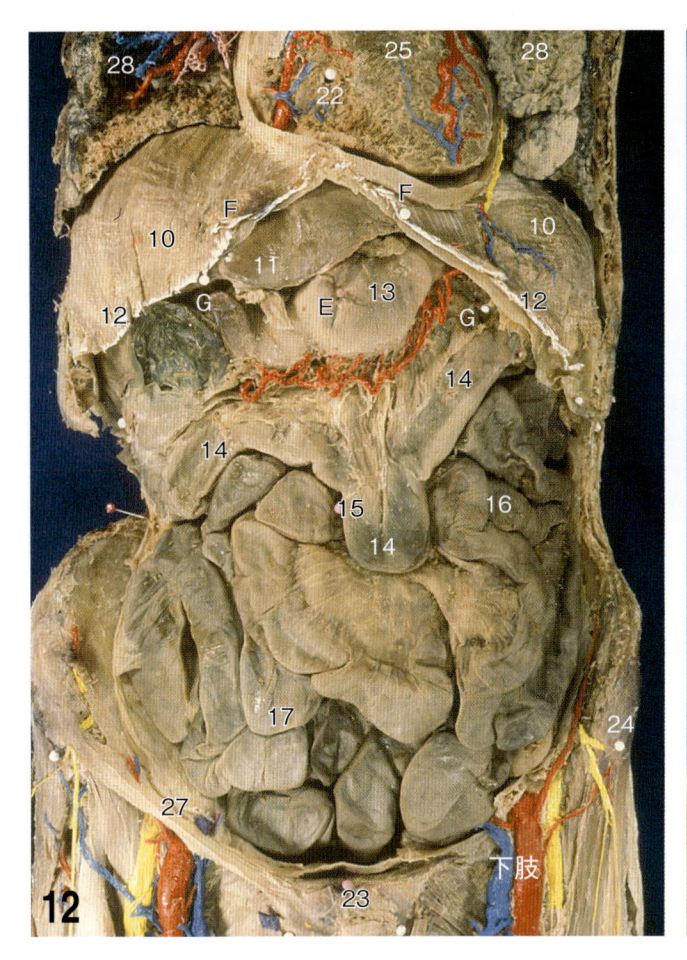

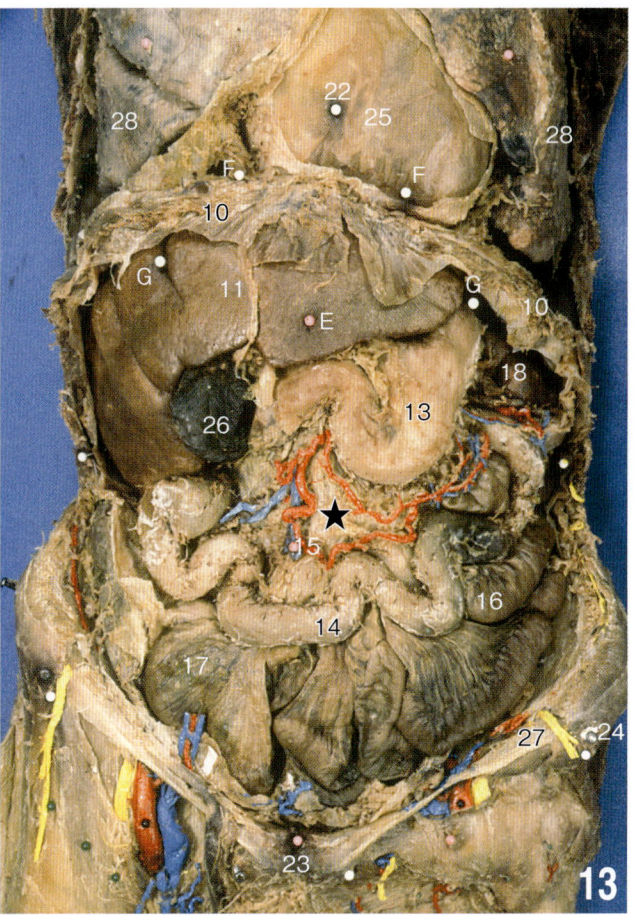

II．腹腔

浅層の腹部内臓 [1]（図12）

　図8から壁側腹膜や**大網**（図10の3）をはずす．**横隔膜**(10)の直下の右側を**肝臓**(11)が占める．肝臓は**肋骨弓**(12)より上位にあり，横隔膜につりさげられる．**胃**(13)は肋骨弓間の中央に位置し，**横行結腸**(14)が下方を横走する．**中脘穴**(E)は胃に対応し，**臍**(15)は横行結腸のすぐ下にある．臍より下では，**空腸**(16)と**回腸**(17)が腹腔の浅層を占め，大腸に連なる．第8肋軟骨付着部の下際にある**不容穴**(F)は，右側では肝右葉，左側では肝左葉にそれぞれ対応する．第9肋軟骨付着部の下際にある**期門穴**(G)は，右側では肝右葉，左側では左結腸曲の位置にそれぞれ対応する．なお，国際標準化により，期門穴の取穴部位は「第6肋間で前正中線の外方4寸」に変更されており，その位置は本図の位置よりも上位になる．

浅層の腹部内臓 [2]（図13）

　別の遺体で大網をはずす．腹部内臓の位置には個人差がある．また，呼吸による変動も考えられる．**横行結腸**(14)は**臍**(15)のすぐ上にあること（図12）が多いが，この例では臍より下方を横切る．各経穴との位置関係にも個人差があり，この例では，**中脘穴**(E)は肝左葉に，**不容穴**(F)は左右ともに胸腔の最下部に対応する．**期門穴**(G)は，右側では肝右葉，左側では**肝臓**(11)の左端に対応する．**胃**(13)や横行結腸の後方の**腹腔後壁**（黒星印★）内が十二指腸や膵臓の領域である．胃の左側の横隔膜の直下には**脾臓**(18)がみえる．

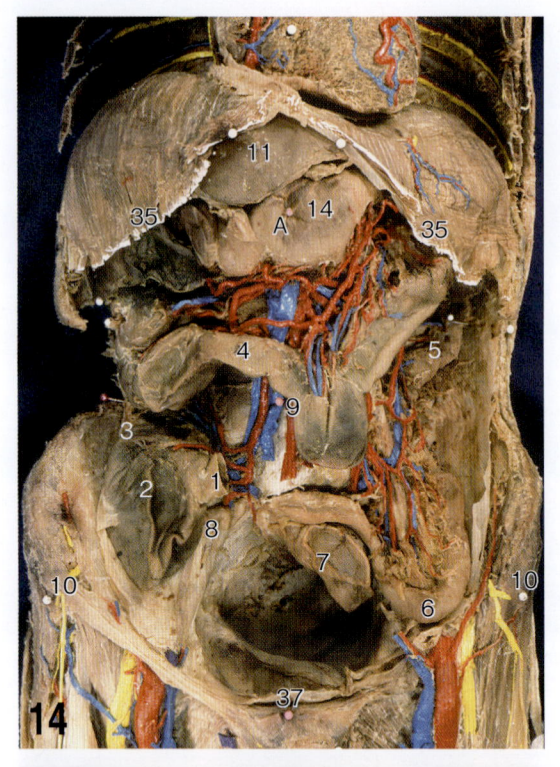

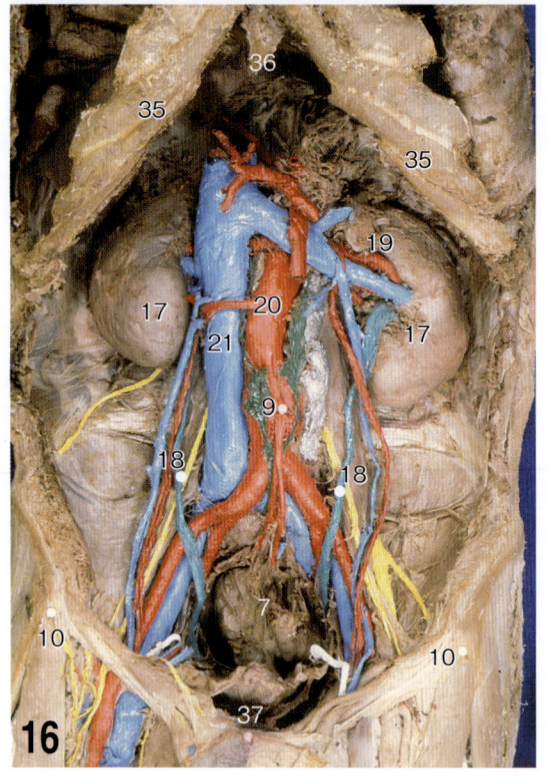

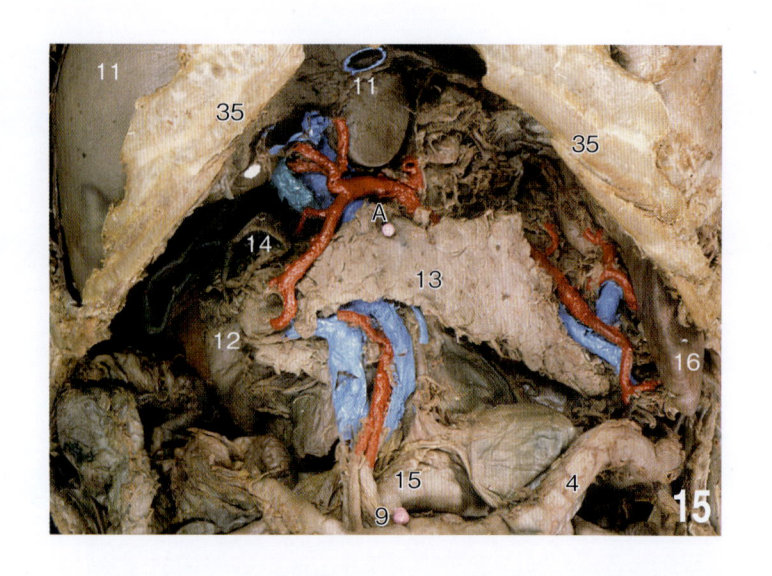

やや深層の腹部内臓（図14）

空腸と回腸を除去する．大腸は，**回腸**(1)から続く**盲腸**(2)，**上行結腸**(3)，**横行結腸**(4)，**下行結腸**(5)，**S状結腸**(6)，**直腸**(7)と区分され，肛門に続く．盲腸から**虫垂**(8)の出る位置は，**臍**(9)と右の**上前腸骨棘**(10)をつなぐ線上の右から1/3内側の点（McBurney（マックバーネー）点）に相当するとされ，虫垂の先端は，左右の上前腸骨棘をつなぐ線上の右から1/3内側の点（Lanz（ランツ）点）に相当するとされている．いずれも急性虫垂炎の代表的圧痛点である．

深部の腹部内臓（図15）

肝臓(11)の左葉と胃を除去し，次いで腹腔後壁の壁側腹膜をはいで，**十二指腸**(12)と**膵臓**(13)をみる．十二指腸は**胃**(14，断面がみえる)と**空腸**(15)をつなぐ．膵臓の左端の外側に**脾臓**(16)がみえる．

腹腔後壁の諸器官（図16）

十二指腸，膵臓，脾臓を除去する．後壁の壁側腹膜も除去し，**腎臓**(17)，**尿管**(18)，**副腎**(19)，**腹大動脈**(20)，**下大静脈**(21)をみる．十二指腸や膵臓，さらには**胸管**（図20の29）や**交感神経幹**（図20の28）も含め，これらの器官は腹腔後壁の壁側腹膜よりさらに背側に位置する（後腹膜臓器）．

図14〜図18				
A. 中脘穴	6. S状結腸	13. 膵臓	20. 腹大動脈	27. 脊柱
1. 回腸	7. 直腸	14. 胃	21. 下大静脈	28. 交感神経幹
2. 盲腸	8. 虫垂	15. 空腸	22. 右迷走神経	29. 星状神経節
3. 上行結腸	9. 臍の位置	16. 脾臓	23. 左迷走神経	30. 幹神経節
4. 横行結腸	10. 上前腸骨棘	17. 腎臓	24. 気管	31. 脊髄神経（肋間神経）
5. 下行結腸	11. 肝臓	18. 尿管	25. 気管支	32. 幹神経節と脊髄神経間の交通枝
	12. 十二指腸	19. 副腎	26. 食道	

前腹部と側腹部 69

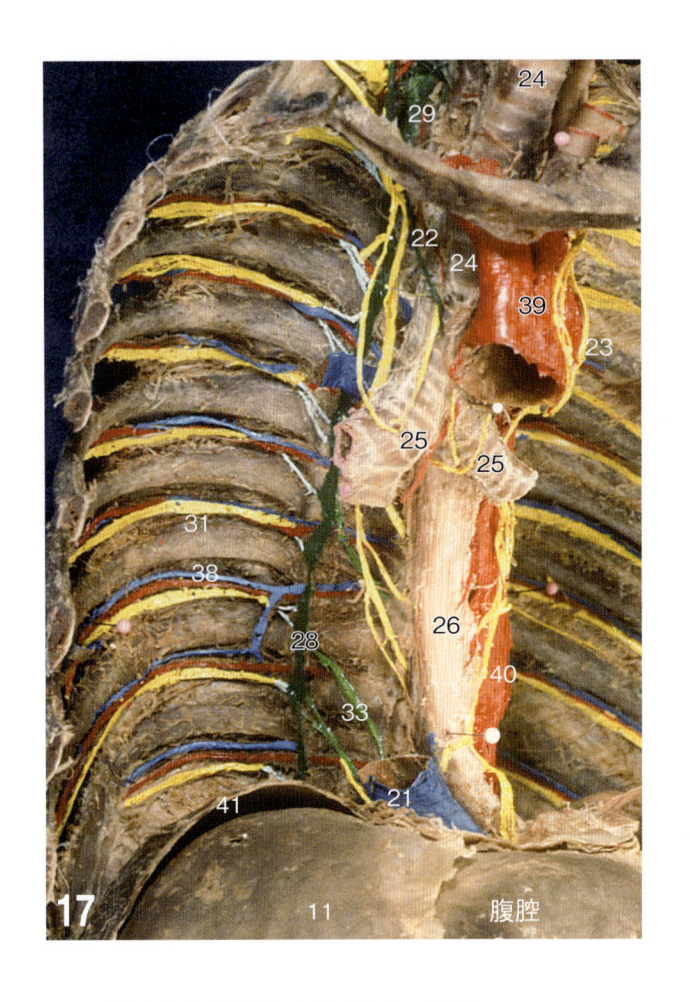

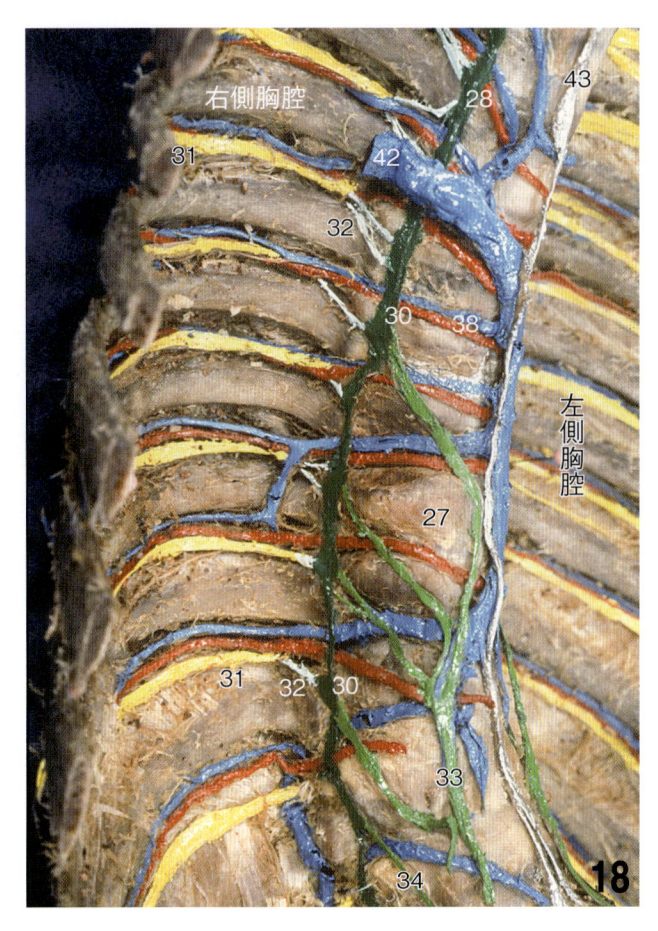

III. 胸腔と腹腔の後壁の内面

=== 迷走神経（図17） ===

　心臓を除去して後縦隔をみる．**右迷走神経**(22)と**左迷走神経**(23)が頸部より下行し，心臓，**気管**(24)，**気管支**(25)，**食道**(26)などに枝を出しつつ腹腔に向かう．胸腔下位では，左・右の迷走神経は食道のそれぞれ腹側と背側に位置する．迷走神経は頸・胸・腹部内臓の副交感神経性運動支配に関わる重要な神経であるが，内臓感覚に関わる神経線維も含み，内臓反射の求心路も構成する．

=== 交感神経幹（図18） ===

　胸部内臓を除去して右の胸腔後壁をみる．**脊柱**(27)の側面に**交感神経幹**(28)がみえ，頸部（p.49の図14）から胸腔（本図），さらに腹腔から骨盤腔（図20）を縦に走り，上頸神経節や**星状神経節**（図17の29）などの幹神経節を上下に連ねる．**幹神経節**(30)と近くの**脊髄神経**(31，ここでは肋間神経)との間の**交通枝**(32)を介して，脊髄より出た交感神経節前線維が脊髄神経から幹神経節に入り，ニューロンを換えて節後線維となり，脊髄神経にもどって体幹体壁と四肢に達し，腺や平滑筋を支配する．一部の節前線維は，幹神経節から**大内臓神経**(33)や**小内臓神経**(34)などに入り，叢神経節などでニューロンを換え，腹部や骨盤の内臓に分布する．

33. 大内臓神経	その位置	38. 肋間動・静脈	41. 横隔膜
34. 小内臓神経	36. 胸骨剣状突起	39. 大動脈弓	42. 奇静脈
35. 肋骨弓または	37. 恥骨結合	40. 胸大動脈	43. 胸管

70　領域別局所解剖

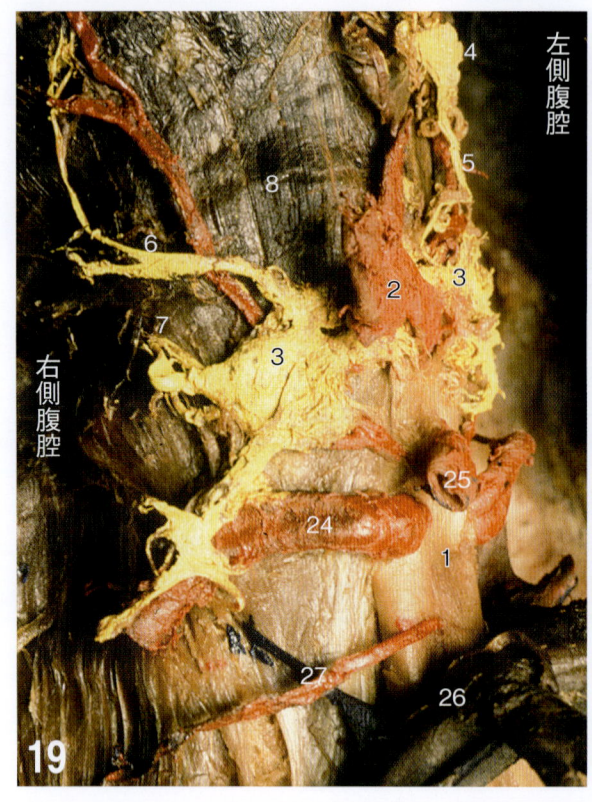

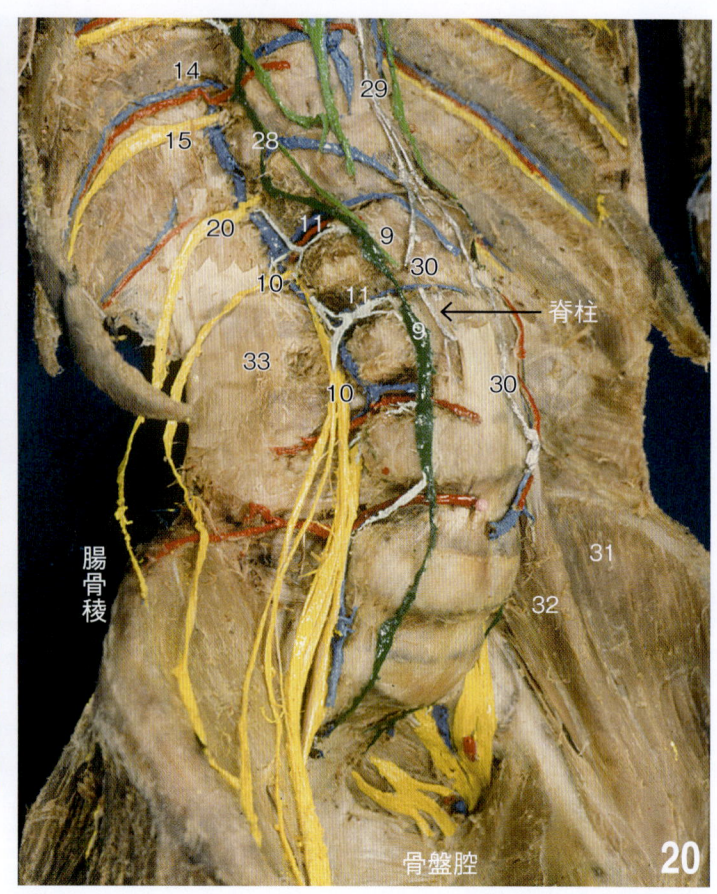

腹腔神経節（図19）

　右腹腔後壁の**腹大動脈**(1)の上部で，**腹腔動脈**(2)の起始部の両側にある**腹腔神経節**(3)をみる．腹腔神経節は交感神経系の叢神経節の一つで，主に右迷走神経に由来する**後迷走神経幹**(4)からの**腹腔枝**(5)が，神経節周辺の神経叢を経て腹部内臓に分布する．一方，**大内臓神経**(6)と**小内臓神経**(7)が，**横隔膜**(8)を貫いて腹腔神経節に入る．ここでニューロンを換えた節後線維が，神経節の枝を経て腹部内臓に分布する．

幹神経節と脊髄神経の交通枝（腰椎位）（図20）

　心臓や腹部内臓，さらに一部の骨盤内臓からの痛覚線維は，交感神経の節後・節前線維と同じ経路を逆走して幹神経節に達し，脊髄神経との交通枝を経て脊髄に入る．本図は横隔膜を除去し，腰椎位の腹腔後壁で**幹神経節**(9)と**腰神経**(10)の間の**交通枝**(11)をみたもので，骨盤内臓からの一部の痛覚線維はここを経由する．心臓や腹部内臓からの痛覚線維は胸椎位の**交通枝**（図18の32）を経由する．ある内臓の痛みは，上記経路を介して特定の高さの脊髄のニューロンに伝えられ，同じ高さの脊髄神経を通ってきた皮膚の痛みも，同じ高さでニューロンに伝えられる．このため，ある内臓の痛みが特定の皮膚領域からきたように大脳が錯誤し，関連痛が生じる．また，内臓の痛みが伝えられている時にはニューロンの興奮性が高まり，皮膚から弱い痛みが伝えられてもニューロンは興奮する．つまり，内臓に病変がある場合，特定の皮膚領域に痛覚過敏域（反応点）が生じることになる．

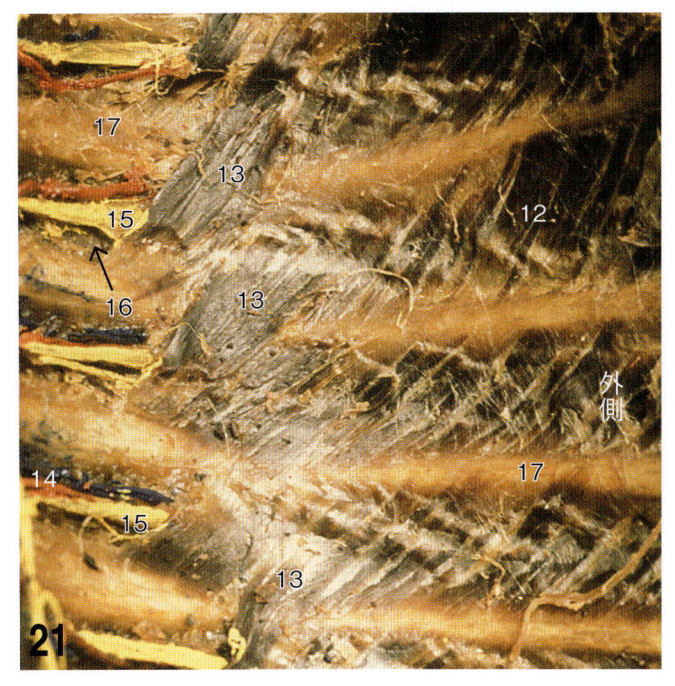

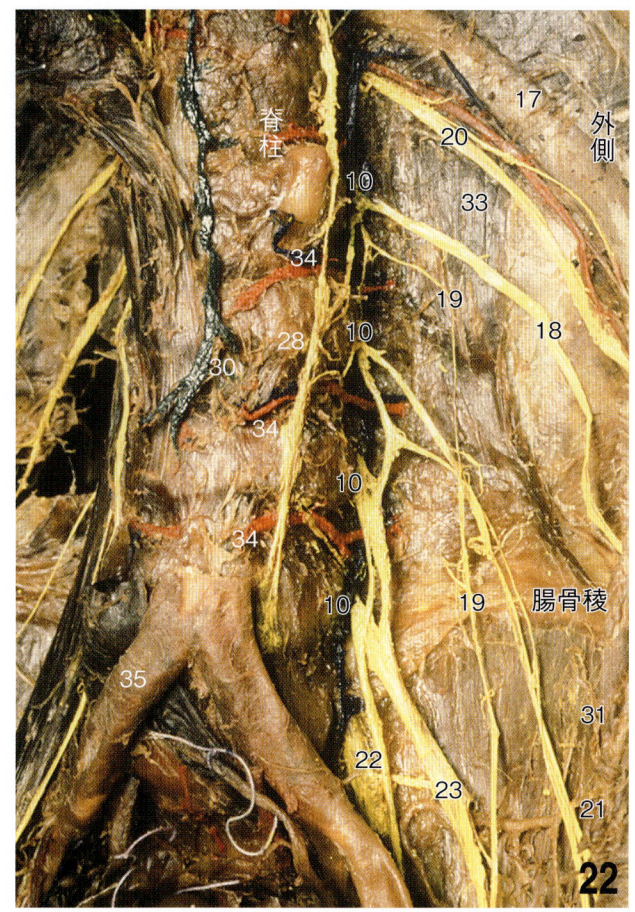

肋間神経と最内肋間筋・肋下筋（図21）

胸腔の左後壁を拡大する．肋間の筋の最内層は**最内肋間筋**(12)と**肋下筋**(13)である．**肋間動・静脈**(14)や**肋間神経**(15)は，これらの筋と**内肋間筋**(16)との間を，**肋骨**(17)の下縁に沿って前方に向かう．肋下筋は，最内肋間筋の最後部の筋束が一つ置いて下方の肋骨より生じたものである．なお，体壁の一部である壁側胸膜や壁側腹膜の痛みは，脊髄神経である肋間神経などにより伝達される．壁側胸膜や壁側腹膜が刺激されて生じる痛みが，迷走神経や交感神経により伝達される内臓痛と，痛みの性質や反応の点で異なるはこのためである．

腰神経叢（図22）

腹腔の左後壁で腰神経叢をみる．腰神経叢は**腰神経**(10)の前枝により構成される．腰神経叢の枝のうち，共同幹として出る**腸骨下腹神経-腸骨鼠径神経**(18)や，すぐ下位の**陰部大腿神経**(19)には，第1腰神経がその構成に関わる．これらの神経は**肋間神経**（図20の15）や**肋下神経**(20)の尾側への続きで，体幹と下肢の移行域に分布する．さらに下位の**外側大腿皮神経**(21)，**閉鎖神経**(22)および**大腿神経**(23)は下肢の神経である．

図19〜図22			
1. 腹大動脈	10. 腰神経	骨鼠径神経	28. 交感神経幹
2. 腹腔動脈	11. 幹神経節と腰神経間の交通枝	19. 陰部大腿神経	29. 胸管
3. 腹腔神経節	12. 最内肋間筋	20. 肋下神経	30. 腰リンパ本幹
4. 後迷走神経幹	13. 肋下筋	21. 外側大腿皮神経	31. 腸骨筋
5. 迷走神経の腹腔枝	14. 肋間動・静脈	22. 閉鎖神経	32. 大腰筋
6. 大内臓神経	15. 肋間神経	23. 大腿神経	33. 腰方形筋
7. 小内臓神経	16. 内肋間筋	24. 右腎動脈	34. 腰動・静脈
8. 横隔膜	17. 肋骨	25. 上腸間膜動脈	35. 総腸骨動脈
9. 幹神経節	18. 腸骨下腹神経-腸	26. 下大静脈	
		27. 右精巣動脈	

上肢帯と上腕

　上肢での疾患は，その自由な運動性により引き起こされることが多い．また，上肢に分布する鎖骨下動・静脈や腕神経叢の枝は，上肢や頸の運動に伴い各所で絞扼（圧迫）を受け，種々の症状を引き起こすが，圧迫部位の近くに経穴があり，治療穴として使われる．上肢帯は鎖骨と肩甲骨からなり，体幹と自由上肢を可動性に連結し，本質的に上肢の筋である浅胸筋と浅背筋により動かされる．鎖骨下動・静脈と腕神経叢は，浅胸筋と浅背筋に分枝後，上肢帯から上腕，さらには前腕から手へと分枝しつつ進み，順次名を変える．上肢帯には腋窩動・静脈の枝や腕神経叢の鎖骨上部の枝が分布する．上肢帯の筋は肩関節を介して上腕の運動に関わる．上腕は，主に肘関節の屈伸を行う筋より構成され，上腕動・静脈の枝と腕神経叢の鎖骨下部の枝が分布する．

I. 上肢への血管・神経とその圧迫部位

腕神経叢（図1）

　上肢には**鎖骨下動脈**(1)，**鎖骨下静脈**(2)および**腕神経叢**(3)の枝が分布する．鎖骨下動脈は**第1肋骨**(4)を越えると**腋窩動脈**(5)となり，次いで**上腕動脈**(6)となる．このことは鎖骨下静脈でも同様である．ここでは，腕神経叢の構成をみるため，左側で腋窩動・静脈の多くの部を除去し，神経叢をほぐしてある．腕神経叢は**第5頸神経から第1胸神経**(7～11，いずれも前枝)により構成される（図7も参照）．これらは互いに吻合・分岐し，最終的には**筋皮神経**(12)，**正中神経**(13)，**尺骨神経**(14)，**腋窩神経**(15)および**橈骨神経**(16)の鎖骨下部5神経となり，上肢の筋や皮膚に分布する．

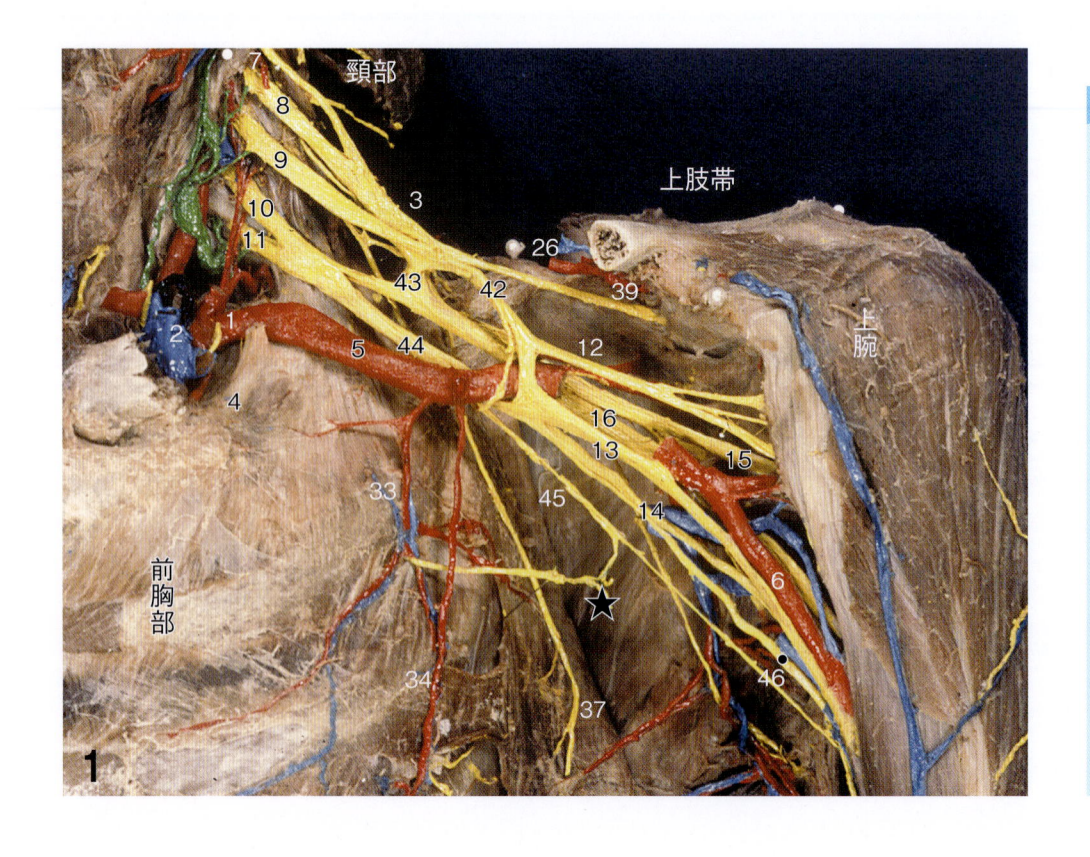

図1～図3
- ★．肋間上腕神経
- 1．鎖骨下動脈
- 2．鎖骨下静脈
- 3．腕神経叢
- 4．第1肋骨
- 5．腋窩動脈
- 6．上腕動脈
- 7．第5頸神経
- 8．第6頸神経
- 9．第7頸神経
- 10．第8頸神経
- 11．第1胸神経
- 12．筋皮神経
- 13．正中神経
- 14．尺骨神経
- 15．腋窩神経
- 16．橈骨神経
- 17．気管
- 18．食道
- 19．総頸動脈
- 20．内頸静脈
- 21．腕頭動脈

鎖骨下動・静脈（図2）

気管(17)，食道(18)，総頸動脈(19)，内頸静脈(20)などを離断して，胸郭上口を前上方からみる．右側では鎖骨も除去する．**鎖骨下動脈**(1)は左側では大動脈弓より分枝し，右側では大動脈弓の枝の**腕頭動脈**(21)より分岐する．鎖骨下動脈から**椎骨動脈**(22)，**内胸動脈**(23)，**甲状頸動脈**(24)，**肋頸動脈**(図7の47)が分枝し，外側頸部や後頸部などに分布する．甲状頸動脈の枝の**頸横動脈**(25)や**肩甲上動脈**(図1の26)は，浅背筋（上肢挙上筋群）や上肢帯筋に分布する．**鎖骨下静脈**(2)は**胸鎖関節**(27)の背側で内頸静脈と合し，**腕頭静脈**(28)となる．左右の腕頭静脈は合して**上大静脈**(29)となる．

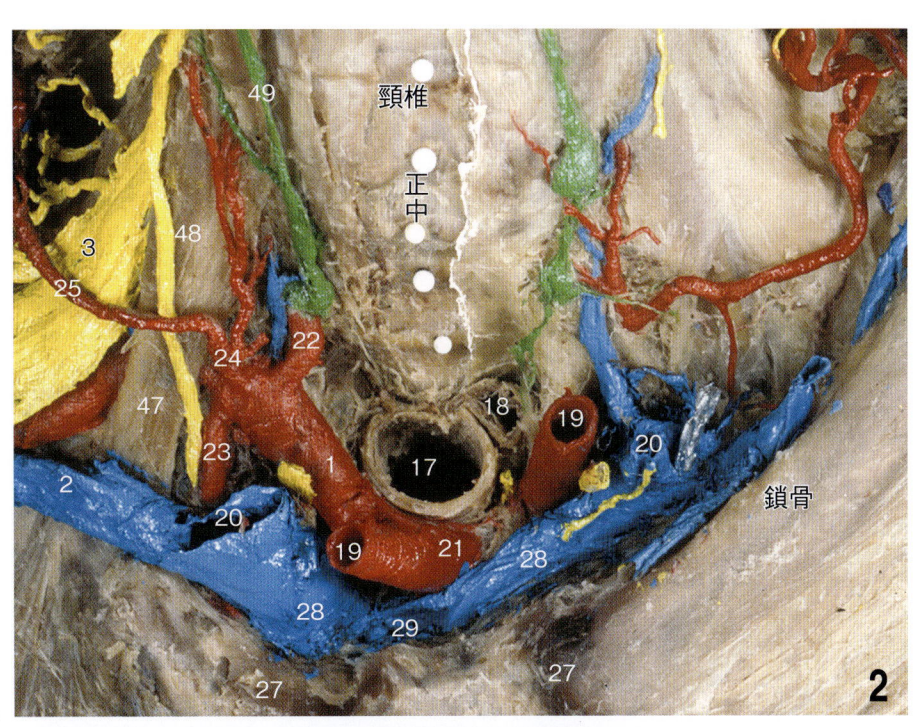

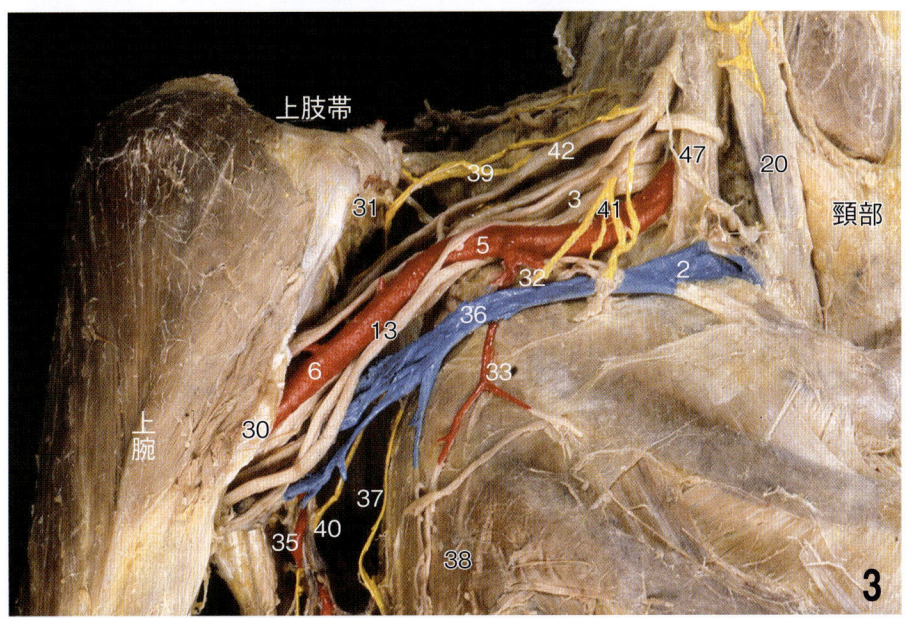

腋窩動・静脈（図3）

右側で**大胸筋**(30)や**小胸筋**(31)を離断し，腋窩を拡げる．**腋窩動脈**(5)から**胸肩峰動脈**(32)，**最上胸動脈**(33)，**外側胸動脈**(図1の34)，**肩甲下動脈**(35)が分枝し，浅胸筋，浅背筋（広背筋），上肢帯筋に分布する．腋窩動脈には**腋窩静脈**(36)が伴行する．腕神経叢(3)の枝の**肩甲背神経**(p.46の図9bの8)は肩甲挙筋や菱形筋，**長胸神経**(37)は前鋸筋(38)，**肩甲上神経**(39)は棘上筋と棘下筋，**肩甲下神経**(図18の31)は肩甲下筋と大円筋，**胸背神経**(40)は広背筋に分布する．**鎖骨下筋神経**(図5の22)と**胸筋神経**(41)は鎖骨下筋と大・小の胸筋に分布する．

22. 椎骨動脈	28. 腕頭静脈	34. 外側胸動脈	40. 胸背神経	46. 内側前腕皮神経
23. 内胸動脈	29. 上大静脈	35. 肩甲下動脈	41. 胸筋神経	47. 前斜角筋
24. 甲状頸動脈	30. 大胸筋（断端）	36. 腋窩静脈	42. 外側神経束	48. 横隔神経
25. 頸横動脈	31. 小胸筋（断端）	37. 長胸神経	43. 後神経束	49. 交感神経幹
26. 肩甲上動脈	32. 胸肩峰動脈	38. 前鋸筋	44. 内側神経束	
27. 胸鎖関節	33. 最上胸動脈	39. 肩甲上神経	45. 内側上腕皮神経	

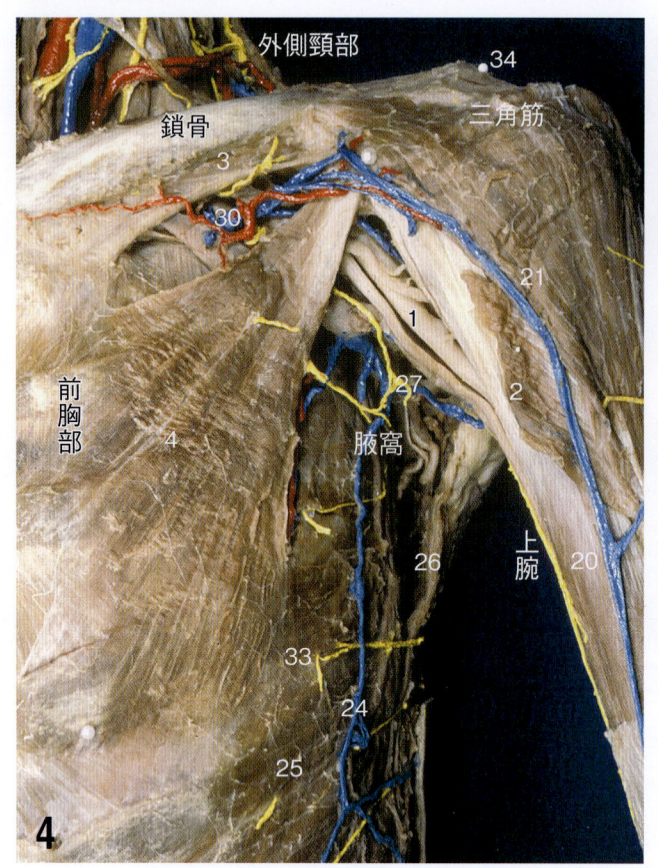

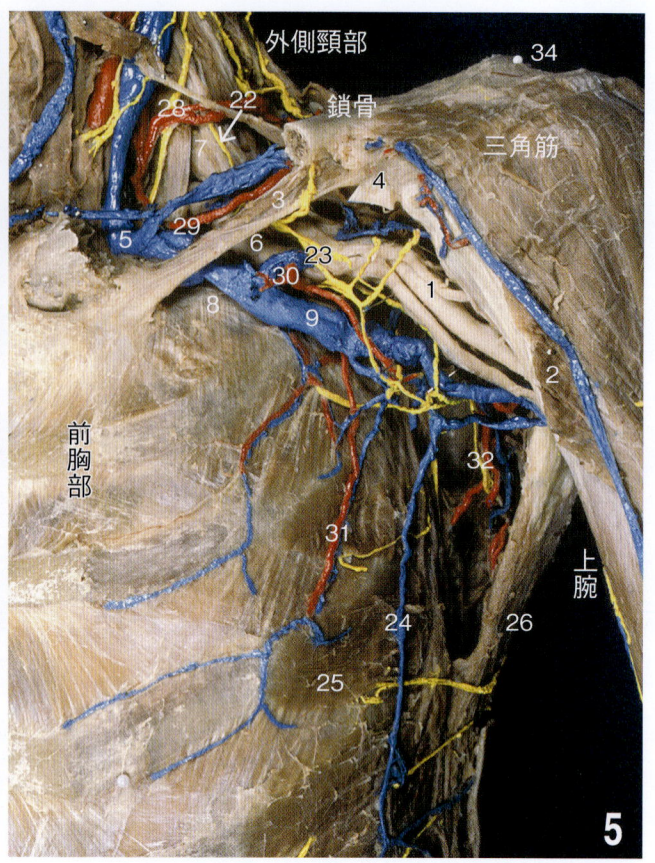

小胸筋と血管・神経束（図4）

　鎖骨下動・静脈や腋窩動・静脈と腕神経叢はからみあって**血管・神経束**(1)を作り，外側頸部から上肢に入る過程で圧迫を受け，神経根症や胸郭出口症候群を引き起こす．以下，左側で解剖を進める．**大胸筋**(2)を除去すると，鎖骨や**鎖骨下筋**(3)をくぐってきた血管・神経束が，**小胸筋**(4)と胸郭の間から腋窩に達するのがみえる．血管・神経束は，上肢の過外転などで緊張した小胸筋で圧迫され，胸郭出口症候群の一つの過外転症候群（小胸筋症候群）を生じることがある．胸郭出口症候群の治療穴として中府穴，庫房穴，屋翳穴があるが，いずれも小胸筋上もしくはその近辺に存在する．

鎖骨下筋と血管・神経束（図5）

　鎖骨の一部と小胸筋を除去する．**鎖骨下静脈**(5)，**鎖骨下動脈**(6)，**腕神経叢**(7)は，鎖骨や**鎖骨下筋**(3)と**第1肋骨**(8)の間の間隙を通って腋窩に入る．鎖骨下動・静脈はここで腋窩動脈と**腋窩静脈**(9)になる．鎖骨が後下方へ引き下げられ，血管・神経束が第1肋骨方向に圧迫されると，肋鎖症候群を生じる．鎖骨下筋の緊張や肥大，あるいは鎖骨への付着部の異常（突出）でも間隙は狭くなる．鎖骨下静脈は，間隙の狭い内側部を通るため，最も圧迫を受けやすい状況にある．

図4〜図7				
1. 上肢に向かう血管・神経束	4. 小胸筋	9. 腋窩静脈	14. 第7頸神経	19. 交感神経幹-頸神経間の交通枝
2. 大胸筋（断端）	5. 鎖骨下静脈	10. 前斜角筋	15. 第8頸神経	20. 橈側皮静脈
3. 鎖骨下筋	6. 鎖骨下動脈	11. 中斜角筋	16. 第1胸神経	21. 三角胸筋溝
	7. 腕神経叢	12. 第5頸神経	17. 頸長筋	22. 鎖骨下筋神経
	8. 第1肋骨	13. 第6頸神経	18. 椎骨動脈神経節	

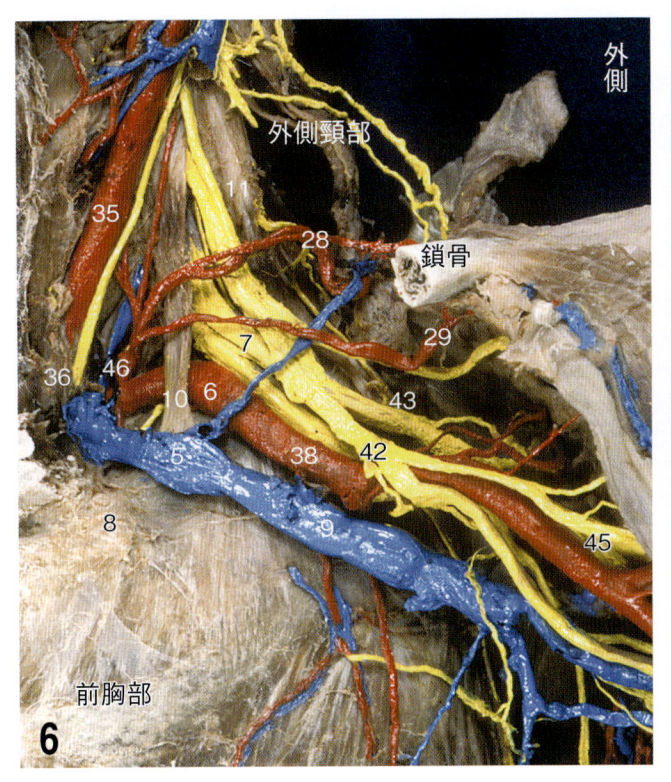

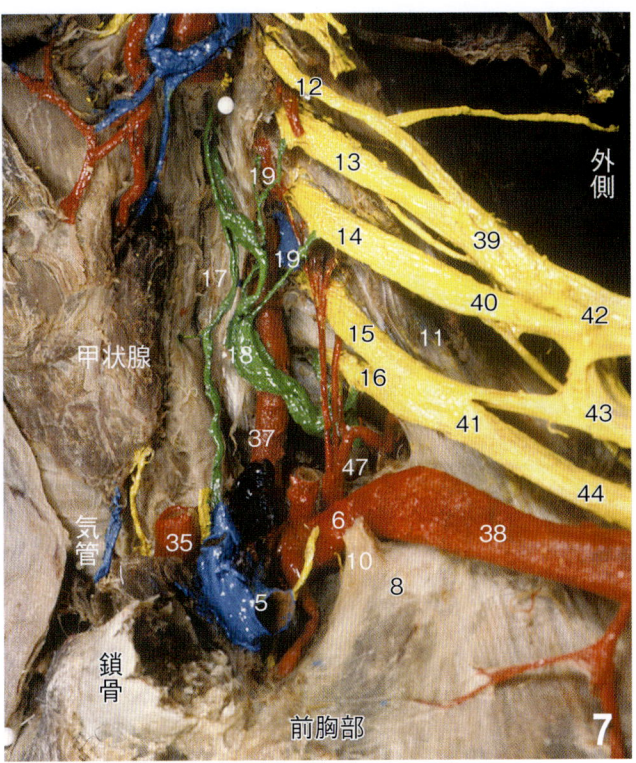

斜角筋隙と血管・神経束(図6)

　鎖骨下筋や内頸静脈などを除去する．**鎖骨下静脈**(5)は**前斜角筋**(10)の腹側を，**鎖骨下動脈**(6)と**腕神経叢**(7)は，前斜角筋，**中斜角筋**(11)，**第1肋骨**(8)で形成される斜角筋隙を通って外側頸部に出現する．この部での圧迫症状は前斜角筋症候群と呼ばれ，頸の回旋などで斜角筋隙が狭められた時の動脈圧迫の有無により診断される．また，30〜40％の頻度で斜角筋隙に最小斜角筋が出現して鎖骨下動脈と腕神経叢を隔て，斜角筋隙は分割されて狭められる．過外転症候群，肋鎖症候群，前斜角筋症候群の鑑別診断は困難である．いずれも胸郭上口，すなわち胸郭出口付近で血管・神経束が圧迫されて生じるため，胸郭出口症候群と総称される．

椎間孔と腕神経叢(図7)

　前斜角筋を除去する．腕神経叢をつくる**第5頸神経〜第1胸神経**(12〜16，前枝)が，**前斜角筋**(10，図6も参照)や**頸長筋**(17)の後方で椎間孔より出現する．椎間孔での神経の圧迫症状は神経根症と呼ばれる．頸部は動きやすいので頸椎での発症が多く，頸を後屈または側屈すると，椎間孔が狭窄されて症状が悪くなる．さらに，交感神経系の**椎骨動脈神経節**(18)などと頸神経との間の**交通枝**(19)が観察される．頸部ではこの交通枝は節後線維しか含まないとされているが，下位頸神経の根を経由する節前線維の存在が報告されており，神経根症に交感神経症状の出現する解剖学的基盤の一つとなっている．

23. 胸筋神経	28. 頸横動脈	33. 肋間神経外側皮枝	38. 腋窩動脈	43. 後神経束
24. 胸腹壁静脈	29. 肩甲上動脈	34. 肩峰	39. 上神経幹	44. 内側神経束
25. 前鋸筋	30. 胸肩峰動脈	35. 総頸動脈	40. 中神経幹	45. 筋皮神経
26. 広背筋	31. 外側胸動脈	36. 迷走神経	41. 下神経幹	46. 甲状頸動脈
27. 肋間上腕神経	32. 肩甲下動脈	37. 椎骨動脈	42. 外側神経束	47. 肋頸動脈

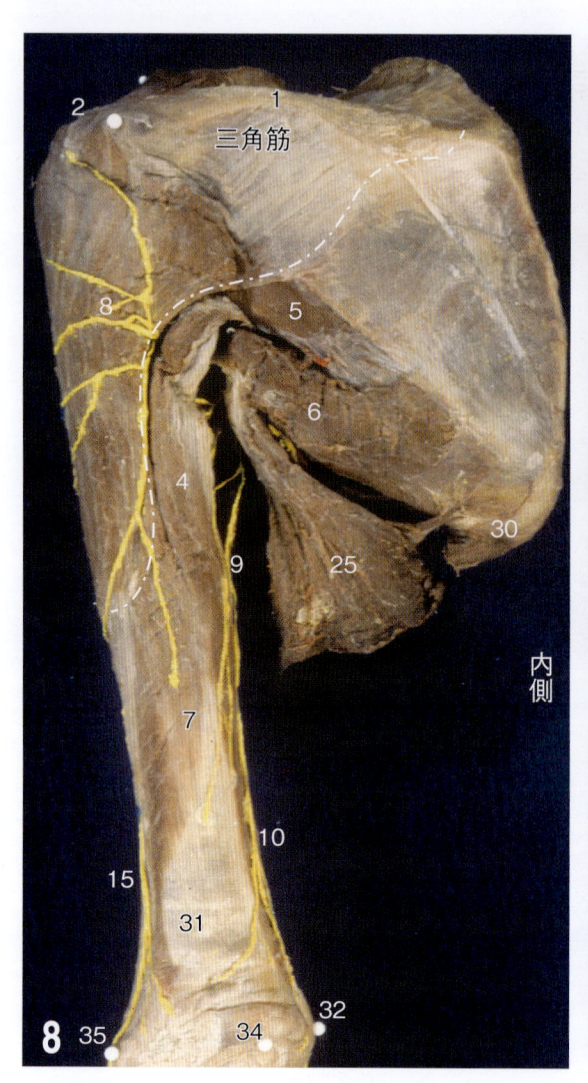

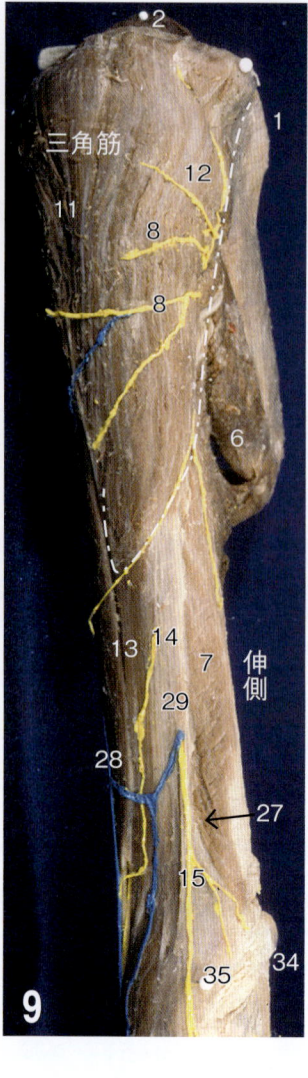

Ⅱ. 上肢帯の後面と上腕の伸側（左側）

図8〜図11
1. 肩甲棘
2. 肩峰
3. 三角筋粗面
4. 上腕三頭筋長頭
5. 小円筋
6. 大円筋
7. 上腕三頭筋外側頭
8. 上外側上腕皮神経
9. 後上腕皮神経
10. 内側上腕皮神経
11. 三角筋の前部筋束
12. 三角筋の後部筋束
13. 上腕筋
14. 下外側上腕皮神経
15. 後前腕皮神経
16. 棘上筋
17. 棘下筋

肩甲部と上腕伸側の皮神経と筋（図8）

　体表解剖上では，肩甲骨の存在する肩甲部は背の一部である（p.14の図1）が，肩甲骨は機能的，形態的には上肢に含まれ，解剖の過程でも上肢の一部として体幹より離断される．以下の図では，左側の離断上肢で解剖がなされている．

　三角筋は肩甲部の**肩甲棘**(1)から上腕上端外面の**肩峰**(2)，および上腕上端前面の鎖骨の外側1/3より生じ（p.146の図5参照），上腕骨の**三角筋粗面**（図10の3）に停止する．上腕伸側には上腕三頭筋があり，その**長頭**(4)が**小円筋**(5)と**大円筋**(6)の間から下方に向かい，その外側に**上腕三頭筋の外側頭**(7)がある．三角筋と長頭の間から**上外側上腕皮神経**(8)が出現し，上腕伸側や外側面の近位半の皮膚に分布する．上腕伸側遠位半には，**後上腕皮神経**(9)が分布し，さらに下内側に**内側上腕皮神経**(10)が分布する．

上腕外側面の皮神経と筋（図9）

　上腕外側面の近位半を三角筋が占める．三角筋は全体として上腕を外転するが，肩を取り巻く大きな筋で，**前部筋束**(11)は上腕を前方に挙げ，また内旋し，**後部筋束**(12)は上腕を後方に引き，また外旋する．上腕外側面の遠位半では，**上腕筋**(13)と上腕三頭筋の間から**下外側上腕皮神経**(14)，その下外側で**後前腕皮神経**(15)が出現する．下外側上腕皮神経は上腕外側面遠位半の皮膚に分布する．

肩甲骨後面の筋（図10）

　三角筋を除去する．緑色の針は，除去された三角筋の下縁（図8と図9の一点鎖線）の位置を示す．**肩峰**(2)から内側に続く**肩甲棘**(1)により，肩甲骨の後面は棘上窩と棘下窩に分けられる．棘上窩は**棘上筋**(16)で充たされ，棘下窩からは**棘下筋**(17)と**小円筋**(5)が**上腕骨の大結節**(18)に向かう．**大円筋**(6)は**上腕三頭筋長頭**(4)の前方に入る．肩甲骨後面の筋と棘上筋については，それぞれp.149の図10とp.150の図12に詳細が記されている．大円筋と小円筋の間は，上腕三頭筋長頭により**内側腋窩隙**(19)と**外側腋窩隙**(20)に二分され，前者を**肩甲回旋動脈**(21，肩甲下動脈の枝)，後者を**後上腕回旋動脈**(22，腋窩動脈の枝)と**腋窩神経**(23)が通る．腋窩神経はこの後，**上外側上腕皮神経**(8)となる．上腕三頭筋の長頭が起始部付近で切り取られ，**橈骨神経**(24)が**広背筋**(25)の上腕骨付着部付近の前方を経て，**上腕三頭筋の外側頭**(7)と内側頭の間に入るのがみえる．

腋窩神経（図11）

　三角筋を翻した状態で，**内側腋窩隙**(19)と**外側腋窩隙**(20)を下方よりみている．**腋窩神経**(23)は，腕神経叢の後神経束より分枝後，肩関節の前方から外側腋窩隙に達し（図17），**上腕骨の外科頸**(26)のすぐ内側を通る．したがって，腋窩神経は肩関節の前方脱臼や外科頸骨折に合併して損傷される場合がある．腋窩神経は三角筋と**小円筋**(5)を支配する．

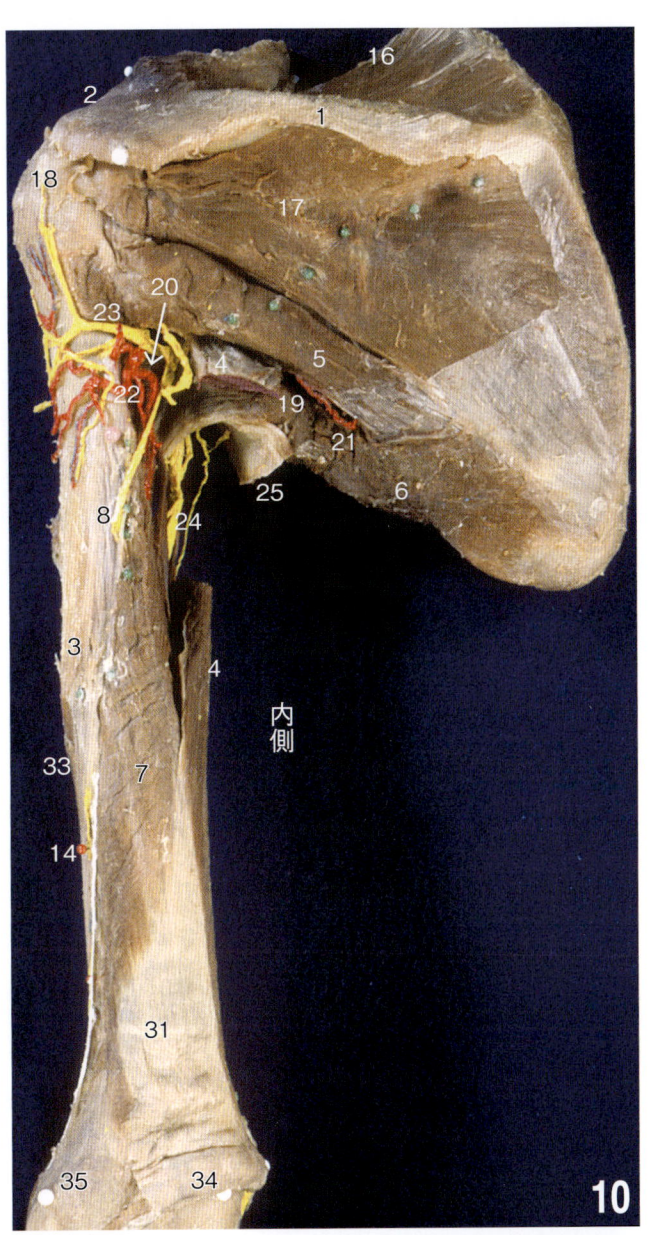

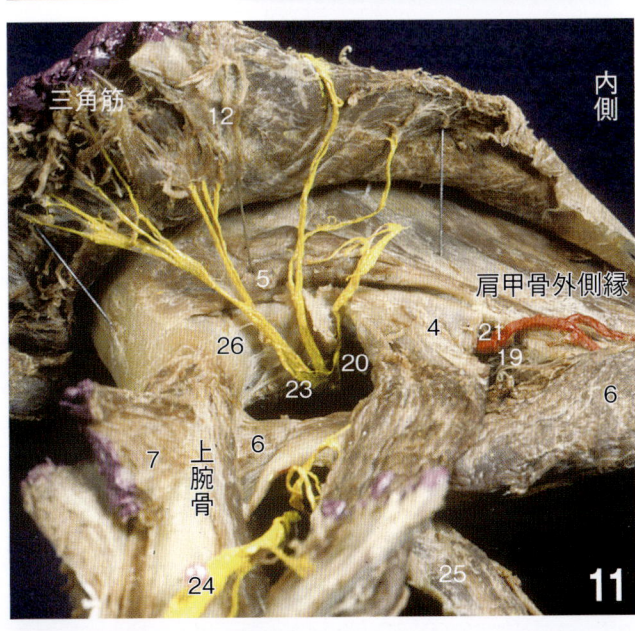

18. 上腕骨の大結節	27. 上腕三頭筋内側頭
19. 内側腋窩隙	28. 上腕二頭筋
20. 外側腋窩隙	29. 外側二頭筋溝
21. 肩甲回旋動脈	30. 肩甲骨下角
22. 後上腕回旋動脈	31. 上腕三頭筋腱板
23. 腋窩神経	32. 上腕骨内側上顆
24. 橈骨神経	33. 上腕筋
25. 広背筋	34. 尺骨肘頭
26. 上腕骨の外科頸	35. 上腕骨外側上顆

78　領域別局所解剖

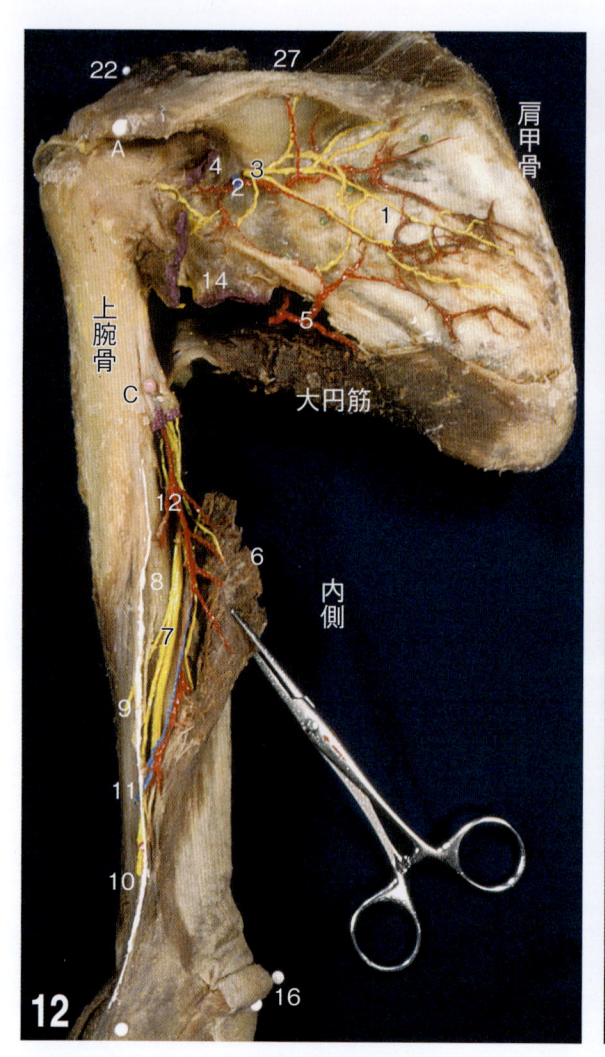

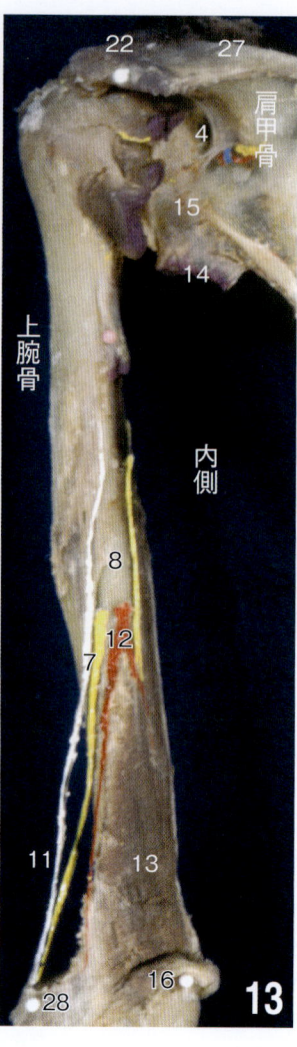

図12～図15

A. 肩髎穴
B. 消濼穴
C. 臑会穴
1. 棘下窩
2. 肩甲上動・静脈
3. 肩甲上神経
4. 下肩甲横靱帯
5. 肩甲回旋動脈
6. 上腕三頭筋の外側頭
7. 橈骨神経
8. 上腕骨の橈骨神経溝
9. 下外側上腕皮神経
10. 後前腕皮神経
11. 外側上腕筋間中隔
12. 上腕深動脈
13. 上腕三頭筋の内側頭
14. 上腕三頭筋の長頭
15. 肩甲骨の関節下結節
16. 尺骨肘頭
17. 広背筋腱と大円筋腱の重なり
18. 外側腋窩隙
19. 上腕三頭筋への神経枝
20. 鎖骨
21. 烏口突起
22. 肩峰
23. 上腕骨大結節
24. 上腕骨小結節
25. 肘窩
26. 上腕骨内側上顆
27. 肩甲棘
28. 上腕骨外側上顆

=== 橈骨神経と上腕深動脈(図12) ===

　棘下窩(1)で棘下筋と小円筋を除去する．**肩甲上動・静脈**(2)と**肩甲上神経**(3)が，肩甲頸で**下肩甲横靱帯**(4，図13も参照)をくぐって棘上窩から棘下窩に達する(肩甲上静脈は切除済み)．肩甲上動脈は**肩甲回旋動脈**(5)の枝と吻合する．**上腕三頭筋の外側頭**(6)を起始部で翻すと，**橈骨神経**(7)が，外側頭の起始部直下を上腕骨の**橈骨神経溝**(8)に沿って外下方に走り，**下外側上腕皮神経**(9)や**後前腕皮神経**(10)を出した後，**外側上腕筋間中隔**(11)を貫く．橈骨神経には，上腕動脈の枝である**上腕深動脈**(12)が伴行し，上腕の伸側に分布する．橈骨神経は腕神経叢の後神経束の続きで，上腕と前腕の伸側の筋は橈骨神経により支配される．

=== 上腕三頭筋の内側頭(図13) ===

　上腕三頭筋は長頭と外側頭および内側頭より構成される．前2頭(図10)を除去する．**内側頭**(13)は上腕骨遠位半の後面より生じる．**長頭**(14)と**外側頭**(図12の6)は，それぞれ**肩甲骨の関節下結節**(15)と**上腕骨の橈骨神経溝**(8)の上縁(図12)より生じ，3頭が合して**腱板**(図10の31)となり，**肘頭**(16)につく．上腕三頭筋は肘を伸展する．**橈骨神経**(7)や**上腕深動脈**(12)は上腕三頭筋の外側頭と内側頭の間を通ることになる(図12)．

上肢帯と上腕 79

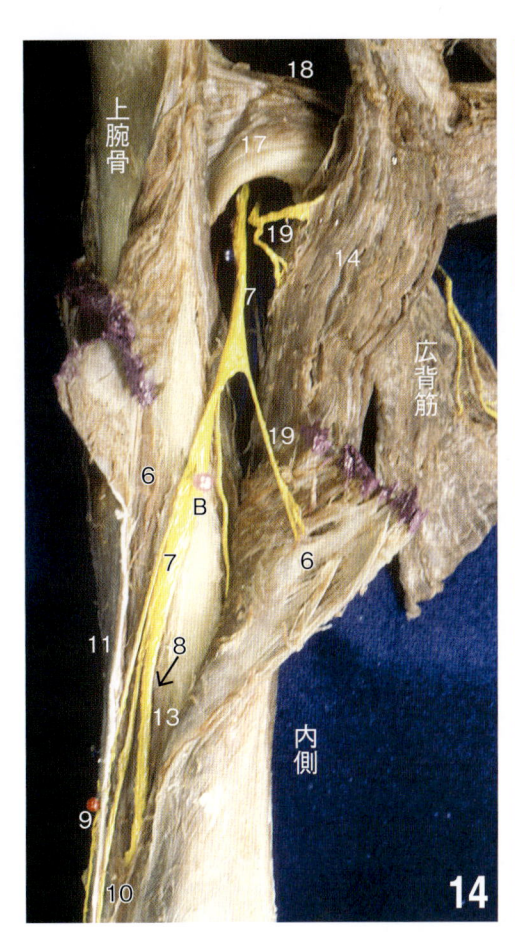

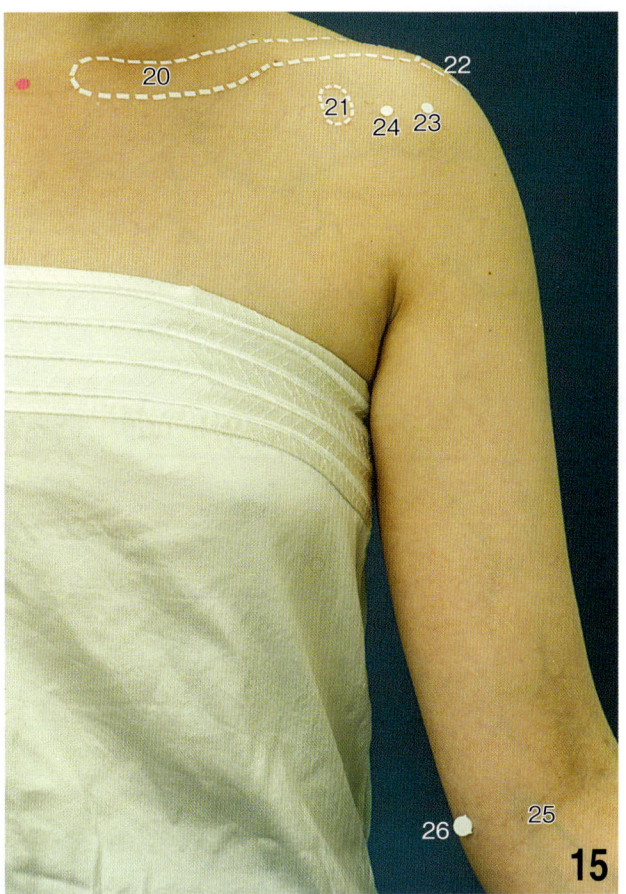

橈骨神経（上腕位）（図14）

橈骨神経(7)は，腋窩後壁から**広背筋腱と大円筋腱の重なり**(17)の遠位に入り（図19も参照），ついで**上腕三頭筋長頭**(14)と上腕骨の間から上腕後面に達し，**橈骨神経溝**(8)に入る．上腕位の橈骨神経は2ヵ所で損傷を受けやすい．一つは広背筋腱と大円筋腱の重なりの遠位で，下方からの圧迫で，橈骨神経は容易にここに押しつけられる．松葉杖使用時がその例で，すぐ近位の**外側腋窩隙**(18)を通る腋窩神経も影響を受けやすい（図11）．他の一つは橈骨神経溝で，上腕伸側中央の圧迫で，橈骨神経は容易に上腕骨に押しつけられる．**上腕三頭筋への神経枝**(19)は橈骨神経溝より近位で分枝するため，上腕三頭筋は麻痺を免れる．**後上腕皮神経**（図18の29）も腋窩内で分枝する．橈骨神経上の桃色の針は，肩峰外側端の後縁直下の**肩髎穴**（図12のA）と肘頭上縁をつなぐ線の中点に取られた**消濼穴**(B)であり，橈骨神経の圧迫症状の治療に用いられる．同じ線上で肩髎穴より3寸遠位の**臑会穴**（図12のC）は，上腕三頭筋外側頭の起始部上に位置する．なお，国際標準化により，消濼穴の取穴部位は，上記よりやや近位に変更されている．

Ⅲ．上肢帯の前面と上腕の屈側（左側）

上腕屈側の体表指標構造（図15）

前胸部の最上位に**鎖骨**(20)と肩甲骨の**烏口突起**(21)が存在する．上腕骨では，**肩峰**(22)の直下に上腕骨頭，その前下側に**大結節**(23)と**小結節**(24)，その間に結節間溝，そして**肘窩**(25)の内側では**内側上顆**(26)が触れることができる．

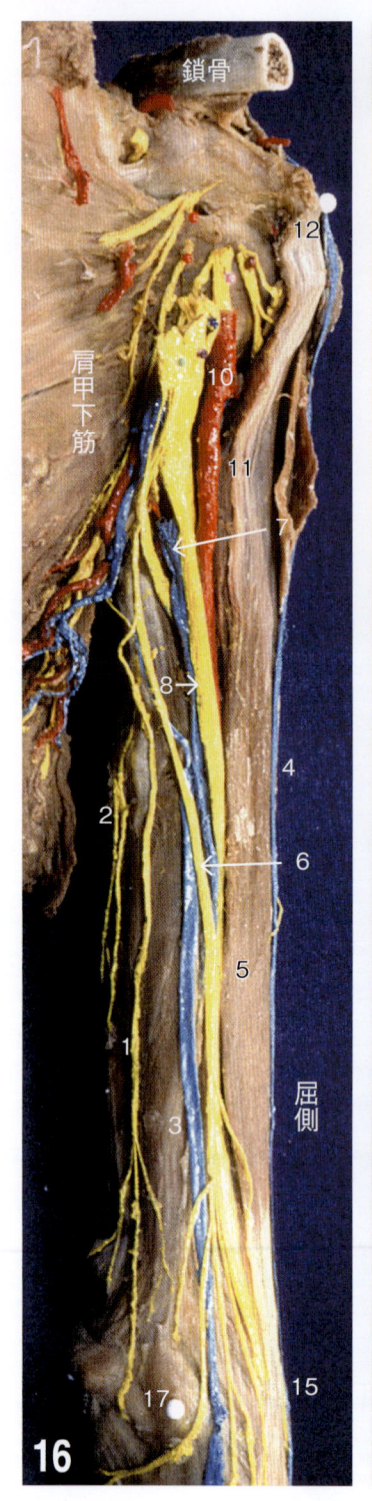

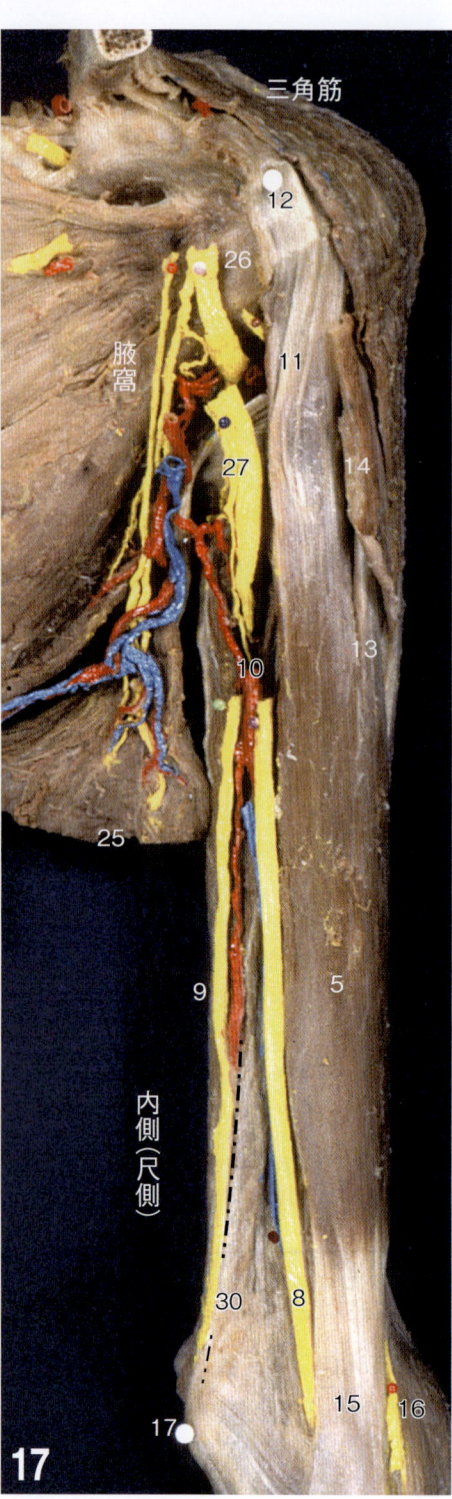

上腕内側面の皮神経と皮静脈(図16)

上腕内側面には，**内側上腕皮神経**(1)や**肋間上腕神経**(2)が分布し，皮静脈としては，**尺側皮静脈**(3)と**橈側皮静脈**(4)が分布する．肋間上腕神経は第2・第3肋間神経外側皮枝と内側上腕皮神経の吻合で形成される(図1の黒星印★)．尺側皮静脈は，**上腕二頭筋**(5)内側の内側二頭筋溝を**内側前腕皮神経**(6)とともに上行し，上腕中位で**上腕静脈**(7)に合流する．橈側皮静脈は外側二頭筋溝から三角胸筋溝に達する(図4)．内側二頭筋溝は血管・神経の主要通路で，**正中神経**(8)，**尺骨神経**(図17の9)，**上腕動脈**(10)，上腕静脈が深部を走る．

上腕二頭筋(図17)

皮神経や皮静脈，**上腕動脈**(10)と上腕静脈，および**正中神経**(8)と**尺骨神経**(9)の各近位部をはずす．**上腕二頭筋**(5)は，**短頭**(11)が烏口突起(12)，**長頭**(13)が関節上結節より生じて(p.152の図17)，**大胸筋**(14)のすぐ深層より出現する．この筋は多関節筋で，肩関節の屈曲(上腕を前方に挙げる)に働き，肘関節に対しても屈曲に働くが，橈骨につくため，前腕を回外する作用ももつ．一方，**肘窩**(15)では，上腕二頭筋の尺側に正中神経，橈側に**外側前腕皮神経**(16)が走る．肘窩で上腕二頭筋の尺側と橈側に取穴される曲沢穴と尺沢穴は，これらの神経上にある．尺骨神経は内側二頭筋溝を後内方に走り，**上腕骨内側上顆**(17)の後方の尺骨神経溝に達する．

図16〜図19				
1. 内側上腕皮神経	5. 上腕二頭筋	10. 上腕動脈	15. 肘窩	20. 肩甲下筋
2. 肋間上腕神経	6. 内側前腕皮神経	11. 上腕二頭筋短頭	16. 外側前腕皮神経	21. 上腕骨小結節
3. 尺側皮静脈	7. 上腕静脈	12. 烏口突起	17. 上腕骨内側上顆	22. 上腕筋
4. 橈側皮静脈	8. 正中神経	13. 上腕二頭筋長頭	18. 烏口腕筋	23. 大円筋
	9. 尺骨神経	14. 大胸筋(停止部)	19. 筋皮神経	24. 肩甲骨外側縁

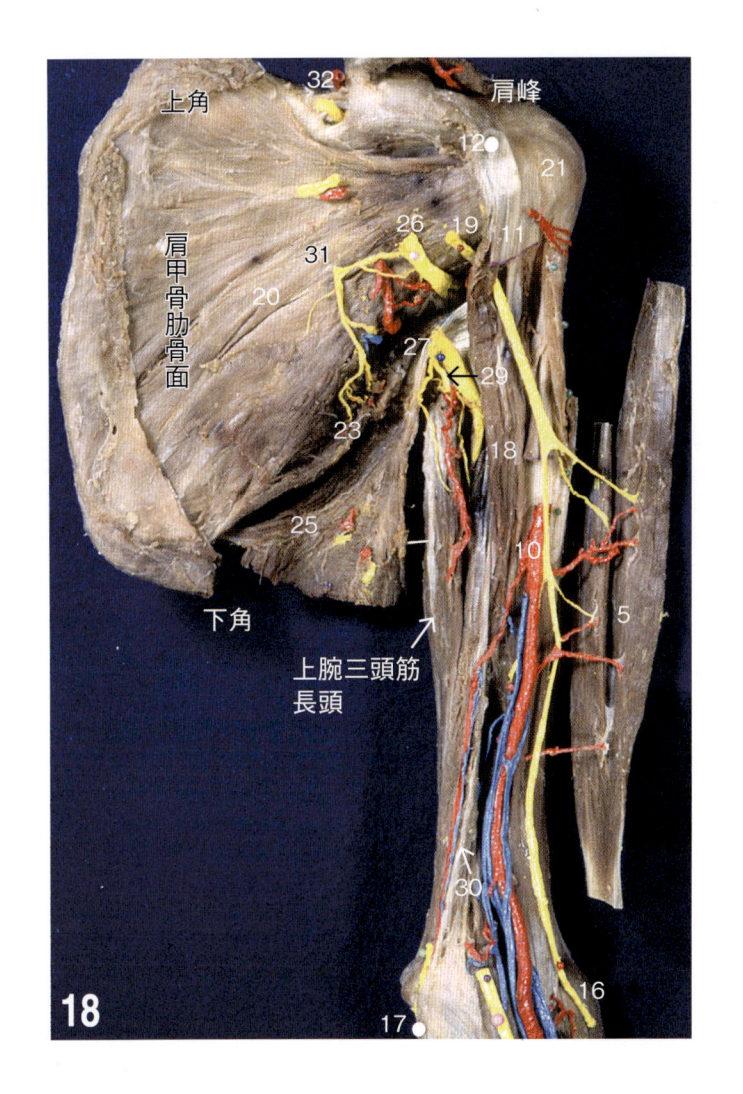

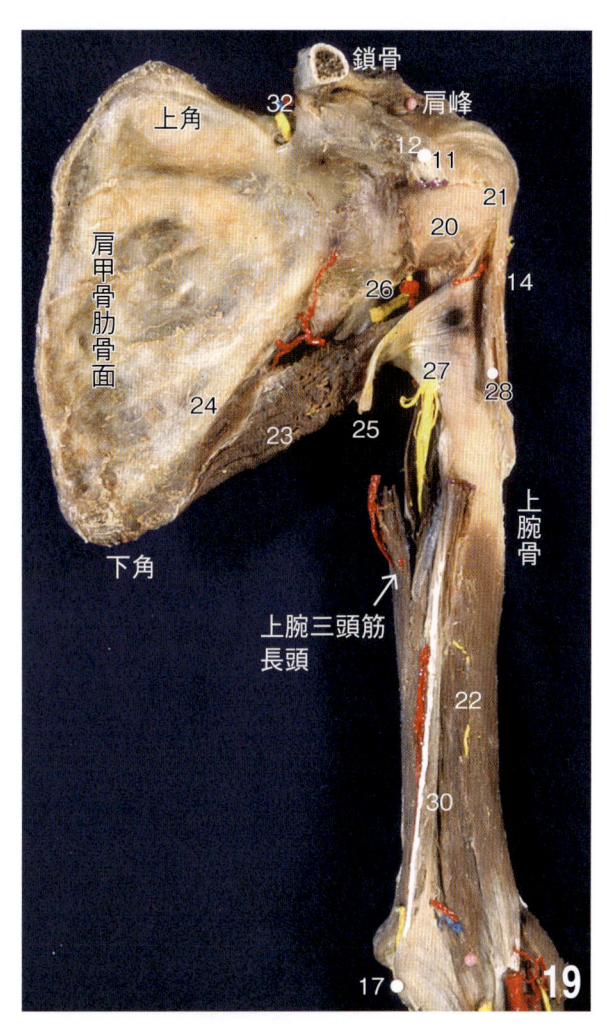

筋皮神経と烏口腕筋（図18）

　上腕二頭筋(5)をはずす．上腕の屈側には**上腕動脈**(10)の枝が分布する．**烏口腕筋**(18)が**烏口突起**(12)から生じ，上腕骨に停止する．烏口腕筋は上腕を前方に挙げる作用をもつ．烏口腕筋の起始部付近を貫くのが**筋皮神経**(19)で，上腕屈筋群に分枝しつつ，上腕二頭筋のすぐ深層を下方に走り，前腕に達して**外側前腕皮神経**(16)となる．一方，肩甲骨の肋骨面では**肩甲下筋**(20)が生じ，烏口腕筋の深層を経て**上腕骨小結節**(21)に停止する．

上腕筋（図19）

　肩甲下筋と烏口腕筋をはずす．上腕屈側の最深層に**上腕筋**(22)がある．上腕筋は上腕骨と尺骨をつなぐ単関節筋で，尺骨につくため前腕回旋の作用はなく，肘の屈曲の主要筋をなす．一方，**大円筋**(23)が**肩甲骨外側縁**(24)から上外方に走り，**広背筋**(25)の腱と重なりつつ上腕骨の前面に付着する．この際，広背筋の腱は捻れつつ，大円筋の下方から前方に達する．この重なりの部の近位と遠位を経て，それぞれ**腋窩神経**(26)と**橈骨神経**(27)が上肢帯後面や上腕伸側に向かう．大円筋-広背筋の付着部と**大胸筋の停止部**(14)の間に，結節間滑液鞘を出てきた**上腕二頭筋の長頭腱**(28)を認める．

25. 広背筋	27. 橈骨神経	29. 後上腕皮神経	31. 肩甲下神経
26. 腋窩神経	28. 上腕二頭筋の長頭腱	30. 内側上腕筋間中隔	32. 肩甲上神経

前腕と手

　前腕と手には，上腕動・静脈の分岐した橈骨動・静脈と尺骨動・静脈の枝が分布し，手根や指の運動，前腕の回旋や肘関節の屈曲に関わる筋が存在する．前腕の回旋には，肘関節のうちの腕橈関節と上橈尺関節，および下橈尺関節が関与する．手根の運動には橈骨手根関節が関与する．指の屈伸には指節間関節と中手指節関節が関与し，後者は指の開閉にも関わる．母指は他指と向き合う対向運動ができ，母指の手根中手関節が関与する．このように，前腕と手には多くの関節があり，多数の筋により多彩な運動が行われる．一方，前腕や手の皮膚や筋を支配する正中神経，尺骨神経，橈骨神経は腕神経叢の鎖骨下部の枝で，前腕や手の運動に伴い各所で圧迫（絞扼）されることがある．その症状は多彩で，鍼灸臨床を考える上で重要である．正中神経は，前腕屈側の筋の多くと手掌（手のひら）の一部の筋を支配し，尺骨神経は前腕屈側の一部の筋と，手掌の筋の多くを支配する．橈骨神経は，上腕伸筋群以外に，前腕伸側の筋を支配する．なお，手背（手の甲）に固有の筋はなく，前腕伸側の指伸筋の腱が手根を経て指に達する．

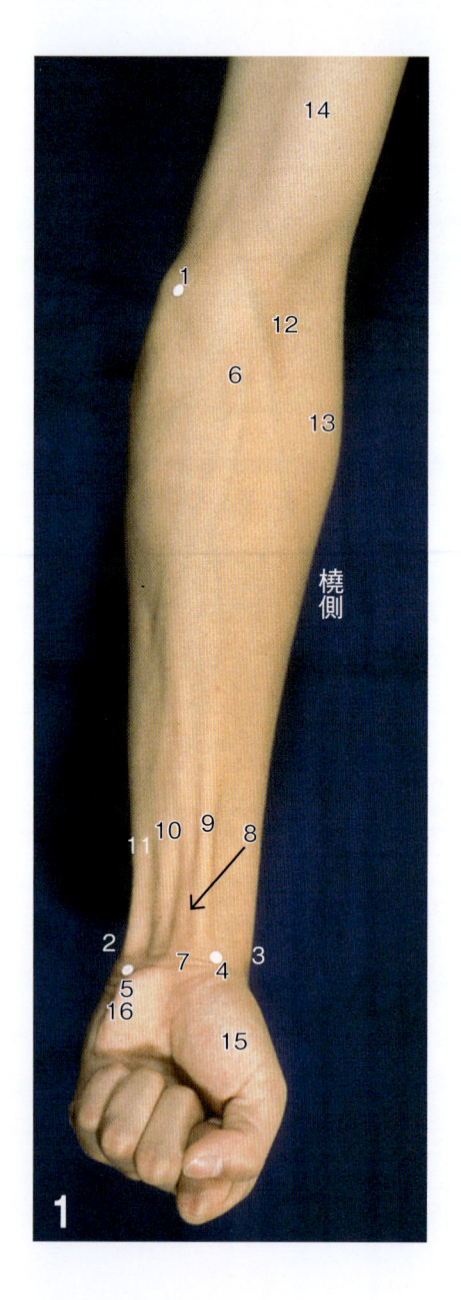

I. 前腕屈側（左側）

前腕屈側の体表指標構造（図1）

　肘部に上腕骨の**内側上顆**(1)，前腕遠位端に**尺骨と橈骨の各茎状突起**(2と3)，手根に**舟状骨結節**(4)と**豆状骨**(5)を触れることができる．内側上顆から前腕浅層の屈筋と**円回内筋**(6)が生じる．指と手首を屈曲すると，前腕の遠位端に3条の**手根線**(7)が出現し，その正中に**長掌筋**(8)，橈側に**橈側手根屈筋**(9)，尺側に**浅指屈筋**(10)と**尺側手根屈筋**(11)の各腱が隆起する．前腕近位端には肘関節の屈曲線（肘窩横紋）があり，その中央に**肘窩**(12)が凹む．肘窩の橈側縁は**腕橈骨筋**(13)，尺側縁は円回内筋である．肘関節のとくに屈曲時，肘窩の深部に**上腕二頭筋**(14)の腱を触れ，その尺側で上腕動脈の拍動を触れることができる．手掌の近位部の橈側と尺側には筋の隆起があり，それぞれ**母指球**(15)，**小指球**(16)と呼ばれる．

前腕屈側の皮静脈と皮神経（図2）

　皮膚を除去する．前腕の尺側縁と橈側縁を**尺側皮静脈**(17)と**橈側皮静脈**(18)が上行する．肘窩の表層を**上腕二頭筋腱膜**(19)が覆い，前腕筋膜に放散して終わる．肘窩の尺側を内側前腕皮神経が下行し，**掌側枝**(20)や**尺側枝**(21)として前腕尺側の皮膚に分布する．肘窩で上腕二頭筋腱膜の尺側縁から**正中神経**(22)が深層に入り，橈側縁からは**外側前腕皮神経**(23)が出現し，前腕橈側の皮膚に分布する．

前腕屈側の最浅層の筋(図3)

通常は**橈側手根屈筋**(9)と**尺側手根屈筋**(11)の間にみられる長掌筋が本例では欠如し，それに**対応する弱い腱**(24)が**屈筋支帯**(25)の表層から**手掌腱膜**(26)に入る．長掌筋の欠如は日本人の約5％にみられる．橈側手根屈筋と長掌筋の間は前腕下半で取穴の指標とされるが，長掌筋欠如時には，橈側手根屈筋の尺側縁が指標となる．また，**橈骨動脈**(27)が前腕下部で橈骨手根屈筋と**腕橈骨筋**(13)の間の皮下を下行する．脈診は通常この部位で行われる．**上腕骨内側上顆**(1)から，上記の長掌筋や手根屈筋，図4で述べる浅指屈筋や円回内筋といった前腕屈側浅層の多くの筋が生じる．このため上腕骨内側上顆では負荷が多くかかり，運動過多に伴う内側上顆炎(野球肘)の発症が知られている．

図1～図3
1. 上腕骨内側上顆
2. 尺骨茎状突起
3. 橈骨茎状突起
4. 舟状骨結節
5. 豆状骨
6. 円回内筋
7. 手根線
8. 長掌筋
9. 橈側手根屈筋
10. 浅指屈筋
11. 尺側手根屈筋
12. 肘窩
13. 腕橈骨筋
14. 上腕二頭筋
15. 母指球
16. 小指球
17. 尺側皮静脈
18. 橈側皮静脈
19. 上腕二頭筋腱膜
20. 内側前腕皮神経掌側枝
21. 内側前腕皮神経尺側枝
22. 正中神経
23. 外側前腕皮神経
24. 長掌筋に対応する弱い腱
25. 屈筋支帯
26. 手掌腱膜
27. 橈骨動脈
28. 尺骨神経手背枝

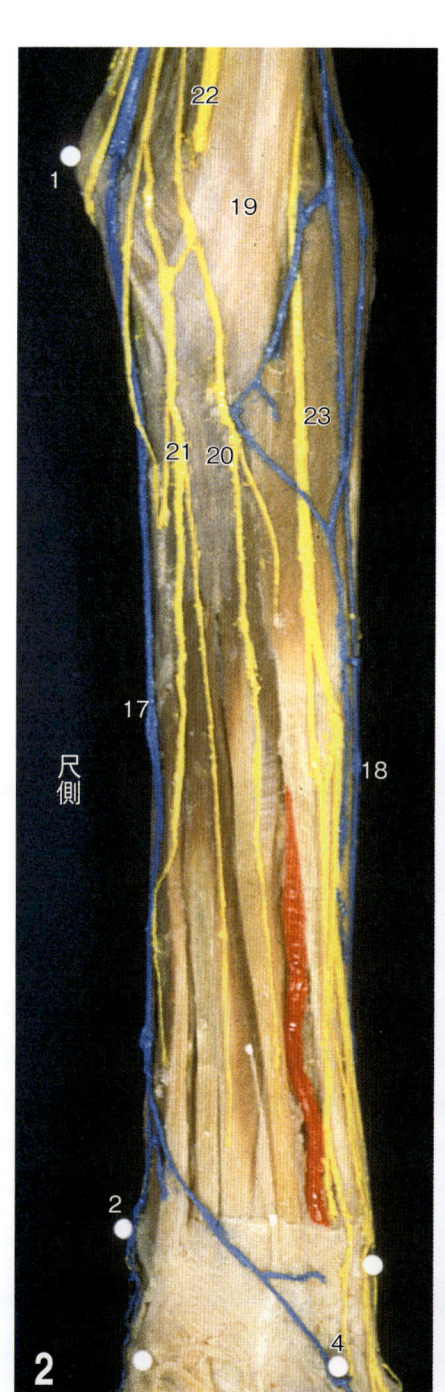

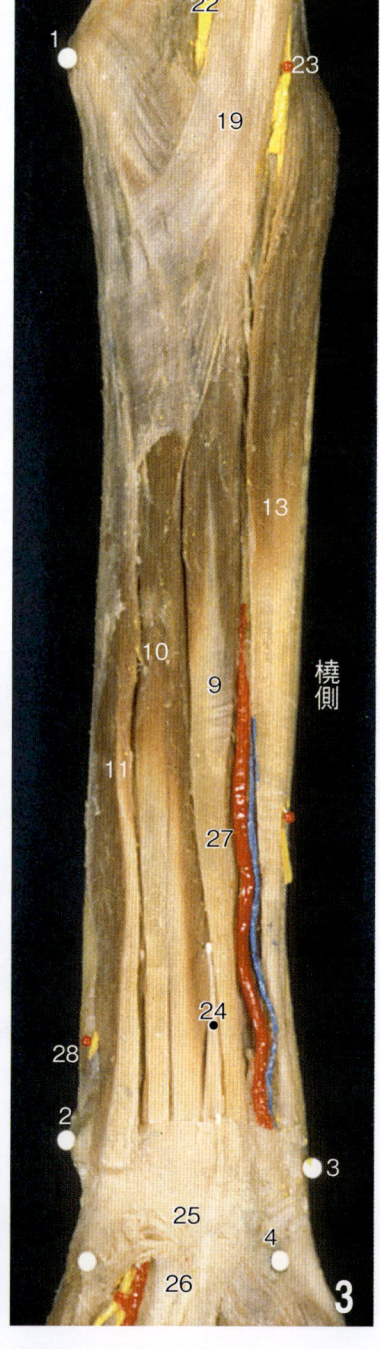

84　領域別局所解剖

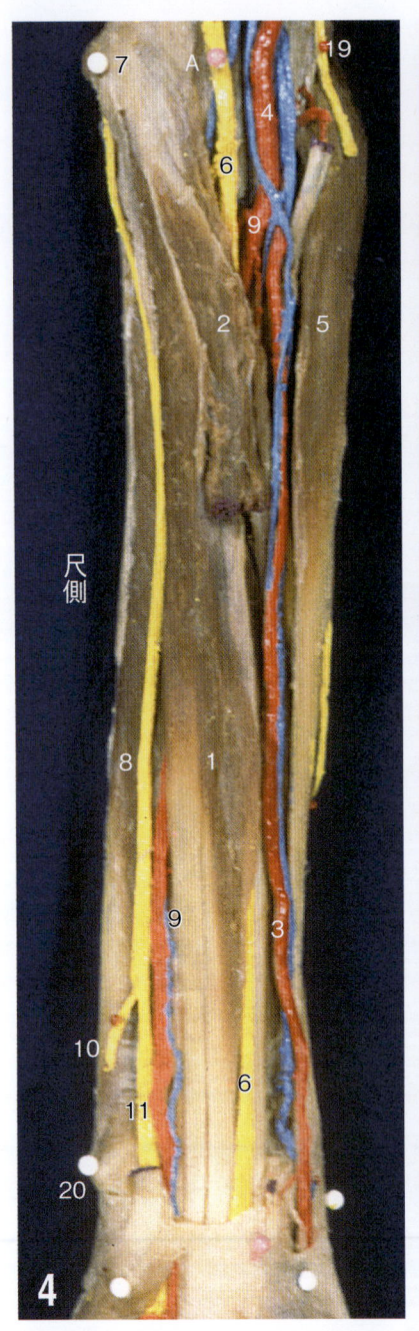

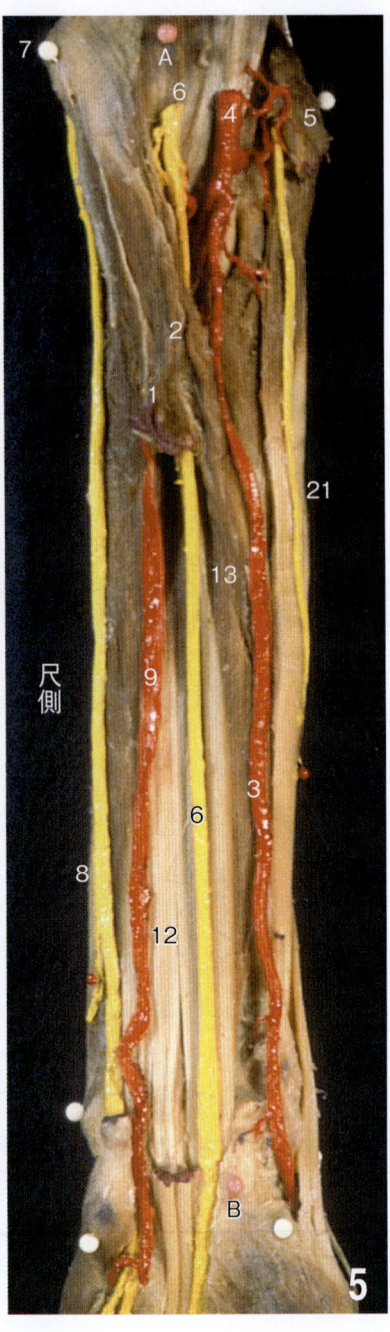

上腕二頭筋腱膜や手根屈筋を除去（図4）

　浅指屈筋（1）や円回内筋（2）がみえる．**橈骨動脈**（3，橈骨静脈を伴う）が肘窩内で**上腕動脈**（4）より分かれ，**腕橈骨筋**（5）と浅指屈筋の間を下行する．**正中神経**（6）は，肘窩から円回内筋，ついで浅指屈筋のすぐ深層に入り，前腕下半で浅指屈筋の橈側に現れる．肘関節屈曲線上で**上腕二頭筋腱膜**（図3の19）の尺側に取穴される曲沢穴（きょくたくけつ）（A）は正中神経上に位置する．**上腕骨内側上顆**（7）の伸側より出現して**尺側手根屈筋**（図3の11）のすぐ深層を下行するのが**尺骨神経**（8）で，浅指屈筋の尺側縁より出現する**尺骨動脈**（9，尺骨静脈を伴う）とともに下行し，**手背枝**（10）を出して後，**掌枝**（11）となる．尺骨神経は，前腕では尺側手根屈筋と**深指屈筋**（図5の12）の尺側部を支配するのみである．

正中神経と前腕の動脈（図5）

　浅指屈筋などを除去する．**円回内筋**（2）を貫いた**正中神経**（6）は**深指屈筋**（12）上を下行する．正中神経は，腕神経叢の内側神経束と外側神経束の合流で生じ（p.72の図1），上腕の内側二頭筋溝を下行する（p.80の図16）が，前腕ではじめて枝を出す．肘窩で**上腕動脈**（4）が**尺骨動脈**（9）と**橈骨動脈**（3）に分岐する（図4）．尺骨動脈は円回内筋をくぐって深指屈筋上の尺側を，橈骨動脈は円回内筋上から**長母指屈筋**（13）上を下方に走る．

図4〜図7	3. 橈骨動脈	9. 尺骨動脈	15. 円回内筋尺骨頭	21. 橈骨神経浅枝
A. 曲沢穴	4. 上腕動脈	10. 尺骨神経手背枝	16. 正中神経筋枝	22. 回外筋
B. 大陵穴	5. 腕橈骨筋	11. 尺骨神経掌枝	17. 前骨間神経	
C. 沢田流郄門穴	6. 正中神経	12. 深指屈筋	18. 浅指屈筋アーチ	
1. 浅指屈筋	7. 上腕骨内側上顆	13. 長母指屈筋	19. 外側前腕皮神経	
2. 円回内筋	8. 尺骨神経	14. 円回内筋上腕頭	20. 尺骨茎状突起	

前腕と手 85

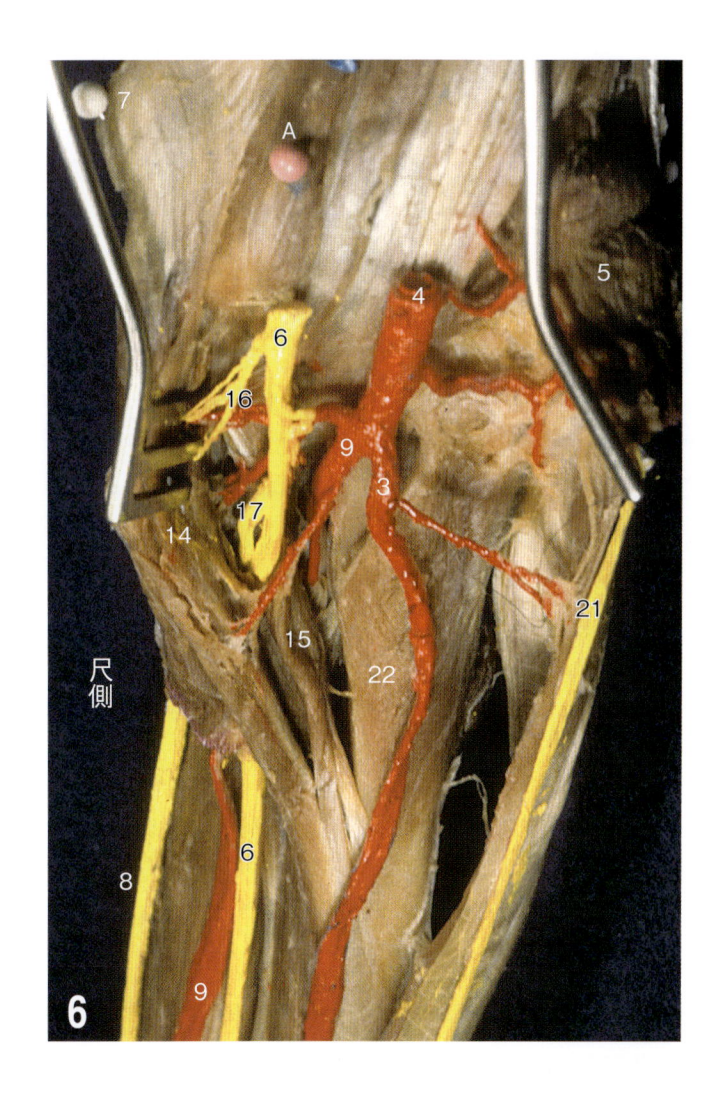

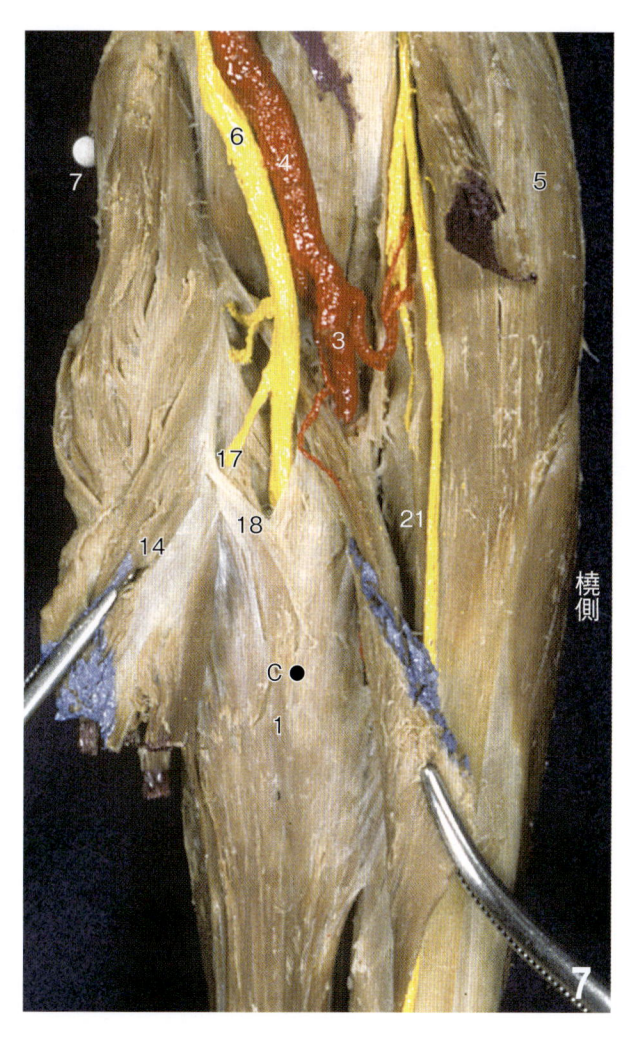

正中神経と円回内筋（図6）

　肘窩で**円回内筋**（図4の2）と**腕橈骨筋**（図4の5）の間を押し拡げる．円回内筋は，**上腕骨内側上顆**（7）より生じる**上腕頭**（14）と尺骨粗面より生じる**尺骨頭**（15）をもつ．**正中神経**（6）は**筋枝**（16）を出し，ついで**前骨間神経**（17）を分枝しつつ円回内筋の2頭間を貫く．貫通部での圧迫症状は円回内筋症候群と呼ばれ，症状は正中神経の全支配域に及ぶ．肘窩では，正中神経は円回内筋を貫通する前に**上腕二頭筋腱膜**（図3の19）をくぐり，貫通後に**浅指屈筋**（図7の1）の上腕尺骨頭と橈骨頭の間の**浅指屈筋アーチ**（図7の18）もくぐって深層に入る．円回内筋症候群の治療に際しては，これらの構造にも目を向ける必要がある．その治療穴で，**曲沢穴**（きょくたくけつ）（A）と**大陵穴**（だいりょうけつ）（図5のB）の間の上位1/3に取穴される**沢田流郄門穴**（さわだりゅうげきもんけつ）（図7のC）は，円回内筋や浅指屈筋アーチ近傍を貫通できる位置にある．なお，大陵穴は前腕遠位端で橈側手根屈筋腱と長掌筋腱の間に取穴される．

前骨間神経と浅指屈筋アーチ（図7）

　前腕位の**正中神経**（6）は，尺側手根屈筋と**深指屈筋**（図5の12）の尺側部を除く前腕の屈筋と回内筋を支配する．このうちの深部筋である**長母指屈筋**（図5の13），深指屈筋の橈側部，および**方形回内筋**（図9の16）を支配する**前骨間神経**（17）は，**浅指屈筋アーチ**（18）をくぐって**浅指屈筋**（1）のすぐ深層に入る．

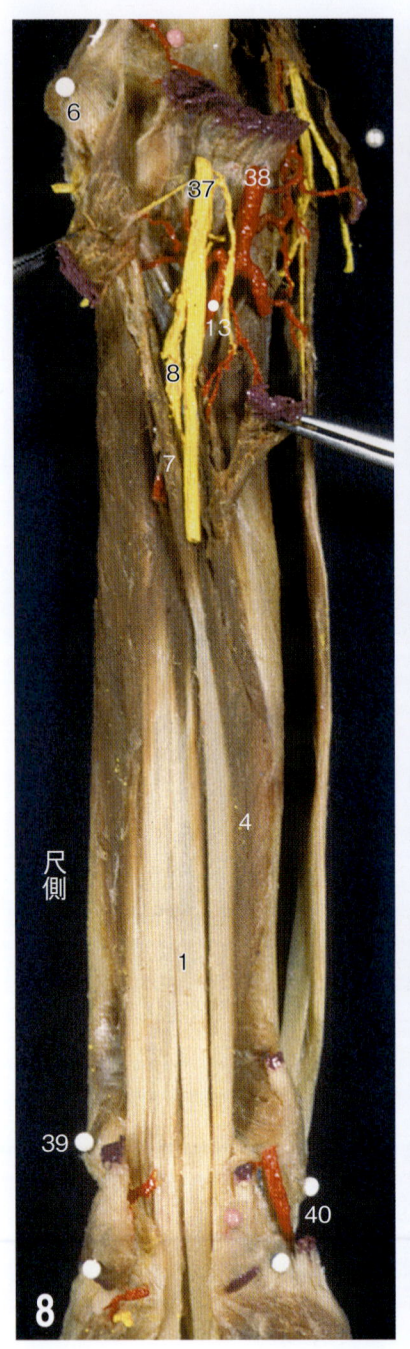

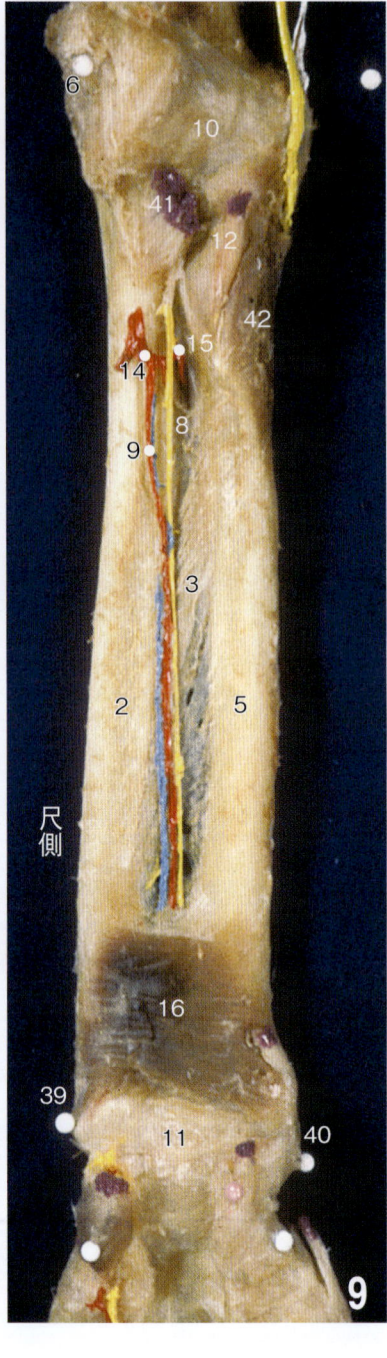

前腕屈側の深層の筋（図8）

深指屈筋(1)が**尺骨**（図9の2）や**前腕骨間膜**（図9の3）より生じ，前腕の尺側寄りを下方に向かう．橈側寄りには**長母指屈筋**(4)があり，**橈骨**（図9の5）や前腕骨間膜より生じて下方に向かう．**上腕骨内側上顆**(6)より生じた**長母指屈筋の副頭**(7)が同筋の尺側縁に合流する．**前骨間神経**(8)は副頭をくぐって深指屈筋のすぐ深層に入り，前腕骨間膜の屈側を**前骨間動脈**（図9の9）とともに下行する．

深指屈筋と長母指屈筋を除去（図9）

尺骨(2)と**橈骨**(5)を**前腕骨間膜**(3)が連結する．**上橈尺関節**(10)と**下橈尺関節**(11)で，橈骨は尺骨を軸に回旋するため，橈骨に停止する**上腕二頭筋**(12)は，前腕を回旋する．一方，**尺骨動脈**（図8の13）より分枝した**総骨間動脈**(14)が，深指屈筋と長母指屈筋の間から深部に向かい（図8），**前骨間動脈**(9)と**後骨間動脈**(15，前腕骨間膜の上端を貫く)に分岐する．後骨間動脈は前腕伸側に分布する（図21b）．前腕下部では，**方形回内筋**(16)が尺骨と橈骨の下部を連結する．

図8～図11
1. 深指屈筋
2. 尺骨
3. 前腕骨間膜
4. 長母指屈筋
5. 橈骨
6. 上腕骨内側上顆
7. 長母指屈筋副頭
8. 前骨間神経
9. 前骨間動脈
10. 上橈尺関節
11. 下橈尺関節
12. 上腕二頭筋
13. 尺骨動脈
14. 総骨間動脈
15. 後骨間動脈
16. 方形回内筋
17. 手掌腱膜
18. 長掌筋腱
19. 浅横中手靱帯
20. 短掌筋
21. 小指球
22. 母指球
23. 屈筋支帯
24. 正中神経（24'は尺骨神経）の総掌側指神経
25. 正中神経（25'は尺骨神経）の固有掌側指神経
26. 正中神経の母指球筋への枝
27. 尺骨神経掌枝
28. 尺骨管
29. 尺骨神経掌枝の浅枝
30. 尺骨神経掌枝の深枝
31. 橈骨動脈浅掌枝
32. 浅掌動脈弓
33. 短母指外転筋
34. 短母指屈筋の浅頭
35. 小指外転筋
36. 短小指屈筋
37. 正中神経
38. 上腕動脈
39. 尺骨茎状突起
40. 橈骨茎状突起
41. 上腕筋腱
42. 回外筋
43. 豆状骨
44. 舟状骨結節

前腕と手 87

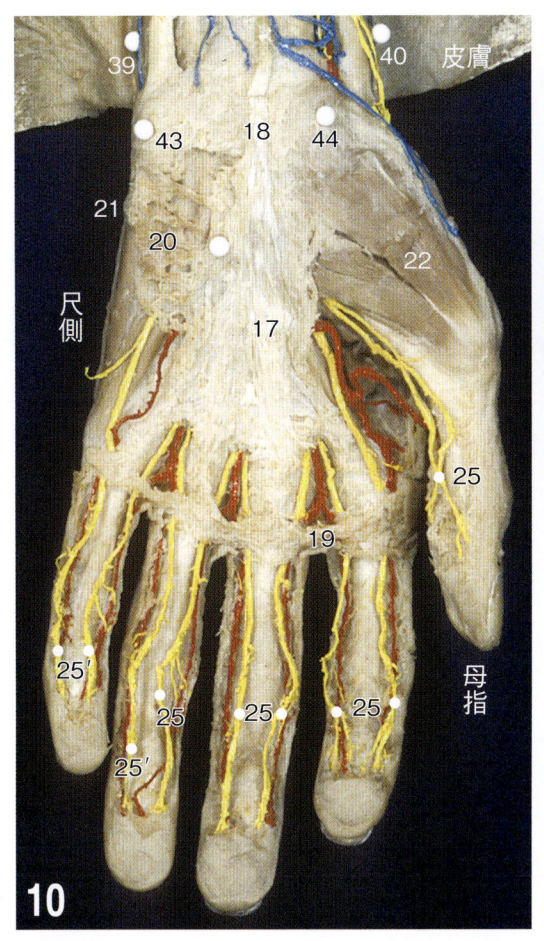

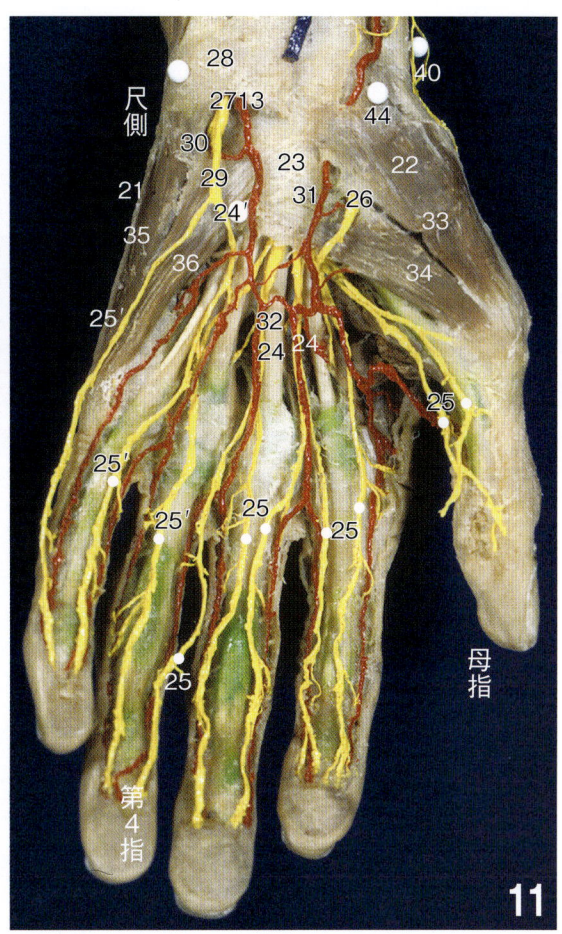

II. 手　掌（左側）

=== 手掌腱膜（図10） ===

　手掌の皮膚を除去する．手掌の皮膚は厚く，皮下組織が**手掌腱膜**(17)などと強く結合するため，皮膚の滑動性は少なく，刺鍼抵抗も大きい．また，手掌の皮膚は痛覚受容器に富み，刺鍼対象となりにくい一因をなす．手掌腱膜は**長掌筋腱**(18)が扇状に拡がったもので，第2から第5指の基部に至る．深層の横走線維は指の股の部でとくに発達し，**浅横中手靱帯**(19)を作る．皮筋である**短掌筋**(20)が**小指球**(21)にみられる．

=== 手掌腱膜をはずす（図11） ===

　母指球(22)と**小指球**(21)の間に**屈筋支帯**(23)が張る．浅指屈筋と深指屈筋の腱，および正中神経がこの背側の手根管を通って手に入る（p.159の図12）．正中神経は手根管で3本の**総掌側指神経**(24)に分れ，各神経が2〜3本の**固有掌側指神経**(25)に分れて，手掌橈側半の皮膚に分布し，母指球の筋にも**枝**(26)を送る．母指球の筋の萎縮は正中神経の障害を疑う．**尺骨神経の掌枝**(27)は，**尺骨動脈**(13，尺骨静脈も伴う)とともに，屈筋支帯の表層に開く**尺骨管**(28)を経て手掌に入る．この神経は，手掌で**浅枝**(29)と**深枝**(30)に分岐し，浅枝は**掌側指神経**(24′，25′)として，手掌尺側半の皮膚に分布する．尺骨動脈は**橈骨動脈浅掌枝**(31)と交通して**浅掌動脈弓**(32)を作り，指に向かい総掌側指動脈や固有掌側指動脈を出す．母指球と小指球では，**短母指外転筋**(33)と**短母指屈筋の浅頭**(34)，**小指外転筋**(35)と**短小指屈筋**(36)がそれぞれ浅層にみられる．

88　領域別局所解剖

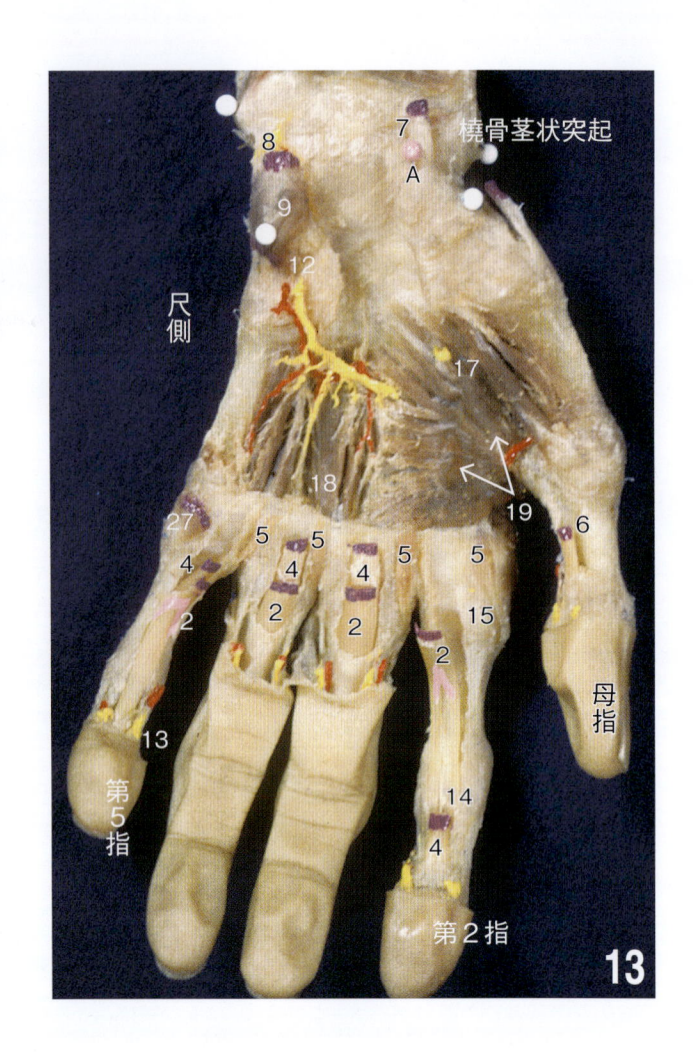

屈筋支帯を切除（図12）

　手根管(1)を開き，浅層を走る正中神経と浅指屈筋（図4）をはずす．**浅指屈筋腱**(2)は腱鞘(3)に入る直前で切断されている．深層を走る**深指屈筋腱**(4)が，橈側縁から**虫様筋**(5)を出して後，各指の腱鞘に入り，**長母指屈筋腱**(6)は深指屈筋腱の橈側で手根管をくぐる．**橈側手根屈筋腱**(7)はさらに橈側で屈筋支帯を貫き，第2中手骨底に向かう．**大陵穴**（A）への鍼は正中神経の近くを通り（図5），長母指屈筋腱に達する．**尺側手根屈筋腱**(8)は豆状骨(9)に停止する．母指球と小指球では，浅層の一部の筋が切除され，深層の**母指対立筋**(10)と**小指対立筋**(11)がみえている．小指球の筋は**尺骨神経掌枝の深枝**(12，図13も参照)に支配され，その萎縮は尺骨神経の障害を疑う．

浅・深の指屈筋腱（図13）

　第5指で腱鞘を開く．基節骨掌面で二分した**浅指屈筋腱**(2，桃色で縁取る)をくぐり，**深指屈筋腱**(4)が**末節骨底**(13)に向かう．第2指で深指屈筋腱を外し，浅指屈筋腱が二分して**中節骨底**(14)につくのをみる．**虫様筋**(5)は**基節骨底**(15)の橈側から指背に向かう．第2から第5指では，浅指屈筋は中節と基節，深指屈筋はさらに末節も曲げるが，ともに基節への作用は弱い．虫様筋は基節を曲げ，中節と末節を伸展させる．母指球では**母指対立筋**（図12の10）と**短母指屈筋の浅頭**（図12の16）が除去され，**短母指屈筋の深頭**(17)がみえている．母指では長母指屈筋が基節と末節を曲げ，短母指屈筋が基節を曲げる．

前腕と手 89

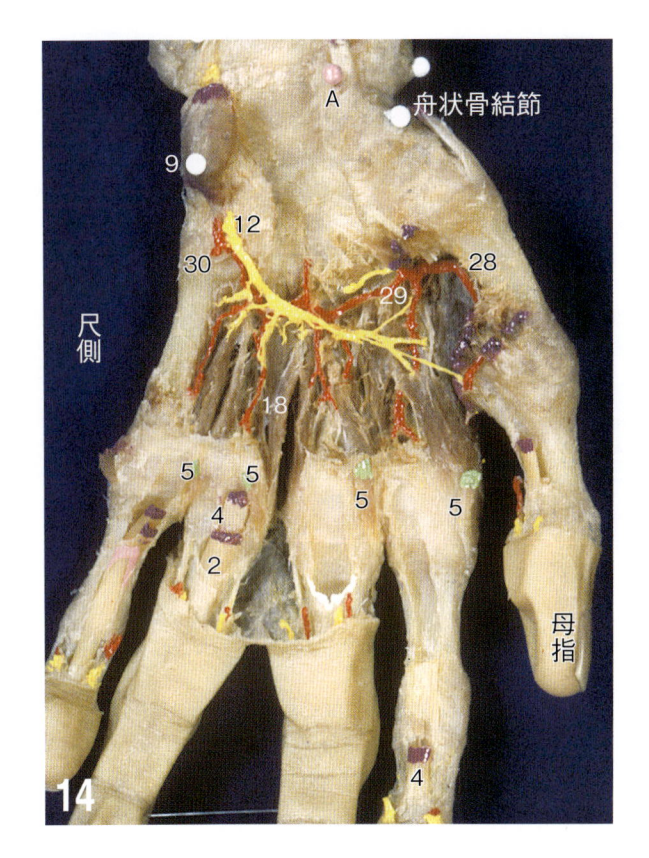

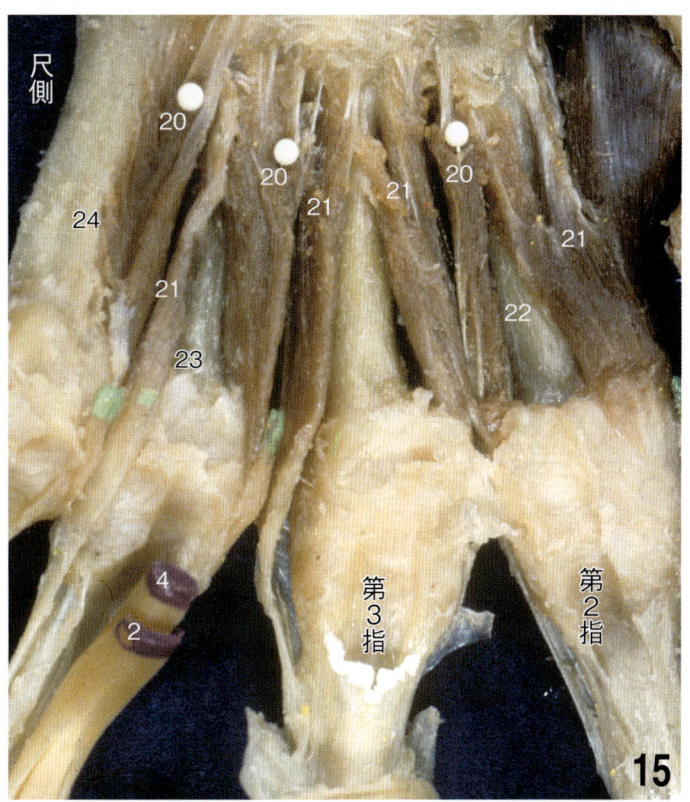

尺骨神経深枝（図14）

尺骨神経掌枝の深枝（12）は，小指球の筋に分枝後，尺側の**虫様筋**（5）やすべての**骨間筋**（18），母指球最深層の**母指内転筋**（図13の19）や**短母指屈筋の深頭**（図13の17）に分布する．手背に固有の筋はなく，正中神経支配の橈側の虫様筋，短母指外転筋，短母指屈筋浅頭，母指対立筋を除き，手の筋は尺骨神経により支配される．

骨間筋（図15）

図14から脈管や神経をはずす．中手骨間隙は3つの**掌側骨間筋**（20，白丸印○）と四つの**背側骨間筋**（21）で充たされる．掌側骨間筋は**第2中手骨**（22）の尺側縁と**第4中手骨**（23）と**第5中手骨**（24）の各橈側縁から生じ，同じ指の基節骨底の同じ縁から指背にまわり，第3指を軸に第2・4・5指を内転させる．背側骨間筋は各中手骨間隙の相対する面より生じ（図26），第2指では橈側，第3指で両側，第4指の尺側で基節骨底につき，さらに指背にまわって中・末節骨底につく．背側骨間筋は指の外転に働き，第2指と第4指を第3指から遠ざけ，第3指を両側に動かす．同じ指につく掌側・背側骨間筋は，虫様筋と同様に基節を曲げ，中節と末節を伸ばす．母指には固有の内転筋と外転筋，小指には固有の外転筋がある．

図12～図15	6. 長母指屈筋腱	深枝	19. 母指内転筋	26. 小指外転筋（断端）
A. 大陵穴	7. 橈側手根屈筋腱	13. 末節骨底	20. 掌側骨間筋	27. 短小指屈筋
1. 手根管	8. 尺側手根屈筋腱	14. 中節骨底	21. 背側骨間筋	28. 母指主動脈
2. 浅指屈筋腱	9. 豆状骨	15. 基節骨底	22. 第2中手骨	29. 深掌動脈弓
3. 指の腱鞘	10. 母指対立筋	16. 短母指屈筋の浅頭	23. 第4中手骨	30. 尺骨動脈深掌枝
4. 深指屈筋腱	11. 小指対立筋	17. 短母指屈筋の深頭	24. 第5中手骨	
5. 虫様筋	12. 尺骨神経掌枝の	18. 骨間筋	25. 短母指外転筋（断端）	

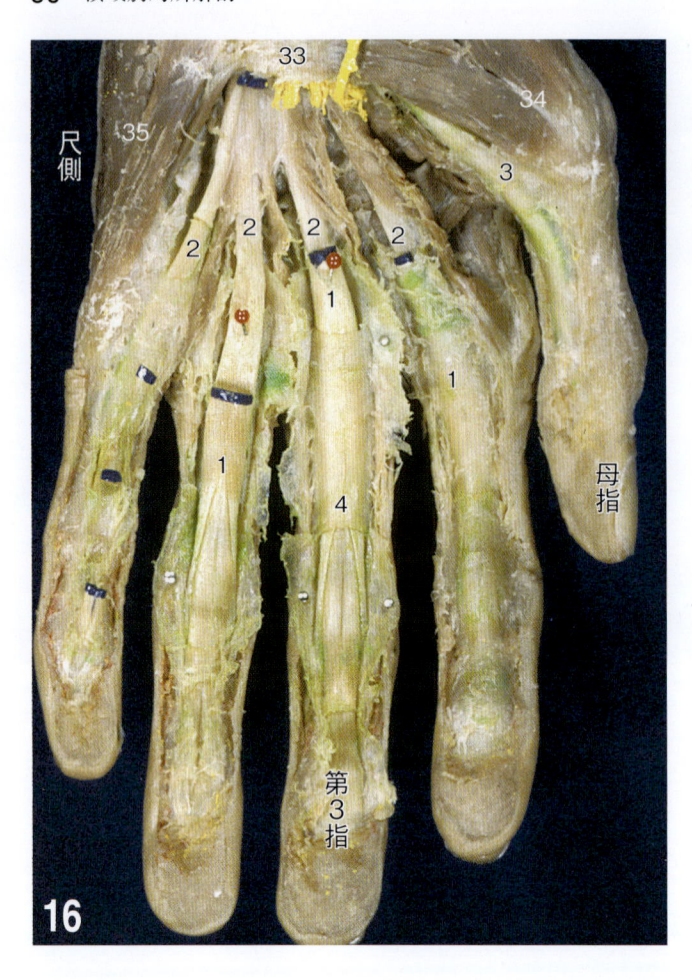

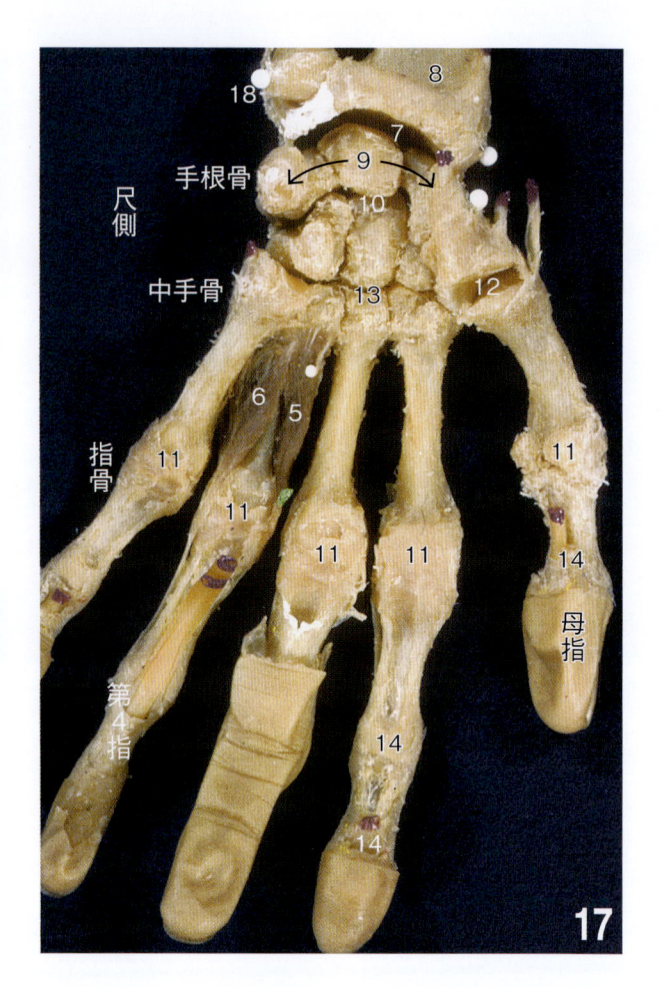

指の腱鞘（図16）

浅指屈筋腱(1)と**深指屈筋腱**(2)は第2から第5指，**長母指屈筋腱**(3)は母指のそれぞれ腱鞘内を指先に向かう．図11では，緑色の着色剤が腱鞘に注入されている．腱鞘は腱を周囲組織から隔離し，腱の動きを滑らかにする．腱鞘は内層の滑液鞘と外層の線維鞘からなり，滑液鞘では滑液包が腱を取り巻き，線維鞘はこれを外面から補強する．指の腱鞘には，線維鞘が発達して強靱となった**鞘状靱帯**(4)と呼ばれる部があり，第3指の中手指節関節部でみえるようにされている．狭窄性腱鞘炎は鞘状靱帯の部で発症し，指の屈伸運動に際して引っ掛かりを生じ，無理をするとクリック音や疼痛を伴う．

手の骨格と関節を掌側よりみる（図17）

第4指の骨間筋のみ残されている．**掌側骨間筋**(5)と**背側骨間筋**(6)は指の内転と外転に関して拮抗する．**橈骨手根関節**(7)は**橈骨**(8)と**近位手根骨**(9)の間の楕円関節で，**手根中央関節**(10)などとともに手根の運動を行う．**中手指節関節**(11)は第2～第5指の屈伸と内転・外転に関わるが，母指では動きは制限される．**母指の手根中手関節**(12)は屈伸と内転・外転に加えて多少の回旋を伴い，他指との対向運動を行うが，**第2～第5指の手根中手関節**(13)では運動性は少ない．指には**指節間関節**(14)があり，指の屈伸に関わる．

図16～図20	4. 鞘状靱帯	8. 橈骨	12. 母指の手根中手関節	14. 指節間関節
1. 浅指屈筋腱	5. 掌側骨間筋	9. 近位手根骨	13. 第2～第5指の手根中手関節	15. 上腕骨外側上顆
2. 深指屈筋腱	6. 背側骨間筋	10. 手根中央関節		16. 橈骨頭
3. 長母指屈筋腱	7. 橈骨手根関節	11. 中手指節関節		17. 尺骨肘頭

前腕と手 91

Ⅲ．前腕伸側（左側）

前腕伸側の体表指標構造（図18）

肘部に**上腕骨外側上顆**(15)，**橈骨頭**(16)および**尺骨の肘頭**(17)，前腕遠位端に**尺骨の茎状突起**(18)がみられ，外側上顆より生じる**腕橈骨筋**(19)，**長橈側手根伸筋**(20)と**短橈側手根伸筋**(21)，**総指伸筋**(22)および**尺側手根伸筋**(23)のレリーフを認める．腕橈骨筋，長橈側手根伸筋，短橈側手根伸筋は一塊として触診される．

前腕伸側の浅層（図19）

皮下に**内側前腕皮神経**(24)と**後前腕皮神経**(25)が分布する．**外側上顆**(15)から**肘筋**(26)，**尺側手根伸筋**(23)，**総指伸筋**(22)，**小指伸筋**(27，黒丸印●)，**長橈側手根伸筋**(図20の20)と**短橈側手根伸筋**(図20の21)，**回外筋**(図22の10)が生じる．**内側上顆**(28)と同様，外側上顆も筋による負荷が多く，運動過多に伴う外側上顆炎（テニス肘）の発症部位である．

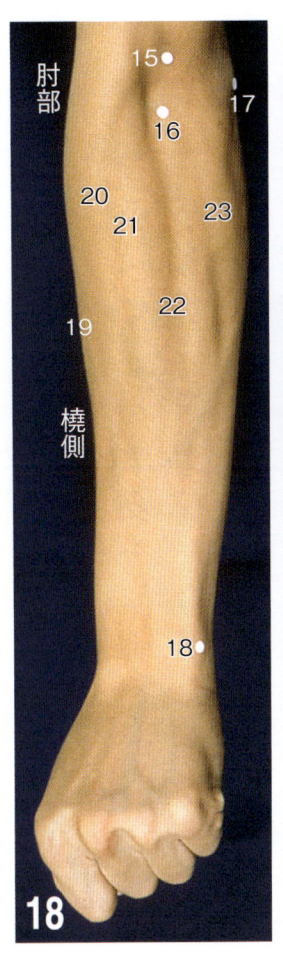

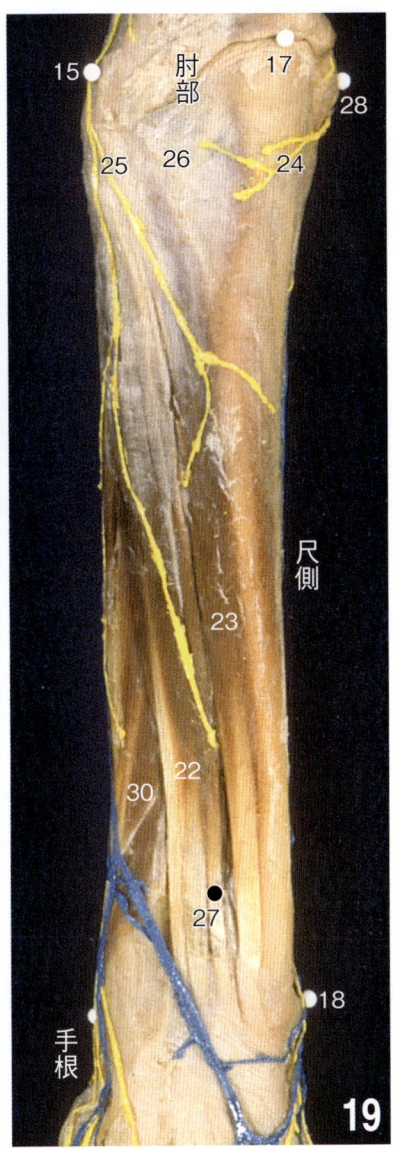

前腕橈側の筋（図20）

前腕を橈側からみている．**腕橈骨筋**(19)が上腕骨外側縁の遠位部から生じて**橈骨の茎状突起**(29)につく．この筋は肘関節を回内位で屈曲する．その伸側に隣接して**長橈側手根伸筋**(20)と**短橈側手根伸筋**(21)が遠位に走り，**長母指外転筋**(30)や**短母指伸筋**(31)の下に入る．前腕の遠位約1/3の高さ（偏歴穴の位置）で，**橈骨神経浅枝**(32)が腕橈骨筋と長橈側手根伸筋の間から皮下に出る．

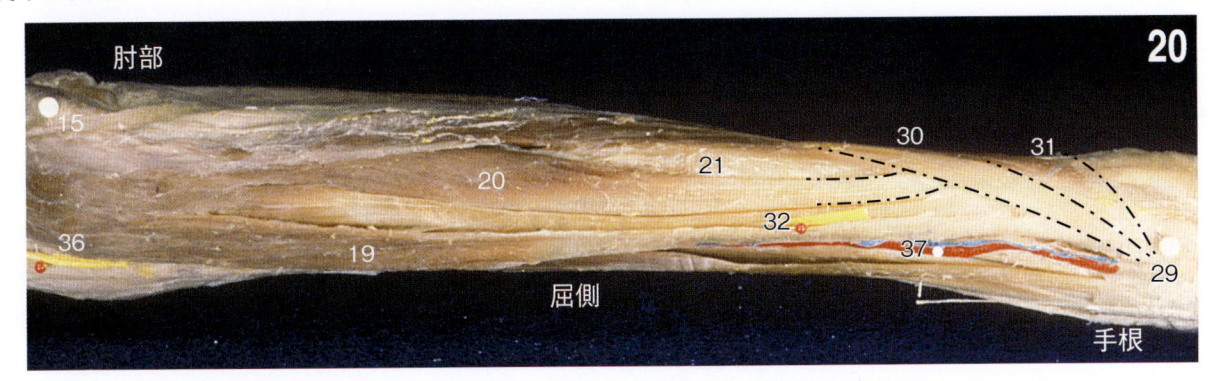

18. 尺骨茎状突起	22. 総指伸筋	26. 肘筋	30. 長母指外転筋	34. 母指球の筋
19. 腕橈骨筋	23. 尺側手根伸筋	27. 小指伸筋	31. 短母指伸筋	35. 小指球の筋
20. 長橈側手根伸筋	24. 内側前腕皮神経	28. 上腕骨内側上顆	32. 橈骨神経浅枝	36. 外側前腕皮神経
21. 短橈側手根伸筋	25. 後前腕皮神経	29. 橈骨茎状突起	33. 屈筋支帯	37. 橈骨動脈

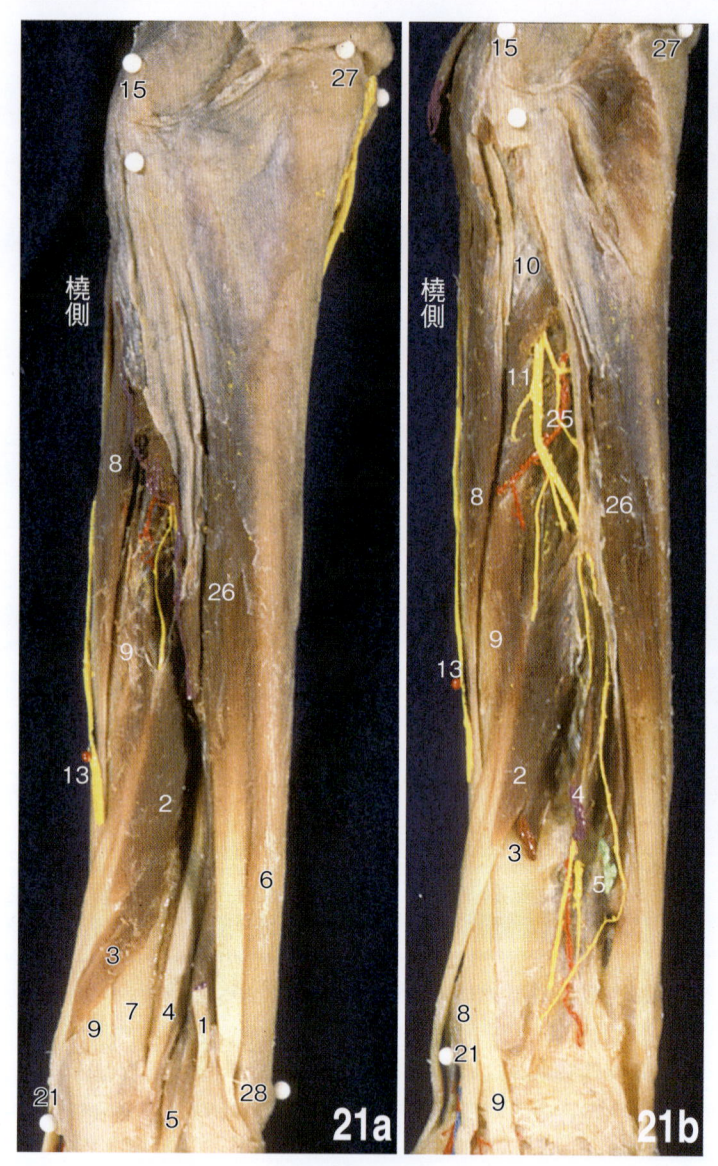

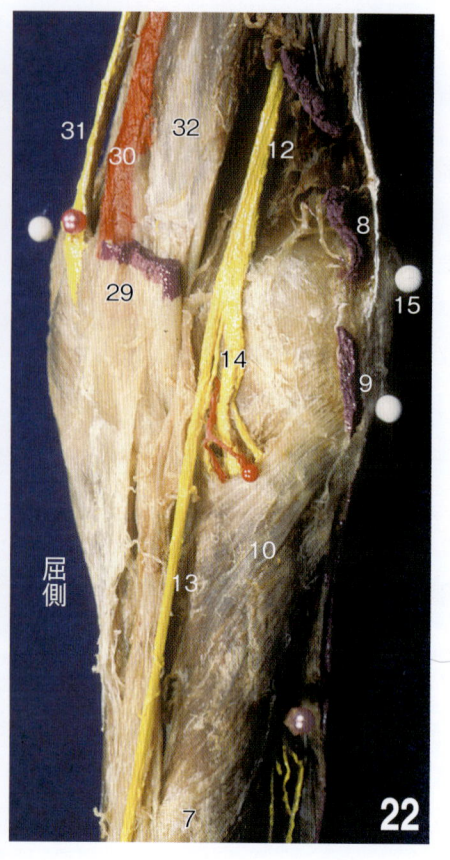

前腕伸側の深層（図21）

図19から総指伸筋，**小指伸筋**（1），腕橈骨筋を除去する（a）．**長母指外転筋**（2），**短母指伸筋**（3），**長母指伸筋**（4），**示指伸筋**（5）がみられる．これらは**尺骨**（6）と**橈骨**（7），および両骨をつなぐ**前腕骨間膜**（図9の3）より生じる．長母指外転筋と短母指伸筋は，前腕遠位端で**長橈側手根伸筋**（8）と**短橈側手根伸筋**（9）の表層を斜めに横切って母指に向かう．一方，bでは長・短の母指伸筋や示指伸筋も除去する．**回外筋**（10）の下縁より出た**後骨間神経**（11）が，前腕伸筋に分枝しつつ，伸筋の浅層と深層の間を下行する．

橈骨神経深枝と回外筋（図22）

左肘関節の前面を橈側からみている．肘関節の橈側に達した**橈骨神経**（12）は感覚枝の**浅枝**（13）と運動枝の**深枝**（14）に分かれ，浅枝は腕橈骨筋のすぐ深層を下方に向かい（図5），深枝は**回外筋**（10）を貫いて前腕伸側に達し，**後骨間神経**（図21bの11）となる．回外筋は**上腕骨外側上顆**（15）や尺骨の回外筋稜より生じ，**橈骨**（7）上部の橈側面につく．深枝は回外筋を貫く部で圧迫（絞扼）を受け，回外筋症候群（後骨間神経症候群）を生じる．この場合，指伸筋群などは麻痺するが，この部より近位で分枝する長橈側手根伸筋への枝は圧迫されない．しかし，浅・深両枝への分岐部より近位での橈骨神経障害では，尺側と橈側の手根伸筋が麻痺し，手根の背屈が不能（下垂手）となる．

Ⅳ. 手　背（左側）

皮静脈と皮神経（図23）

手背の静脈網から**橈側皮静脈**(16)と**尺側皮静脈**(17)が生じる．手背には**橈骨神経浅枝**(13)と**尺骨神経手背枝**(18)が分布する．橈骨神経浅枝は前腕の遠位で皮下に出現し（図20），手根の橈側縁で**伸筋支帯**(19)を越え，第3指より橈側の手背皮膚に分布する．尺骨神経手背枝は，前腕遠位部で掌枝と分れ（図4），尺側手根屈筋のすぐ深層から皮下に出て（図3），手背尺側半の皮膚に分布する．なお，第2指から第4指橈側の遠位背側面には正中神経の枝が分布する．伸筋支帯は前腕筋膜が肥厚したもので，前腕伸筋の腱が腱鞘に包まれてくぐる．**総指伸筋腱**(20)は，伸筋支帯の中央をくぐって第2から第5指の指背に向かう．

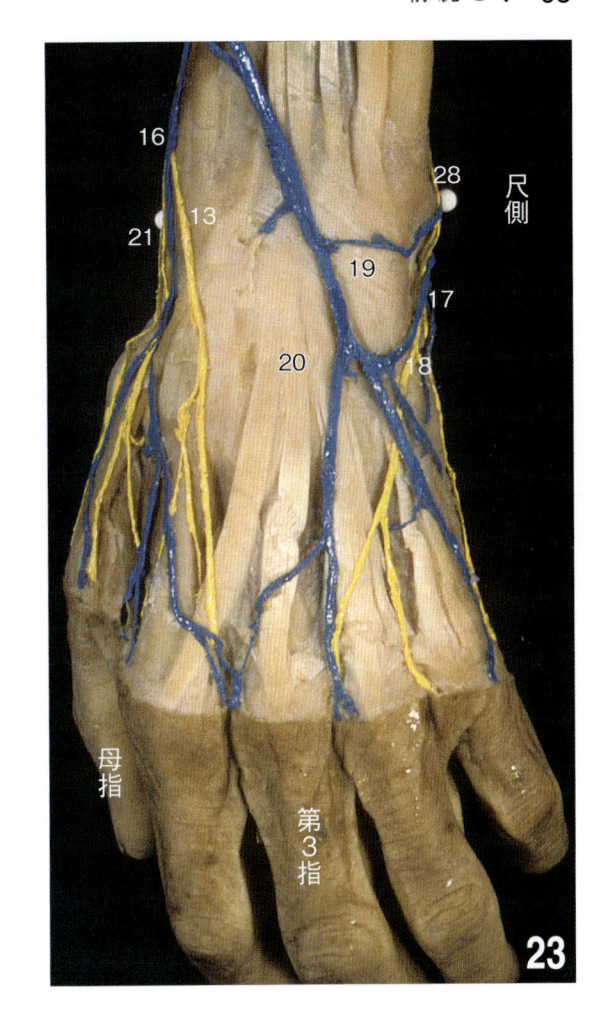

手背の橈側面（図24）

伸筋支帯(19)の最橈側で，**短母指伸筋**(3)の腱と**長母指外転筋**(2)の腱の共同の腱鞘を開く．両腱は，橈骨手根関節や母指の運動に際し，**橈骨茎状突起**(21)により屈曲させられ，狭窄性腱鞘炎を起こしやすい．これらの腱と**長母指伸筋**(4)の腱の間の三角形の凹み（**タバチエール**，22）を，**橈骨動脈**(23)が走る．橈骨動脈は，**第1背側骨間筋**(24)をくぐって手掌に入り，母指主動脈と深掌動脈弓に分れ，後者は尺骨動脈の深掌枝と交通する（図14）．

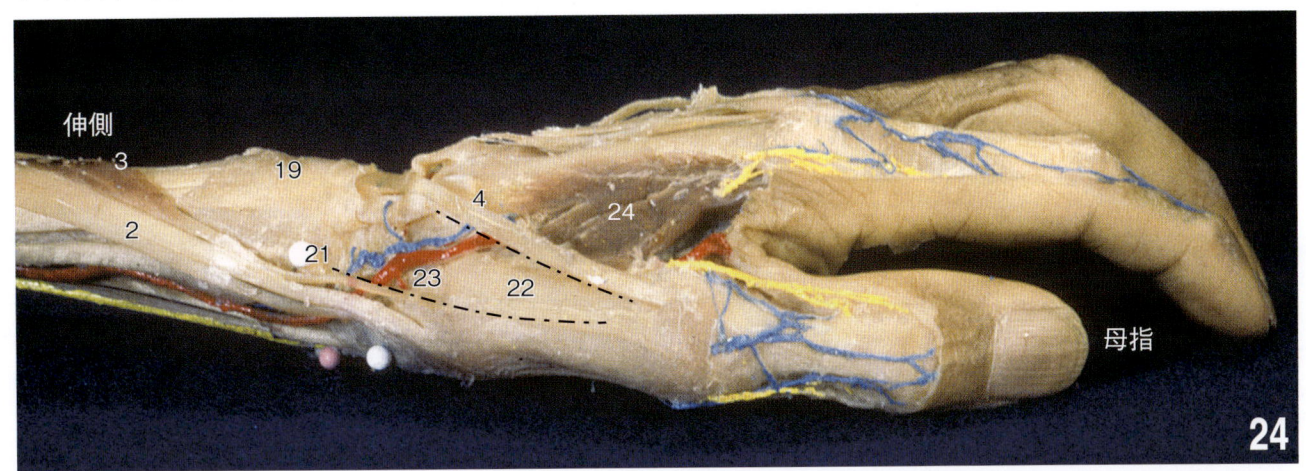

図21〜図24			
1. 小指伸筋	9. 短橈側手根伸筋	18. 尺骨神経手背枝	27. 尺骨肘頭
2. 長母指外転筋	10. 回外筋	19. 伸筋支帯	28. 尺骨茎状突起
3. 短母指伸筋	11. 後骨間神経	20. 総指伸筋腱	29. 上腕二頭筋
4. 長母指伸筋	12. 橈骨神経	21. 橈骨茎状突起	30. 上腕動脈
5. 示指伸筋	13. 橈骨神経浅枝	22. タバチエール	31. 正中神経
6. 尺骨	14. 橈骨神経深枝	23. 橈骨動脈	32. 上腕筋
7. 橈骨	15. 上腕骨外側上顆	24. 第1背側骨間筋	
8. 長橈側手根伸筋	16. 橈側皮静脈	25. 後骨間動脈	
	17. 尺側皮静脈	26. 尺側手根伸筋	

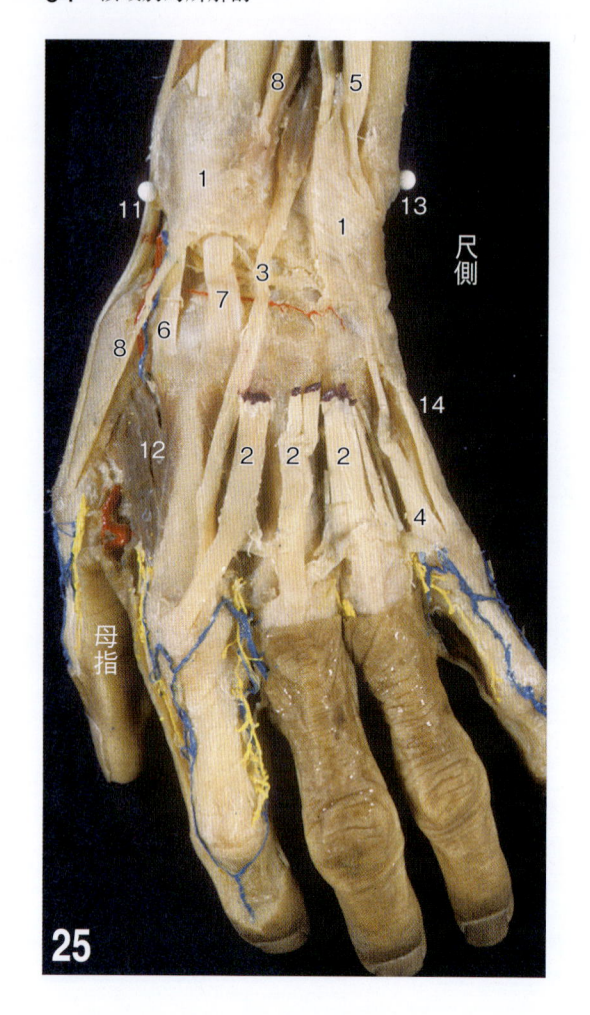

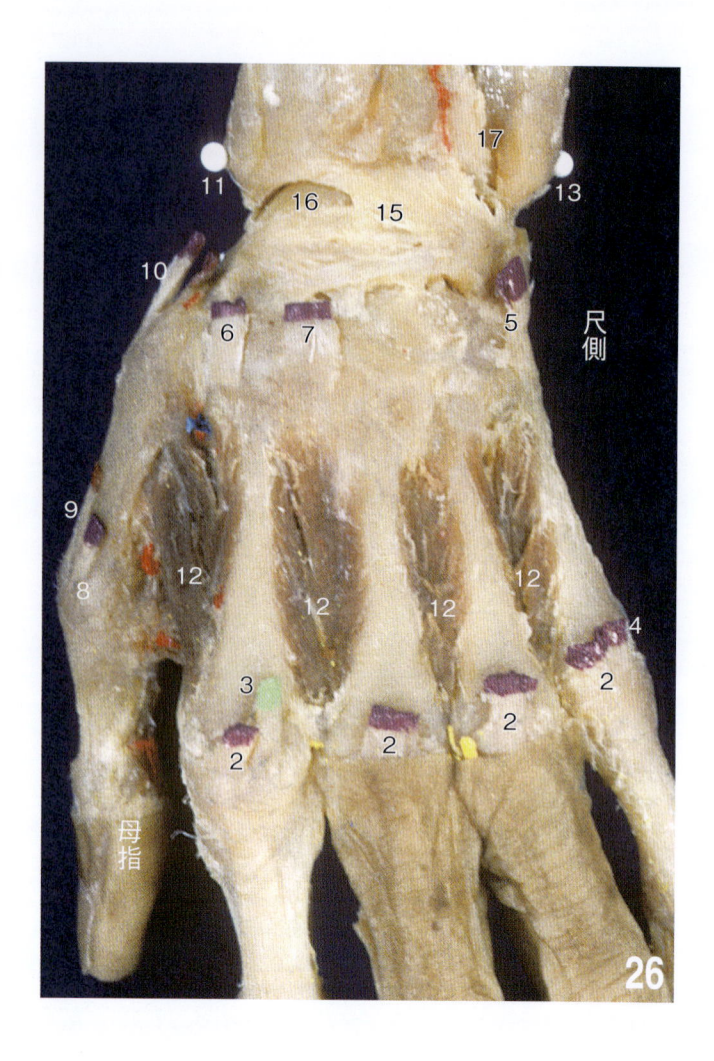

伸筋支帯と前腕伸側の筋（図25）

　伸筋支帯(1)の中央で**総指伸筋**(2)の腱を除去する．**示指伸筋**(3)の腱が総指伸筋腱のすぐ深層で共通の腱鞘を通る．**小指伸筋**(4)の腱と**尺側手根伸筋**(5)の腱はその尺側，**長橈側手根伸筋**(6)の腱と**短橈側手根伸筋**(7)の腱はその橈側で伸筋支帯をくぐる．**長母指伸筋**(8)の腱は，長・短の橈側手根伸筋の腱を斜めに横切りつつ伸筋支帯をくぐる．

前腕伸側の筋の停止部（図26）

　前腕伸側の筋の腱をすべて除去する．**総指伸筋**(2)の腱が第2～第5指の指背に入り，第2指と第5指では**示指伸筋**(3)の腱と**小指伸筋**(4)の腱が加わる．母指では**長母指伸筋**(8)の腱と**短母指伸筋**(9)の腱が指背に入る．指背では伸筋腱が指背腱膜を構成し，中手指筋関節や指節間関節の関節包と癒着するため（p.163の図20），各指節を別々に動かすことは指伸筋のみではできない．一方，中手骨底では，第1中手骨に**長母指外転筋**(10)の腱，第2中手骨に**長橈側手根伸筋**(6)の腱，第3中手骨に**短橈側手根伸筋**(7)の腱，第5中手骨に**尺側手根伸筋**(5)の腱が停止する．

図25, 図26				
1. 伸筋支帯	4. 小指伸筋	8. 長母指伸筋	12. 背側骨間筋	16. 舟状骨
2. 総指伸筋	5. 尺側手根伸筋	9. 短母指伸筋	13. 尺骨茎状突起	17. 下橈尺関節
3. 示指伸筋	6. 長橈側手根伸筋	10. 長母指外転筋	14. 小指外転筋	
	7. 短橈側手根伸筋	11. 橈骨茎状突起	15. 橈骨手根関節	

仙骨部と殿部

　本項では仙骨部と殿部，すなわち骨盤の背面の部を扱う．仙骨部は左右の殿部に狭まれた扁平な領域で，脊柱部の下方に続く体幹背側の最尾側部である．仙骨部は仙骨の背面に相当し，深層の後仙骨孔に対応して八髎穴が存在する(p.206「後仙骨孔（八髎穴）への刺鍼」を参照)．一方，下肢帯に相当する殿部は，寛骨背面から股関節の背面にわたる領域で，大殿筋，坐骨神経や陰部神経，さらには股関節などの重要な構造がある．刺鍼部位として多用される部の一つである殿部については，p.164「股関節」，p.212「殿部における坐骨神経への刺鍼」と p.219「陰部神経への刺鍼」でも扱われる．殿部は，狭い意味では大殿筋に相当する部で，大殿筋上縁の上方で腸骨稜より下方の部(殿部の外側上部)は，寛骨部として狭義の殿部と区別されることがある．寛骨部は，脊柱部下半や腰部とともに，いわゆる「コシ」の領域をなすものである．

仙骨部と殿部の体表指標構造（図1）

　殿部は**腸骨稜**(1)を境に上方では**腰部**(2)と接する．左右の腸骨稜の最上点をつなぐヤコビー線は，この例では**第4腰椎棘突起**(3)と**第5腰椎棘突起**(4)の間を通る．腸骨稜の後端が**上後腸骨棘**(5)で，皮膚と骨膜が固く結合し，皮膚表面に凹み（腰小窩，ビーナスのえくぼ）を作る．上後腸骨棘は第2仙椎の高さにあり，仙腸関節の中位の高さや脊髄クモ膜下腔の下端の高さにも相当する．**後正中線**(6)の下端近くに**仙尾連結**(7)を触れる．その下方の肛門の直後に尾骨先端，上外側で後正中線の両側に**仙骨角**(8)が触れることができる．上後腸骨棘と仙尾連結をつなぐ線が殿部と仙骨部の境界である．仙骨部では，皮膚の直下に仙骨後面のほぼ全体を触れることができる．一方，殿部は**殿溝**(9)を境に下方で**大腿後面**(10)に接する．殿溝は，**坐骨結節**(11)付近から**大腿骨の大転子**(12)に向かう皮膚溝で，下向きに弓形をなす．坐骨結節は，腰かけた場合に椅子に面する所で，直立位では寛骨の最下位となる．大殿筋に覆われるが，大きいため肛門の両側で容易に触れられる．大転子は上前腸骨棘の後下方に触れることができ，その位置は股関節脱臼などで変化する．

図1
1. 腸骨稜
2. 腰部
3. 第4腰椎棘突起
4. 第5腰椎棘突起
5. 上後腸骨棘
6. 後正中線
7. 仙尾連結
8. 仙骨角
9. 殿溝
10. 大腿後面
11. 坐骨結節
12. 大腿骨大転子

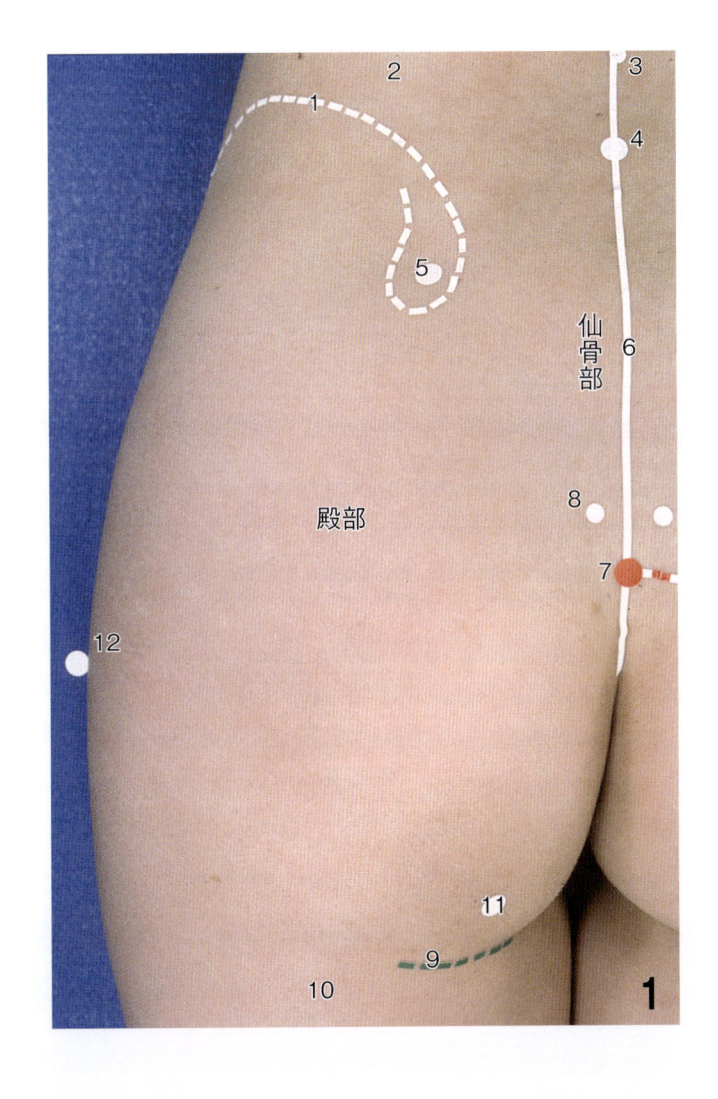

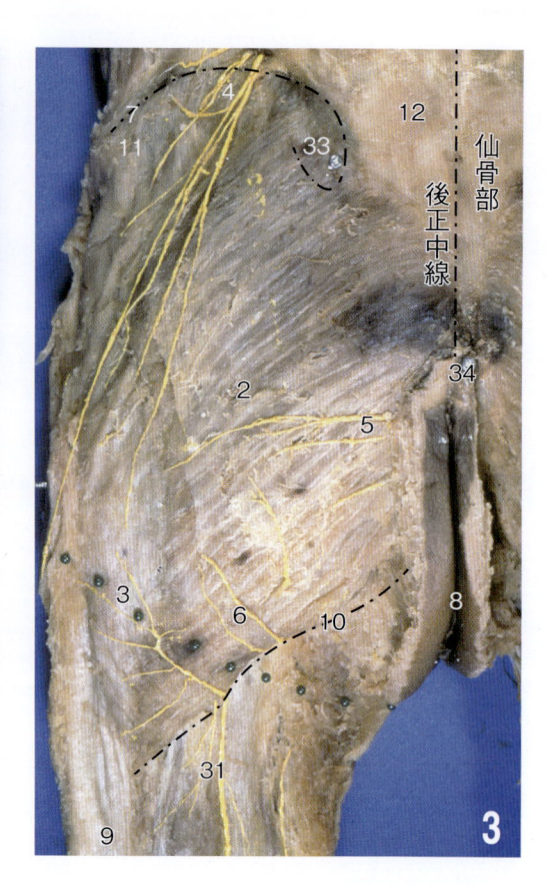

殿部の皮下組織(左側)と皮神経(右側)(図2)

殿部の膨隆は,蓄積した**皮下脂肪組織**(1)と強大な**大殿筋**(2)による.**殿溝**(3)は厚い皮下組織の下縁に対応する.殿部の皮下には**上殿皮神経**(4),**中殿皮神経**(5),**下殿皮神経**(6)が分布する.上殿皮神経は**腸骨稜**(7)の最上点付近を経て殿部に達し,大殿筋の上縁に沿って走行する(図3も参照).中殿皮神経は第1～第3仙骨神経後枝の外側枝に由来し,仙骨部周縁や**殿裂**(8)の上部付近より出て,殿部の内側部の中位に分布する.下殿皮神経は後大腿皮神経の枝で,第1～第3仙骨神経の前枝に由来し,大殿筋の下縁をまわって上行し(図3),付近の皮膚に分布する.

大殿筋(図3)

皮下脂肪組織を除去し,左の**大殿筋**(2)をみる.大殿筋は腸骨翼と仙骨・尾骨の外縁から生じて大腿骨の殿筋粗面につき,大腿を後方に引き,また外旋する.この筋は,膝関節を越えて脛骨外側顆につく**腸脛靱帯**(9)にもつくため,膝を伸展位に保って膝関節を安定させる.したがって,膝関節の動きは大殿筋の緊張度に影響を与える.**殿溝**(3)は**大殿筋の下縁**(10)とは一致せず,むしろこれと交叉する.寛骨部では,殿筋筋膜で覆われた**中殿筋**(11)がみえ,仙骨部は**腰背腱膜**(12)で覆われる.腰背腱膜は,固有背筋を包んで仙骨後面より生じた胸腰筋膜が,広背筋などの腱膜と重なり肥厚したものである.

図2～図5				
A.「足の太陽膀胱経」の一行線	1. 皮下脂肪組織	6. 下殿皮神経	11. 中殿筋	16. 梨状筋下孔
	2. 大殿筋	7. 腸骨稜	12. 腰背腱膜	17. 大腿屈筋群
B.「足の太陽膀胱経」の二行線	3. 殿溝	8. 殿裂	13. 大腿骨大転子	18. 梨状筋を貫通する坐骨神経の根
	4. 上殿皮神経	9. 腸脛靱帯	14. 坐骨神経	
	5. 中殿皮神経	10. 大殿筋下縁	15. 梨状筋	

仙骨部と殿部　97

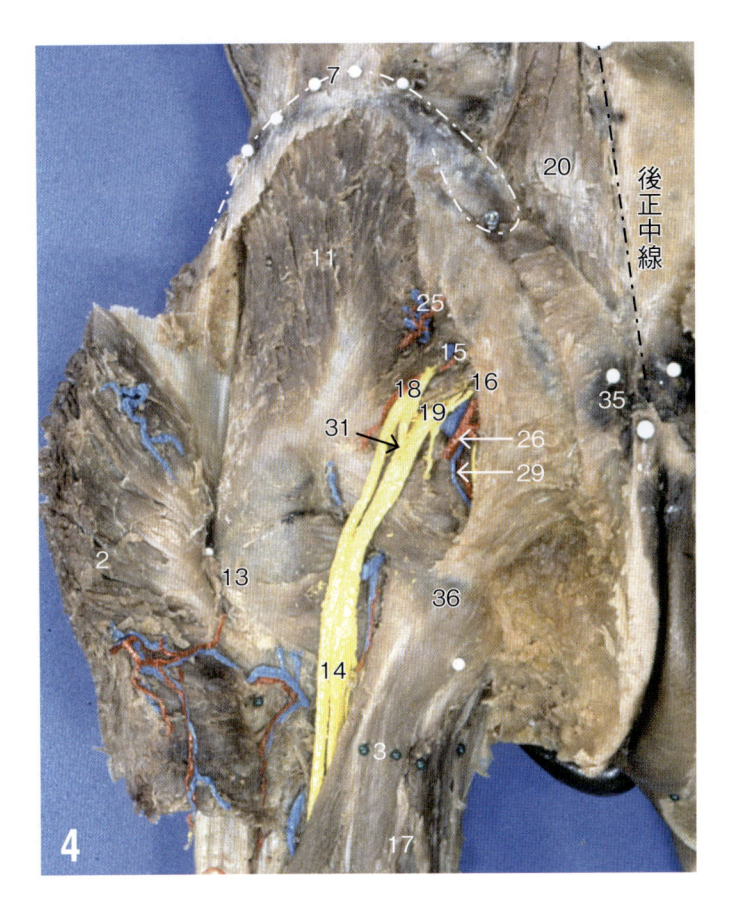

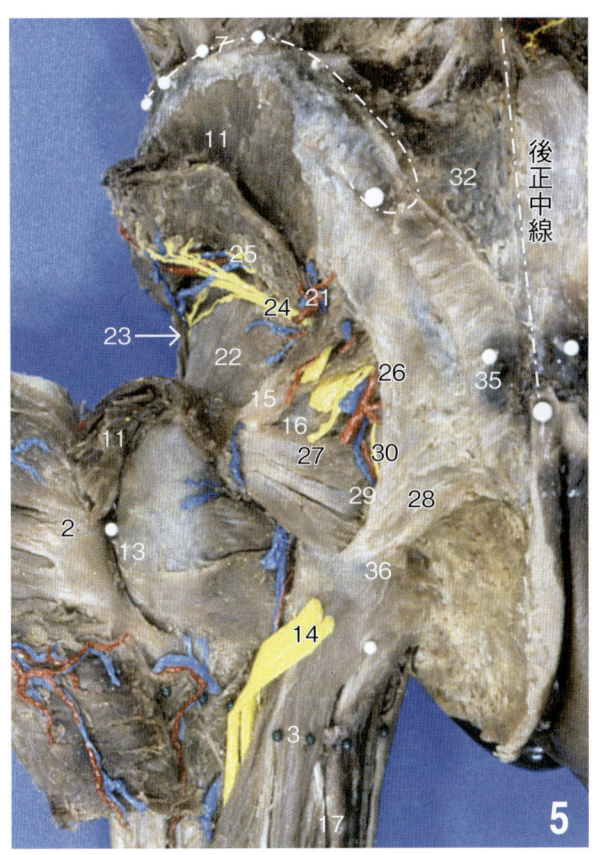

中殿筋（図4）

　大殿筋(2)を外側に翻す．**中殿筋**(11)が**腸骨稜**(7)の下方で腸骨翼より生じ，**大腿骨の大転子**(13)につく．**坐骨神経**(14)は，通常は梨状筋(15)下方の梨状筋下孔(16)から出て，殿溝(3)のほぼ中央を経て**大腿屈筋群**(17)の深層に入るが，この例では，**梨状筋を貫通する神経根**(18)と**梨状筋下孔を通る神経根**(19)で形成される．坐骨神経根の梨状筋貫通例は日本人で28%にみられる．仙骨部では腰背腱膜が除去され，**多裂筋**(20)がみえる．

梨状筋上孔と梨状筋下孔（図5）

　中殿筋(11)と**坐骨神経**(14)を切断して翻す．梨状筋上方の**梨状筋上孔**(21)から，中殿筋，**小殿筋**(22)，**大腿筋膜張筋**(23)に分布する**上殿神経**(24)と，大・中・小の殿筋に分布する**上殿動・静脈**(25)が出る．一方，**梨状筋下孔**(16)からは，大殿筋に分布する**下殿動・静脈**(26)と**下殿神経**(27)，および**仙結節靱帯**(28)の腹側に入る**内陰部動・静脈**(29)や**陰部神経**(30)が出る．坐骨神経や**後大腿皮神経**（図4の31）も通常は梨状筋下孔を通る．同部への刺鍼に際しては，これらの血管や神経の損傷に留意する必要がある．中殿筋の存在する殿部の上外側1/4の部では，太い神経・血管の走行が少なく，殿筋注射部位として用いられる．仙骨部では多裂筋が除去され，**仙骨背面**(32)がみえる．

---

19. 梨状筋下孔を通る坐骨神経の根	23. 大腿筋膜張筋	28. 仙結節靱帯	33. 上後腸骨棘
20. 多裂筋	24. 上殿神経	29. 内陰部動・静脈	34. 仙尾連結
21. 梨状筋上孔	25. 上殿動・静脈	30. 陰部神経	35. 仙骨角
22. 小殿筋	26. 下殿動・静脈	31. 後大腿皮神経	36. 坐骨結節
	27. 下殿神経	32. 仙骨背面	

小殿筋と大腿回旋筋群(図6)

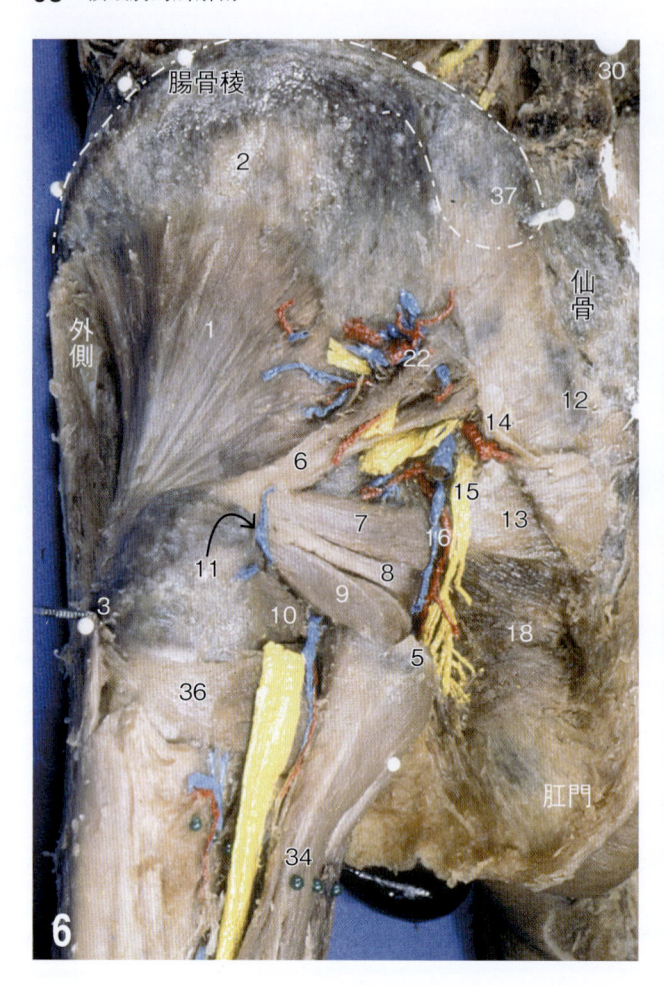

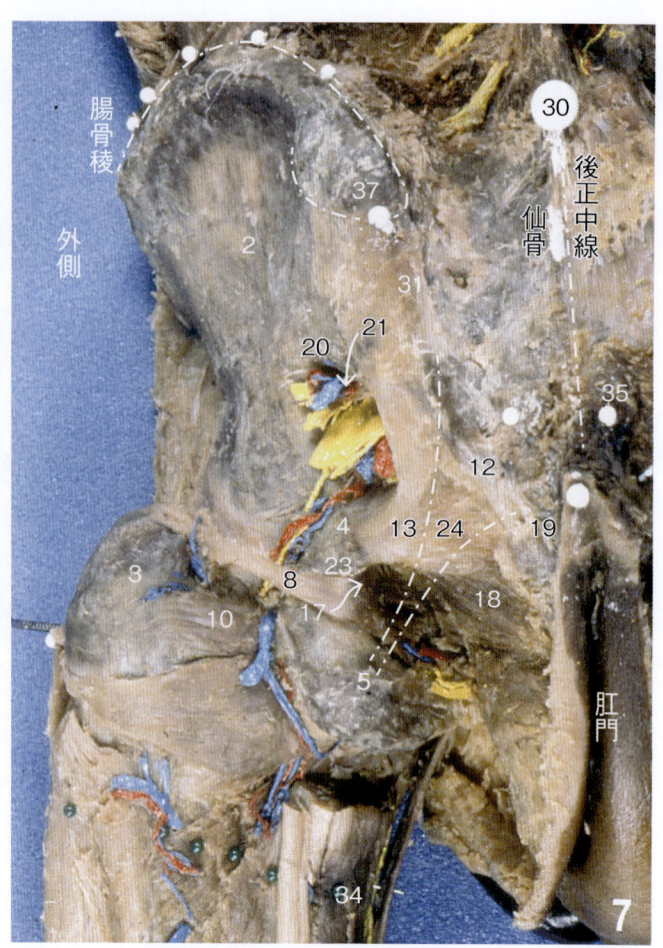

　中殿筋を除去する．**小殿筋**(1)が**腸骨翼外面**(2)より生じ，**大腿骨の大転子**(3)の前面に達する．小殿筋の背下方で仙骨，および坐骨の**坐骨棘**(図7の4)や**坐骨結節**(5)などより生じて大腿を外旋する大腿回旋筋群，すなわち**梨状筋**(6)，**上双子筋**(7)，**内閉鎖筋**(8)，**下双子筋**(9)，**大腿方形筋**(10, p.102の図5の36)をみる．梨状筋は大転子の尖端，上双子筋，内閉鎖筋，下双子筋が**大腿骨の転子窩**(11)，大腿方形筋が大転子の背面にそれぞれ停止する．また，**仙骨側縁**(12)と坐骨結節をつなぐ**仙結節靱帯**(図5の28)を切除し，**仙棘靱帯**(13)をみる．**梨状筋下孔**(14)より出た**陰部神経**(15)や**内陰部動・静脈**(16)が，仙棘靱帯を越えて**小坐骨孔**(図7の17)に入り，**肛門挙筋**(18)や肛門括約筋に分枝しつつ深部に向かう．

大坐骨孔と小坐骨孔(図7)

　小殿筋，梨状筋，双子筋を除去する．**仙棘靱帯**(13)が**坐骨棘**(4)と**仙骨側縁**(12)や**尾骨**(19)の側縁との間をつなぐ．仙棘靱帯，**大坐骨切痕**(20)，仙骨で囲まれる**大坐骨孔**(21)が血管・神経の骨盤外への通路で，同じく大坐骨孔を通る梨状筋により，**梨状筋上孔**(図6の22)と**梨状筋下孔**(図6の14)に分けられる(図6)．仙棘靱帯の下方では，**小坐骨切痕**(23)や**仙結節靱帯**(24, 一点鎖線の間)との間に**小坐骨孔**(17)が形成され，**内閉鎖筋**(8)がここから骨盤内面に入る．

仙骨部と殿部　99

内閉鎖筋と外閉鎖筋(図8)

大腿方形筋を除去する．**大腿骨頭**(25)や**大腿骨頸**(26)は股関節の**坐骨大腿靱帯**(27)に覆われている．大腿方形筋の腹側にあった**外閉鎖筋**(28)がみえている．**内閉鎖筋**(8)が**坐骨結節**(5)の背側を経て**大腿骨の転子窩**(11)につくのに対し，外閉鎖筋は坐骨結節の腹側から大腿骨の背側に入り，転子窩について大腿を外旋し，内転する．

骨盤の骨格と連結(図9)

うつぶせにして左側殿部を外上方からみている．骨盤を構成する仙骨と寛骨は**仙腸関節**(29)で連結される．体幹の重量は**第5腰椎**(30)と仙骨上部で左右に二分され，仙腸関節を経て寛骨に伝わる．仙腸関節では，背面深層は骨間仙腸靱帯，前面は前仙腸靱帯，背面浅層は**後仙腸靱帯**(図7の31)によりそれぞれ補強され，動きは著しく制限されるが，加わる衝撃を関節構造が和らげる．また，体幹の重量は，頭腹側から尾背側に傾く仙骨の上端を尾腹方，下端を頭背方に回転させるように働く(白矢印⇨)が，寛骨と仙骨を下方でつなぐ**仙結節靱帯**(24，一点鎖線の間)や**仙棘靱帯**(13)はこの回転力に抵抗する．一方，骨盤下口は，肛門を通す漏斗状の骨盤隔膜で閉ざされる．骨盤隔膜を構成するのが**肛門挙筋**(18)と**尾骨筋**(32)で，尾骨筋は仙棘靱帯の内面に接する．骨盤隔膜は骨盤内臓を支持し，下垂を防ぐ．**寛骨臼**(33)では骨壁が一部除去され，股関節で**大腿骨頭**(25)が寛骨臼にはまる様子が示されている．

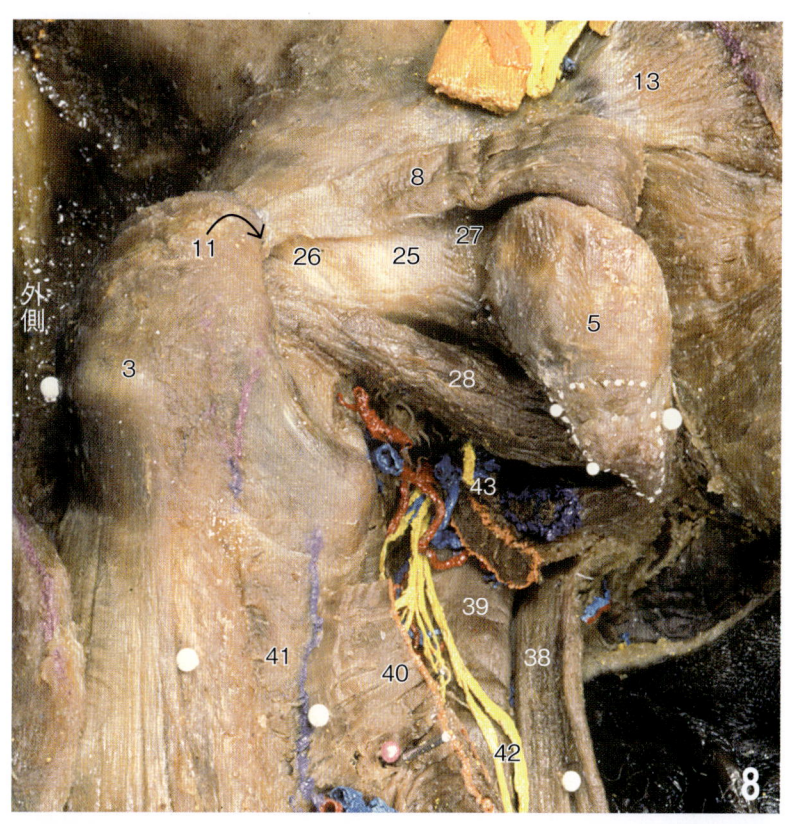

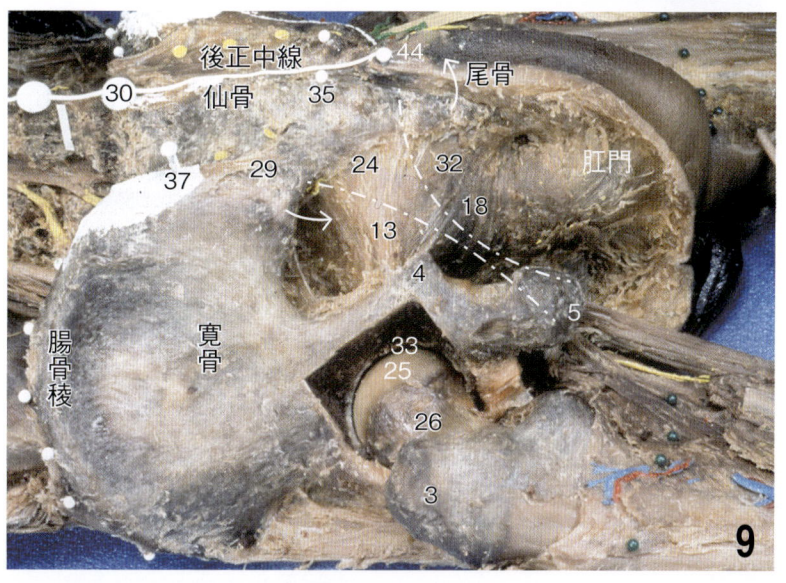

図6〜図9	7. 上双子筋	17. 小坐骨孔	27. 坐骨大腿靱帯	37. 上後腸骨棘
図9の白矢印⇨．体幹の重量による仙骨の回転方向	8. 内閉鎖筋	18. 肛門挙筋	28. 外閉鎖筋	38. 薄筋
	9. 下双子筋	19. 尾骨	29. 仙腸関節	39. 長内転筋
	10. 大腿方形筋	20. 大坐骨切痕	30. 第5腰椎	40. 短内転筋
1. 小殿筋	11. 大腿骨転子窩	21. 大坐骨孔	31. 後仙腸靱帯	41. 大内転筋
2. 腸骨翼外面	12. 仙骨側縁	22. 梨状筋上孔	32. 尾骨筋	42. 閉鎖神経前枝
3. 大腿骨大転子	13. 仙棘靱帯	23. 小坐骨切痕	33. 寛骨臼	43. 閉鎖神経後枝
4. 坐骨棘	14. 梨状筋下孔	24. 仙結節靱帯	34. 大腿屈筋群	44. 仙尾連結
5. 坐骨結節	15. 陰部神経	25. 大腿骨頭	35. 仙骨角	
6. 梨状筋	16. 内陰部動・静脈	26. 大腿骨頸	36. 小内転筋	

大腿後面と下腿後面

　大腿後面では，経穴は坐骨神経に沿って存在し，坐骨神経症状の治療に多用される．坐骨神経は人体で最も太い神経で，大腿後面，下腿および足の筋を支配し，下腿内側面を除く下腿や足の皮膚感覚に関与する．下肢の鍼灸臨床において，坐骨神経が関与する疾患の比率は高く，その多様な発現機序を考えると，坐骨神経の走行や分布，周囲構造との関係を把握することは重要であり，大腿・下腿の後面では，坐骨神経の走行・分布の多くを観察できる．一方，大腿・下腿の後面には，膝の屈曲や足の底屈に関わる筋が存在する．坐骨神経は脛骨神経の部と総腓骨神経の部により構成されるが，大腿・下腿の後面の筋のほとんどは脛骨神経の部の支配を受ける．また，大腿の後面にある経穴は，すべて「足の太陽膀胱経」の上にある．下腿後面でも，経穴が坐骨神経の続きである脛骨神経や，その枝の内側腓腹皮神経から腓腹神経への経路に沿うことから，「足の太陽膀胱経」の走行は，坐骨-脛骨神経の走行・分布によく対応する．本項では，大腿・下腿の後面での坐骨-脛骨神経の末梢経路にとくに留意する．また，膝窩についても詳細に記載する．膝窩は表層を筋で覆われず，深層の脛骨神経や膝窩動・静脈，および浅層に出てきた総腓骨神経に容易に刺鍼できる部である．

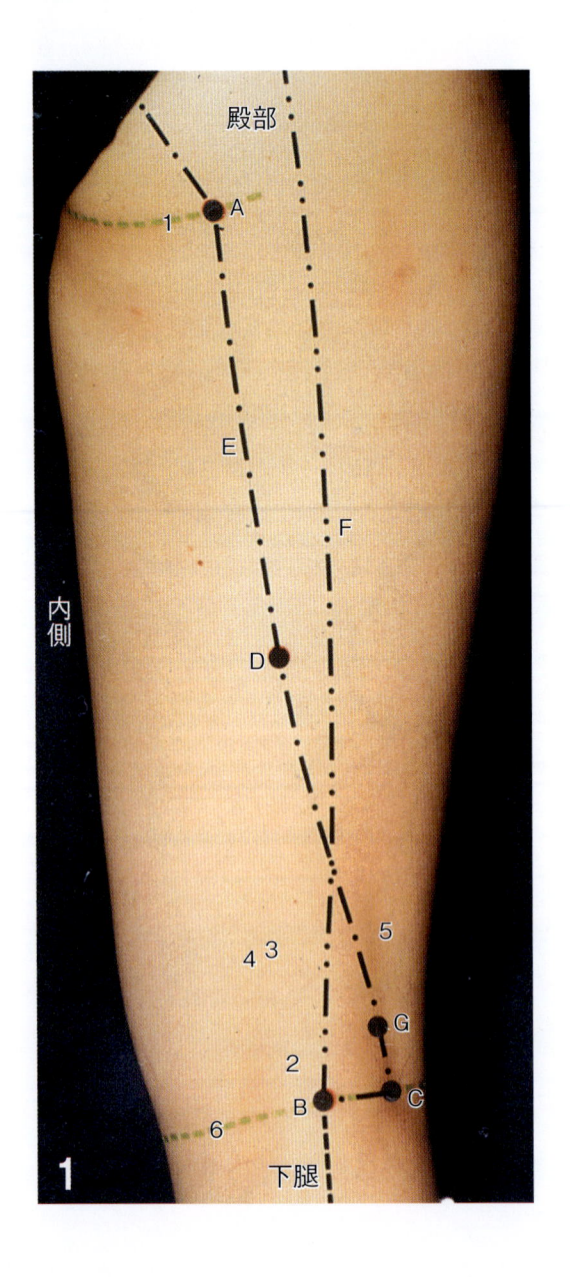

I. 大腿後面（右側）

大腿後面の体表指標構造（図1）

　大腿後面は**殿溝**(1)で殿部と接する．殿溝の中央に**承扶穴**(A)が取穴される．大腿後面と下腿後面の移行部に**膝窩**(2)がある．膝窩は膝の伸展時には不明瞭であるが，屈曲時に深くなり，上内側縁で**半腱様筋**(3)と**半膜様筋**(4)，上外側縁で**大腿二頭筋**(5)に触れられる（図15）．膝の屈曲時に膝窩に生じる屈曲線が**膝窩横紋**(6)で，その内外の中央に**委中穴**(B)，外側端で大腿二頭筋の内側縁に**委陽穴**(C)が取穴される．委中穴と承扶穴をつなぐ線の中央に**殷門穴**(D)が取穴される．大腿後面には「足の太陽膀胱経」の**一行線**(E)と**二行線**(F)が走る．なお，国際標準化により，殷門穴の取穴部位は上記より1寸上方に変更されている．

後大腿皮神経（図2）

　大腿後面の皮下には，**後大腿皮神経**(7)が分布する．この神経は，**坐骨神経**（図3の8）などとともに**梨状筋下孔**（図3の9）を通って殿部に出現した後，**下殿皮神経**(10)や会陰枝を分枝しつつ下行し，大殿筋下縁より大腿後面の皮下に達する（p.96の図3）．

図1～図3	
A. 承扶穴	D. 殷門穴
B. 委中穴	E. 「足の太陽膀胱経」の一行線
C. 委陽穴	F. 「足の太陽膀胱経」の二行線
	G. 浮郄穴

大腿後面と下腿後面 101

大腿屈筋群(hamstring muscles)の浅層(図3)

　大腿筋膜と大殿筋を除去する．**坐骨結節**(11)から大腿の屈筋が生じる．このうち，**大腿二頭筋の長頭**(12)は下外方に走り，**短頭**(図4の2)とともに**膝窩**(2)の上外側縁をつくって**腓骨頭**(13)につく．**半腱様筋**(3)と**半膜様筋**(4)は下方に走って膝窩の上内側縁をつくり，それぞれ脛骨粗面の内側（図11b）と脛骨内側顆の後部につく．大腿の屈筋は膝の屈曲に関わり，半腱様筋と半膜様筋は下腿の内旋，大腿二頭筋は下腿の外旋にも関わる．大腿二頭筋短頭を除く大腿の屈筋は股関節と膝関節を越える多関節筋で，股関節に対しては大腿を伸展する作用をもつ．**梨状筋下孔**(9)を出た**坐骨神経**(8)は，坐骨結節と**大腿骨大転子**(14)の間から大腿後面に達し，ついで大腿二頭筋長頭をくぐって膝窩に達し，**総腓骨神経**(15)と**脛骨神経**(16)に分岐する．**大殿筋の下縁**(17，一点鎖線)から大腿二頭筋長頭の下に入るまで，坐骨神経は大腿筋膜のすぐ深層を走り，皮膚に覆われるのみである．

1. 殿溝の位置
2. 膝窩
3. 半腱様筋
4. 半膜様筋
5. 大腿二頭筋
6. 膝窩横紋
7. 後大腿皮神経
8. 坐骨神経
9. 梨状筋下孔
10. 下殿皮神経
11. 坐骨結節
12. 大腿二頭筋長頭
13. 腓骨頭
14. 大腿骨大転子
15. 総腓骨神経
16. 脛骨神経
17. 大殿筋の下縁
18. 腸脛靱帯
19. 外側大腿筋間中隔
20. 下腿三頭筋
21. 薄筋
22. 後正中線
23. 陰部神経
24. 外側腓腹皮神経

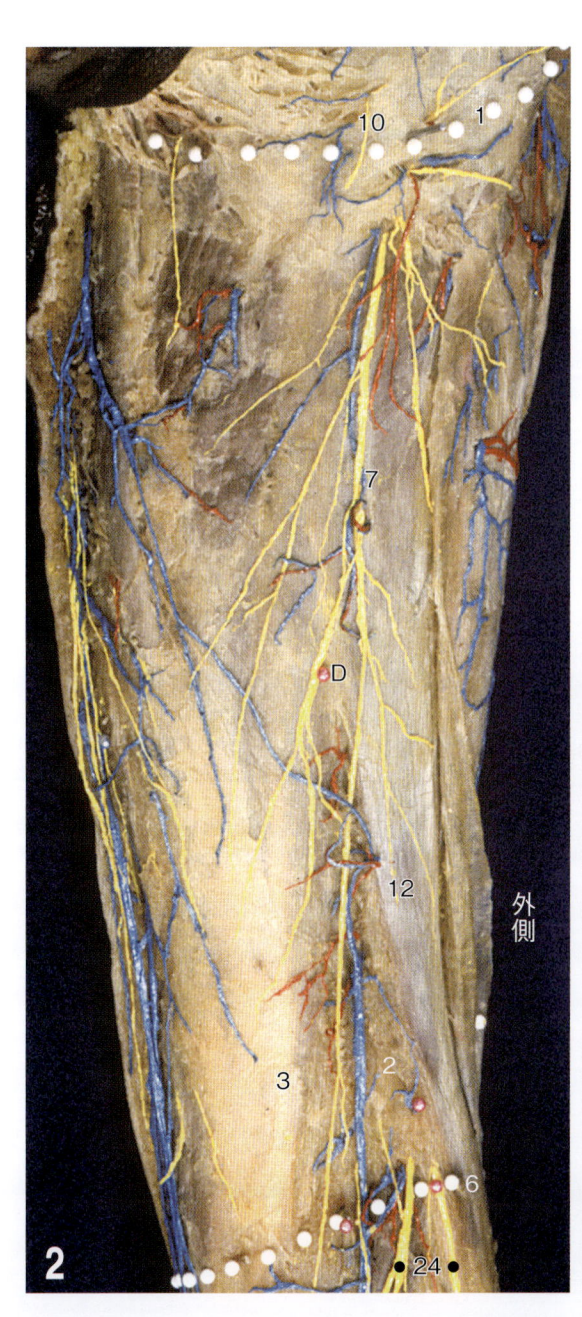

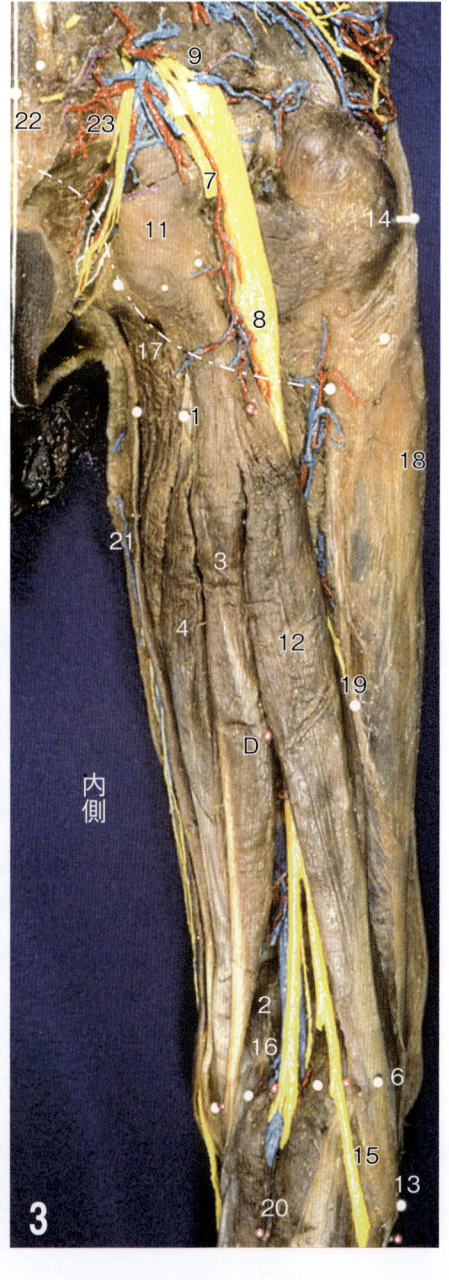

102　領域別局所解剖

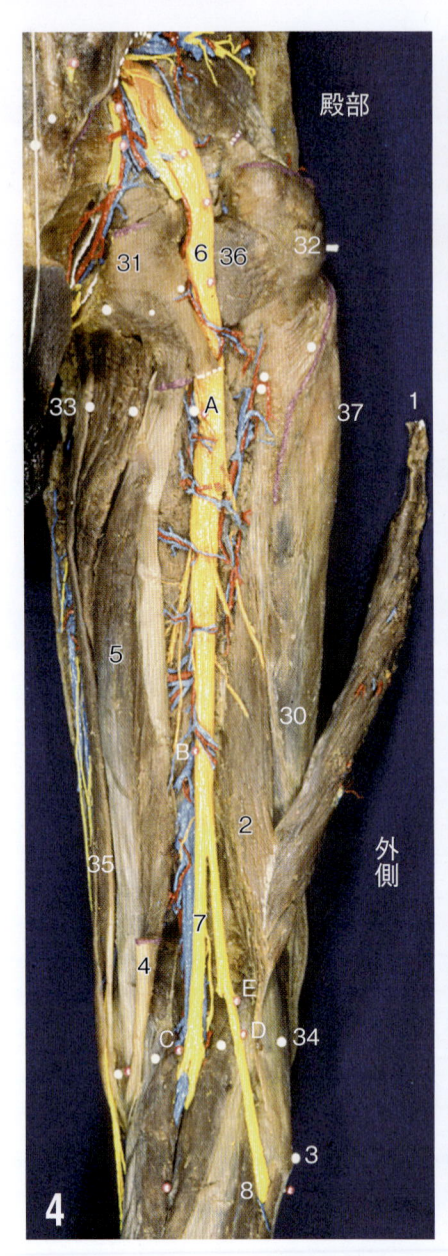

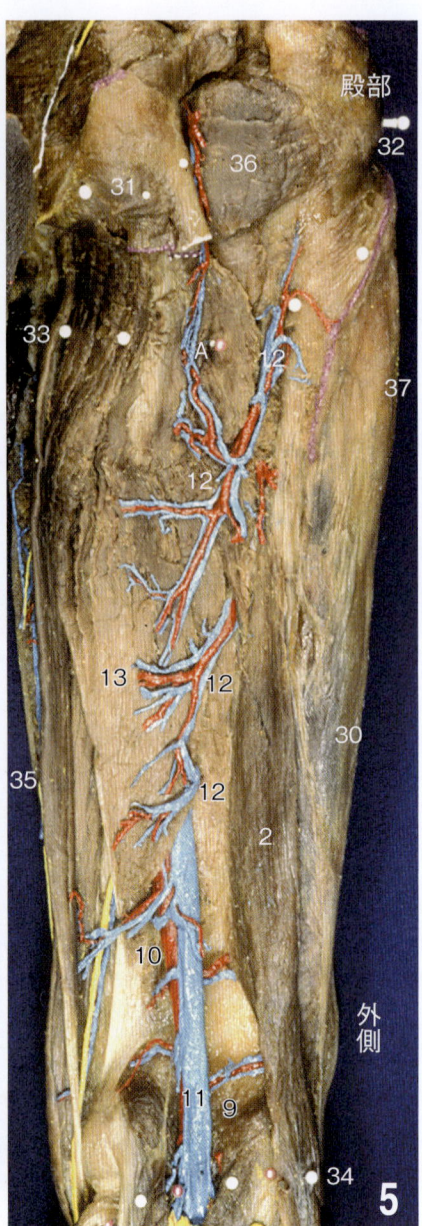

図4～図8
- A. 承扶穴
- B. 殷門穴
- C. 委中穴
- D. 委陽穴
- E. 浮郄穴
- F.「足の太陽膀胱経」
- AC. 前方コンパートメント
- DP. 深後方コンパートメント
- LC. 外側コンパートメント
- SP. 浅後方コンパートメント
- 1. 大腿二頭筋長頭
- 2. 大腿二頭筋短頭
- 3. 腓骨頭
- 4. 半腱様筋
- 5. 半膜様筋
- 6. 坐骨神経
- 7. 脛骨神経
- 8. 総腓骨神経
- 9. 膝窩
- 10. 膝窩動脈
- 11. 膝窩静脈
- 12. 貫通動・静脈
- 13. 大内転筋
- 14. 外果
- 15. 内果

大腿屈筋群の深層と坐骨神経（図4）

大腿二頭筋長頭（1）を翻す．大腿骨より生じた**大腿二頭筋短頭**（2）が，長頭と合して**腓骨頭**（3）につく．短頭は単関節筋で，膝関節にのみ作用する．内側では**半腱様筋**（4）が除かれ，**半膜様筋**（5）がみえる．**坐骨神経**（6）が大腿二頭筋短頭と半膜様筋の間を下方に向かいつつ，大腿の屈筋に枝を送る．**承扶穴**（A）と**殷門穴**（B）は坐骨神経上に位置する．分岐後，**脛骨神経**（7）は膝窩の中央を下行する．**委中穴**（C）は脛骨神経上に位置する．**総腓骨神経**（8）は大腿二頭筋の内側縁に沿って外下方に向かう．**委陽穴**（D）や，大腿二頭筋腱の内側縁にある**浮郄穴**（E，図1のG）は総腓骨神経上に位置する．「**足の太陽膀胱経**」（図1のEとF）と坐骨神経の走行との類似は，先人が体表の反応点などから深部の坐骨神経の存在を感得していたことを思わせる．

大腿後面の動・静脈（図5）

坐骨神経や半膜様筋，大腿二頭筋長頭を切除する．大腿動・静脈は内転筋管（p.113の図10と図11）を通って**膝窩**（9）に達し，**膝窩動脈**（10）と**膝窩静脈**（11）となる．大腿深動・静脈の続き（p.114の図13）である**貫通動・静脈**（12）は，**大内転筋**（13）などを貫いて大腿後面に達し，大腿の屈筋などに分布する．とくに静脈は互いに吻合し，上方は下殿静脈，下方は膝窩静脈とも連絡し，大腿静脈を補う側副静脈路をなすこともある．

Ⅱ. 下腿後面（右側）

下腿後面の体表指標構造（図6）

外側で**腓骨頭**(3)と腓骨の**外果**(14)，内側で脛骨の**内果**(15)が触れられる．フクラハギをつくる下腿三頭筋（図9を参照）は，**踵骨腱**(16，アキレス腱)として**踵骨**(17)につく．「足の太陽膀胱経」(F)は，**委中穴**(C)を出て下腿三頭筋の筋腹中央を走り，下半で筋腹外側縁から踵骨腱の外側に移り，外果の後方から足の外側縁に達する．

下腿後面の皮静脈と皮神経（図7）

皮膚を除去する．**小伏在静脈**(18)が足の外側縁で**足背・足底静脈網**(19)から生じ，**外果**(14)の後方からフクラハギ上を上行し，**膝窩**(9)で深部に入る．脛骨神経の枝の**内側腓腹皮神経**(20)は，膝窩より皮下に出て小伏在静脈と共に下行し，**外側腓腹皮神経**(21)と合して**腓腹神経**(22)となり，外果の後方に向かう．内側腓腹皮神経から腓腹神経にわたる経路は「足の太陽膀胱経」（図6のF）の走行と類似する．外側腓腹皮神経は膝窩で**総腓骨神経**(8)より分枝する．

下腿中央の高さの断面（図8）

下腿後面の後方コンパートメントは，**下腿三頭筋**(23)の入る**浅後方コンパートメント**(SP)と，深層屈筋と**脛骨神経**(7)や**後脛骨動・静脈**(24)の入る**深後方コンパートメント**(DP)に分けられる．後方コンパートメントは，下腿の筋全体の表面を包む**下腿筋膜**(25)で表層を覆われ，下腿伸筋の入る**前方コンパートメント**(AC)とは**脛骨**(26)や**腓骨**(27)と**下腿骨間膜**(28)，腓骨筋の入る**外側コンパートメント**(LC)とは**後下腿筋間中隔**(29)で隔てられる．

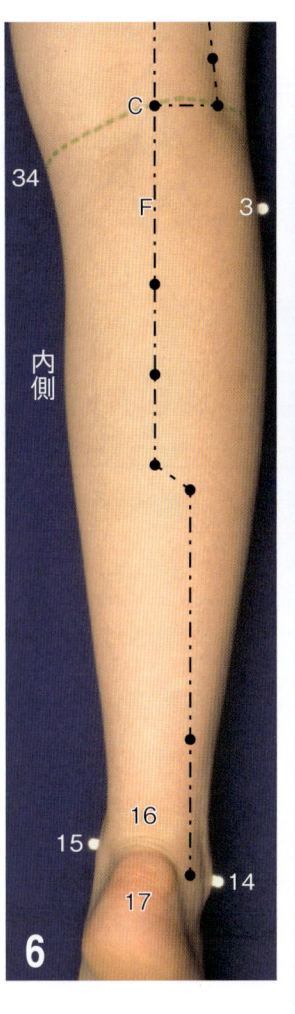

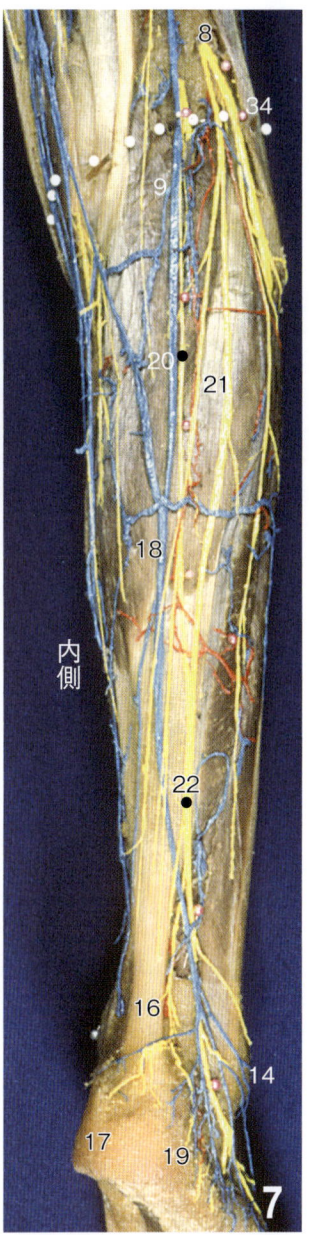

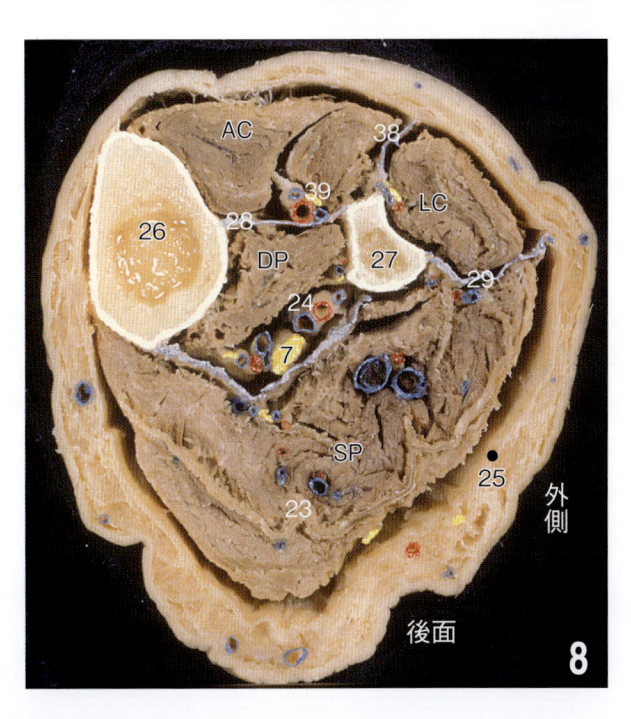

16. 踵骨腱	28. 下腿骨間膜
17. 踵骨	29. 後下腿筋間中隔
18. 小伏在静脈	30. 外側広筋
19. 足背・足底静脈網	31. 坐骨結節
20. 内側腓腹皮神経	32. 大腿骨大転子
21. 外側腓腹皮神経	33. 殿溝
22. 腓腹神経	34. 膝窩横紋
23. 下腿三頭筋	35. 薄筋
24. 後脛骨動・静脈	36. 大腿方形筋
25. 下腿筋膜	37. 腸脛靱帯
26. 脛骨	38. 前下腿筋間中隔
27. 腓骨	39. 前脛骨動・静脈

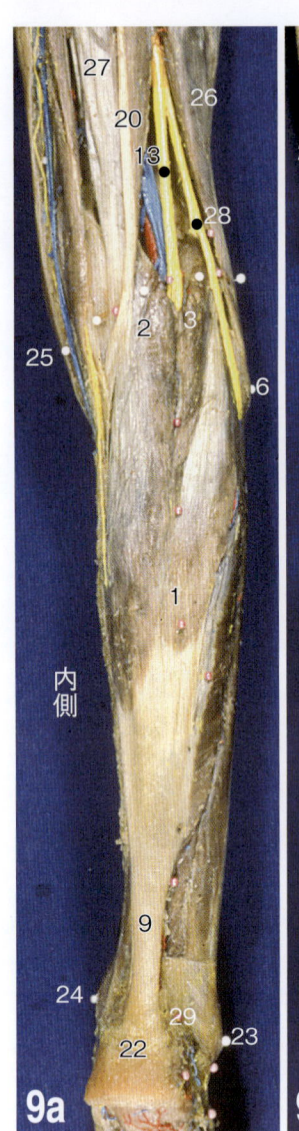

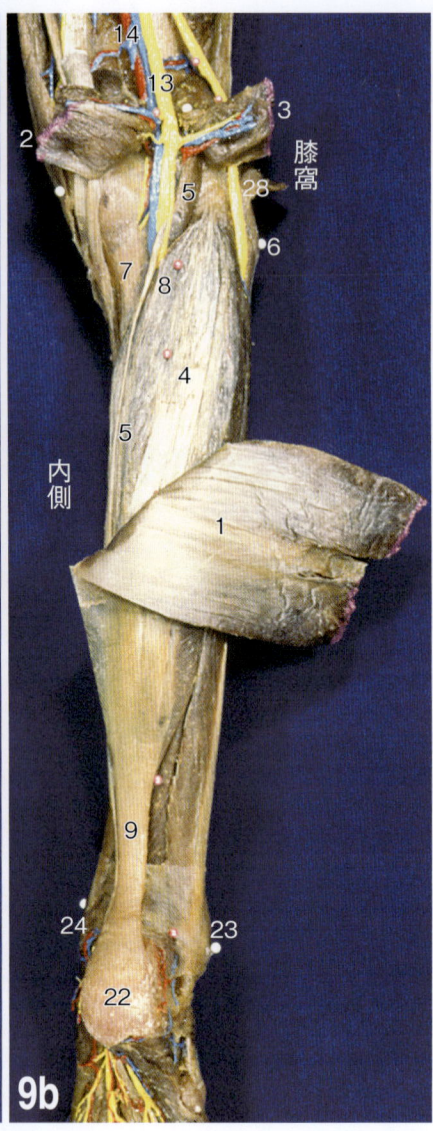

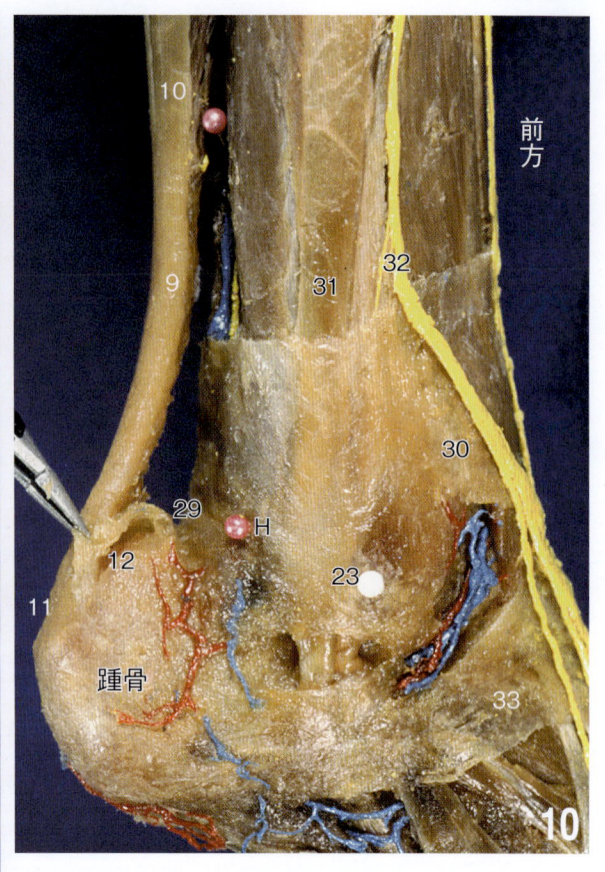

下腿三頭筋（図9）

　aでは，皮神経や皮静脈が除去され，下腿三頭筋の浅層をなす**腓腹筋**(1)がみえている．**腓腹筋の内側頭**(2)と**外側頭**(3)は大腿骨の内側上顆と外側上顆から生じる（図16）．bでは，腓腹筋を翻して**ヒラメ筋**(4)と**足底筋**(5)をみている．ヒラメ筋は**腓骨頭**(6)と**脛骨**(7)，および両者間に張る**ヒラメ筋腱弓**(8)より生じる．足底筋は外側上顆や膝関節包から生じ（図16），起始直後に細い腱となり，腓腹筋とヒラメ筋の間の内側を通って**踵骨腱**(9)に加わる．下腿三頭筋は足を底屈させて踵をあげ，足底筋はこの作用を助ける．腓腹筋は多関節筋で，膝関節の屈曲作用ももち，速い動きに適した白筋線維で構成される．一方，ヒラメ筋は単関節筋で，距腿関節にのみ作用する．直立時，とくにヒラメ筋は下腿を後ろに引いてこの姿勢を維持し，持続的な収縮特性をもつ赤筋線維で構成される．

踵骨腱（図10）

　人体でもっとも強大な腱である**踵骨腱**(9)を外側よりみる．腱鞘はなく，全長をパラテノンと呼ばれる疎な結合組織（すでに除去）で包まれる．腱の血行はパラテノン，**筋腱移行部**(10)および**踵骨付着部**(11)の3ヶ所を経由する．このため，踵骨腱は踵骨付着部から上位に離れた部で血管に乏しい．同部では腱内部に変性を生じやすく，腱断裂やアキレス腱痛の好発部位となる．また，踵骨腱と踵骨との間には**滑液包**(12)があり，摩擦や圧迫でアキレス腱包炎を生じることがある．

図9〜図11	12. 滑液包
A. 合陽穴	13. 脛骨神経
B. 承筋穴	14. 膝窩動・静脈
C. 承山穴	
D. 地機穴	15. 後脛骨動・静脈
E. 漏谷穴	
F. 三陰交穴	16. 長母指屈筋
G. 陰陵泉穴	17. 長指屈筋
H. 崑崙穴	18. 縫工筋
1. 腓腹筋	19. 薄筋
2. 腓腹筋内側頭	20. 半腱様筋
3. 腓腹筋外側頭	21. 鵞足
	22. 踵骨後面
	23. 外果
4. ヒラメ筋	24. 内果
5. 足底筋	25. 膝窩横紋
6. 腓骨頭	26. 大腿二頭筋
7. 脛骨	27. 半膜様筋
8. ヒラメ筋腱弓	28. 総腓骨神経
	29. 屈筋支帯
9. 踵骨腱	30. 上伸筋支帯
10. 踵骨腱の筋腱移行部	31. 長腓骨筋
	32. 浅腓骨神経
11. 踵骨腱の踵骨付着部	33. 下伸筋支帯
	34. 脛骨粗面

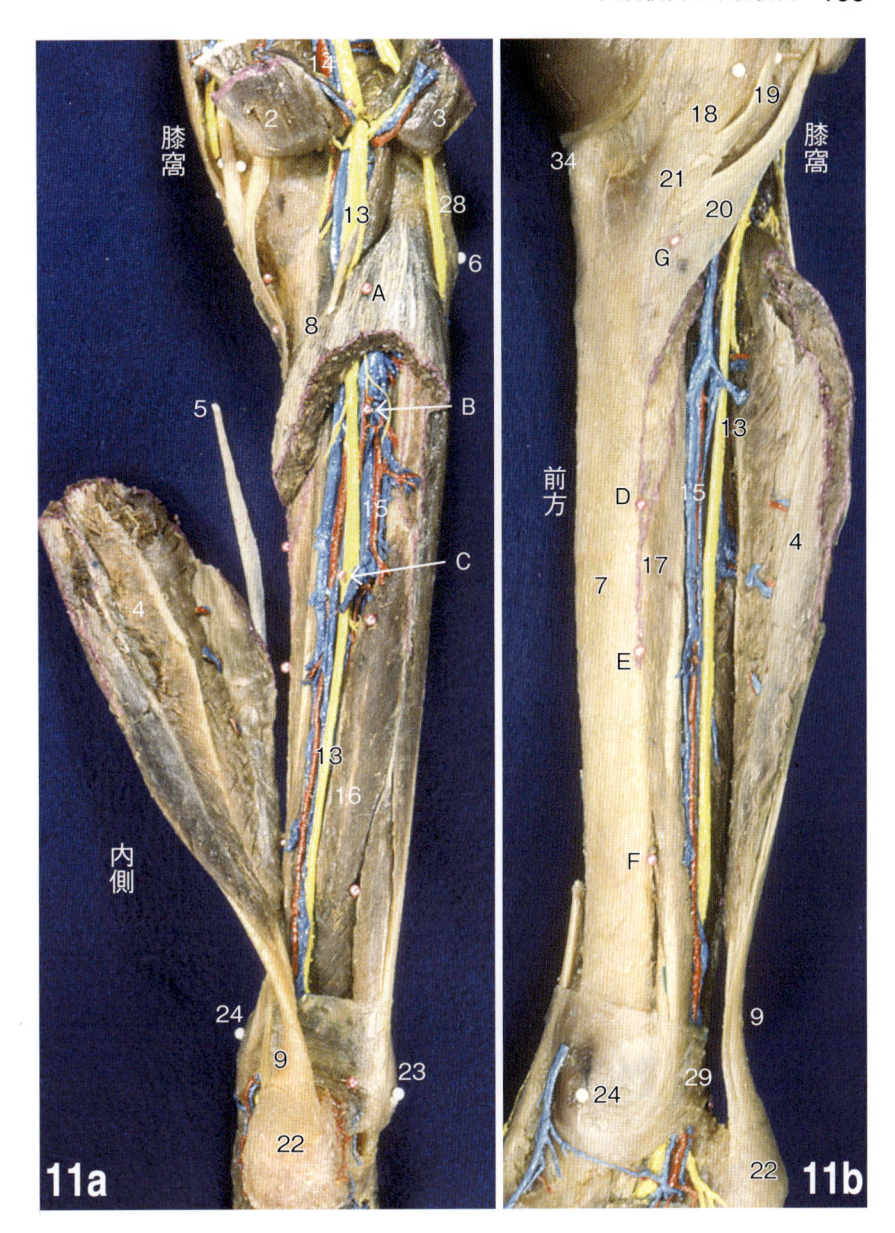

深後方コンパートメントを開く（図11）

　aでは起始部を残して，**ヒラメ筋**(4)や**足底筋**(5)を翻す．**脛骨神経**(13)と**膝窩動・静脈**(14)が，ヒラメ筋の起始をなす**ヒラメ筋腱弓**(8)をくぐり下腿三頭筋の深層に入るのがわかる．膝窩動・静脈は，ヒラメ筋腱弓をくぐる際に前脛骨動・静脈を分枝して**後脛骨動・静脈**(15)となり，脛骨神経とともに**長母指屈筋**(16)などの深層屈筋上を下行する．「足の太陽膀胱経」で腓腹筋の筋腹上にある**合陽穴**(A)，**承筋穴**(B)，**承山穴**(C)への鍼は脛骨神経の近傍に達する．bでは，内側面でヒラメ筋が**脛骨**(7)よりはがされている．ヒラメ筋と**長指屈筋**(17)などの深層屈筋との間に脛骨神経や後脛骨動・静脈が認められる．脛骨内側縁の後方に沿ってある「足の太陰脾経」上の諸経穴（**地機**(D)，**漏谷**(E)，**三陰交**(F)）は，上記の神経や血管，あるいは深層屈筋やヒラメ筋への刺鍼に適する．なお，運動時や運動後に下腿内側下位で脛骨後縁に沿って認められることのある軽度の腫脹と硬結および強い圧痛は，後脛骨筋やヒラメ筋の関与が示唆されている．一方，下腿内側の上部では，**縫工筋**(18)，**薄筋**(19)および**半腱様筋**(20)が，**鵞足**(21)と呼ばれる停止腱膜を形成して脛骨上部の内側面に停止する．**陰陵泉穴**(G)への鍼が鵞足に達している．

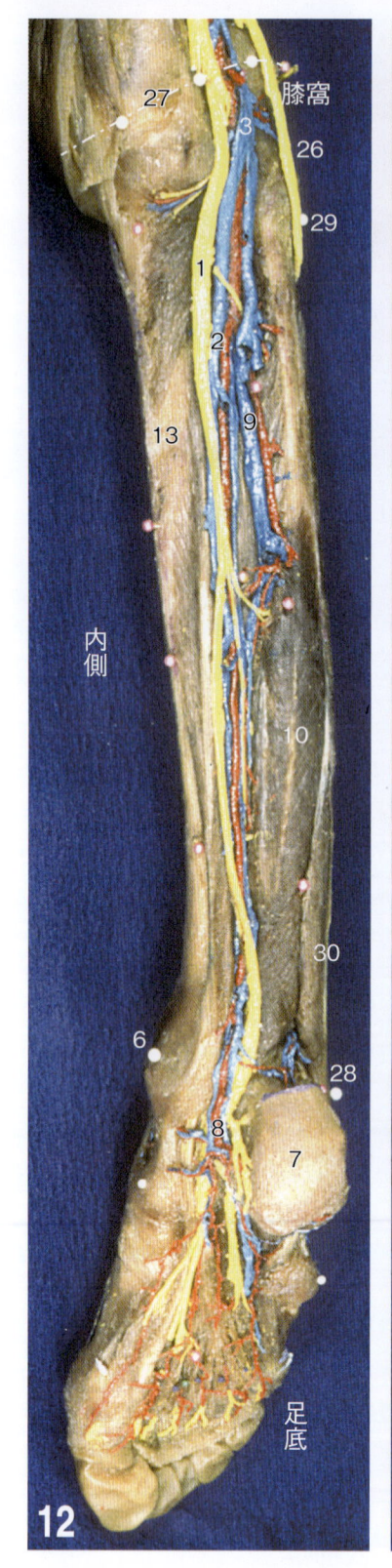

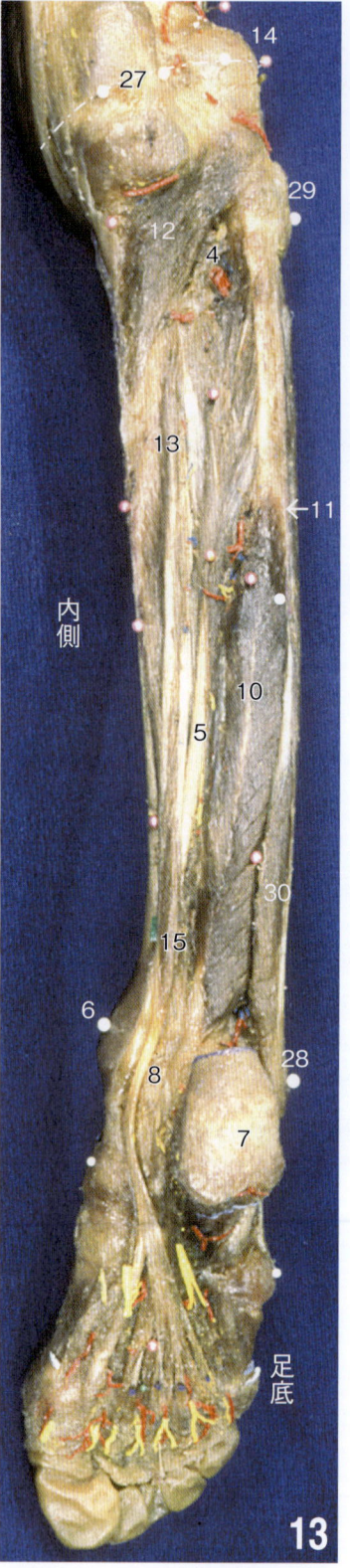

脛骨神経と後脛骨動脈（図12）

ヒラメ筋を除去して，**脛骨神経**（1）や**後脛骨動・静脈**（2）の走行をみる．膝窩動・静脈（3）は下腿上位で**前脛骨動・静脈**（図13の4）と後脛骨動・静脈に分岐する．前脛骨動・静脈は，下腿骨間膜の上端を貫いて前方に向かい（図14），脛骨神経と後脛骨動・静脈は，ともに**後脛骨筋**（図13の5）上を下行し，**内果**（6）と**踵骨**（7）の間の**足根管**（8）を経て足底に達する．脛骨神経と後脛骨動・静脈が浅・深の後方コンパートメント（図8）の神経・血管である．下腿後面で脛骨神経は下腿屈筋群に分枝する．後脛骨動・静脈も，**腓骨動・静脈**（9）などを分枝しつつ，下腿屈筋群に枝を送る．腓骨動・静脈は後脛骨筋と**長母指屈筋**（10）の間を後脛骨動・静脈と平行に下行し，その筋枝は，**後下腿筋間中隔**（図13の11）を貫いて下腿外側の腓骨筋群（外側コンパートメント，図8）に分布する．

下腿屈筋の深層（図13）

血管や神経を除去する．膝窩の高さに**膝窩筋**（12），下腿後面に**長指屈筋**（13），**後脛骨筋**（5）および**長母指屈筋**（10）がみえる．膝窩筋は**大腿骨外側上顆**（14）より生じて脛骨の上部後面につき，膝関節の屈曲や内旋に働く．長指屈筋は主に脛骨後面より生じて下方に走り，下部は後脛骨筋をまたぐ**腱弓**（15）をなす．長母指屈筋は腓骨後面と**後下腿筋間中隔**（11）から生じて下方に走る．深層屈筋の3筋は，いずれも**足根管**（8）を経て足底に達し，距腿関節の底屈に関わる．

図12〜図15			
A. 浮郄穴	1. 脛骨神経	7. 踵骨	13. 長指屈筋
B. 委陽穴	2. 後脛骨動・静脈	8. 足根管	14. 大腿骨外側上顆
C. 委中穴	3. 膝窩動・静脈	9. 腓骨動・静脈	15. 長指屈筋による腱弓
D. 陰谷穴	4. 前脛骨動・静脈	10. 長母指屈筋	16. 下腿骨間膜
E. 陽陵泉穴	5. 後脛骨筋	11. 後下腿筋間中隔	17. 脛骨
	6. 内果	12. 膝窩筋	

脛骨と腓骨の連結（図14）

　長指屈筋と長母指屈筋を除去する．**後脛骨筋**（5）が**下腿骨間膜**（16）や**脛骨**（17），**腓骨**（18）より生じ，内下方に走る．脛骨と腓骨は上端の**脛腓関節**（19），中央の下腿骨間膜および下端の**脛腓靱帯結合**（20）により連結されるが，脛腓関節は膝関節の構成には加わらない．足の背屈時，距骨滑車の幅広い前部が，外果と**内果**（6）の間を押し拡げながら両果間にはまる（p.180の図3）．この際，腓骨は挙上かつ外旋される．平面関節で動きが制限されるものの，脛腓関節は腓骨のこの動きに関わる．一方，下腿で体重を支えているのが脛骨である．脛骨は下位1/3の高さで最も細く，骨折しやすい．腓骨は細く，ほとんど体重は支持しない．脛骨骨折時には，腓骨も骨折することが多いが，脛骨の単独骨折時には，腓骨が副子となり骨折端の転位は少ない．

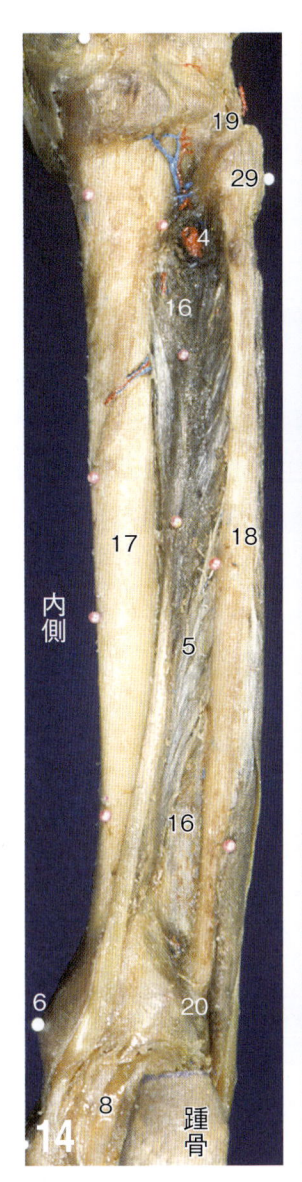

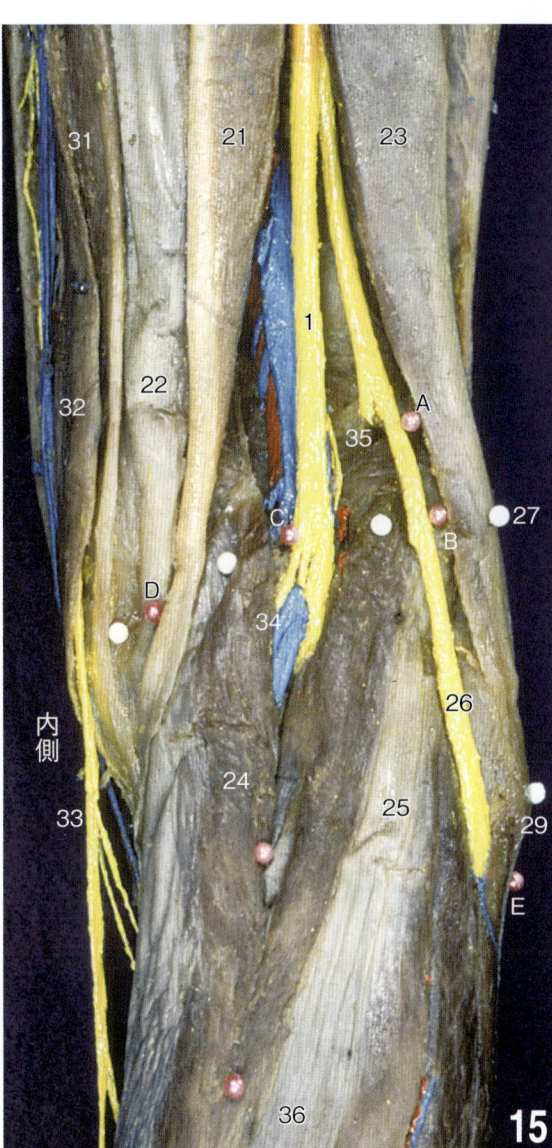

Ⅲ．膝　窩（右側）

膝窩の構成（図15）

　膝窩は，上内側縁を**半腱様筋**（21）と**半膜様筋**（22），上外側縁を**大腿二頭筋**（23），下内側縁と下外側縁をそれぞれ**腓腹筋の内側頭**（24）と**外側頭**（25）で構成される菱形の凹みである．脂肪組織で埋められる（図2）が，表層は大腿筋膜の続きの膝窩筋膜で閉ざされる．本図では膝窩筋膜や深層の脂肪組織が除去されている．膝窩では**浮郄穴**（A），および**委陽穴**（B）や**委中穴**（C）が取穴される．浮郄穴と委陽穴は**総腓骨神経**（26），委中穴は**脛骨神経**（1）に近接する．**膝窩横紋**（27）の内側端にある「足の少陰腎経」の**陰谷穴**（D）は，半腱様筋と半膜様筋の腱の間（国際標準化では半腱様筋の外縁）に取穴される．

18. 腓骨	23. 大腿二頭筋	28. 外果	33. 伏在神経
19. 脛腓関節	24. 腓腹筋内側頭	29. 腓骨頭	34. 内側腓腹皮神経
20. 脛腓靱帯結合	25. 腓腹筋外側頭	30. 長腓骨筋	35. 外側腓腹皮神経
21. 半腱様筋	26. 総腓骨神経	31. 薄筋	36. 腓腹筋
22. 半膜様筋	27. 膝窩横紋	32. 縫工筋	

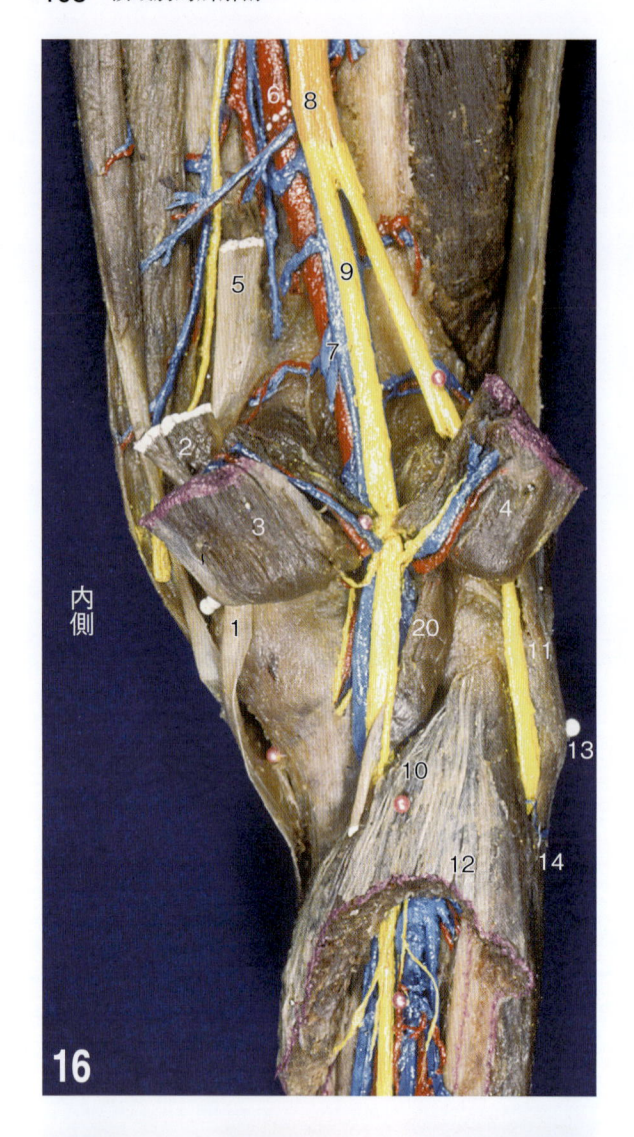

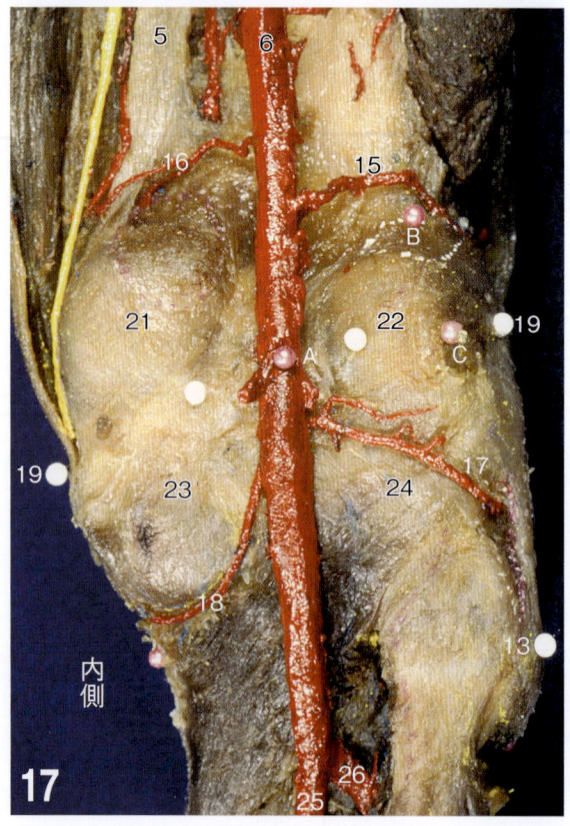

膝窩の深層（図16）

半腱様筋(1)，**半膜様筋**(2)，大腿二頭筋および**腓腹筋の内・外側頭**(3, 4)を除去する．内転筋腱裂孔を構成していた大内転筋の骨幹停止部や**内側上顆停止腱**(5)も除去する．**膝窩動脈**(6)や**膝窩静脈**(7)が**坐骨神経**(8)から**脛骨神経**(9)のすぐ深層を下方に走り，脛骨神経とともに**ヒラメ筋腱弓**(10)をくぐって深層に入る．**総腓骨神経**(11)はヒラメ筋(12)と**腓骨頭**(13)の間から腓骨頭の下位に沿って前方に回り，**長腓骨筋**(14)のすぐ深層に入る．総腓骨神経はこの部では浅層にあり，圧迫や損傷を受けやすい．長時間にわたる不良肢位の強制やギブス固定などが，外部からの圧迫の原因となる．長時間の正座で「しびれがきれる」のは，この神経が圧迫されることによる．

膝窩動脈とその枝（図17）

坐骨神経や膝窩静脈をはずす．**膝窩動脈から膝関節に向かう枝**(15, 16, 17, 18)がみえる．**委中穴**(A)への鍼は膝窩動脈に達する．委中穴への刺鍼に際しては，膝窩動・静脈の損傷に留意する必要がある．膝窩は脂肪組織に富む疎な組織で埋まる（p.142の図15）ため，膝窩動・静脈からの出血は容易に膝窩に拡がる．一方，膝窩の底面は膝関節の後面に相当する．**膝窩横紋**(19)は弓状曲線で，外側端は膝関節の関節裂隙より上位に位置し，ほぼ裂隙の高さの内側端より上位にある．委中穴は関節裂隙より上位にあり，大腿骨の下端後面中央の顆間窩の位置に対応する．

図16, 図17
- A. 委中穴
- B. 浮郄穴
- C. 委陽穴
- 1. 半腱様筋（断端）
- 2. 半膜様筋（断端）
- 3. 腓腹筋内側頭（断端）
- 4. 腓腹筋外側頭（断端）
- 5. 大内転筋の内側上顆停止腱（断端）
- 6. 膝窩動脈
- 7. 膝窩静脈
- 8. 坐骨神経
- 9. 脛骨神経
- 10. ヒラメ筋腱弓
- 11. 総腓骨神経
- 12. ヒラメ筋
- 13. 腓骨頭
- 14. 長腓骨筋
- 15. 外側上膝動脈
- 16. 内側上膝動脈
- 17. 外側下膝動脈
- 18. 内側下膝動脈
- 19. 膝窩横紋
- 20. 足底筋
- 21. 大腿骨内側顆
- 22. 大腿骨外側顆
- 23. 脛骨内側顆
- 24. 脛骨外側顆
- 25. 後脛骨動脈
- 26. 前脛骨動脈

大腿前面と下腿前面

　ヒトにとって，下肢は移動のための重要な構造で，運動の支点となる骨盤とともに全体重を支える．下肢の機能は股関節，膝関節，距腿関節などの関節と，これらを動かす筋により営まれる．このため大腿と下腿には多彩な筋が存在し，作用ごとに区分され，神経支配や血管分布も区分ごとに異なるが，大腿前面と下腿前面では，後面に比べて筋の作用や神経支配は多様である．すなわち，後面では筋は大腿も下腿も屈筋群のみで，坐骨神経の脛骨神経部にほぼ一元的に支配されるが，前面では，大腿に伸筋群と内転筋群，下腿に伸筋群と腓骨筋群があり，大腿伸筋群は大腿神経，大腿内転筋群は閉鎖神経，下腿伸筋群は深腓骨神経，腓骨筋群は浅腓骨神経と多元的な支配を受ける．経絡流注も多様で，大腿後面・下腿後面では「足の太陽膀胱経」のみであるが，前面では足の「少陽胆経」，「陽明胃経」，「太陰脾経」，「厥陰肝経」および「少陰腎経」が走行する．本項では，大腿前面と下腿前面の構造を大腿の伸筋群と内転筋群，および下腿の伸筋群と腓骨筋群に分けて記載する．とくに下腿では，筋群ごとに筋膜などで包まれて明瞭なコンパートメントが形成され(p.103の図8)，コンパートメント症候群と呼ばれる疾患も発症する．したがって，筋群ごとに分けて局所解剖構造を記すことは，さまざまな疾患を理解する上でも重要である．

　一方，下肢では，立位維持や歩行などのため，筋の運動量は他部よりはるかに多い．しかし，人体の最下位末梢部であるため，血液の供給や静脈血の還流も容易でなく，循環動態は容易に下肢機能に影響する．それゆえ，下肢の痛みや跛行を呈する病態では，大腿動脈，膝窩動脈，後脛骨動脈および足背動脈の拍動の触診は必須の診察項目で，これらの触診部位に対応して衝門，委中，太渓，太衝などの経穴が存在する．

I. 大腿前面の皮下（左側）

大腿前面の体表指標構造（図1）

　大腿前面の最上部で**上前腸骨棘**(1)と**恥骨結節**(2)に触れられる．恥骨結節から鼠径靱帯に沿って上前腸骨棘に至る皮膚溝が**鼠径溝**(3)で，大腿前面と前腹部の境をなす．**股関節屈曲線**(4)はこれより下方を走る．鼠径溝中央の赤線は動脈拍動部で，**衝門穴**(A)にあたる．大腿前面の最下部中央の皮下に**膝蓋骨**(5)があり，上側方で**大腿骨の内側上顆**(6)と**外側上顆**(7)に触れられる．なお，国際標準化により，衝門穴の取穴部位は上記よりやや外方に変更されている．

図1
A. 衝門穴
1. 上前腸骨棘
2. 恥骨結節
3. 鼠径溝
4. 股関節屈曲線
5. 膝蓋骨
6. 大腿骨内側上顆
7. 大腿骨外側上顆

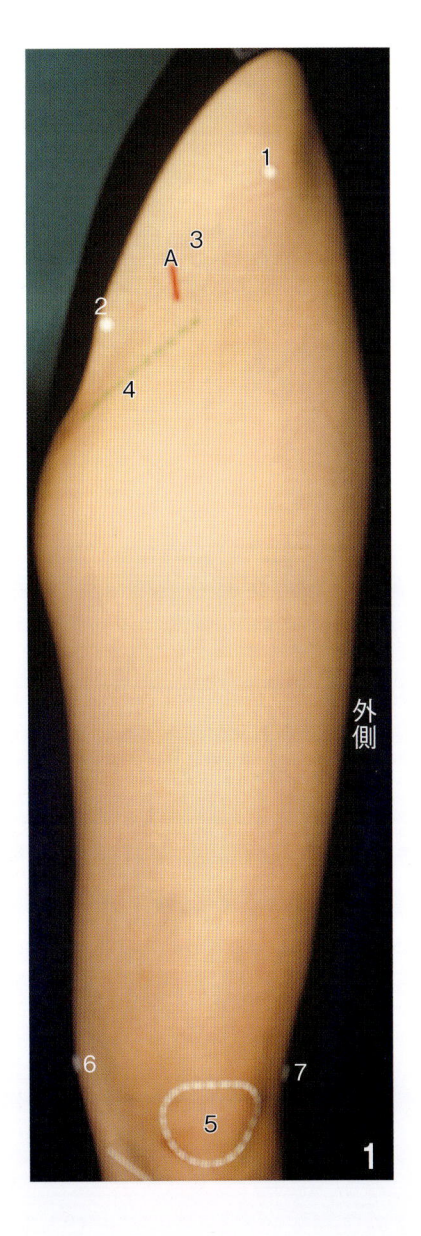

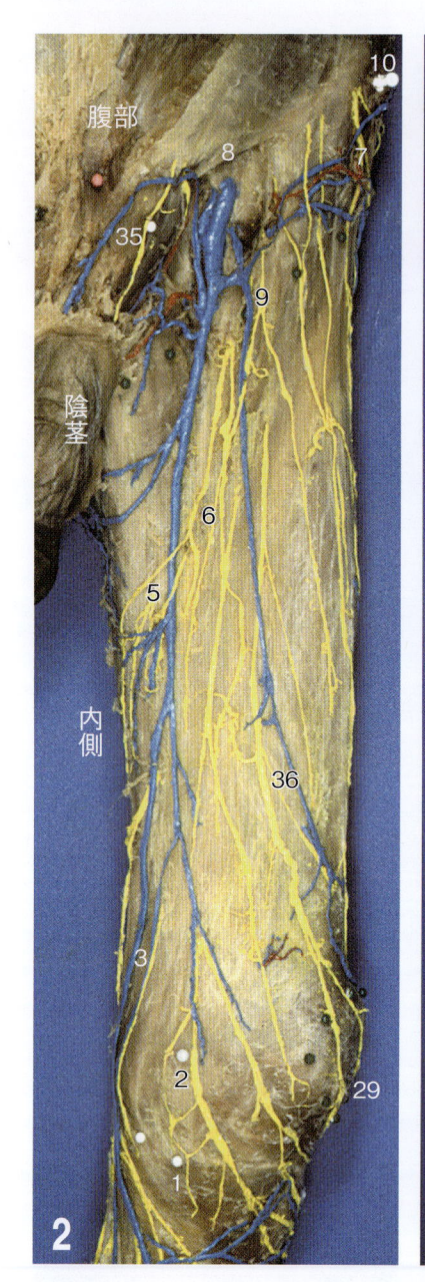

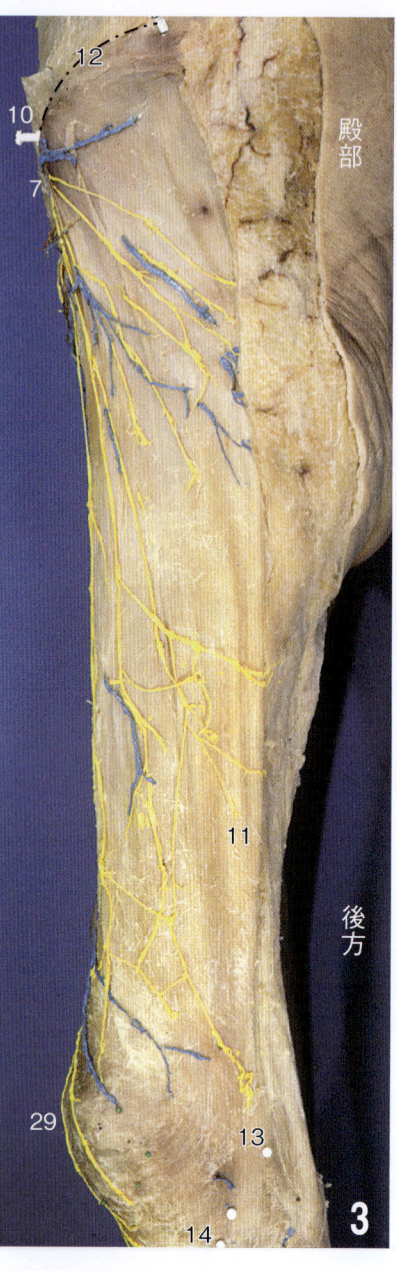

皮静脈と皮神経(図2)

脛骨内側顆(1)や**大腿骨内側上顆**(2)の後方から大腿に達した**大伏在静脈**(3)は大腿内側を上行し，大腿筋膜の**伏在裂孔**(図4の4)から深部に入る．大腿前面の皮下には**閉鎖神経皮枝**(5)，**大腿神経前皮枝**(6)，**外側大腿皮神経**(7)が分布し，**鼠径靱帯**(8)に近い前面最上部には**陰部大腿神経の大腿枝**(9)も分布する．

外側大腿皮神経と腸脛靱帯(図3)

大腿外側面では，**上前腸骨棘**(10)の内側で皮下に出た**外側大腿皮神経**(7)が広く分布するとともに，大腿筋膜が肥厚して**腸脛靱帯**(11)をつくり，**腸骨稜**(12)から**大腿骨外側上顆**(13)を越えて**脛骨外側顆**(14)に達する．膝関節の屈伸に伴い，外側上顆が腸脛靱帯の内側を前後に動く．腸脛靱帯は上部で**大腿筋膜張筋**(図6の15)を包み，後方は**殿筋筋膜**(図6の16)に続き，また大殿筋も付着する(p.96の図3)．「足の少陽胆経(たんけい)」は，大腿骨大転子付近(環跳穴(かんちょうけつ))から外側上顆付近(足(あし)の陽関穴(ようかんけつ))までの腸脛靱帯上に位置する．

伏在裂孔と鼠径リンパ節(図4)

大腿前面上部で**表皮・真皮**(17)をはがす．**皮下組織**(18)が**大腿筋膜**(19)を覆う．**鼠径靱帯**(8)の中央下方で**浅鼠径リンパ節**(20)に覆われつつ，**伏在裂孔**(4)が大腿筋膜に開く．**大伏在静脈**(3)，**外陰部静脈**(21)，**浅腹壁静脈**(22)，**浅腸骨回旋静脈**(23)などの皮静脈がここから大腿静脈に流入する．

図2〜図6	
1. 脛骨内側顆	5. 閉鎖神経皮枝
2. 大腿骨内側上顆	6. 大腿神経前皮枝
3. 大伏在静脈	7. 外側大腿皮神経
4. 伏在裂孔	8. 鼠径靱帯
	9. 陰部大腿神経の大腿枝

II. 大腿前面の筋——大腿伸筋群と大腿筋膜張筋（左側）

大腿伸筋群（図5）

　大腿筋膜を除去して**縫工筋**(24)，**大腿直筋**(25)，**内側広筋**(26)，**外側広筋**(27)をみる．後3筋は，大腿直筋直下の**中間広筋**（図7の3）とともに大腿四頭筋を構成する．縫工筋は**上前腸骨棘**(10)から内下方に走り，**大腿骨内側上顆**(2)の後方を経て**脛骨粗面**(28)につき（図21），股関節の屈曲かつ外旋・外転と膝関節の屈曲に関わる．大腿四頭筋の4筋は共同腱をつくって**膝蓋骨**(29)につき，**膝蓋靱帯**(30)から脛骨粗面に達し，膝関節を伸展する．下前腸骨棘より生じる大腿直筋のみが多関節筋で，大腿を前にあげる作用ももつ．上前腸骨棘付近（髀関穴）から膝蓋骨上縁の外側（梁丘穴）にいたる「足の陽明胃経」は大腿四頭筋上にある．**鼠径靱帯**(8)，縫工筋，**長内転筋**(31)で囲まれる大腿三角に，**大腿静脈**(32)，**大腿動脈**(33)，**大腿神経**(34)が鼠径靱帯をくぐって現れ，縫工筋のすぐ深層に入る．

大腿筋膜張筋（図6）

　大腿外側面で**腸脛靱帯**(11)を開き，**大腿筋膜張筋**(15)をみる．大腿筋膜張筋は**上前腸骨棘**(10)より生じて腸脛靱帯につき，大腿を前にあげ，かつ内旋する．上前腸骨棘の周辺には，**縫工筋**(24)や大腿筋膜張筋以外に，**大腿直筋**(25)，中殿筋，腸腰筋もみられる（p.164の図1）．いずれも股・膝関節の運動に重要で，上前腸骨棘下方の髀関穴では上記のいずれの筋にも刺鍼が可能である．

---

10. 上前腸骨棘
11. 腸脛靱帯
12. 腸骨稜
13. 大腿骨外側上顆
14. 脛骨外側顆
15. 大腿筋膜張筋
16. 殿筋筋膜
17. 表皮・真皮
18. 皮下組織
19. 大腿筋膜
20. 浅鼠径リンパ節
21. 外陰部静脈
22. 浅腹壁静脈
23. 浅腸骨回旋静脈
24. 縫工筋
25. 大腿直筋
26. 内側広筋
27. 外側広筋
28. 脛骨粗面
29. 膝蓋骨
30. 膝蓋靱帯
31. 長内転筋
32. 大腿静脈
33. 大腿動脈
34. 大腿神経
35. 恥骨結節
36. 副伏在静脈
37. 薄筋

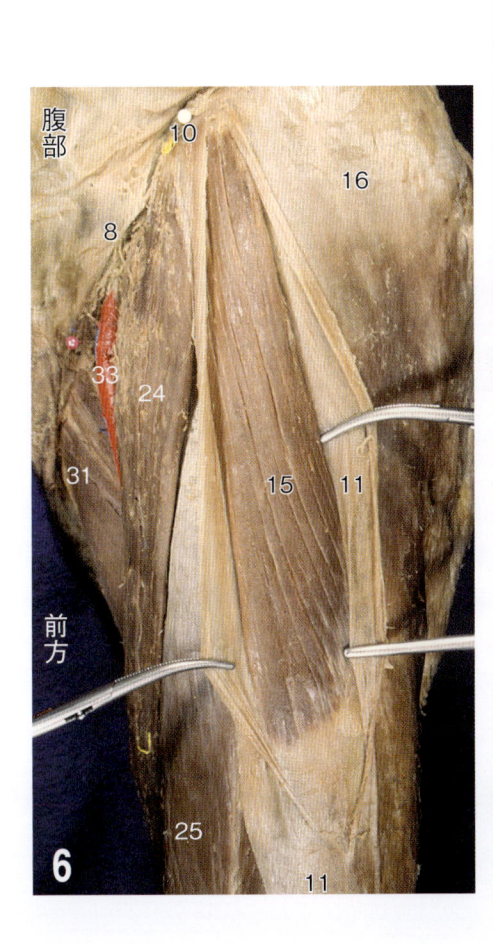

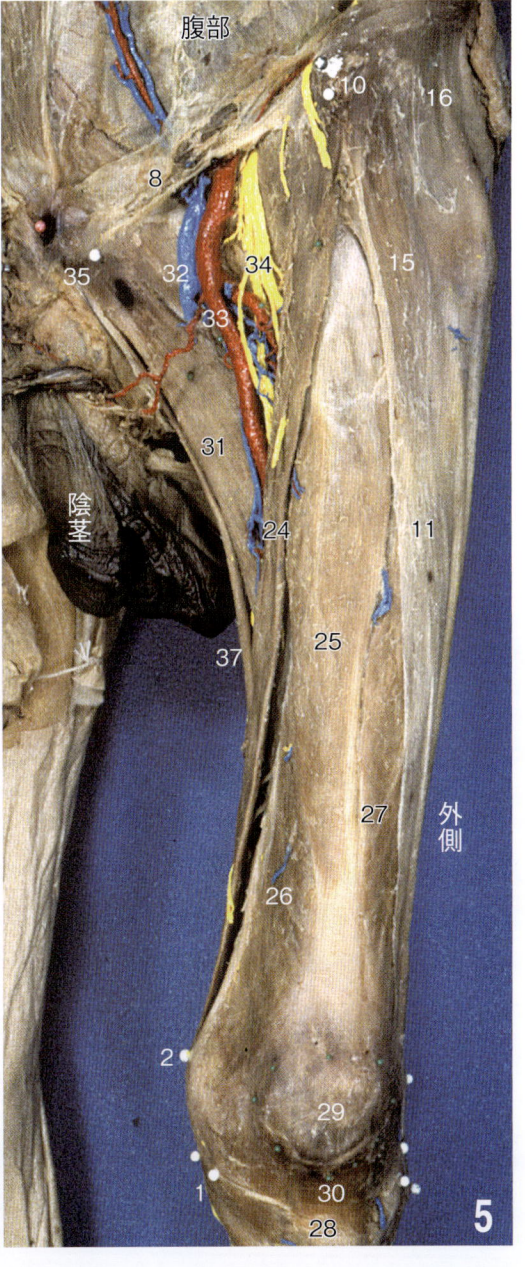

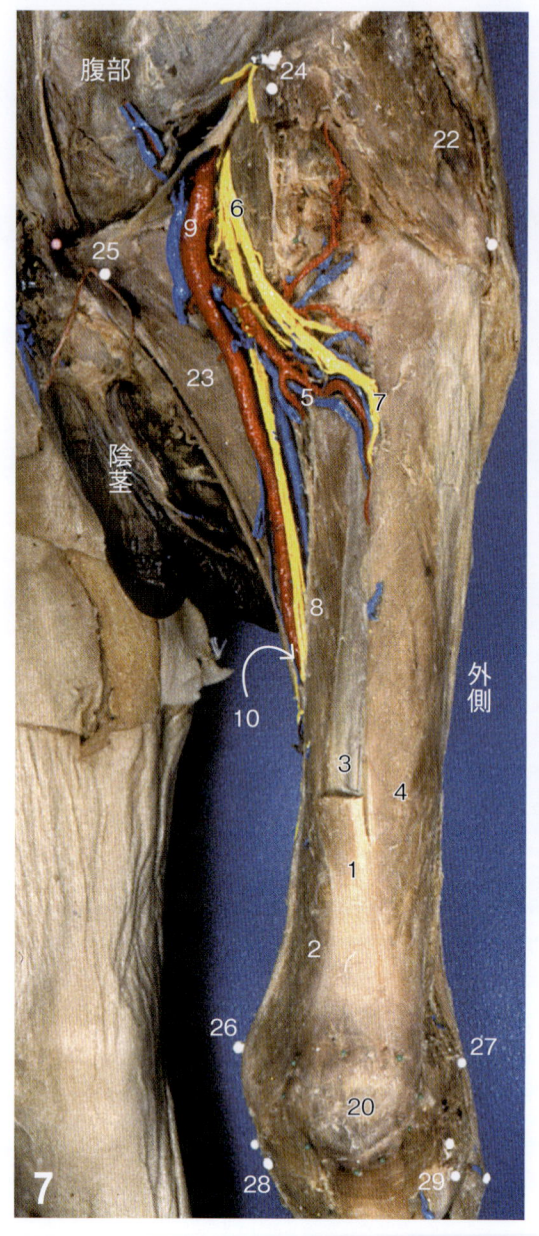

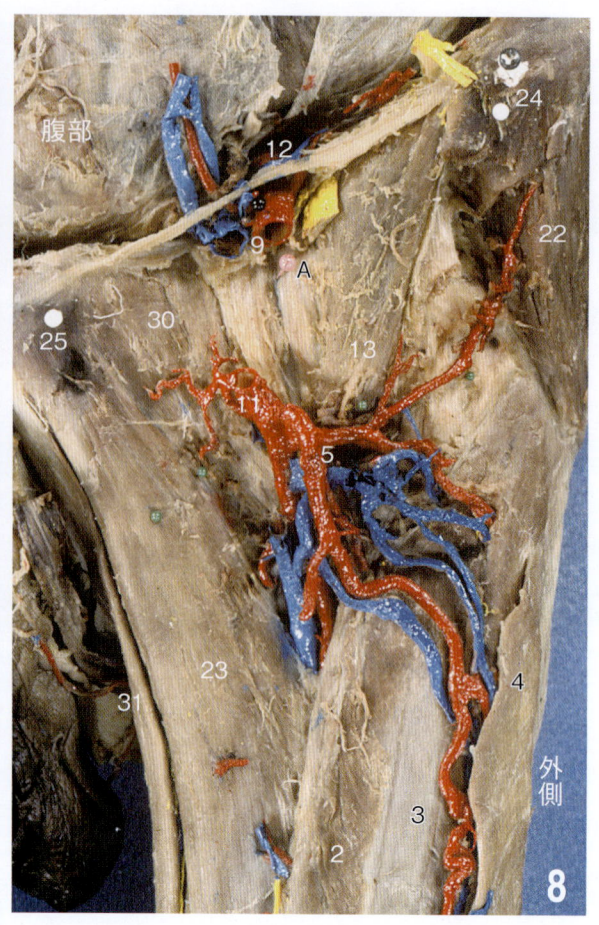

大腿動・静脈と大腿神経（図7）

図5から縫工筋と**大腿直筋**(1)を除去する．大腿四頭筋の3広筋，**内側広筋**(2)，**中間広筋**(3)，**外側広筋**(4)は大腿骨より生じる．多関節筋は速動性の，単関節筋は持続性の運動に適する．重力に抗した膝の伸展位の保持には，単関節筋の3広筋が働く．**外側大腿回旋動・静脈**(5)と**大腿神経**(6)が大腿伸筋群に分布する．大腿神経は，前皮枝や大腿伸筋群への**筋枝**(7)を出した後，**伏在神経**(8)となり，**大腿動・静脈**(9)とともに**内転筋管**(10)に入る．大腿での「足の太陰脾経」上の経穴（衝門，箕門，血海）は位置的に大腿動・静脈や大腿神経に近接する．

大腿深動脈と外側大腿回旋動脈（図8）

大腿前面の上部を拡大する．**大腿動・静脈**(9)をはずし，その枝で大腿の筋群に分布する**大腿深動・静脈**(11)をみる．大腿深動・静脈は大腿伸筋群に**外側大腿回旋動・静脈**(5)を出し，さらに内側大腿回旋動・静脈や貫通動・静脈となって（図13），大腿内転筋群や屈筋群に分布する．

図7～図11	3. 中間広筋	6. 大腿神経	10. 内転筋管	14. 血管裂孔
A. 衝門穴	4. 外側広筋	7. 大腿神経の筋枝	11. 大腿深動・静脈	15. 腸恥筋膜弓
1. 大腿直筋	5. 外側大腿回旋動・静脈	8. 伏在神経	12. 鼠径靱帯	16. 筋裂孔
2. 内側広筋		9. 大腿動・静脈	13. 腸腰筋	17. 大腿輪

大腿前面と下腿前面　113

血管裂孔と筋裂孔（図9）

　図8の**鼠径靱帯**(12)付近を下方よりみる．**大腿動・静脈**(9)，**大腿神経**(6)，**腸腰筋**(13)は，鼠径靱帯の後方の間隙を通って骨盤腔から大腿前面に達する．大腿動・静脈の通る**血管裂孔**(14)は，**腸恥筋膜弓**(15)により，大腿神経や腸腰筋の通る**筋裂孔**(16)と隔てられる．血管裂孔では，疎性結合組織で埋められた**大腿輪**(17)が大腿動・静脈の内側に開く．大腿輪は腹圧に対して抵抗が弱く，女性ではヘルニアの好発部位となる．

内転筋管（図10）

　内転筋管(10)を側面からみる．内転筋管は**内側広筋**(2)，**大内転筋の内側上顆停止腱**(18，図11も参照)，およびその間に張る**広筋内転筋板**(19)で構成される．**伏在神経**(8)は広筋内転筋板を貫いて皮下に出るため，内側広筋の過緊張で圧迫されることがある．**膝蓋骨**(20)の上内側にある陰包穴や血海穴は内転筋管に近い位置にある．

内転筋管を開く（図11）

　内側広筋と広筋内転筋板を除去する．**大腿動・静脈**(9)が内転筋管を通り，**大内転筋の内側上顆停止腱**(18)と**大腿骨幹停止部**(21)の間の**内転筋腱裂孔**（図15の32）を経て膝窩に達する．

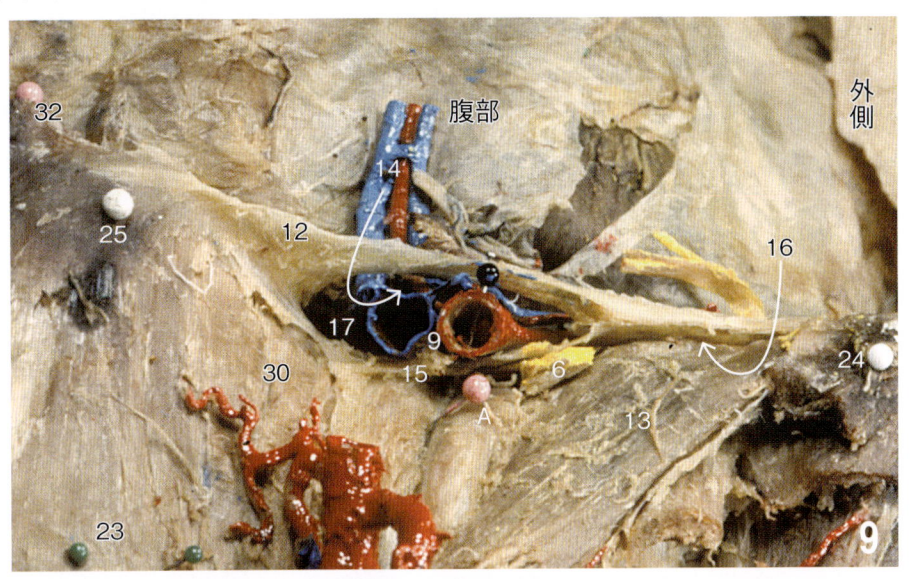

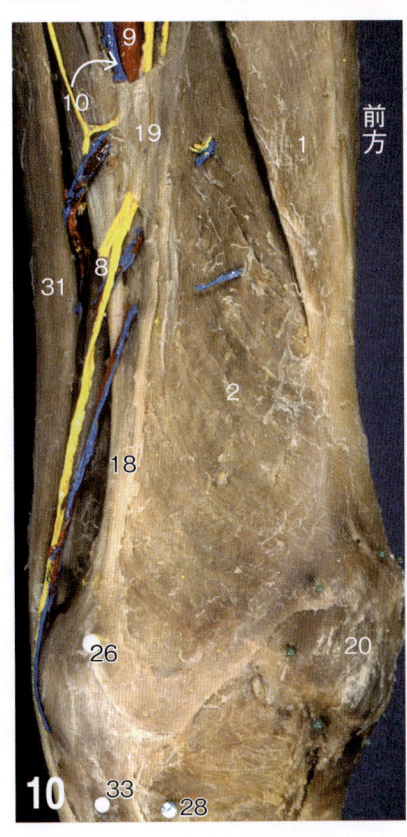

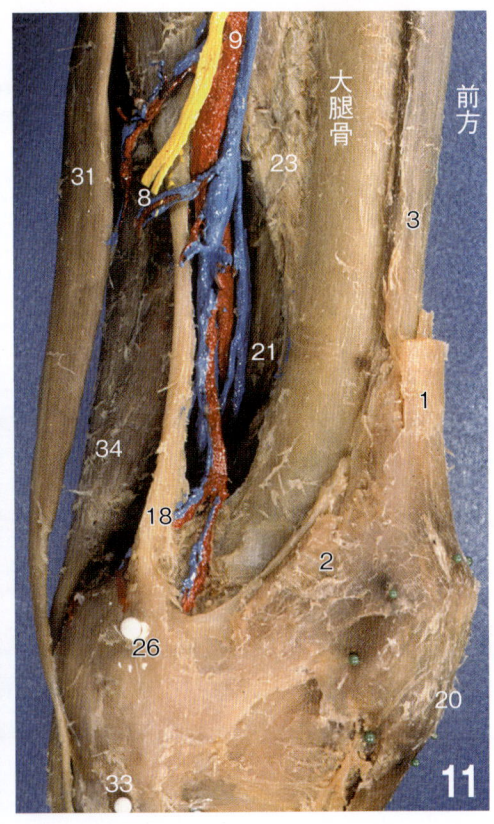

18. 大内転筋の内側上顆停止腱	21. 大内転筋の大腿骨幹停止部	24. 上前腸骨棘	28. 脛骨内側顆	32. 恥骨結合
19. 広筋内転筋板	22. 中殿筋	25. 恥骨結節	29. 脛骨外側顆	33. 膝関節の関節裂隙
20. 膝蓋骨	23. 長内転筋	26. 大腿骨内側上顆	30. 恥骨筋	34. 半膜様筋
		27. 大腿骨外側上顆	31. 薄筋	

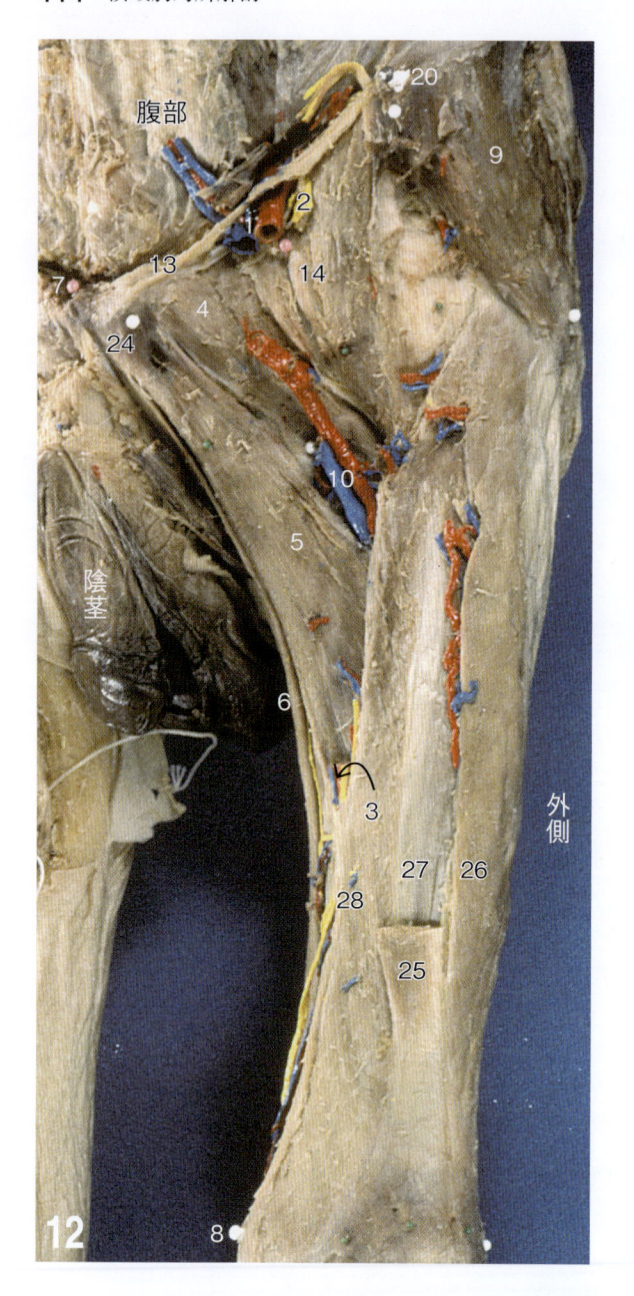

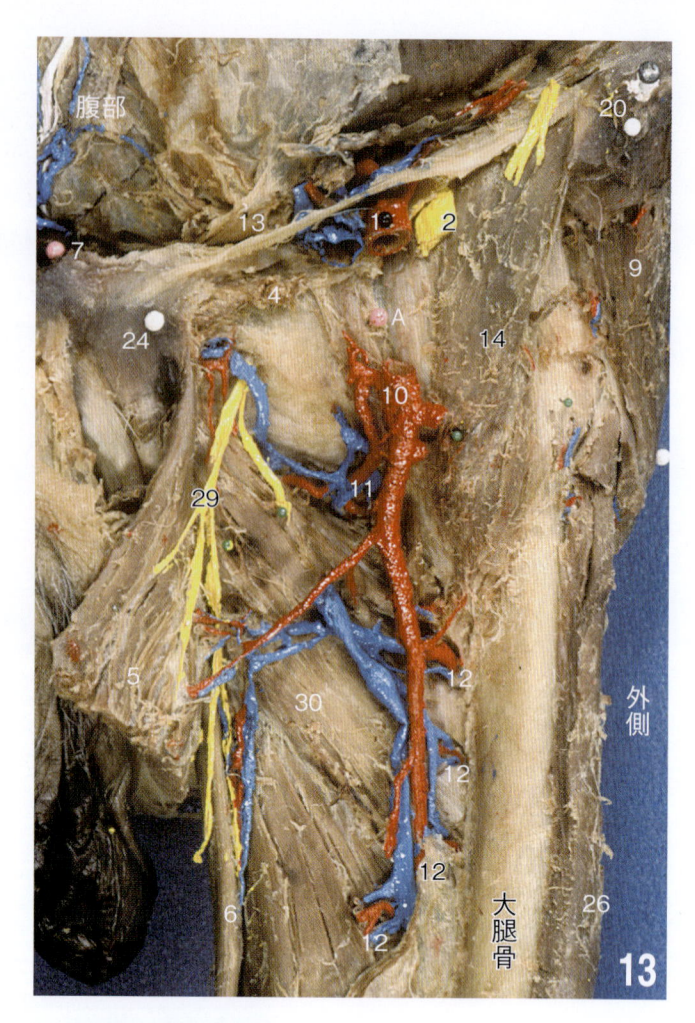

III. 大腿前面の筋
——大腿内転筋群と腸腰筋（左側）

大腿内転筋群の浅層（図12）

図7から**大腿動・静脈**(1)や**大腿神経**(2)をはずす．大腿三角（図5）から**内転筋管**(3)にわたる部が伸筋群と内転筋群の境界である．内転筋群の浅層には**恥骨筋**(4)，**長内転筋**(5)，**薄筋**(6)があり，**恥骨結合**(7)の外側より生じる．恥骨筋は大腿骨体上部，長内転筋は大腿骨体中部，薄筋は**内側上顆**(8)の後ろに回り，脛骨上端の内側部につく（図21）．大腿内転筋群は**中殿筋**(9)や小殿筋に拮抗し，大腿を内転する．大腿内転作用以外に，恥骨筋には大腿を前にあげる作用，薄筋には膝関節を屈曲かつ内旋する作用がある．

内側大腿回旋動・静脈（図13）

長内転筋(5)を翻し，**大腿深動・静脈**(10)から**内側大腿回旋動・静脈**(11)が分枝し，大腿内転筋群に分布するのをみる．この後，大腿深動・静脈は数本の**貫通動・静脈**(12)となり，内転筋群の腱を貫いて大腿後面に向かい，主に大腿屈筋群に分布する（p.102の図5）．

図12～図15	3. 内転筋管	7. 恥骨結合	11. 内側大腿回旋動・静脈	14. 腸腰筋
A. 衝門穴	4. 恥骨筋	8. 大腿骨内側上顆		15. 腸骨筋
1. 大腿動・静脈	5. 長内転筋	9. 中殿筋	12. 貫通動・静脈	16. 大腰筋
2. 大腿神経	6. 薄筋	10. 大腿深動・静脈	13. 鼠径靱帯	17. 大腿骨小転子

腸腰筋（図14）

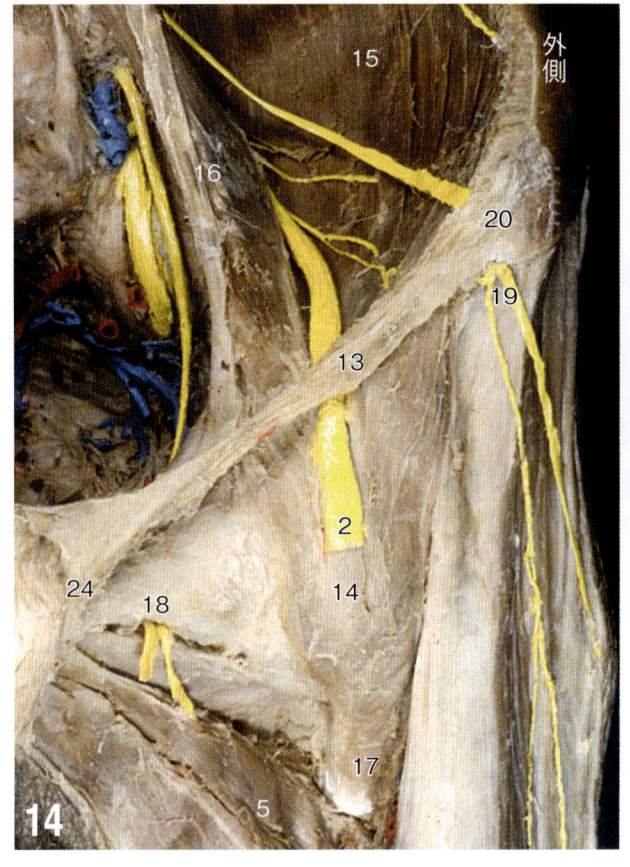

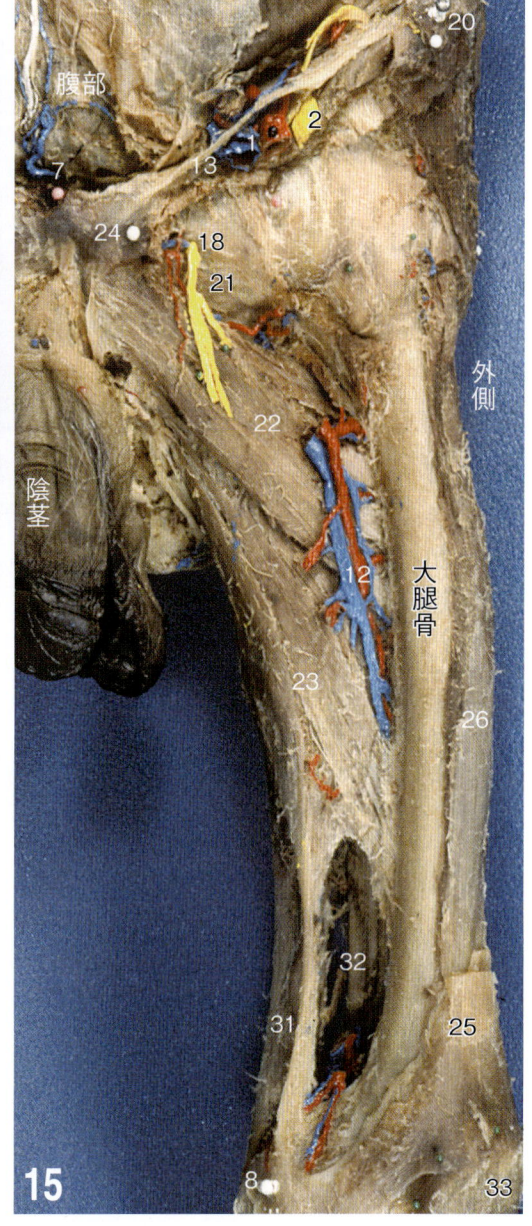

鼠径靭帯(13)より上で腹腔内臓を除去する．恥骨筋の外側に腸腰筋が接する（図12）．ここでは恥骨筋も除去されている．**腸腰筋**(14)は**腸骨筋**(15)と**大腰筋**(16)からなり，腸骨筋は腸骨窩，大腰筋は第12胸椎～第4腰椎椎体より生じ，合して鼠径靭帯をくぐって**大腿骨小転子**(17)につく．大腿を前にあげる作用があり，大腿を後ろに引く大殿筋とともに，直立二足歩行の主役をなす．一方，腰神経叢の枝の**閉鎖神経**(18)，**大腿神経**(2)，**外側大腿皮神経**(19)が大腿前面に分布する．外側大腿皮神経は，**上前腸骨棘**(20)のすぐ内下方で90度の角度をなして鼠径靭帯をくぐる．本神経はこの部で圧迫されやすく，大腿外側部に痛みと感覚異常を伴う外側大腿皮神経痛を発症させる．

大腿内転筋群の深層（図15）

図12から浅層の内転筋や腸腰筋などを除去する．深層の内転筋として**外閉鎖筋**(21)，**短内転筋**(22)，**大内転筋**(23)が認められる．後2者は**恥骨結合**(7)の下後外側の部より生じ，短内転筋は大腿骨体の上部後面に停止する．

18. 閉鎖神経	22. 短内転筋	26. 外側広筋	30. 短内転筋	33. 膝蓋骨
19. 外側大腿皮神経	23. 大内転筋	27. 中間広筋	31. 大内転筋の内側上顆停止腱	
20. 上前腸骨棘	24. 恥骨結節	28. 内側広筋	32. 内転筋腱裂孔	
21. 外閉鎖筋	25. 大腿直筋	29. 閉鎖神経前枝		

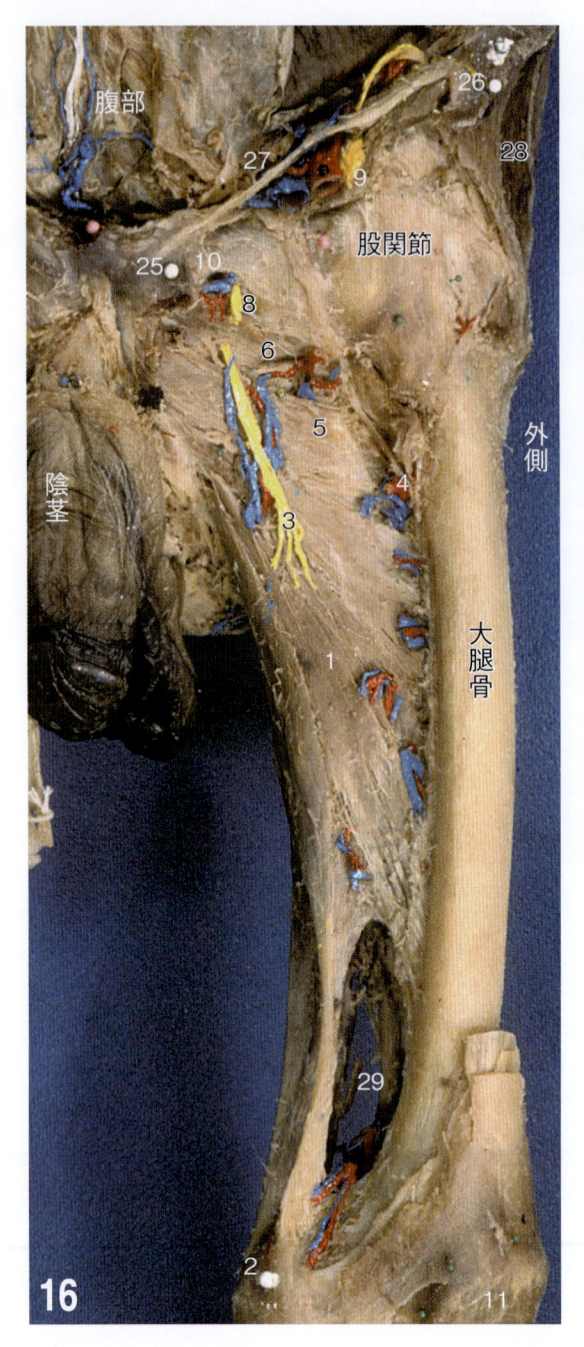

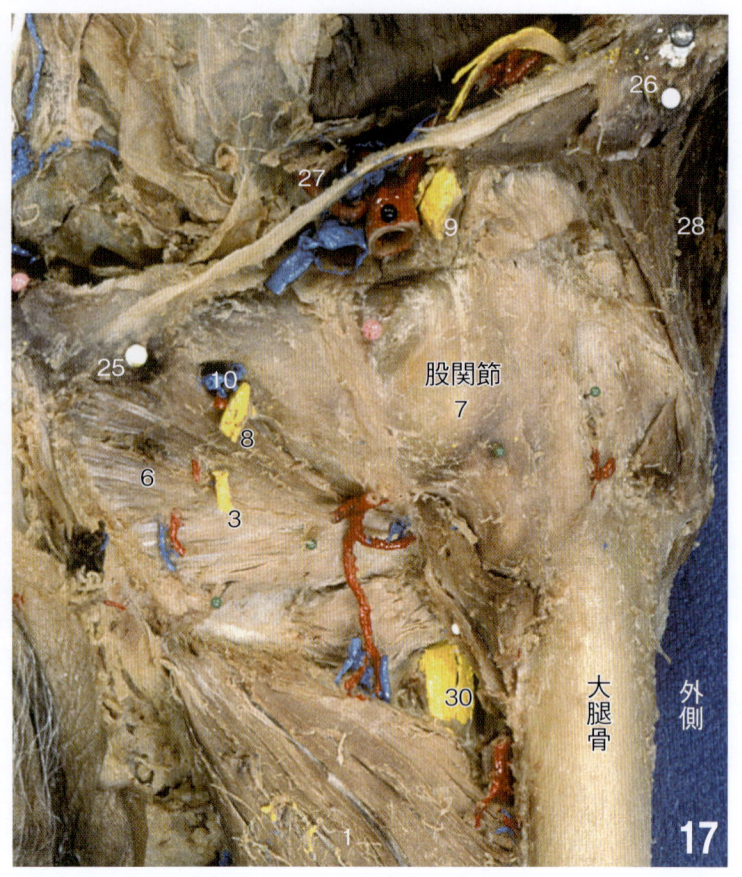

大内転筋（図16）

短内転筋と外側広筋を除去する．**大内転筋**(1)が大腿骨体のほぼ全長の後面と**大腿骨内側上顆**(2)に停止する．大内転筋が屈筋群との境界で，**閉鎖神経後枝**(3)と大腿での坐骨神経の脛骨神経部の支配を受ける．大内転筋のうち**第1貫通動・静脈**(4)より上位の部が**小内転筋**(5)で，大内転筋の他の部より分離する傾向にある．

外閉鎖筋（図17）

小内転筋を除去し，大腿前面の上部をみる．**外閉鎖筋**(6)が閉鎖孔周辺より生じ，**大腿骨頭**(7)の下方から大腿骨の転子窩に向かい，大腿を内転し，また外旋する．閉鎖神経が閉鎖管を経て大腿に出現し，**前枝**(8)と**後枝**(3)に分れ，**大腿神経**(9)が支配する恥骨筋を除く内転筋群を支配する．内転筋群上部には，やはり閉鎖管を通ってきた**閉鎖動・静脈**(10)が分布する．閉鎖神経前枝は外閉鎖筋のすぐ前方より出て，長内転筋と短内転筋の間を下行する（図13）．後枝は前枝の後方で外閉鎖筋を貫き，**大内転筋**(1)上を下行する（図16）．閉鎖神経は閉鎖管の部で圧迫されることがある．大腿内側上部の陰廉穴や足の五里穴への刺鍼が大腿内転障害に有効なことが多く，両穴と閉鎖神経との関連がうかがえる．陰廉，五里および陰包の3経穴がのる「足の厥陰肝経」は大腿内転筋上に位置する．

図16〜図20	3. 閉鎖神経後枝	6. 外閉鎖筋	9. 大腿神経	12. 脛骨粗面
1. 大内転筋	4. 第1貫通動・静脈	7. 大腿骨頭	10. 閉鎖動・静脈	13. 脛骨前縁
2. 大腿骨内側上顆	5. 小内転筋	8. 閉鎖神経前枝	11. 膝蓋骨	14. 腓骨頭

大腿前面と下腿前面 117

IV. 下腿前面の皮下（左側）

体表指標構造（図18）

下腿前面では，**膝蓋骨**(11)下方の**脛骨粗面**(12)から**脛骨前縁**(13)が下方に伸び，脛骨粗面の高さでは外側面に**腓骨頭**(14)を触れる．脛骨の内・外側顆は脛骨粗面の両側方にあり，膝の屈曲位では，大腿骨の同名顆との間に膝関節の**内側関節裂隙**(15)と**外側関節裂隙**(16)に触れられる．下腿最下位には脛骨の**内果**(17)と腓骨の**外果**(18)がある．

皮静脈と皮神経（図19）

下腿前面で脛骨前縁(13)より外側では，総腓骨神経の枝の**外側腓腹皮神経**(19)と**浅腓骨神経**(20)が分布する．前者は膝窩の外側で皮下に出て，下腿外側面を下行する．浅腓骨神経は下腿外側面の下位1/3の高さ（陽輔穴や懸鍾穴の位置）で皮下に出て，足背に向かう．

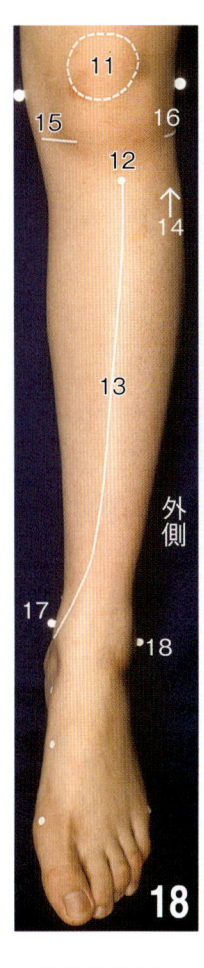

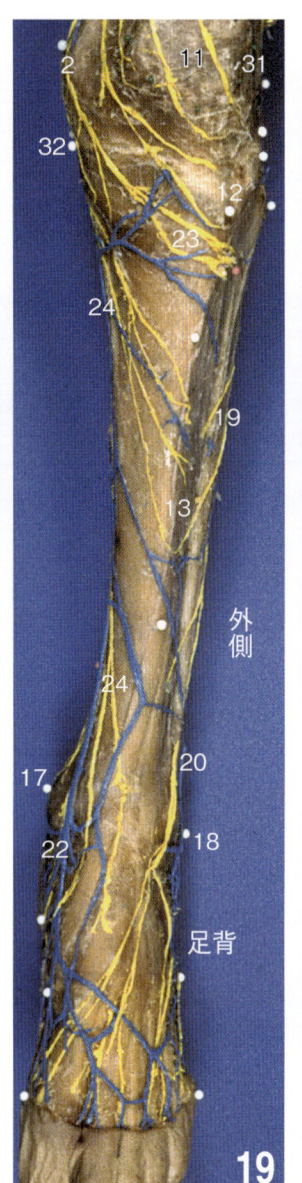

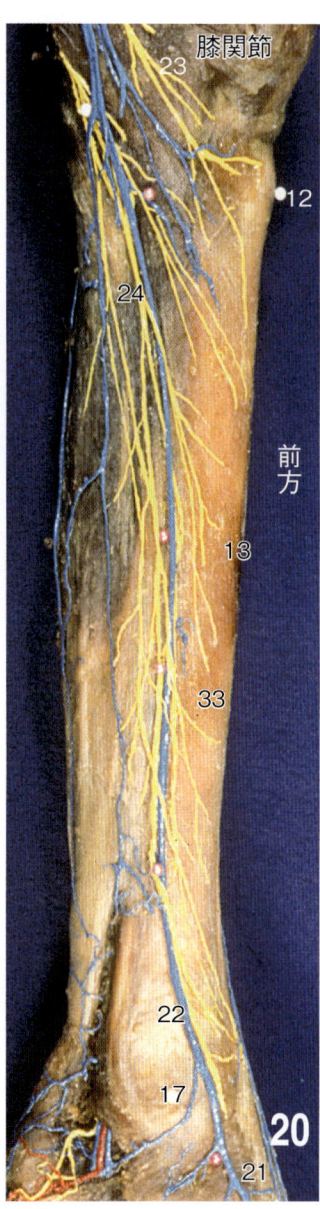

伏在神経と大伏在静脈（図20）

下腿前内側面をみる．**脛骨前縁**(13)より内側では，**足背・足底静脈網**(21)より生じた**大伏在静脈**(22)が**内果**(17)の前方から下腿内側面を上行し，膝関節の内側後方から大腿に入る．下腿内側面の皮膚には**伏在神経の膝蓋下枝**(23)と**内側下腿皮枝**(24)が分布し，前者は膝関節の下内側に向かい，後者は大伏在静脈に伴行する．下腿内側面では，「足の太陰脾経」が大伏在静脈と類似した走行を示す．下腿後面では，「足の太陽膀胱経」が小伏在静脈の走行に類似する（p.103の図6と図7）．これらの経絡への刺鍼には皮下出血に注意する．

15. 膝関節の内側関節裂隙	18. 外果	23. 伏在神経膝蓋下枝	27. 鼠径靱帯	32. 脛骨内側顆
16. 膝関節の外側関節裂隙	19. 外側腓腹皮神経	24. 伏在神経内側下腿皮枝	28. 小殿筋	33. 脛骨内側面
	20. 浅腓骨神経	25. 恥骨結節	29. 内転筋腱裂孔	
17. 内果	21. 足背・足底静脈網	26. 上前腸骨棘	30. 坐骨神経	
	22. 大伏在静脈		31. 大腿骨外側上顆	

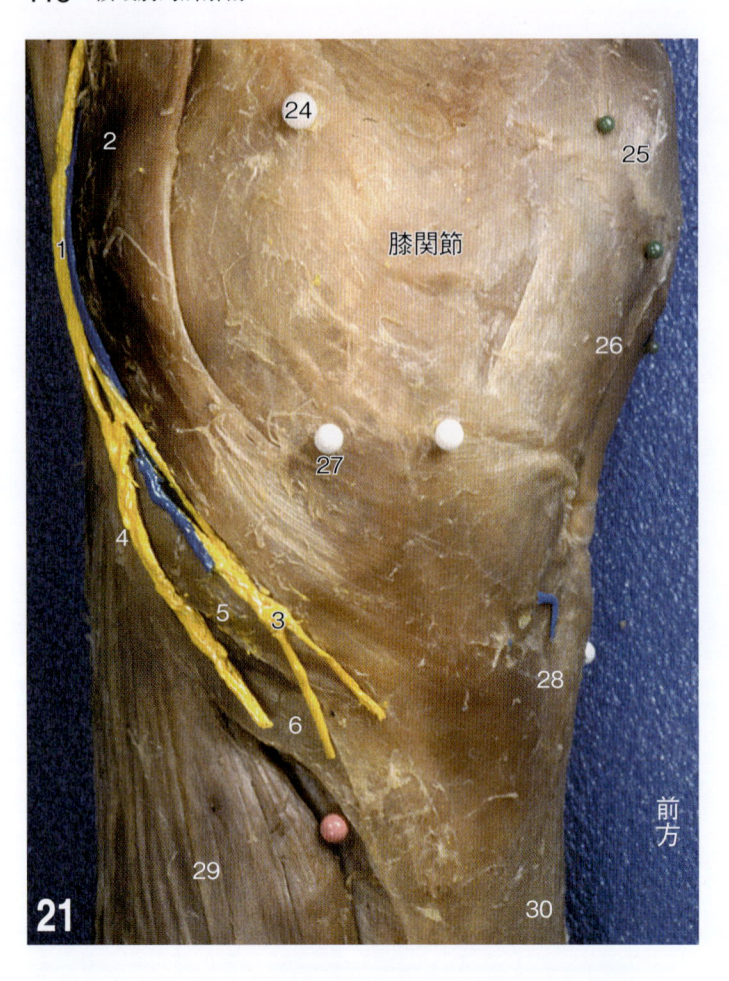

図21〜図24	16. 下腿骨間膜
A. 足の三里穴	17. 腓骨頭
B. 解渓穴	18. 外果
1. 伏在神経	19. 第5中足骨底
2. 縫工筋	20. 総腓骨神経
3. 伏在神経膝蓋下枝	21. 浅腓骨神経
4. 伏在神経内側下腿皮枝	22. 深腓骨神経
	23. 前脛骨動・静脈
5. 薄筋	24. 大腿骨内側上顆
6. 半腱様筋	25. 膝蓋骨
7. 脛骨前縁	26. 膝蓋靱帯
8. 前下腿筋間中隔	27. 脛骨内側顆
9. 前脛骨筋	28. 脛骨粗面
10. 長指伸筋	29. 下腿三頭筋
11. 第3腓骨筋	30. 脛骨内側面
12. 長腓骨筋	31. 大腿骨外側上顆
13. 長母指伸筋	32. 脛骨外側顆
14. 短腓骨筋	33. 腓腹神経
15. 脛骨外側面	34. 短腓骨筋腱

伏在神経の分岐部と鵞足(図21)

伏在神経(1)は，広筋内転筋板を貫いて皮下に出た(図10)後，**縫工筋**(2)の停止腱に沿って膝関節内側面を下行し，**膝蓋下枝**(3)と**内側下腿皮枝**(4)に分岐する．縫工筋の停止腱は**薄筋**(5)や**半腱様筋**(6)の停止腱と重なり鵞足(p.105の図11b)をつくる．

V．下腿前面の筋(左側)

下腿前面の浅層筋(図22)

下腿と足背で筋膜を除去する．**脛骨内側面**(図20の33)は筋で覆われない．下腿前面の筋は**脛骨前縁**(7)より外側にあり，それぞれ前方と外側のコンパートメント(p.103の図8)に入る伸筋群と腓骨筋群に分けられ，両者は**前下腿筋間中隔**(8)で隔てられる．浅層筋として，伸筋群で**前脛骨筋**(9)，**長指伸筋**(10)，**第3腓骨筋**(11)，腓骨筋群で**長腓骨筋**(12)がみえる．深層の**長母指伸筋**(図23の13)や**短腓骨筋**(図24の14)も含め，下腿前面の筋は下腿より下方に走り，足根部で筋膜の肥厚した伸筋支帯や腓骨筋支帯をくぐり(p.124の図8)，足背に入る．前脛骨筋は**脛骨外側面**(図23の15)や**下腿骨間膜**(図24の16)より生じ，足の背屈と内反に関わる．長指伸筋は下腿骨間膜の下部，腓骨内側面，前下腿筋間中隔より生じ，第2〜第5指の伸展と足の背屈に関わる．第3腓骨筋は長指伸筋から分れたもので，足の外反と背屈に関わる．長腓骨筋は**腓骨頭**(17)と付近の腓骨体より生じ，**外果**(18)の後方に向かう．腓骨筋群は足の外反と底屈に関わる．

下腿前面の深層筋(図23)

浅層の伸筋を除去し，**長母指伸筋**(13)をみる．長母指伸筋は**下腿骨間膜**(図24の16)や腓骨中央部より生じ，母指の伸展と足の背屈に関わる．

浅腓骨神経と深腓骨神経（図24）

長母指伸筋と長腓骨筋を除去する．腓骨筋群深層の**短腓骨筋**(14)が腓骨外側面と**前下腿筋間中隔**(8)より生じ，**外果**(18)の後方から前方に向かい，**第5中足骨底**(19)につく．**腓骨頭**(17)の直下で，**総腓骨神経**(20)が**浅腓骨神経**(21)と**深腓骨神経**(22)に分かれる．腓骨頭直下の**陽陵泉穴**（ようりょうせんけつ）（p.107の図15のE）は長腓骨筋の起始部と総腓骨神経の分岐部に対応する．腓骨筋群を支配する浅腓骨神経は長腓骨筋の起始部を貫き，長・短腓骨筋の間を下行し，下腿下半で皮下に出る（図22）．陽陵泉穴から下方に向かう「足の少陽胆経」（あしのしょうようたんけい）は腓骨筋群上にある．深腓骨神経は長腓骨筋と長指伸筋の起始部を貫いて**下腿骨間膜**(16)の前面に達する．**前脛骨動・静脈**(23)は，下腿骨間膜上端を貫いてその前面に出現する．足の**三里穴**（さんりけつ）(A)の鍼はこの付近に達する．深腓骨神経と前脛骨動・静脈は，下腿伸筋群に分枝しつつ下腿骨間膜上を下行し，足背に達する．距腿関節前面の中央にある**解渓穴**（かいけいけつ）(B)の鍼は，これらの神経・血管が**長母指伸筋**（図23の13）をくぐって足背に達したところに向かう（図23）．足の三里穴から解渓穴にわたる下腿での「足の陽明胃経」（あしのようめいいけい）は伸筋群上に位置する．なお，国際標準化により，解渓穴の取穴部位は長母指伸筋腱の外側に変更されている．

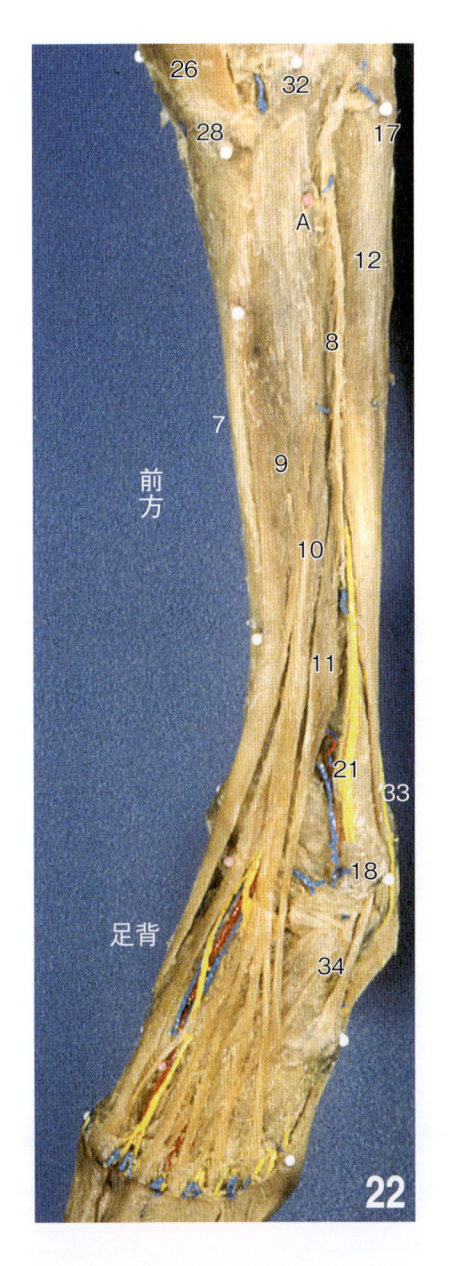

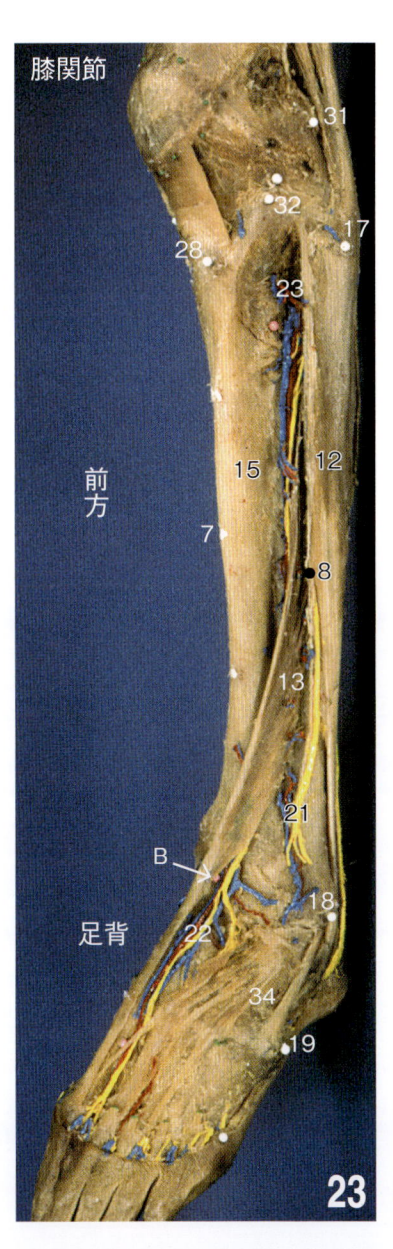

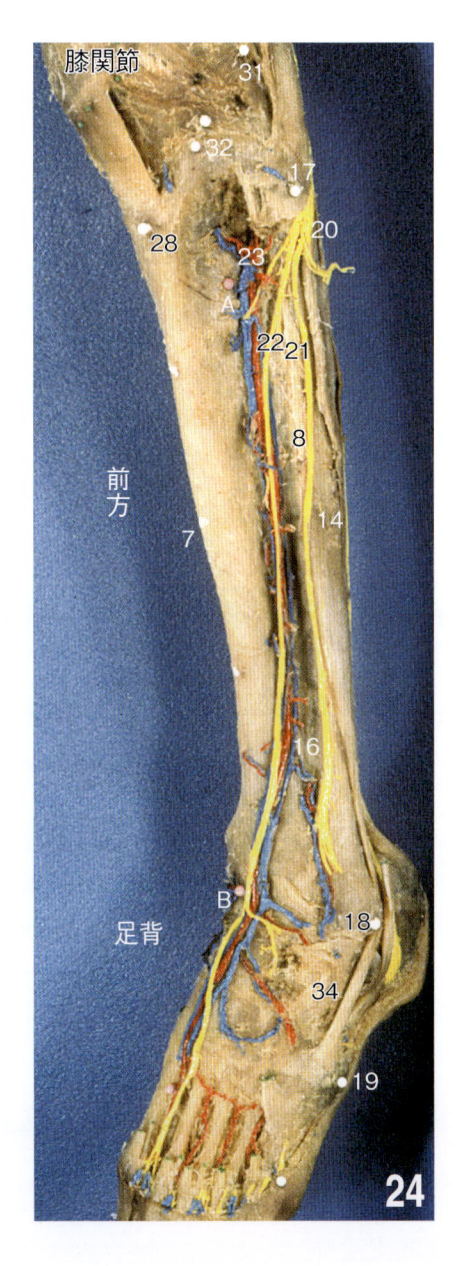

足背と足底

　足は体重を小さな面積で支え，歩行時や運動時の衝撃に耐え，また体の平衡を保って直立位を可能とする．足は踵部，足背，足底に分けられるが，ここでは踵部の内・外側面は足背に，底面は足底に含めて記載する．

　足背は下腿前面の続きで，下腿伸筋の腱が伸筋支帯をくぐって足背に達する．固有の筋である短母指伸筋と短指伸筋は，下腿伸筋群と同じ深腓骨神経の支配と前脛骨動・静脈の分布を受ける．足背の皮膚には伏在神経の内側下腿皮枝，浅腓骨神経由来の内側および中間足背皮神経，深腓骨神経，腓腹神経由来の外側足背皮神経が分布する．経絡流注の面でも下腿前面と同様に多様で，足背には足の「太陰脾経」，「厥陰肝経」，「陽明胃経」，「少陽胆経」，「太陽膀胱経」が走行する．足背での経絡流注の多様性は皮膚神経支配の多様性の反映と考えられる．

　一方，足底は下腿後面の続きで，下腿屈側深層の筋が，踵部内側面の足根管をくぐって足底に入る．足底には多数の固有筋があり，下腿屈筋と同じ脛骨神経の支配と後脛骨動・静脈の分布を受け，「少陰腎経」のみが走行する．足底は歩行時にスプリングの役割を果たし，衝撃を吸収して歩行を滑らかにするため，足底弓が形成される．足の骨格，靱帯，筋は足底弓を保持すべく配列されており，その構造の異常は扁平足などの有痛性足疾患を引き起こす．

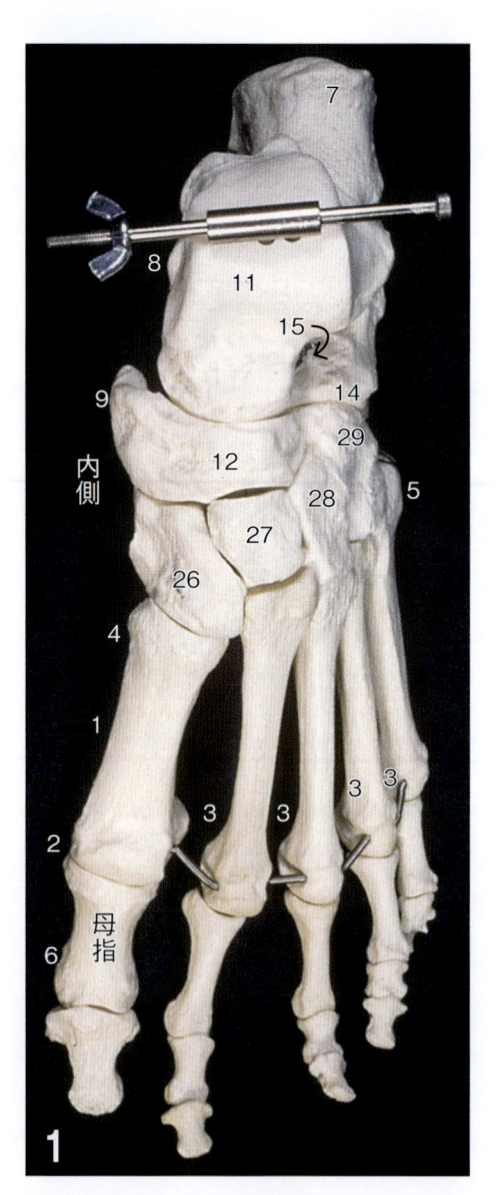

I. 足　背（左側）

足背よりみた足の骨格（図1）

　足背では骨格は皮下の浅い所にある．足背での取穴では，**中足骨**(1)や**中足指節関節**(2)が指標となる．中足骨は足指のすぐ後方で触れられ，**中足骨間隙**(3)が明瞭である．足背の内側縁と外側縁では，**第1中足骨底**(4)と**第5中足骨底**(5)の外縁に触れられる．中足指節関節は中足骨と指の**基節骨**(6)との間の球関節である．一方，足根骨では，足の後端で**踵骨隆起**(7)，内側面で**載距突起**(8)と**舟状骨粗面**(9)を触れられる．踵骨隆起は踵（かかと）をつくり，後面に踵骨腱（アキレス腱）が停止する．載距突起は**内果**（図2の10）の下方に突出する踵骨の突起で，**距骨**(11)がのる．舟状骨粗面は載距突起の前下方に突出する部で，ここから**舟状骨**(12)の外側への広がりを触れることができる．**外果**（図2の13）の前下方には**踵骨の立方骨関節面の上縁**(14)が突出し，それと外果の間の**陥凹**(15)が足根洞の入口である．足根洞は踵骨と距骨の外側面での境界域を表わす．

図1～図3	2. 中足指節関節	8. 載距突起
★. 浅腓骨神経が皮下に出る位置	3. 中足骨間隙	9. 舟状骨粗面
●. 深腓骨神経が皮下に出る位置	4. 第1中足骨底	10. 内果
	5. 第5中足骨底	11. 距骨
1. 中足骨	6. 基節骨	12. 舟状骨
	7. 踵骨隆起	13. 外果

14. 踵骨の立方骨関節面の上縁
15. 足根洞の入口の陥凹
16. 第1中足骨頭
17. 第5中足骨頭
18. 大伏在静脈
19. 小伏在静脈
20. 伏在神経内側下腿皮枝
21. 外側足背皮神経
22. 浅腓骨神経
23. 中間足背皮神経
24. 内側足背皮神経
25. 深腓骨神経
26. 内側楔状骨
27. 中間楔状骨
28. 外側楔状骨
29. 立方骨

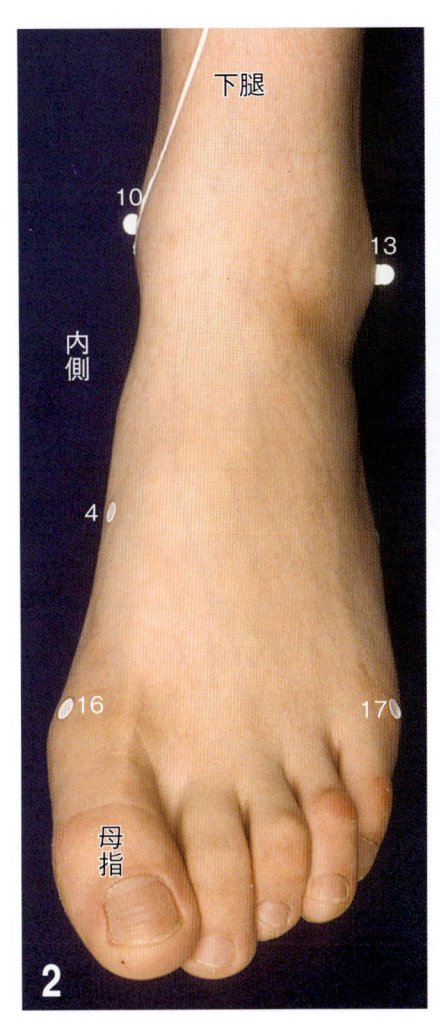

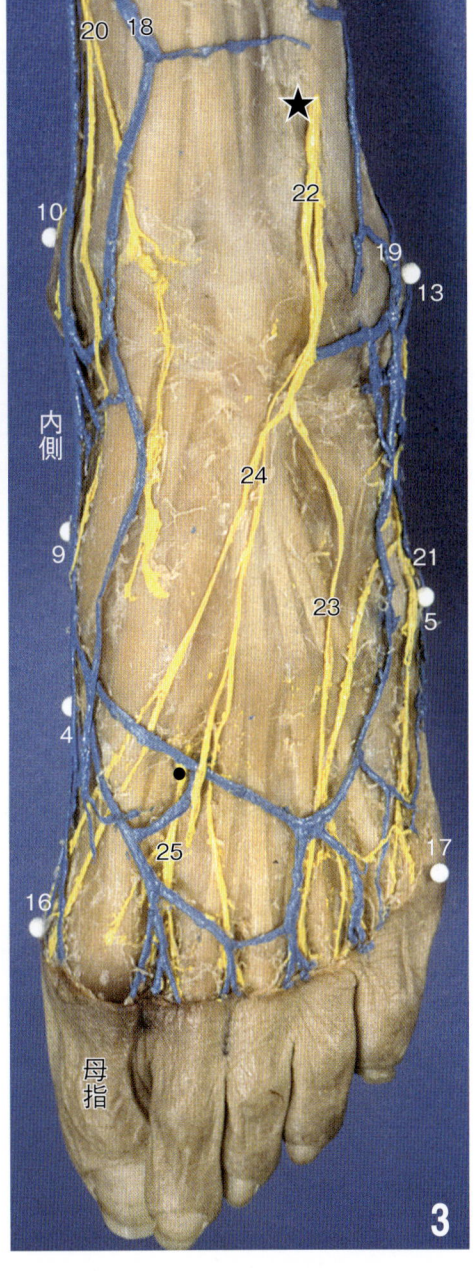

足背の体表指標構造(図2)

　下腿の最下部に脛骨の**内果**(10)と腓骨の**外果**(13)があり，距腿関節の位置に対応する．足背の内側縁では**第1中足骨底**(4)と**第1中足骨頭**(16)，外側縁では**第5中足骨頭**(17)にそれぞれ触れることができる．なお，このモデルの足は「外反母趾」的である．外反母趾(図26)では第1中足指節関節が亜脱臼の状態にあり，母指が外側に屈曲し，第1中足骨頭は内側転位して皮下に突出する．

足背の皮静脈と皮神経(図3)

　大伏在静脈(18)と**小伏在静脈**(19)が，それぞれ足の内側縁と外側縁で足背・足底静脈網より生じ，下腿の前面または後面に向かう．皮神経は，大腿神経由来の**伏在神経内側下腿皮枝**(20)が内側面に，腓腹神経由来の**外側足背皮神経**(21)が外側面に分布するが，足背の大部分は**浅腓骨神経**(22)が支配し，**中間足背皮神経**(23)と**内側足背皮神経**(24)として足指に達する．浅腓骨神経は下腿外側の下位1/3の高さで筋膜を貫いて皮下に出る(黒星印★)．**深腓骨神経**(25)は母指と第2指の中足骨間より皮下に出て(黒丸印●)，母指と第2指の対向する面の皮膚に分布する．

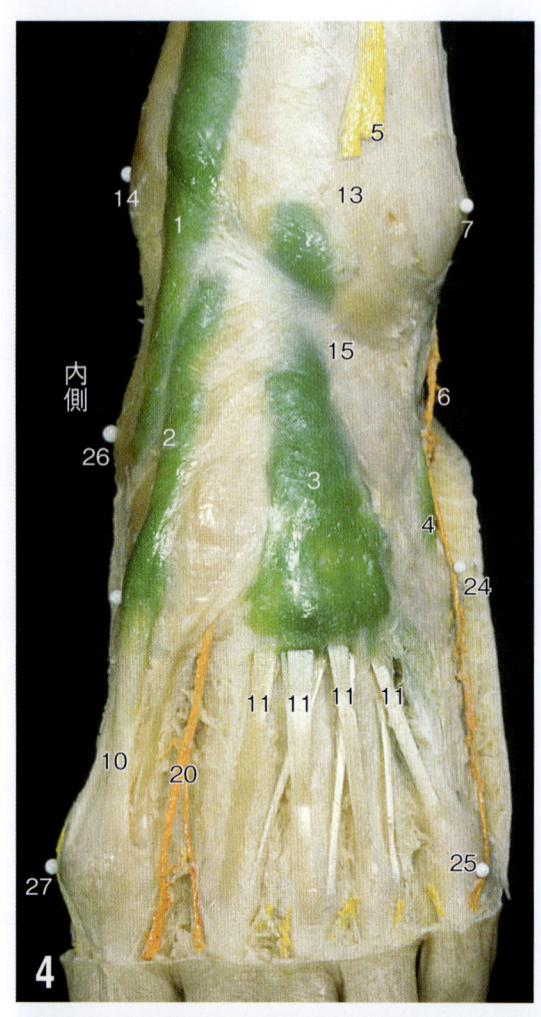

筋支帯と腱鞘（図4）

前腕や下腿の筋が筋支帯をくぐって手や足に入る部（p.158の図11および本項の図6と図8）では，腱鞘が発達する．ここでは，伸筋支帯や腓骨筋支帯をくぐる前脛骨筋，長母指伸筋，長指伸筋および長・短腓骨筋の**各腱鞘**（1，2，3，4）に着色剤（緑色）を注入し，足背よりみている．**浅腓骨神経**（5）や伏在神経内側下腿皮枝は除去されている．腱鞘は，滑液包が長く腱を取り巻いたもので，筋支帯の部では，腱が大きく滑動する際の筋支帯との摩擦を軽減する．

腓腹神経と外側足背皮神経（図5）

腱鞘が筋支帯をくぐる様子と皮神経を足の外側面でみる．**腓腹神経**（6）は**外果**（7）の後方を経て足の外側面に達し，**外側足背皮神経**（8）として付近の皮膚に分布する．下腿後面から外果の後方を経て足の外側面を前方に向かう「足の太陽膀胱経（あしのたいようぼうこうけい）」は，腓腹神経から外側足背皮神経にわたる上記の走行によく一致する（p.1）．

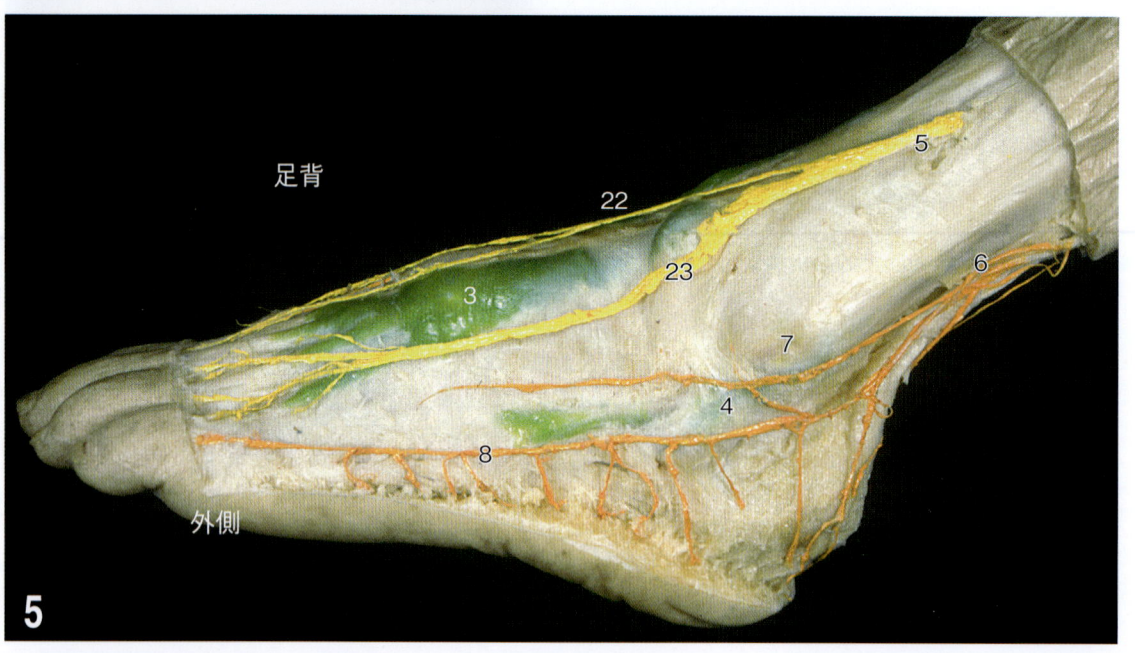

図4〜図7				
A. 解渓穴	4. 腓骨筋の総腱鞘	11. 長指伸筋	18. 第1中足骨	25. 第5中足骨頭
B. 太衝穴	5. 浅腓骨神経	12. 第3腓骨筋	19. 第2中足骨	26. 舟状骨粗面
★. 足背動脈の拍動部	6. 腓腹神経	13. 上伸筋支帯	20. 深腓骨神経	27. 第1中足骨頭
1. 前脛骨筋の腱鞘	7. 外果	14. 内果	21. 足背動・静脈	28. 短腓骨筋
2. 長母指伸筋の腱鞘	8. 外側足背皮神経	15. 下伸筋支帯	22. 内側足背皮神経	29. 第1中足骨底
3. 長指伸筋の腱鞘	9. 前脛骨筋	16. 踵骨体	23. 中間足背皮神経	30. 短指伸筋
	10. 長母指伸筋	17. 内側楔状骨	24. 第5中足骨底	

足背と足底　123

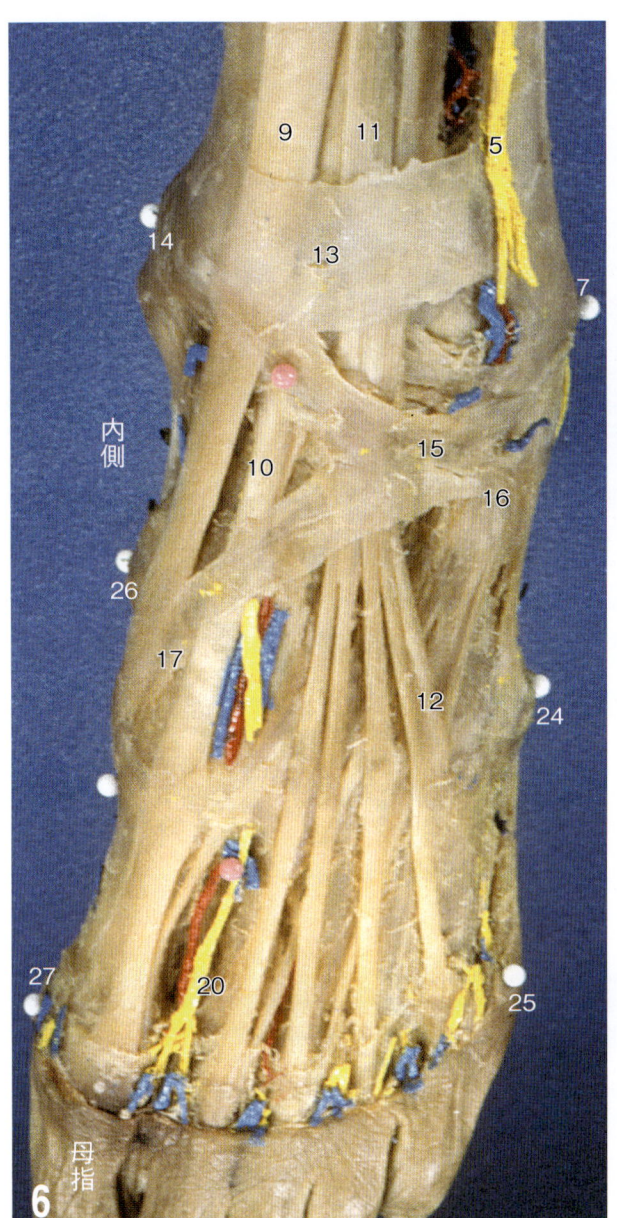

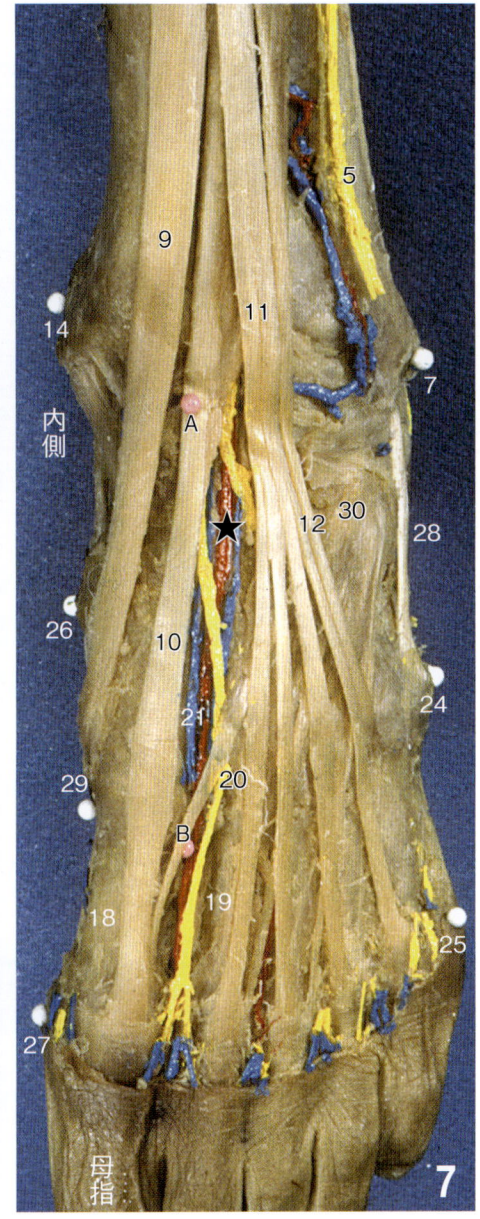

伸筋支帯（図6）

伸筋支帯を残して皮静脈，皮神経，筋膜，腱鞘を除去する．下腿伸筋群に属する**前脛骨筋**(9)，**長母指伸筋**(10)，**長指伸筋**(11)，**第3腓骨筋**(12)の腱が伸筋支帯をくぐって足背に入る．下腿筋膜の肥厚である**上伸筋支帯**(13)が**内果**(14)と**外果**(7)をつなぎ，足背筋膜の肥厚である**下伸筋支帯**(15)は，**踵骨体**(16)の外側面上部よりY字形をなし，内果と**内側楔状骨**(17)に向かう．筋支帯は腱の浮き上がりを防止する．

下腿伸筋群の停止部（図7）

図6から伸筋支帯や腓骨筋支帯を除去し，足や指の背屈・伸展に関わる下腿伸筋群をみる．**前脛骨筋**(9)が最内側にある．**長母指伸筋**(10)が**第1中足骨**(18)の背面を経て母指に，**長指伸筋**(11)は下伸筋支帯の下で4腱に分れ（図6），第2から第5指に達する．**解渓穴**(A)は，距腿関節前面の中央で前脛骨筋と長指伸筋の2腱間の陥凹に取穴され，刺入された鍼は長母指伸筋の腱を貫く．**太衝穴**(B)は第1中足骨と**第2中足骨**(19)の後端接合部の前方にあり，刺入鍼は，**深腓骨神経**(20)が皮下に出る位置（図3の黒丸印●）で，**足背動・静脈**(21)の近傍を通る．

124 領域別局所解剖

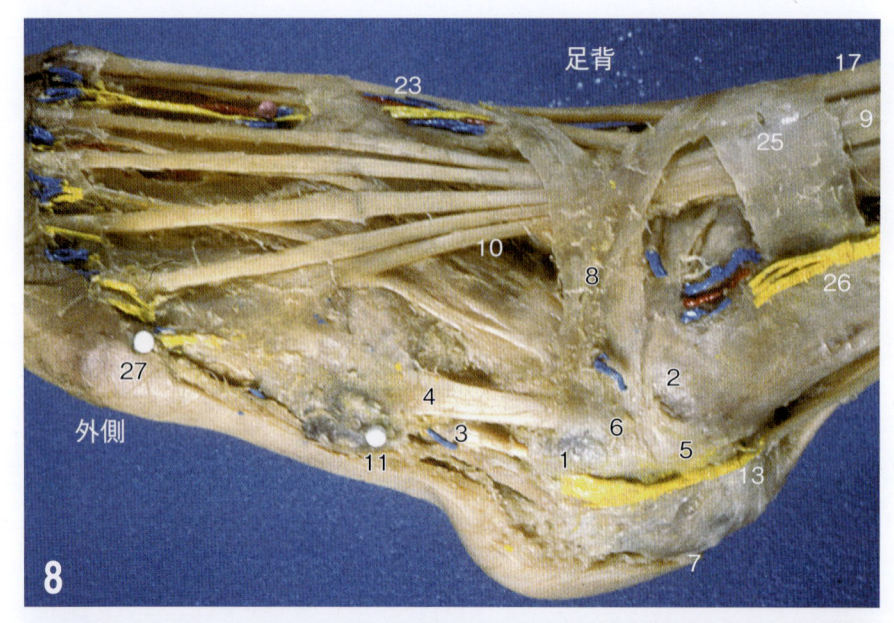

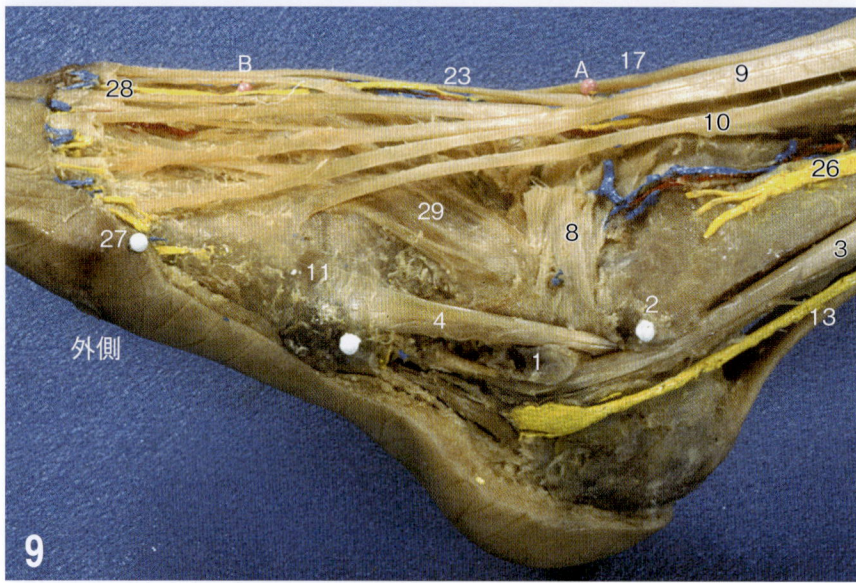

図8～図12
A. 解渓穴
B. 太衝穴
1. 腓骨筋滑車
2. 外果
3. 長腓骨筋
4. 短腓骨筋
5. 上腓骨筋支帯
6. 下腓骨筋支帯
7. 踵骨隆起
8. 下伸筋支帯
9. 長指伸筋
10. 第3腓骨筋
11. 第5中足骨底
12. 踵骨腱
13. 腓腹神経
14. 第5中足指節関節
15. 内果
16. 足根管
17. 前脛骨筋
18. 第1足根中足関節
19. 内側楔状骨
20. 第1中足骨底
21. 後脛骨筋
22. 舟状骨粗面
23. 長母指伸筋
24. 第1中足骨頭
25. 上伸筋支帯
26. 浅腓骨神経
27. 第5中足骨頭
28. 深腓骨神経
29. 短指伸筋
30. 長指屈筋
31. 脛骨神経
32. 後脛骨動・静脈
33. 母指外転筋

腓骨筋支帯（図8）

　図6を外側よりみる．踵骨体外面にある**腓骨筋滑車**(1)が**外果**(2)の前下方にある．腓骨筋群の**長腓骨筋**(3)と**短腓骨筋**(4)の腱は，外果の後方を経て**上腓骨筋支帯**(5)と**下腓骨筋支帯**(6)をくぐり，それぞれ腓骨筋滑車の下方と上方を経て足背の外側縁に達する．上腓骨筋支帯は外果から後下方に向かい，**踵骨隆起**(7)の外側面上部に達する．下腓骨筋支帯は**下伸筋支帯**(8)から続き，踵骨隆起外側面の下部に至る．

腓骨筋の停止部（図9）

　図7を外側よりみる．**長指伸筋**(9)の外側に沿う**第3腓骨筋**(10)が**第5中足骨底**(11)に停止する．**長腓骨筋**(3)は**外果**(2)の後方を経て**腓骨筋滑車**(1)の下方で前方に向きを変え，足背外側縁から足底に入る．**短腓骨筋**(4)は外果の後方を回って，外果と腓骨筋滑車の間から第5中足骨底の外側部につく．京骨穴はその付着部近傍で，第5中足骨底のすぐ後方の陥凹部にある．申脈穴は外果の下で，腓骨筋滑車との間にある．第3腓骨筋も含めて腓骨筋群は足の外反に関与し，長・短腓骨筋は足の底屈も行う．

足の外側面（図10）

腓骨筋滑車(1)が外果(2)の下方に弱く隆起する．足の外反により，腓骨筋滑車付近で長腓骨筋(3)と短腓骨筋(4)の腱の動きに触れられる．踵骨隆起(7)に踵骨腱(12)がつき，踵骨腱と外果との間の明瞭な陥凹に崑崙穴（こんろんけつ）(p.104の図10のH) が取穴される．崑崙穴では長・短腓骨筋や腓腹神経（図9の3, 4, 13）への刺鍼が可能である．第5中足指節関節(14)は一塊の隆起として触れられ，束骨穴（そっこつけつ）はそのすぐ後方に取穴される．

前・後脛骨筋の停止部（図11）

図7を内側よりみる．内果(15)の後下方で足根管(16)が開かれている．前脛骨筋(17)が，第1足根中足関節(18)の内側を経て足底の内側縁に達し，内側楔状骨(19)や第1中足骨底(20)の足底面につく．一方，足根管を通る後脛骨筋(21)は，内果の後方を回って前方に向きを変え，足底の内側縁で舟状骨粗面(22)の後下方から足底内側部に入る．前脛骨筋と後脛骨筋は足の内反に関わる．

足の内側面（図12）

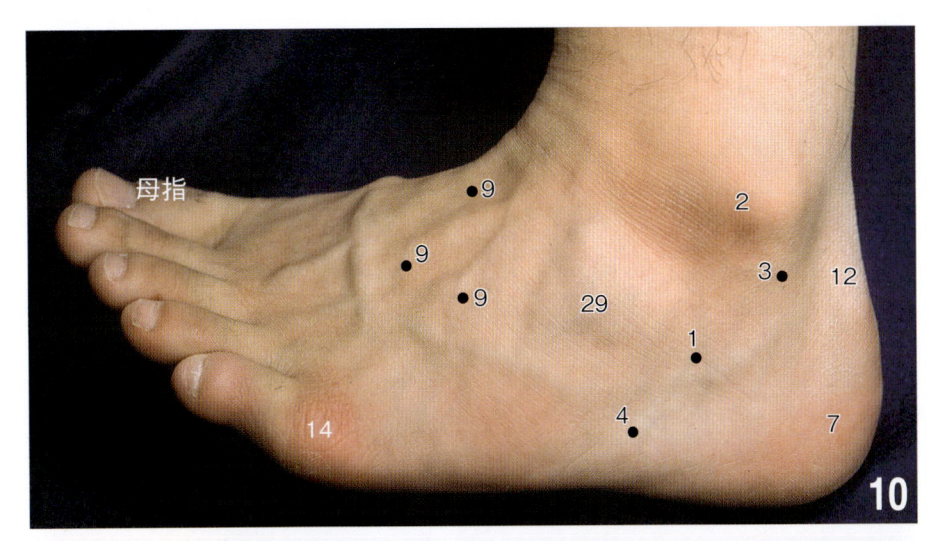

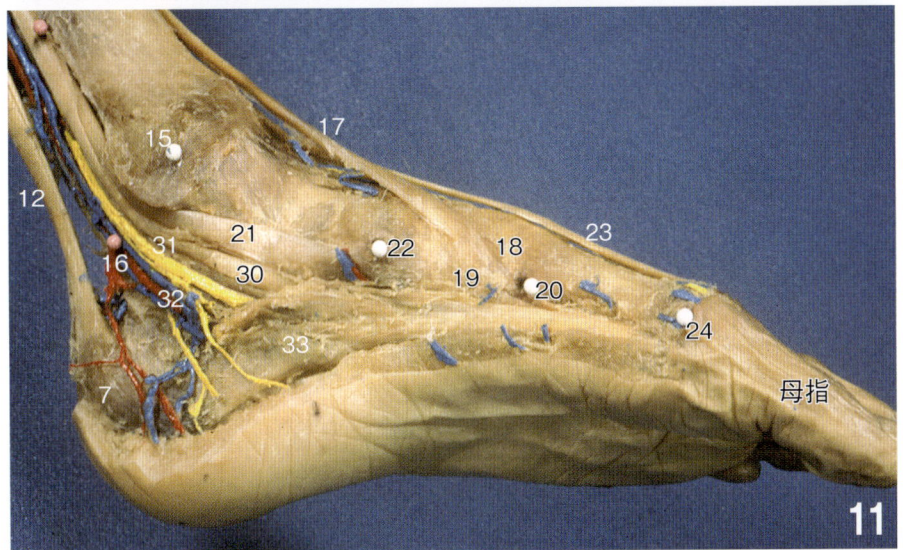

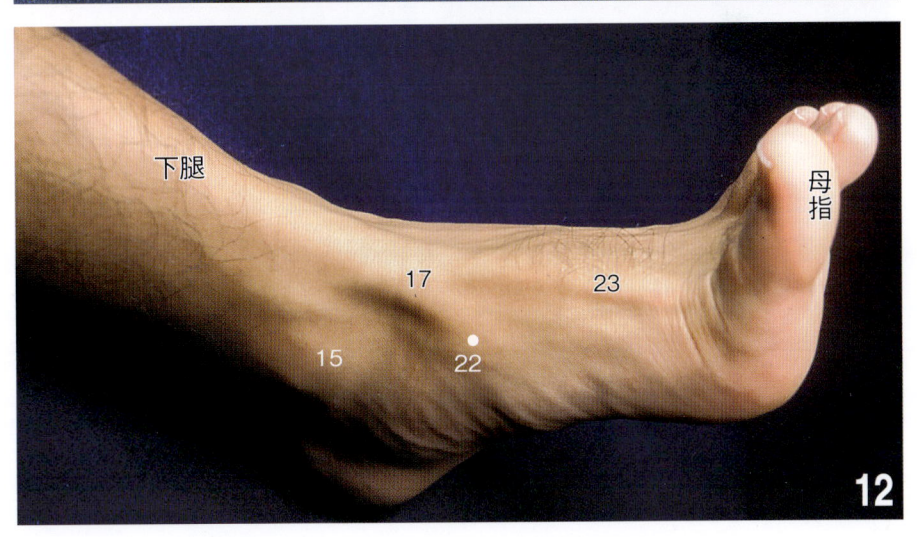

母指を伸展すると長母指伸筋(23)がわかる．前脛骨筋(17)は長母指伸筋より内側にあって舟状骨粗面(22)の上方を通過し，足の内反と背屈で明瞭に触れられるようになる．中封穴（ちゅうほうけつ）は前脛骨筋と内果との間にあり，然谷穴（ねんこくけつ）は舟状骨粗面の直下にある．第1中足骨頭（図11の24）と第1基節骨底は第1中足指節関節の隆起をつくるが，第1中足骨頭の足背への隆起は弱い．

126 領域別局所解剖

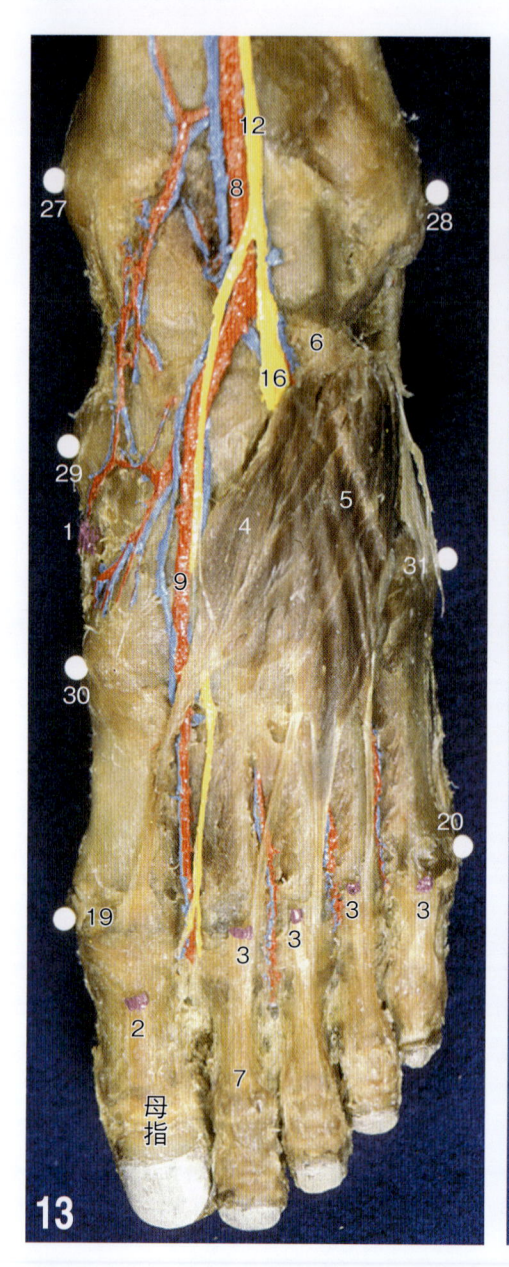

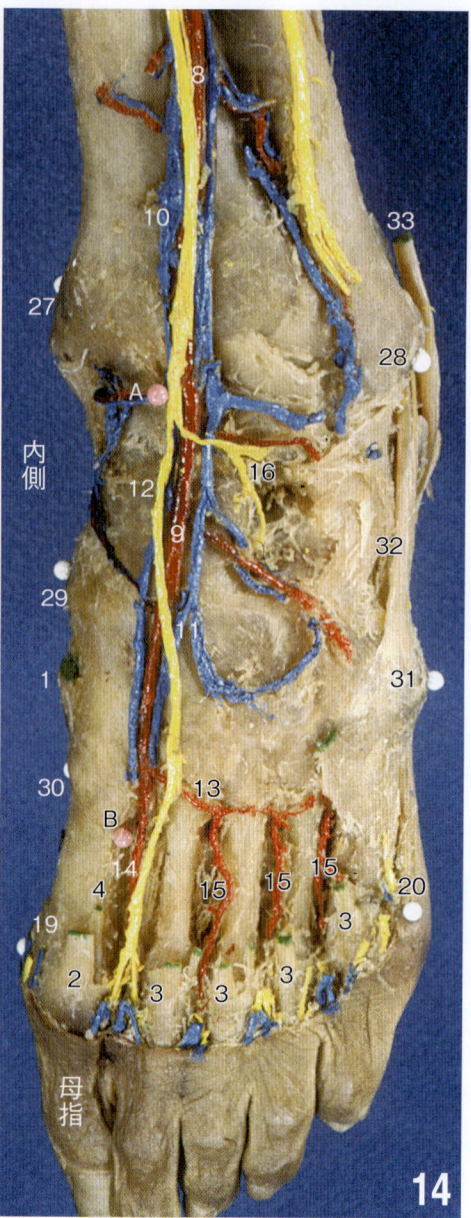

図13〜図17
A. 解渓穴
B. 太衝穴
1. 前脛骨筋（停止部）
2. 長母指伸筋（停止腱）
3. 長指伸筋（停止腱）
4. 短母指伸筋
5. 短指伸筋
6. 踵骨体
7. 指背腱膜
8. 前脛骨動脈
9. 足背動脈
10. 前脛骨静脈
11. 足背静脈
12. 深腓骨神経
13. 弓状動脈
14. 第1背側中足動脈
15. 第2〜第4背側中足動脈
16. 深腓骨神経の短母指伸筋・短指伸筋への筋枝

足背固有の筋（図13）

　前脛骨筋（1），長母指伸筋（2），長指伸筋（3）などを除去し，足背の固有筋である**短母指伸筋**（4）と**短指伸筋**（5）をみる．ともに**踵骨体**（6）の前面上部より生じ，前者は母指，後者は3腱に分れて第2から第4指に入る．両筋は長母指伸筋や長指伸筋の腱などとともに**指背腱膜**（7）を構成し，指の伸展に関わる．

足背の血管と神経（図14）

　足背の筋を除去し，**前脛骨動脈**（8）の続きの**足背動脈**（9）が分布し，これらと**同名の静脈**（10，11）と**深腓骨神経**（12）が伴行するのをみる．**解渓穴**（A）と**太衝穴**（B）はこれらの血管・神経上に存在する．足背動脈の拍動は，距腿関節の前方で長母指伸筋と長指伸筋の腱間で触れられ（図7の黒星印★），衝陽穴がここに位置する．足の**三里穴**（p.119の図24のA）から解渓穴を経て衝陽穴までの「足の陽明胃経」の経路は前脛骨-足背動・静脈や深腓骨神経の走行に類似し，足の三里穴の圧迫で足背の動脈拍動が止まるとの記載が『十四経発揮』にある．足背動脈は**弓状動脈**（13）などを出して後，深足底枝と**第1背側中足動脈**（14）に分岐する．他の3条の**背側中足動脈**（15）は弓状動脈より分枝する．深腓骨神経は，短母指伸筋と短指伸筋に**筋枝**（16）を出して後，第1・第2指の対向皮膚面に分布する（図13）．足背では深腓骨神経は皮下の浅層を前方に向かう（図6）．

17. 土ふまず
18. 踵骨隆起
19. 第1中足骨頭
20. 第5中足骨頭
21. 表皮・真皮
22. 皮下組織
23. 足底腱膜
24. 渦状紋
25. 弓状紋
26. 皮膚紋理の三叉
27. 内果
28. 外果
29. 舟状骨粗面
30. 第1中足骨底
31. 第5中足骨底
32. 短腓骨筋
33. 長腓骨筋

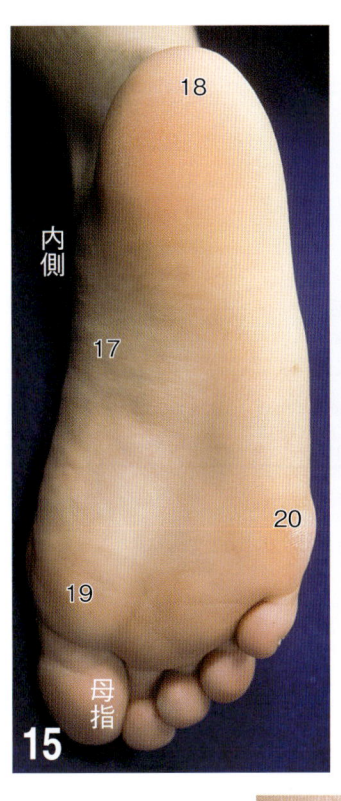

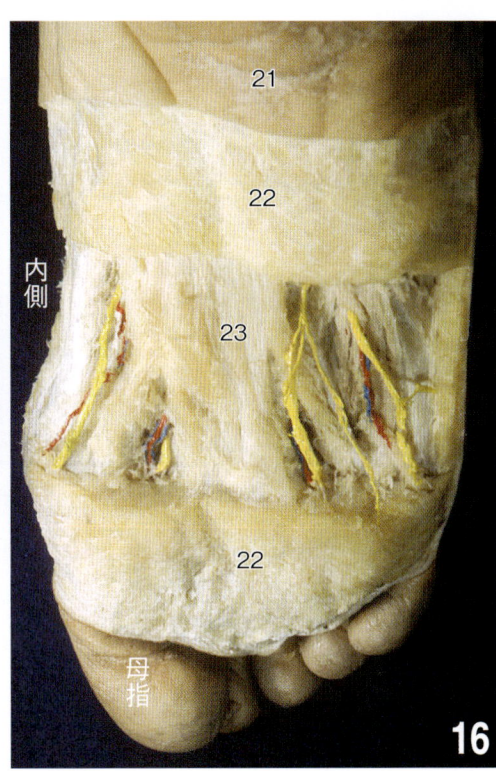

II．足　底（右側）

足底の体表指標構造（図15）

足底弓（p.183の図8と図9）により，足底は内側中央に向かって陥凹し，**土ふまず**（17）を形成する．体重は後部の**踵骨隆起**（18），前部の**第1中足骨頭**（19）と**第5中足骨頭**（20）の3点で支えられる．足底の内側縁（図18b）と外側縁は，縦足弓の内側部と外側部でつくられるが，弓は外側部で浅く，外側縁も体重の支持に関わる．

足底の皮下構造（図16）

表皮・真皮（21）をはがして**皮下組織**（22），さらにこれも除去して**足底腱膜**（23）をみる．全身で最も負荷がかかるため，足底の皮膚は厚く，皮下組織では，真皮と足底腱膜をつなぐ膠原線維束（皮膚支帯）が密に発達し，脂肪組織が入って厚いパッドを形成する．皮膚支帯は体重負荷による皮膚の滑動を抑制し，皮膚損傷を防ぐとともに，立位時の安定に重要な役割を果たす．

皮膚紋理（図17）

手掌と足底の皮膚は無毛で脂腺がなく，皮膚紋理が存在する点で他部と異なる．皮膚紋理は，皮膚表面にある細長い隆線とその間の小溝がなす紋様で，指紋はその一つである．足底の紋理には，手掌と同様，**渦状紋**（24），蹄状紋，**弓状紋**（25），**三叉**（26，小溝が二分する際の紋様）などの形状がある．三叉は各指の基部の近位にみられるが，第2指の近位の三叉付近は指の屈曲時にもっとも陥凹し，湧泉穴の取穴時に参考となる．

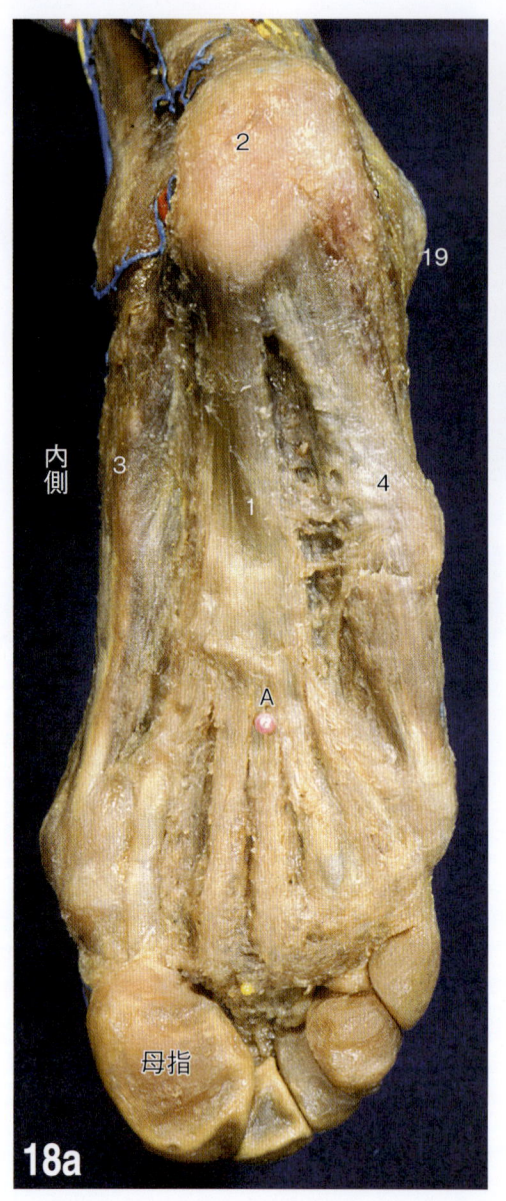

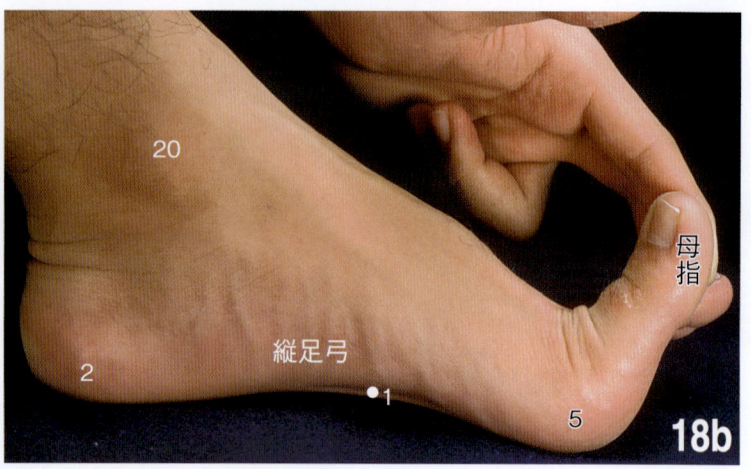

足底腱膜（図18）

足底で皮下組織を除去する（a）．足底の筋膜が中足部で肥厚して**足底腱膜**（1）をなす．足底腱膜は**踵骨隆起**（2）の内側部より生じ，中足骨頭の高さで5束に分れて各指に向かう．縦足弓の保持に関わり，歩行時に足指が伸展されると，足底腱膜は巻き上げられて機械的に縦足弓が挙上される．母指を他動的に伸展させると，足底腱膜が緊張して，その内側縁に触れることができる（b）．その際，縦足弓の内側部が挙上されるが，扁平足ではこの作用が通常認められない．足底腱膜炎とは，過剰な負荷の繰り返しにより足底腱膜が伸ばされ，踵骨への付着部に炎症や変性を生じたものである．また，足底腱膜の両側縁から続く内側・外側筋間中隔により，足底（a）は，**母指球筋**（3）をいれる内側筋膜腔，**小指球筋**（4）をいれる外側筋膜腔，足底腱膜より深層で中足筋や母指内転筋をいれる中間筋膜腔に分けられる．これらの筋膜腔では，表層の筋膜に加えられた圧は内容物全体に伝えられ，局部的な圧が分散される．bは左足の内側面をみている．**第1中足骨頭**（5）の部は，起立時の接地点として体重負荷が多くかかる部である．母指の**中足指節関節**（図27の32）に存在する二つの種子骨は第1中足骨頭の下面に位置し，その種子骨に炎症や無痛性壊死を生じることがある．

足底腱膜と皮神経（図19）

足底の皮下には，**脛骨神経**（図20の6）の終枝の**内側足底神経**（図20の7）と**外側足底神経浅枝**（8）が分布する．母指内側縁に向かう**固有底側指神経**（9）と，足底腱膜の各束間から第1・第2・第3中足骨間隙に向かう**総底側指神経**（10）が内側足底神経の枝である．一方，外側足底神経浅枝は足底腱膜の外側縁より出て，小指外側縁に向かう**固有底側指神経**（11）と第4中足骨間隙に向かう**総底側指神経**（12）に分れる．総底側指神経は中足指節関節の過伸展位で深横中足靱帯による圧迫を受けやすい．このことは第3中足骨間隙（黒星印★）に向かう総底側指神経で顕著で，Morton（モートン）病と呼ばれる絞扼（圧迫）性神経症を発症させる．

足背と足底　129

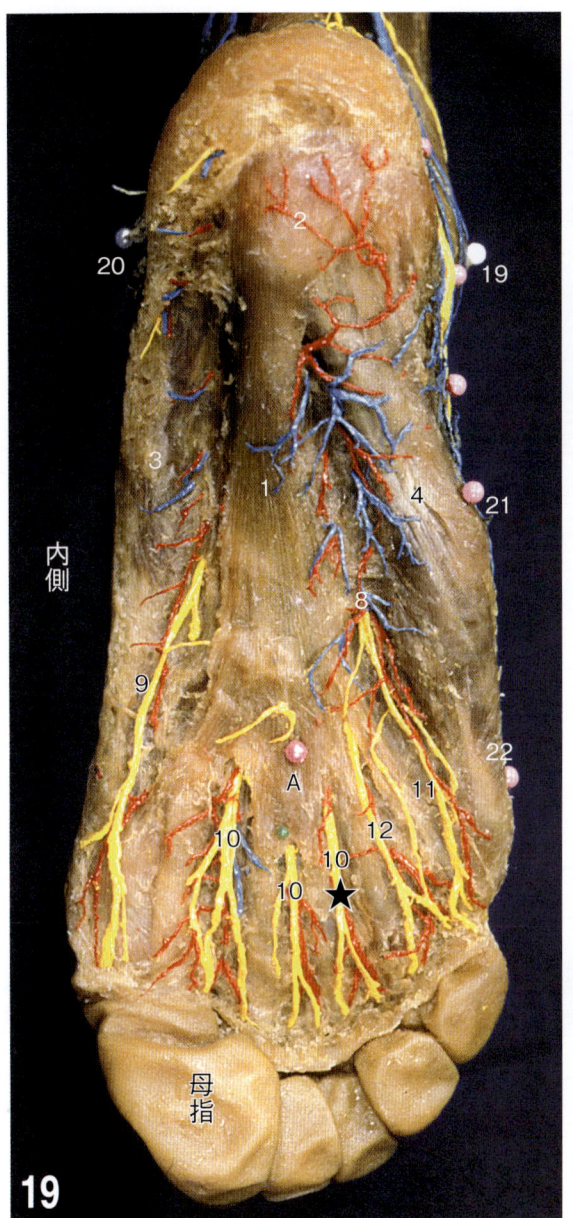

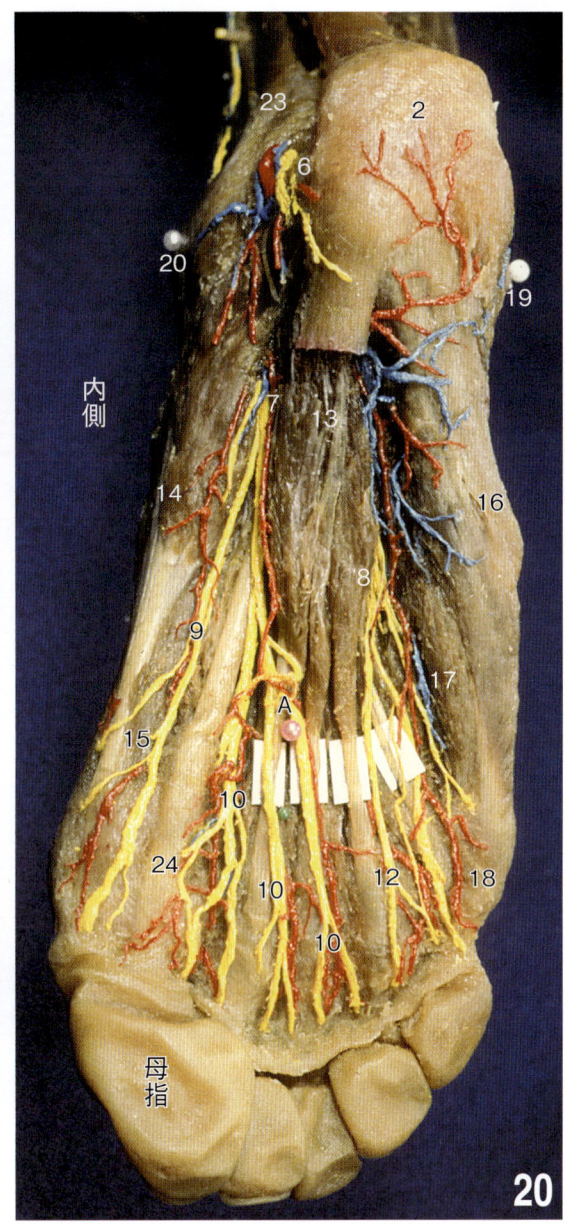

足底腱膜を除去（図20）

短指屈筋(13)が踵骨隆起(2)の下面から生じ，4腱に分かれて第2から第5指に至る．中足部や指に分布していた皮神経が，**内側足底神経**(7)と**外側足底神経浅枝**(8)に集束して短指屈筋のすぐ深層に入る．母指球では**母指外転筋**(14)と**短母指屈筋**(15)，小指球では**小指外転筋**(16)と**短小指屈筋**(17)がみられる．小指外転筋は踵骨隆起より前方に向かい，**第5指基節骨底**(18)に停止する．

図18〜図20	5. 第1中足骨頭	中足骨間隙に向かう総底側指神経	13. 短指屈筋	20. 内果
A. 湧泉穴	6. 脛骨神経		14. 母指外転筋	21. 第5中足骨底
★. 第3中足骨間隙	7. 内側足底神経	11. 小指外側縁に向かう固有底側指神経	15. 短母指屈筋	22. 第5中足骨頭
1. 足底腱膜	8. 外側足底神経浅枝		16. 小指外転筋	23. 屈筋支帯
2. 踵骨隆起	9. 母指内側縁の固有底側指神経	12. 第4中足骨間隙に向かう総底側指神経	17. 短小指屈筋	24. 長母指屈筋
3. 母指球筋			18. 第5指基節骨底	
4. 小指球筋	10. 第1・第2・第3		19. 外果	

130 領域別局所解剖

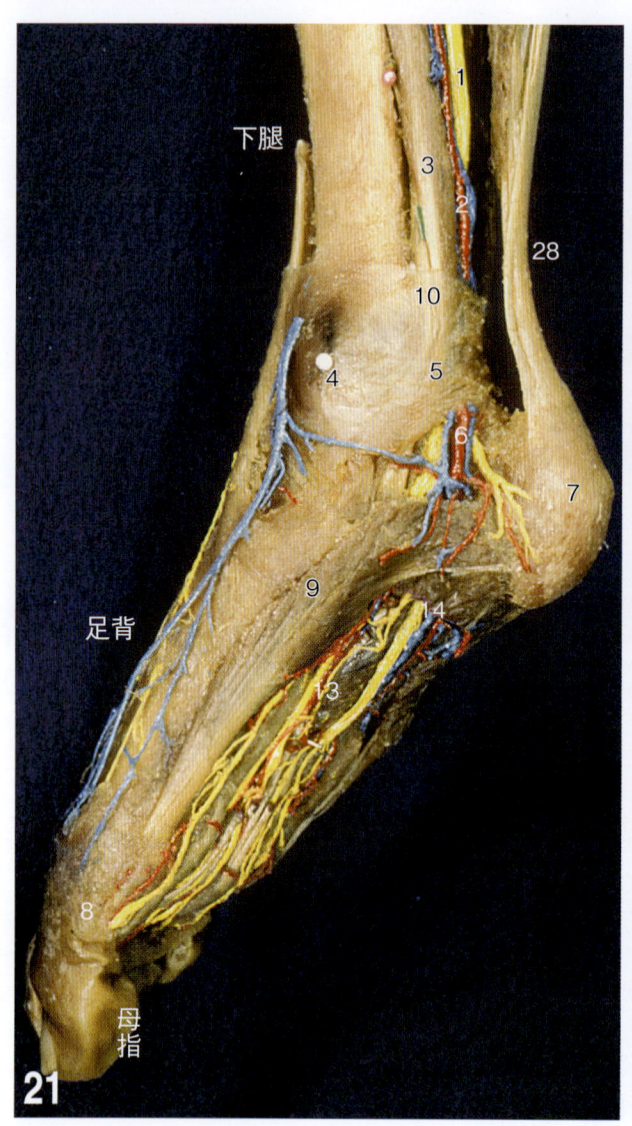

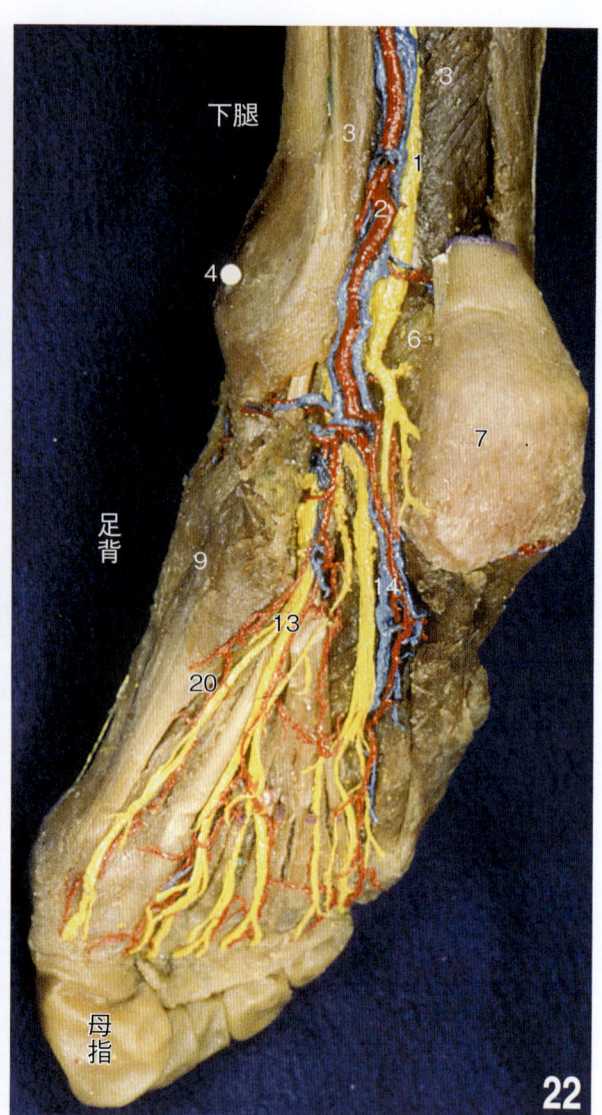

足根管（図21）

　足の内側面をみる．**脛骨神経**（1），**後脛骨動・静脈**（2）および**下腿深層の屈筋**（3）が，**内果**（4）などと**屈筋支帯**（5）に囲まれた**足根管**（6）に入る．**踵骨隆起**（7）の内側面などから生じ，足底の内側縁を前方に向かい，**母指基節骨底**（8）につくのが**母指外転筋**（9）で，足根管を出た上記諸構造は，母指外転筋と踵骨の間から足底に入る．屈筋支帯は**下腿筋膜**（10）が肥厚したもので，内果の下部から扇状に拡がり，前部と後部はそれぞれ舟状骨と踵骨につき，中間部は足底腱膜に移行する．本図では後部のみが残されている．後脛骨動脈の拍動は内果の下後方で触れられる．太渓穴がこの拍動部に位置する．
　　　　　　　　　たいけいけつ

足根管を開く（図22）

　屈筋支帯と母指外転筋起始部を除去する．**後脛骨動・静脈**（2）と**脛骨神経**（1）が**足根管**（6）を通る．足根管では，狭いトンネルを上記の血管・神経，さらに下腿深層の屈筋である**長指屈筋**や**長母指屈筋**（図25の1と34），および**後脛骨筋**（図28の23）が通る．長時間の歩行や足関節部の外傷などで神経血管束の圧迫症状を生じやすく，足根管症候群と呼ばれる．

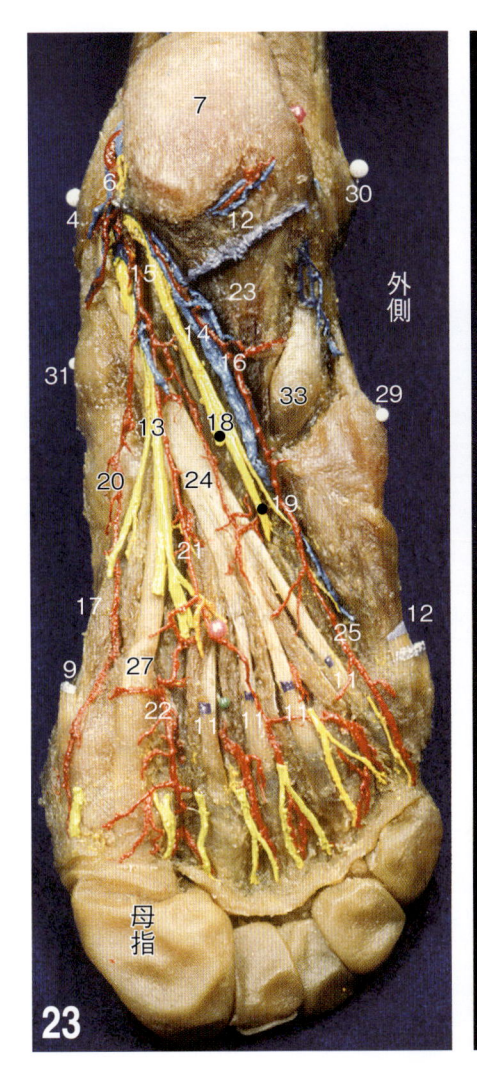

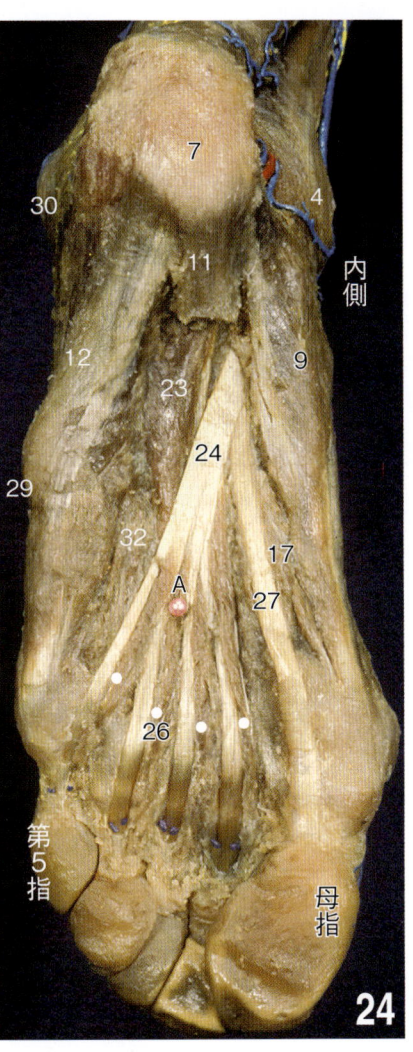

足背と足底 131

足底の神経と血管（図23）

母指外転筋（図22の9），短指屈筋（11），小指外転筋（図24の12）を除去する．足根管（6）を出て，脛骨神経は**内側足底神経**（13）と**外側足底神経**（14），後脛骨動・静脈も**内側足底動・静脈**（15）と**外側足底動・静脈**（16）に分岐する．内側足底神経は母指外転筋や**短母指屈筋**（17）に分枝後，皮下に分布する．外側足底神経は**浅枝**（18）と**深枝**（19）に分れ，浅枝が皮下に分布する．内側足底動脈も**浅枝**（20）と**深枝**（21）に分れ，浅枝は母指外転筋の下縁を前方に向かい（図22），深枝は母指内側縁に向かう枝を出して後，**第1底側中足動脈**（22）と交通する．外側足底動脈は，**足底方形筋**（23）の表面を同名神経とともに**長指屈筋**（24）に沿って走り，**外側小指底側動脈**（25）を出して後，外側足底神経の深枝とともに深部に入る．

長指屈筋と長母指屈筋（図24）

対側である左側の足底をみる．**長指屈筋**（24）が足根管を出て4腱に分れ，第2から第5指に向かう．**足底方形筋**（23）は**踵骨隆起**（7）から生じて長指屈筋の上面につき，長指屈筋の作用を助ける．**虫様筋**（26，白丸印○）は長指屈筋の4腱から生じ，基節骨の内側を経て第2から第5指の指背腱膜に達する．これらの3筋は指を屈するとともに，縦足弓を保持する．**長母指屈筋**（27）は足根管から長指屈筋をくぐって足底に出現し（図25），母指の末節骨底に向かう．

図21～図24	6. 足根管	13. 内側足底神経	20. 内側足底動脈浅枝	27. 長母指屈筋
A. 湧泉穴	7. 踵骨隆起	14. 外側足底神経	21. 内側足底動脈深枝	28. 踵骨腱
1. 脛骨神経	8. 母指基節骨底	15. 内側足底動・静脈	22. 第1底側中足動脈	29. 第5中足骨底
2. 後脛骨動・静脈	9. 母指外転筋	16. 外側足底動・静脈	23. 足底方形筋	30. 外果
3. 下腿深層の屈筋	10. 下腿筋膜	17. 短母指屈筋	24. 長指屈筋	31. 舟状骨粗面
4. 内果	11. 短指屈筋（切断端）	18. 外側足底神経浅枝	25. 外側小指底側動脈	32. 短小指屈筋
5. 屈筋支帯	12. 小指外転筋	19. 外側足底神経深枝	26. 虫様筋	33. 長腓骨筋

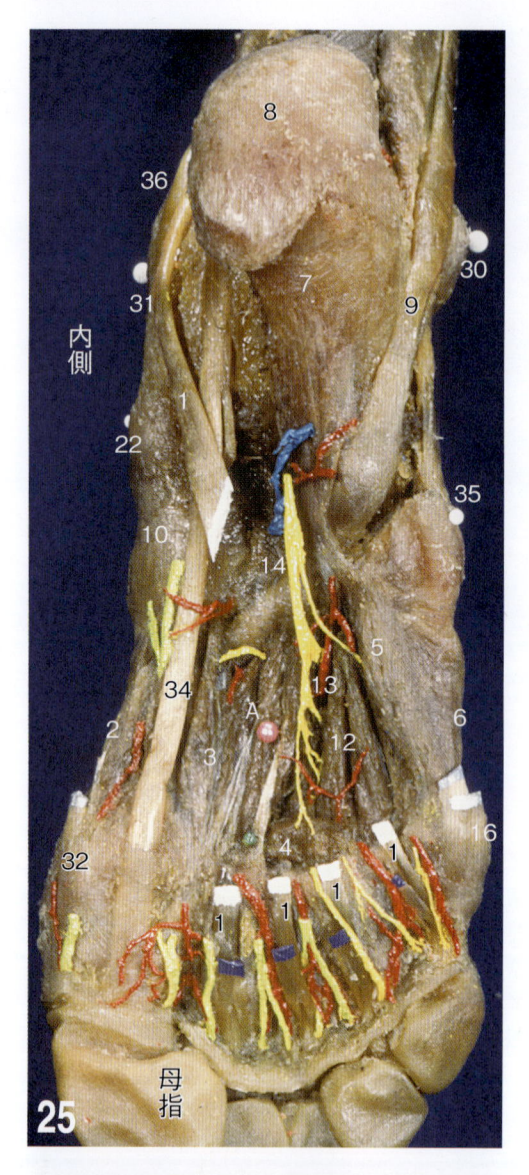

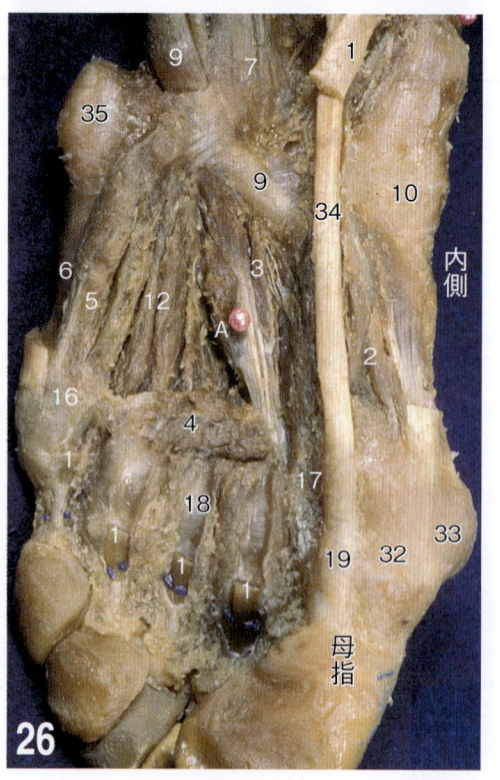

母指球筋と小指球筋の深層（図25）

　図23より**長指屈筋**（1），足底方形筋，虫様筋などを除去する．母指球と小指球の深層に**短母指屈筋**（2），母指内転筋の**斜頭**（3）と**横頭**（4），**短小指屈筋**（5），**小指対立筋**（6）がみえる．**長足底靱帯**（7）が踵骨隆起（8）の下面から前方に向かい，**長腓骨筋**（9）を越えて第2から第4中足骨底や立方骨につく．長足底靱帯は，**内側楔状骨**（10）や立方骨とともに深層の母指球筋や小指球筋の起始部をなす長く強い靱帯で，足底腱膜や**底側踵舟靱帯**（図28の11）などとともに縦足弓の保持に関わる．足底中央では**骨間筋**（12）もみえる．**外側足底動脈**（13）が，**外側足底神経深枝**（14）とともに母指内転筋斜頭の外側から深部に入り，**足底動脈弓**（図27の15）に向かう．

母指内転筋（図26）

　対側である左側の足底で母指内転筋をみる．この筋は長足底靱帯，立方骨，外側楔状骨などより斜めに走る**斜頭**（3）と，**第5中足骨頭**（16）より横方向に走る**横頭**（4）からなり，両頭は**母指基節骨底**（17）につく．母指内転筋は母指を外側に引くが，横方向に張力を生じて横足弓の保持にも関わる．一方，第2から第5指では腱鞘が開かれ，指屈筋腱も切除され，腱鞘の内面である**滑液鞘**（18）がみえる．母指では腱鞘は開かれず，滑液鞘を包む**線維鞘**（19）がみえている．

長腓骨筋の腱（図27）

　母指球と小指球の筋，および**長足底靱帯**（7）の長腓骨筋（9）を覆う部を除去する．長腓骨筋が**長腓骨筋腱溝**（図28の20）を通り，足底内側部で**第1中足骨底**（21），第2中足骨底，および**内側楔状骨**（10）に達する．本筋は足を外反するとともに横足弓の保持に関わる．一方，**外側足底神経深枝**（14）が骨間筋（12）に広く分布する．外側足底神経は小指球筋，足底方形筋，第2から第4虫様筋，骨間筋，母指内転筋を支配し，残りの母指外転筋，短母指屈筋，短指屈筋，第1虫様筋は内側足底神経が支配する．**外側足底動脈**（13）は**足底動脈弓**（15）をなし，足背動脈の深足底枝と交通する．

図25〜図28	6. 小指対立筋	13. 外側足底動脈
A. 湧泉穴	7. 長足底靱帯	14. 外側足底神経深枝
1. 長指屈筋	8. 踵骨隆起	15. 足底動脈弓
2. 短母指屈筋	9. 長腓骨筋	16. 第5中足骨頭
3. 母指内転筋斜頭	10. 内側楔状骨	17. 母指基節骨底
4. 母指内転筋横頭	11. 底側踵舟靱帯	18. 足指の滑液鞘
5. 短小指屈筋	12. 骨間筋	

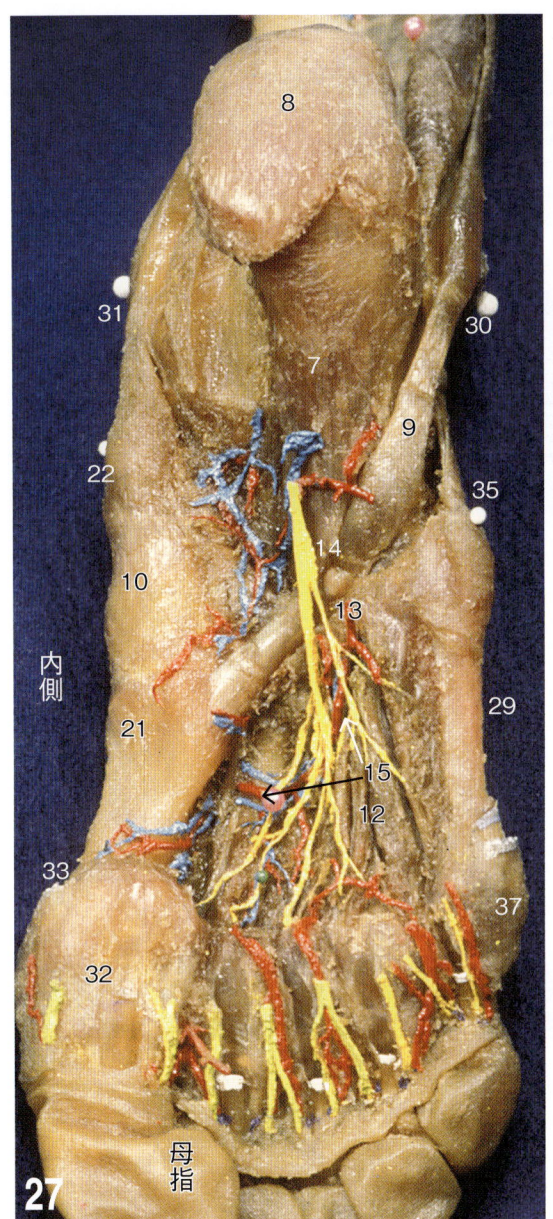

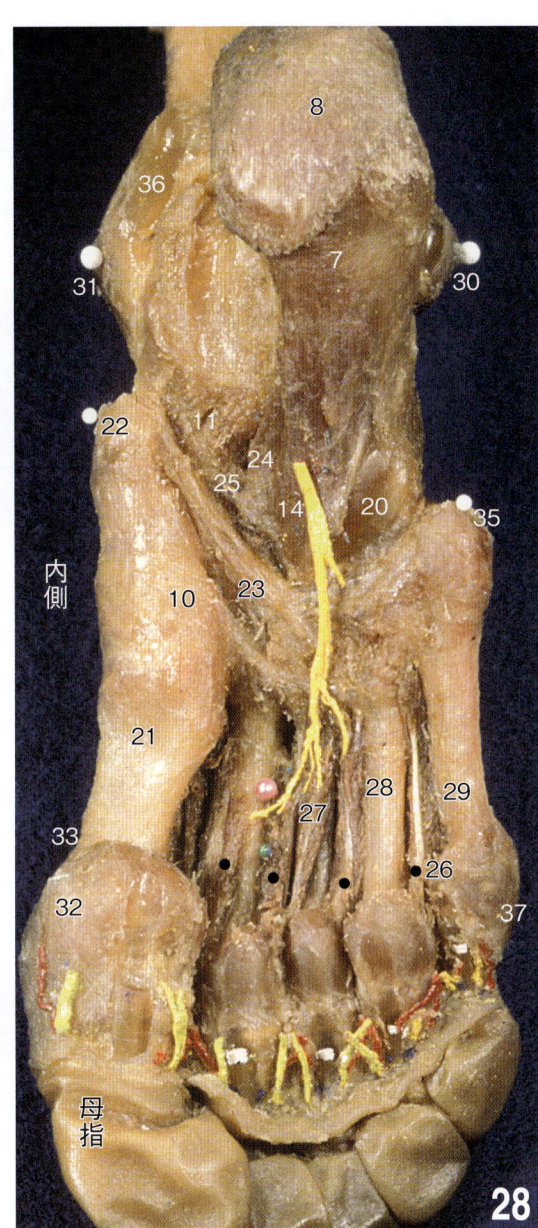

後脛骨筋の腱と骨間筋（図28）

　長腓骨筋の腱などを除去する．**舟状骨粗面**(22)の後内側から足底内側部に入った**後脛骨筋**(23)は，舟状骨粗面や三つの楔状骨，および第3中足骨底に達する．後脛骨筋は，足の外側縁から内側部に達する長腓骨筋とともに足底を上方に引き，足底弓を保持する．後脛骨筋付着部の後方では**底側踵立方靱帯**(24)，**底側踵舟靱帯**(11)，**底側立方舟靱帯**(25)などがあり，足根骨を強固に連結して足底弓の基盤をつくる．中足骨間隙では，四つの**背側骨間筋**(26，黒丸印●)はみえているが，**底側骨間筋**(27)は，**第4・第5中足骨**(28，29)内側の二つが除去され，第3中足骨内側のもののみがみえている．

19. 足指の線維鞘	24. 底側踵立方靱帯	29. 第5中足骨	34. 長母指屈筋
20. 長腓骨筋腱溝	25. 底側立方舟靱帯	30. 外果	35. 第5中足骨底
21. 第1中足骨底	26. 背側骨間筋	31. 内果	36. 足根管
22. 舟状骨粗面	27. 底側骨間筋	32. 第1中足指節関節	37. 第5中足指節関節
23. 後脛骨筋	28. 第4中足骨	33. 第1中足骨頭	

皮膚およびその下層の組織像 —主要経穴間での比較—

　皮膚は鍼灸師にとって身近な器官である．皮膚表面の視診や触診で得られる所見，すなわち皮膚の色調や表面性状の変化，および硬結や圧痛の有無などは，病因や病態の把握に必要な情報を鍼灸師に与える．また，これらの変化のみられる皮膚の部位はある疾患に対する反応点であり，鍼灸治療時の治療点としても用いられる．本項では，光学顕微鏡を用いて皮膚およびその下層の組織像を観察し，主要経穴間での組織像の違いを解説する．刺鍼時の手技上の面からも，これらについての知識は鍼灸師にとって不可欠なものである．

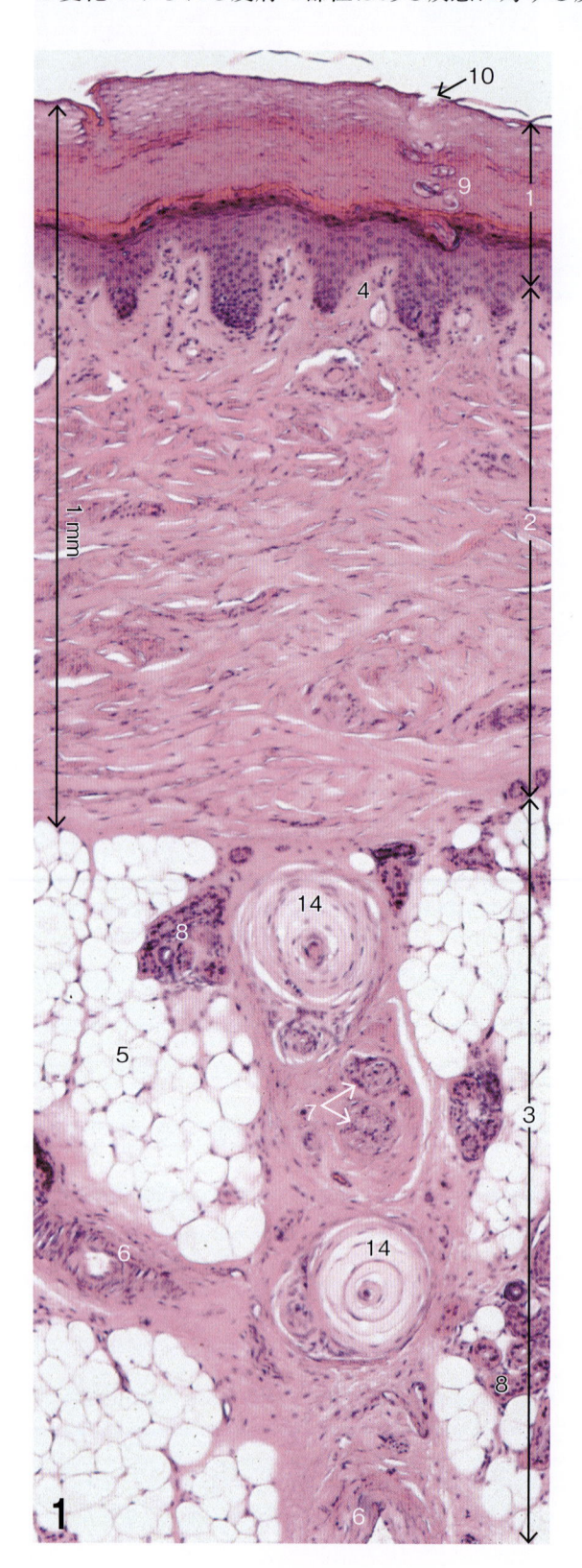

I. 指腹の皮膚による皮膚組織像の概説

皮膚の層構造（図1）

　皮膚は表層から**表皮**(1)，**真皮**(2)，**皮下組織**(3)の3層よりなる．表皮は上皮細胞が密に配列する組織で，血管や神経の分布に乏しく，損傷時に出血や痛みを伴わない．爪や毛は表皮が変形したものである．真皮は密な線維性の組織で構成される．真皮の表層では多数の突起（4，**真皮乳頭**）が形成され，表皮内に突出する．皮下組織は疎な線維性の組織で構成され，真皮を筋や骨などの深部組織につなぎ止める．また，皮下組織には多くの**脂肪組織**(5)が存在して脂肪を貯蔵するとともに，体温の喪失を防ぎ，クッションの役割を果たす．真皮と皮下組織は**血管**(6)や**神経線維束**(7)に富み，損傷時に出血や痛みを伴う．また，皮膚には汗腺，脂腺および乳腺などの皮膚腺が備わる．汗腺では，皮下組織中の**終末部**(8)で作られた汗が，真皮や表皮を貫く**導管**(9)を介して皮膚表面の**汗口**(10)に達し，体外に放出される．

表皮と真皮（図2）

　表皮(1)では，角質細胞と呼ばれる上皮細胞が多層に重ねられて密に配列する．表皮の厚さは，普通の皮膚では0.07〜0.2 mm，手掌や足底では厚く0.5〜1.5 mmである．角質細胞の分布密度は高く，細胞同士が強固につなげられているため，刺鍼後の鍼孔はすぐに塞がれる．角質細胞は表皮最下層の**基底層**(11)でつくられ，ケラチンという硬い

図1〜図3	
1. 表皮	3. 皮下組織
2. 真皮	4. 真皮乳頭
	5. 脂肪組織

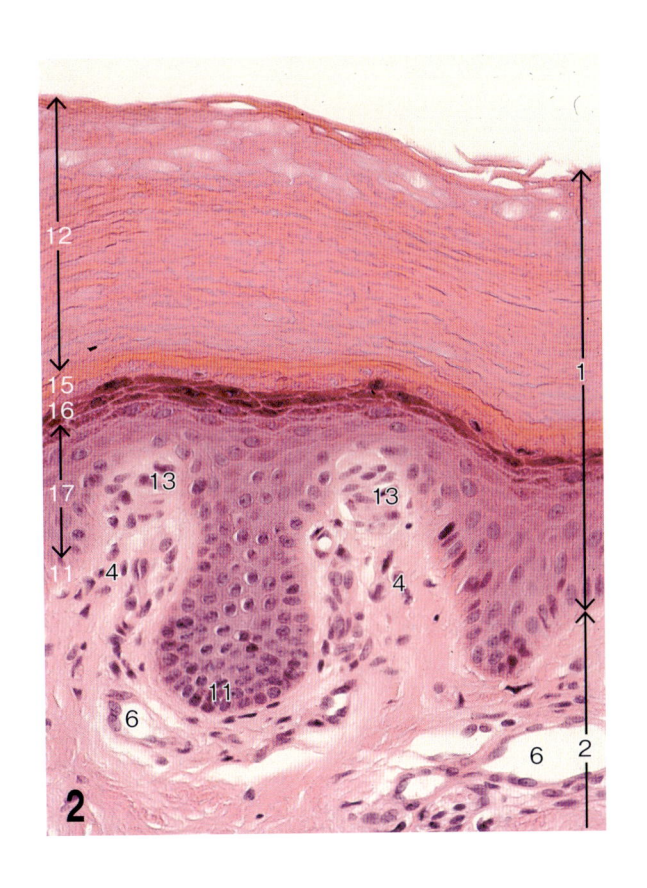

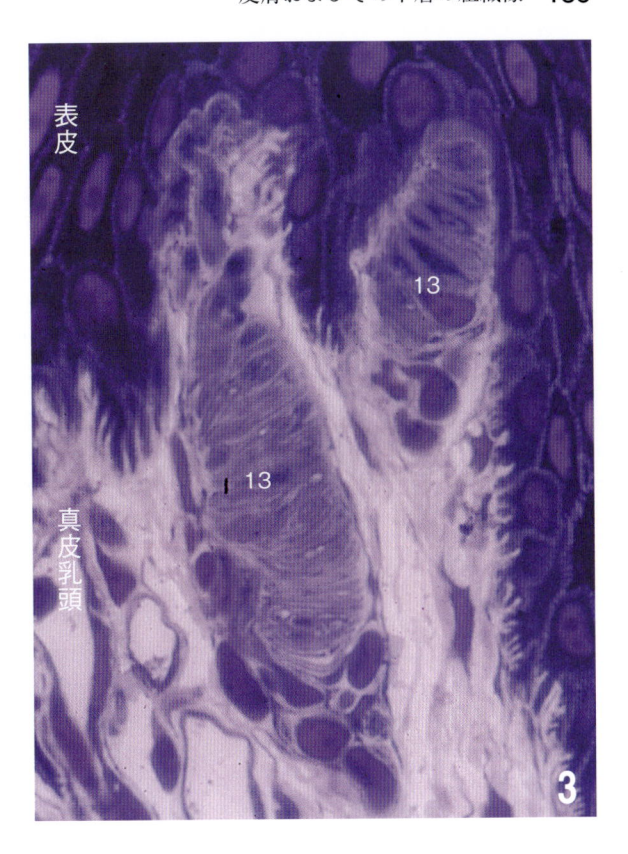

蛋白質を形成しつつ表層に移動し，最終的に表層から垢として剥離する．表皮最表層の**角質層**(12)は，ケラチンを多量に含む角質細胞の死骸で構成される．また，基底層にはメラニン細胞が散在する．この細胞でつくられる色素が皮膚の色を決定する．表皮は，外界の刺激や異物・微生物の侵入を防ぐ上で重要な役割を担っている．一方，**真皮**(2)を構成する主な細胞は散在性の線維芽細胞で，膠原線維や無構造の基質成分がその間を密に埋める．血管の存在しない表皮では，栄養は真皮よりしみ込んでくる組織液により供給される．真皮の厚さは，手掌や足底などで約3mmであるが，他の部ではこれよりも薄い．真皮表層の**真皮乳頭**(4)には毛細血管やMeissner (マイスナー)**小体**(13)が存在する．真皮乳頭は，表皮と真皮の結合度を高めるとともに，皮膚表面からの圧迫による表皮の歪みを感受するアンテナの役割を果たす．したがって，真皮乳頭は感覚の鋭敏な部，すなわち指，手掌，足底および口唇などで発達する．

感覚器としての皮膚(図3)

真皮乳頭に存在する**マイスナー小体**(13)を示す．この小体は指腹，口唇および外陰部などの皮膚に多く認められる楕円形の小体で，触受容器と考えられている．マイスナー小体や**Pacini (パチニ)小体**(図1の14)は，感覚神経線維が終止する感覚受容器の一種である．真皮や皮下組織にはこのような感覚受容器が広く分布し，触覚や圧覚などの皮膚感覚の受容に関わる．皮膚が感覚器に分類されるのはこのことによる．パチニ小体は，手掌，足底および陰茎などの真皮や皮下組織に分布する振動の受容器と考えられている．大きさは肉眼でみえるほどで，多くは長楕円形を呈し，断面はタマネギを連想させる(図1)．

6. 血管	9. 汗腺の導管	12. 表皮の角質層	15. 表皮の淡明層
7. 神経線維束	10. 汗口	13. マイスナー小体	16. 表皮の顆粒層
8. 汗腺の終末部	11. 表皮の基底層	14. パチニ小体	17. 表皮の有棘層

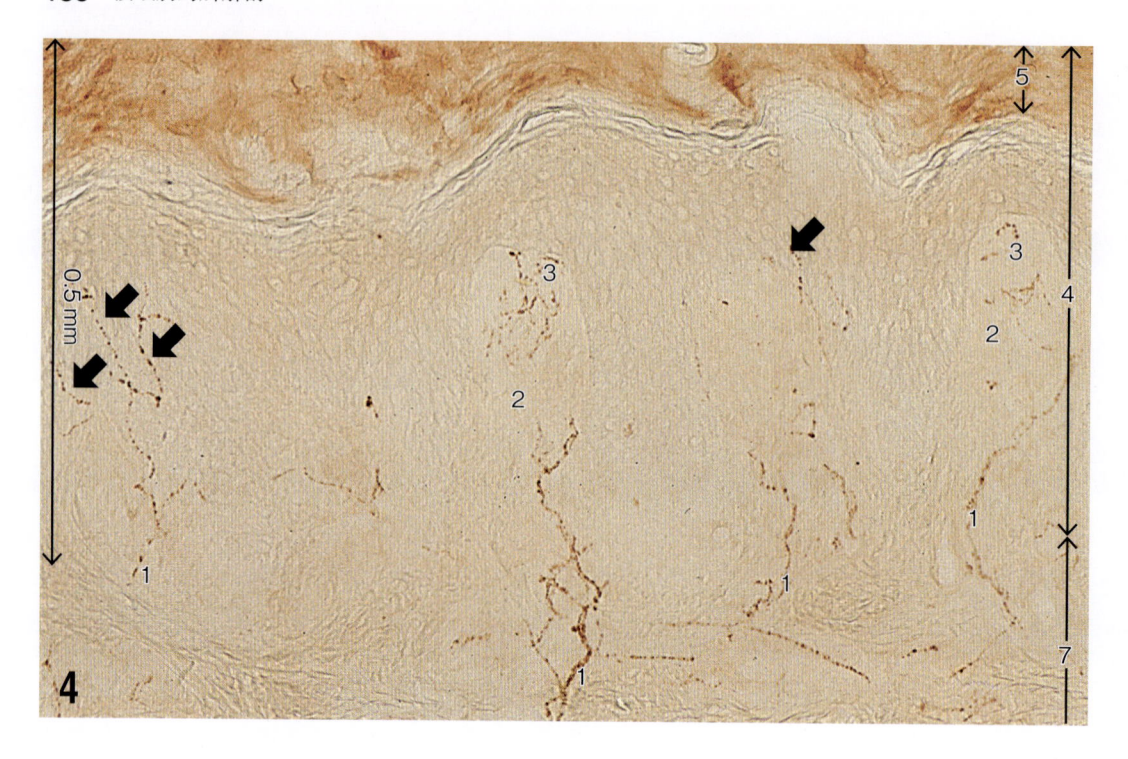

皮膚の自由神経終末（図4）

　皮膚には多くの神経線維が分布しており，これらは真皮乳頭や皮下組織表層で神経網を形成する．皮膚に分布する神経線維には，感覚神経性のものと，血管壁，汗腺，脂腺および立毛筋などに分布する自律神経性のものとがある．感覚神経線維には，**マイスナー小体**（図3の13）や**パチニ小体**（図1の14）などのような特徴的な形態の感覚受容器に終わるものや，単細胞性の触覚受容器であるMerkel（メルケル）細胞に終わるものがあるが，一部はこのような感覚受容器をもたず，先端が枝分れした自由神経終末として，真皮または表皮内に終止する．自由神経終末は皮膚感覚のうち，温・冷覚や痛覚の受容に関与すると考えられている．本図は，指腹の皮膚に分布する**サブスタンスP含有神経線維**（1）を免疫組織化学的に染め出したものである．サブスタンスPは，血管を拡張したり，痛みの伝達に関与する神経伝達物質である．数珠のようにところどころ膨らんだ神経線維が浅層に走って**真皮乳頭**（2）に達し，一部は**マイスナー小体**（3）に終わり，一部は**表皮**（4）内に侵入して**角質層**（5）の近くまで達し，**自由神経終末**（黒矢印➡）として終止する．鍼や灸による刺激は，サブスタンスP含有神経線維などにより脊髄後角に伝えられ，中枢に達する．刺激部位では，サブスタンスPなどが神経線維から放出されて血管が拡張され，発赤などが生じる．また，鍼で皮膚を刺した場合，刺激（この場合は痛み）を感じる点と感じない点がある．刺激を感じる点は，刺激の種類により痛点，触点，圧点，温点および冷点と呼ばれる．これらの点は，感覚受容器や自由神経終末の存在する箇所に対応すると考えられる．刺激を感じる点の分布には部位差がみられ，部位によって多い所と少ない所がある．種別では全体的には痛点がもっとも多く，温点がもっとも少ない．

　　［注］　本項では，とくに断わらない限り，切片はヘマトキシリン－エオジン（HE）染色で染められている．HE染色はもっとも広く用いられる染色法で，細胞核はヘマトキシリンで青く染められ，細胞質や膠原線維などはエオジンで赤く染められる．

II. 主要経穴での皮膚とその下層の組織像

使用した皮膚は大阪大学歯学部の系統解剖学実習用遺体より採取されたもので，組織標本を作るべく準備されたものではない．このため，組織像に多少変化があること，染色性にやや問題のあること，および包埋過程などでかなり収縮していることなどを観察にあたり考慮する必要がある．

顴髎穴での組織像（図5）

頬骨下縁で外眼角直下の陥凹部に取穴されるこの経穴の部では，外面は皮膚で覆われ，内面は頬粘膜で裏打ちされる．皮膚と頬粘膜の間に表情筋が介在するが，本図は**表情筋**（6）とその浅層の皮膚を示す．皮膚では，**表皮**（4）は薄く，**真皮**（7）には**毛根・毛包**（8）および**脂腺**（9）が密集する（図6）．**皮下組織**（10）には**脂肪組織**（11）が豊富で，表情筋との間に明瞭な筋膜はみられない．表情筋は脂肪組織に囲まれ，あたかも皮下組織深層に埋められているかのようにみえる．表情筋の傍らに**神経線維束**（12）がみられる．表情筋を支配する顔面神経の枝である．同部では，表皮・真皮を貫通後の刺鍼抵抗はかなり少ないと思われる．

有毛部の皮膚（図6）

図1の指腹の皮膚では毛根・毛包や脂腺はみられない．ここでは，顴髎穴の皮膚（図5）で真皮とその近傍を拡大し，有毛部の皮膚の組織像を説明する．本図では，ひげの多い男性の遺体から採取した標本のため，**真皮**（7）には**毛根・毛包**（8）が多く，その周囲に**脂腺**（9）が多くみられる．毛根は，頭皮のように層を形成したり，数本ずつ毛群を形成することはない．毛包は，表皮が落ち込んで管状に毛根を包む鞘である．その上部で毛根との間に**脂腺の導管**（白矢印⇨）が開口し，脂質を分泌する．脂質は皮膚や毛幹の表面を覆い，これらを保護する役割を担う．脂腺は膨んで袋状を呈し，内部に脂肪滴に満ちた大きな多角形の腺細胞をいれる．一般的には，毛包と真皮表層をつなぐ立毛筋が脂腺の周囲に存在するが，この標本では明瞭でない．

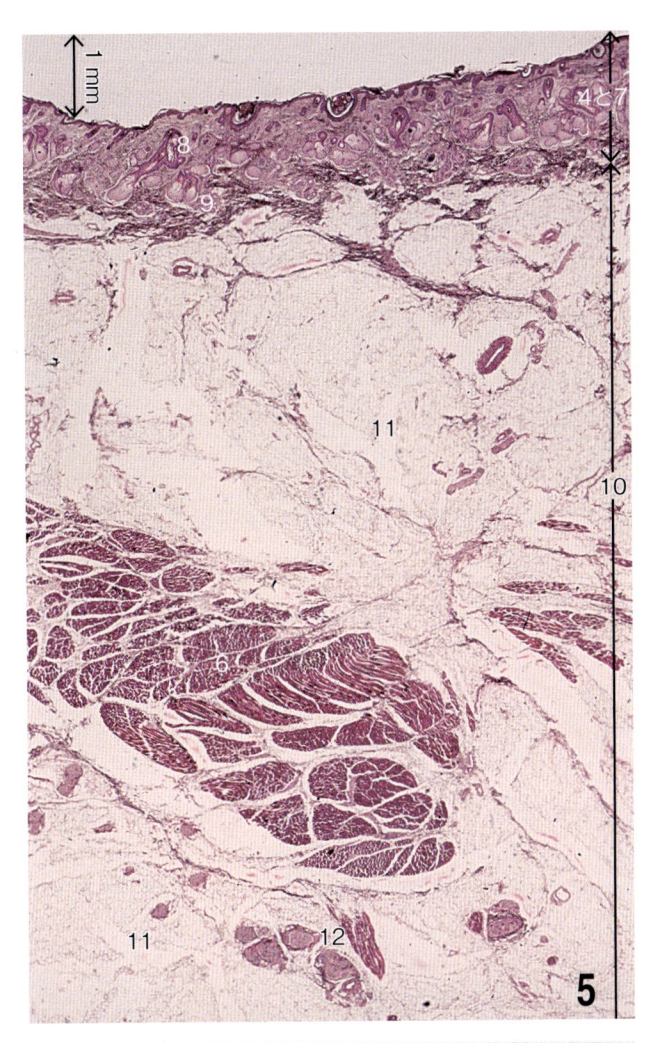

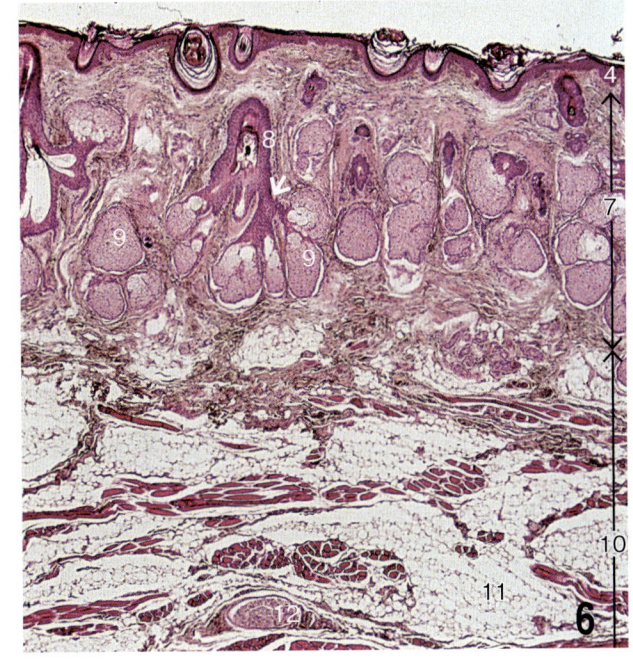

図4〜図6			
➡ 自由神経終末	含有神経線維	5. 表皮の角質層	9. 脂腺
⇨ 脂腺の導管	2. 真皮乳頭	6. 表情筋	10. 皮下組織
1. サブスタンスP	3. マイスナー小体	7. 真皮	11. 脂肪組織
	4. 表皮	8. 毛根・毛包	12. 神経線維束

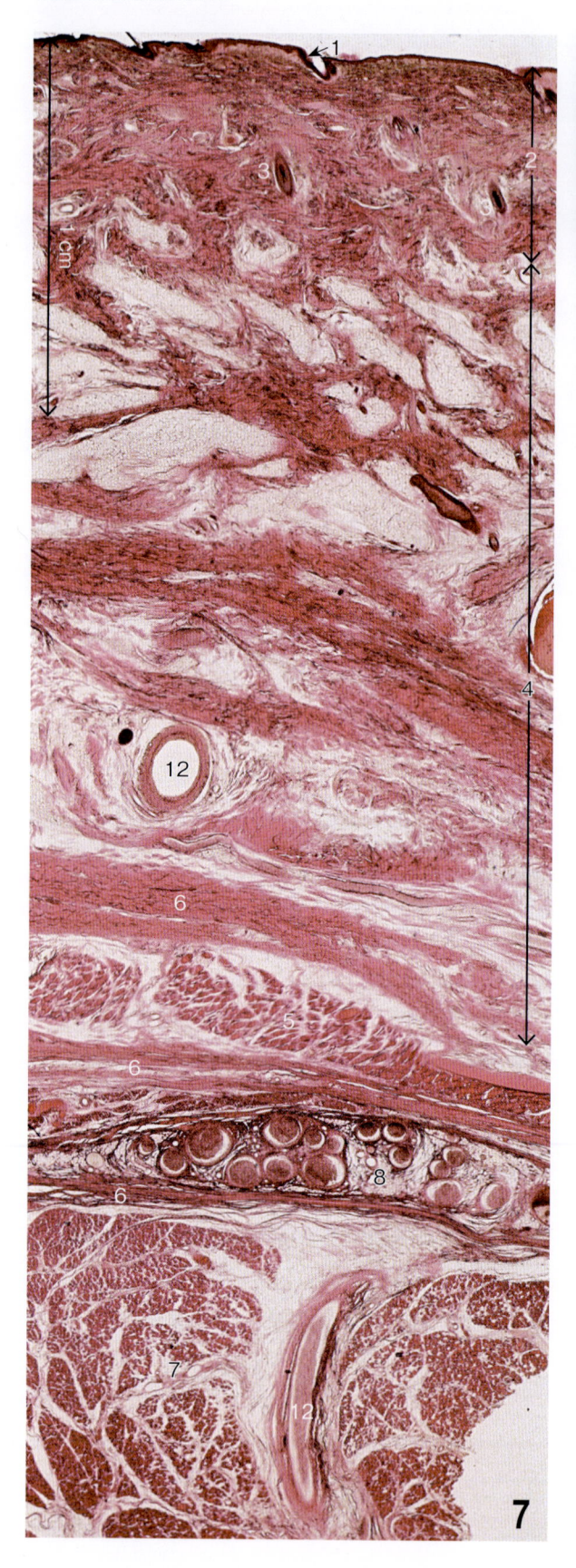

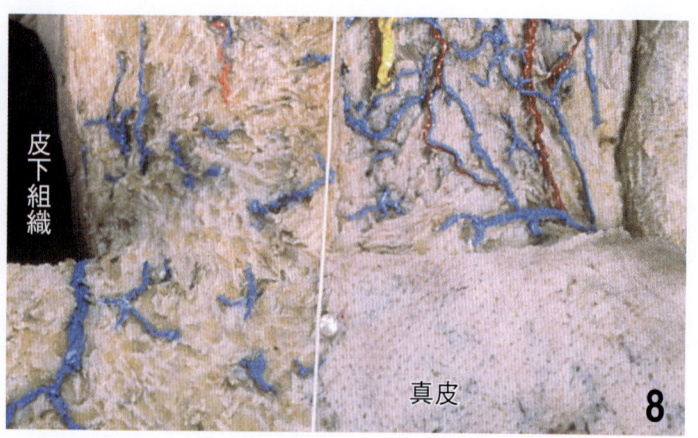

天柱穴での組織像（図7）

後頸部で正中よりやや外側の後髪際に取穴される天柱穴の部では，**表皮**(1)は薄く，**真皮**(2)が厚い．真皮では，膠原線維が密在して密な線維性組織像を示す．真皮の深層では，膠原線維が束をなし，その間に**毛包**(3)が散在する．高齢で毛髪の抜けた遺体より採取されたため，この標本では毛包は少ない．**皮下組織**(4)の様相は指腹の場合（図1）とかなり異なる．皮下組織にみられる膠原線維束の量は多く，少量の脂肪組織が膠原線維束に挟まれて存在する．深層では，膠原線維束は筋層に平行に走って層構造を呈し，直下の**僧帽筋**(5)などを覆う**筋膜**(6)とも強く結合する．以上のことから，天柱穴の部では皮膚は硬く，滑動性に乏しい．刺鍼抵抗は大きく，何層にもわたる硬い層を鍼先で突き破っていく感じがする．一方，皮下組織に続いて下層に僧帽筋，さらに**頭半棘筋**(7)の各断面が認められる．これらの筋の近傍には，**表情筋**（図5の6）の場合と異なり，膠原線維の密集する筋膜が存在する．上記2筋の間には，多数の神経線維束を含む**大後頭神経**(8)が存在する．

後頸部の真皮と皮下組織の肉眼像（図8）

右図の下半は真皮，左図は皮下組織の各外観を示す．後頸部の真皮の様相は他の部位の場合とも共通する．すなわち非常に緻密で，ピンセットなどでほぐすのは不可能である．皮下組織の様相は部位で異なる．後頸部では膠原線維束が多く，その網目の中に細かく脂肪組織が混在する．組織をほぐすのが他部の場合と比べてかなりむずかしい．

図7～図10
- ★ 乳頭状に真皮に入りこむ皮下組織の部
- ● 皮下組織を2層に分ける膠原線維膜

1. 表皮
2. 真皮
3. 毛包
4. 皮下組織
5. 僧帽筋

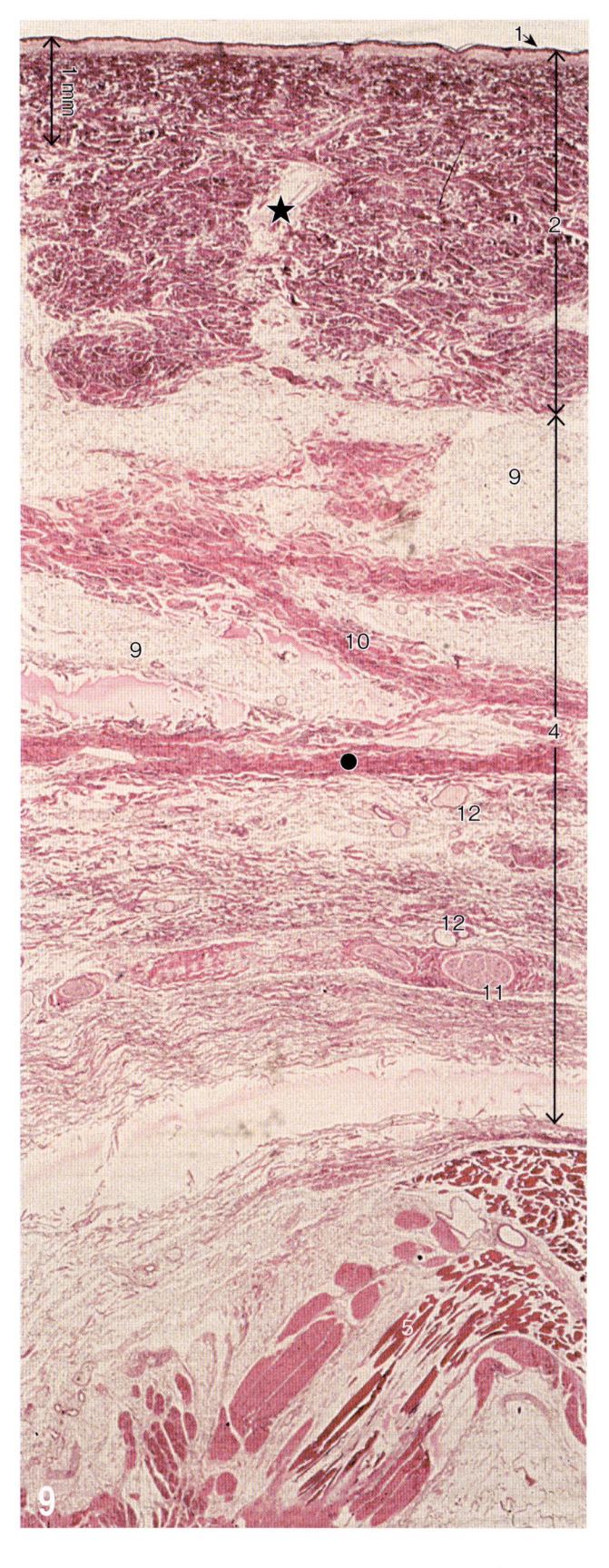

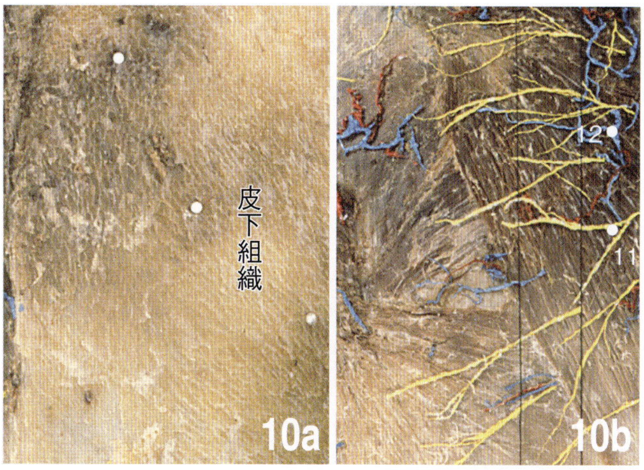

皮膚およびその下層の組織像　139

厥陰兪穴での組織像（図9）

肩甲間部で第4-第5胸椎棘突起間の外側1寸5分に取穴される本経穴の部では，後頸部と同様，**表皮**(1)や**真皮**(2)の部が厚く，その大部分を真皮が占める．刺鍼抵抗は大きく，容易に**皮下組織**(4)，ひいては筋層に達することができない．皮下組織の一部（黒星印★）は真皮に深く入りこんで乳頭状となり，真皮と皮下組織があたかも表皮と真皮であるかのような観を呈する．皮下組織では，膠原線維が密に集合したり，膠原線維膜（黒丸印●，浅筋膜）として皮膚表面に平行に走り，その間に豊富な**脂肪組織**(9)が挟まれる．膠原線維膜と真皮は緻密な**膠原線維束**(10)でつながり，表皮・真皮が皮下組織と一体となって動くと考えられる．このため，皮膚の滑動性は少なく，皮膚を薄くつまみ上げることがむずかしい．なお，上記の膠原線維膜は**僧帽筋**(5)を覆うが，僧帽筋との間は疎な線維性の組織で満たされ，内部に**神経線維束**(11)や**血管**(12)を認める．また，p.15の図2aに背部の皮膚断面の肉眼像が示されている．本図と対比すると理解がさらに深まる．

肩甲間部の皮下組織の肉眼像（図10）

aは肩甲間部の皮下組織の外観を示す．bでは，膠原線維膜もはぎ，皮下組織中を走る**血管**(12)や**神経線維束**(11)をみる．膠原線維束は後頸部ほど密ではなく，脂肪組織も多い．組織をほぐすのは後頸部ほどむずかしくはない．なお，皮下組織は皮神経や皮静脈などの本幹の通路をなす．この本幹からの枝が浅層に向かい，真皮などに分布する．

6. 筋膜
7. 頭半棘筋
8. 大後頭神経
9. 脂肪組織
10. 膠原線維束（膠原線維膜●と真皮をつなぐ）
11. 神経線維束
12. 血管

140　領域別局所解剖

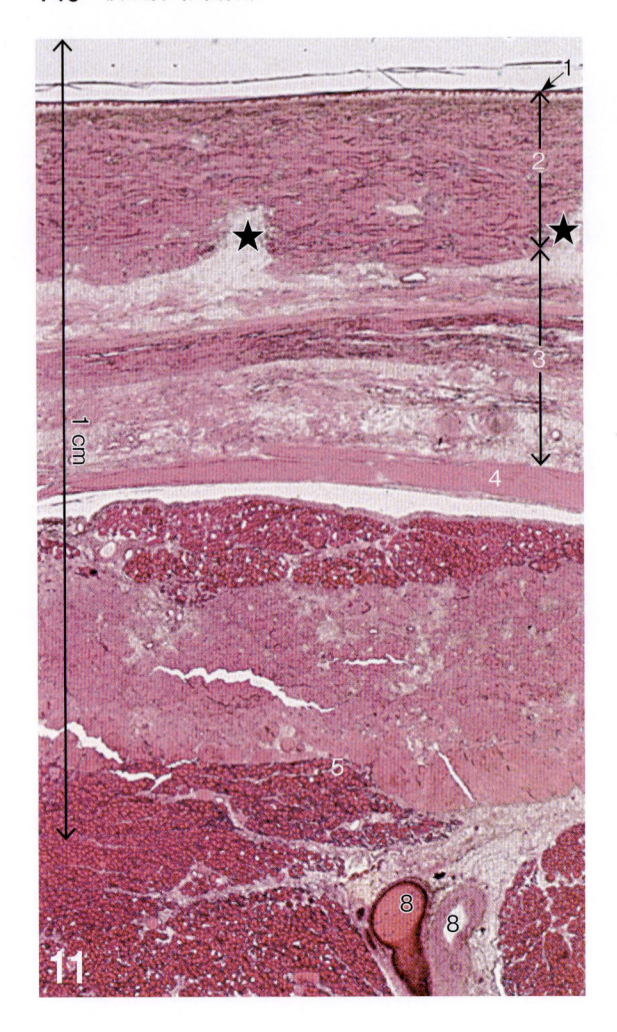

―――― 志室穴での組織像（図11） ――――

　腰部で第2－第3腰椎棘突起間の外側3寸に取穴される志室穴の部では，皮膚の構造は厥陰兪穴の場合（図9）に類似する．**表皮**（1）は薄いが，**真皮**（2）は厚く，**皮下組織**（3）は乳頭状に真皮に入り込む（黒星印★）．しかし，皮下組織には脂肪組織は少なく，皮下組織は全体に薄い．皮下組織の下方では**広背筋**（4）が腰背腱膜に移行し，下層に下後鋸筋や**最長筋**（5）が横たわる．厚い真皮や腱膜などを貫くため，刺鍼抵抗は強い．

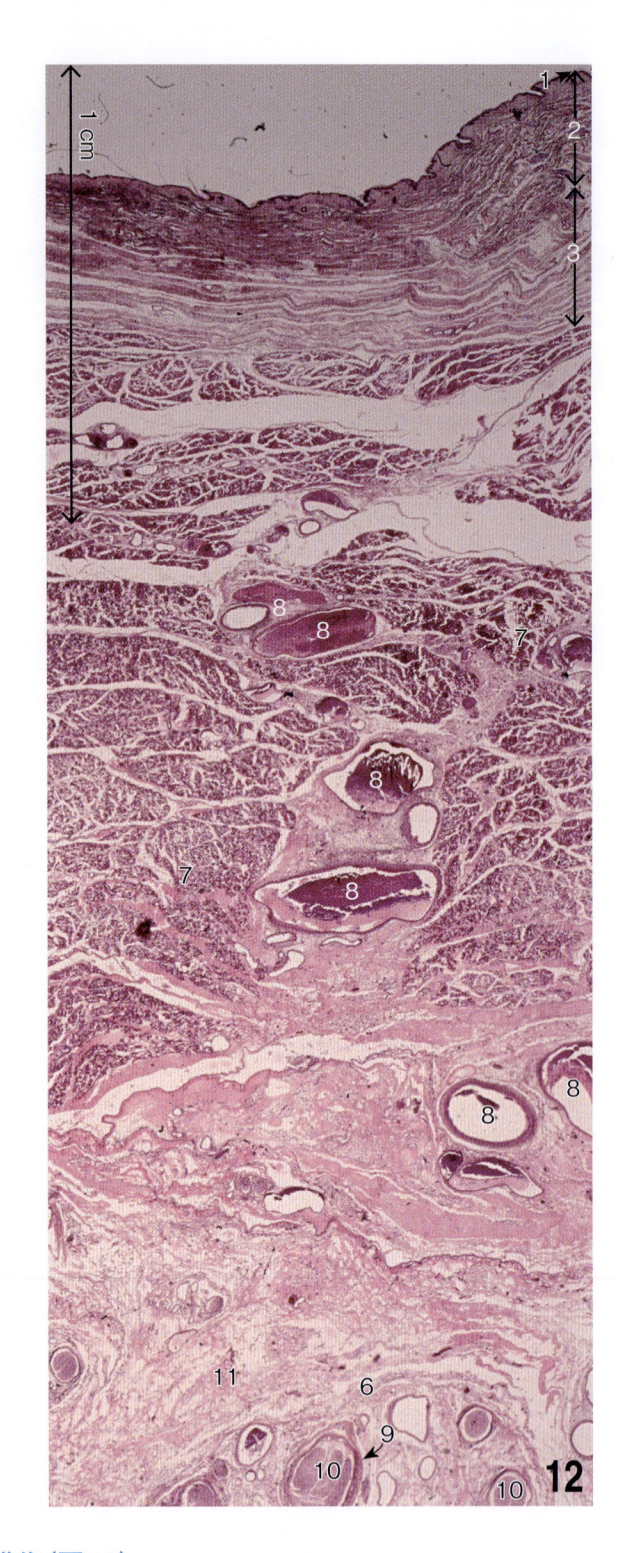

―――― 坐骨神経点での組織像（図12） ――――

　殿部の**坐骨神経**（6）上の部の皮膚では，**表皮**（1）は薄いが，**真皮**（2）は厚く，太い膠原線維が皮膚表面に平行に走り，その間を細い膠原線維が埋める．**皮下組織**（3）でも膠原線維は同様の走行で，膠原線維が密集して筋膜様を呈する部もある．皮下組織の下方には**大殿筋**（7）があり，筋束間に比較的大きな**血管**（8）を認める．さらに下層では，線維性の組織を介して坐骨神経がみられる．坐骨神経は**神経周膜**（9）に包まれた多数の**神経線維束**（10）の集合で，**神経上膜**（11）がこれを包む．

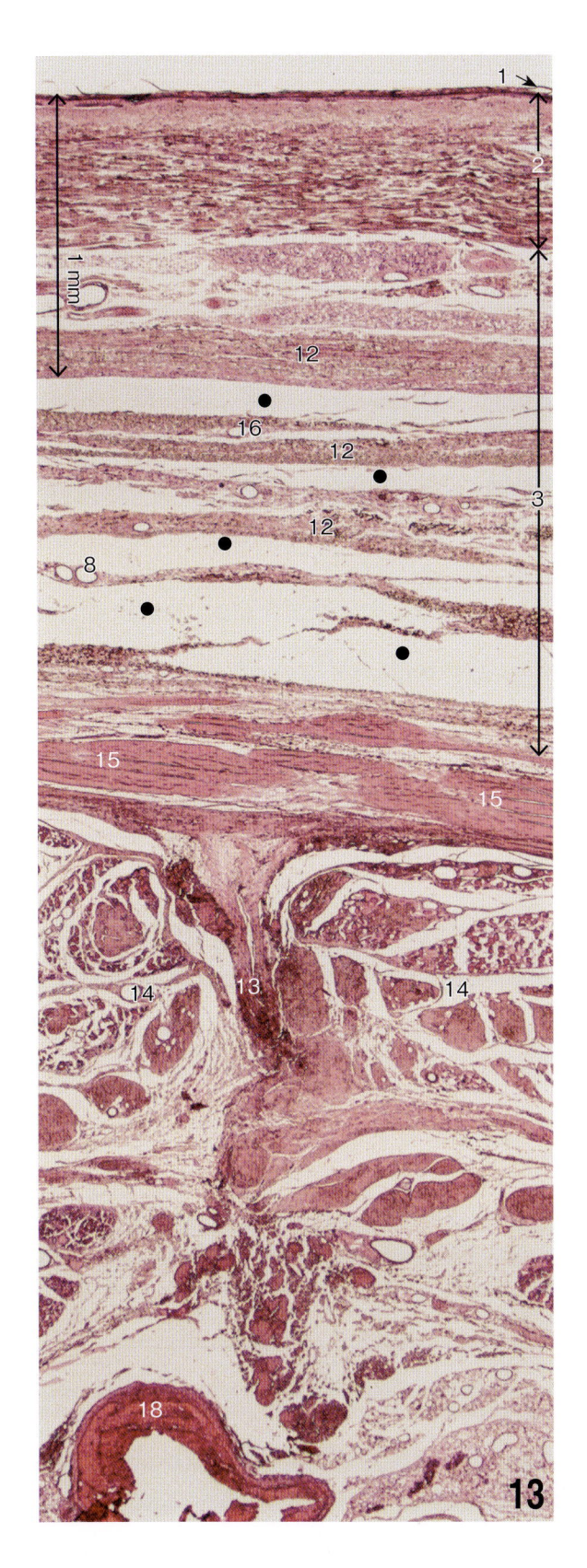

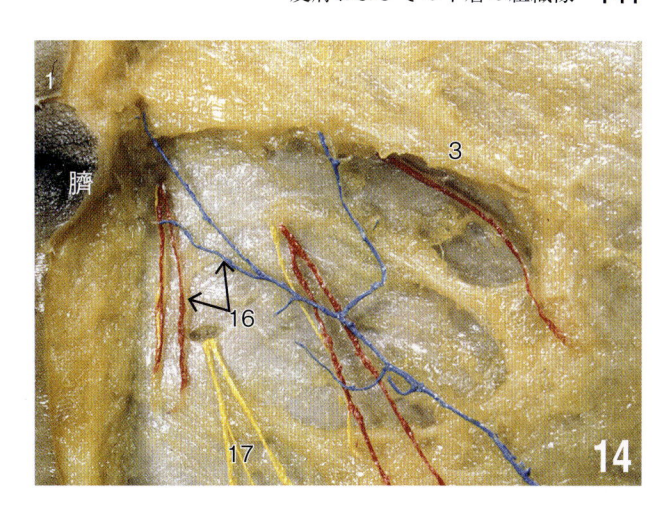

皮膚およびその下層の組織像　141

関元穴での皮膚組織像（図13）

臍の下3寸の下腹部正中に取穴される関元穴の部では，**表皮**(1)と**真皮**(2)は背部（図7，図9，図11）に比べてかなり薄い．**皮下組織**(3)では**膠原線維束**(12)が層構造をなす．やせた人から採取した標本のため，脂肪組織はほとんどみられないが，脂肪組織があれば，このような層状の膠原線維束間を満たすものと思われる．坐骨神経上での例（図12）も同様に脂肪組織がほとんど認められない標本で，この例でも脂肪組織があれば，皮下組織にみられた層状の膠原線維間を満たしていたと思われる．なお，本図での皮下組織内の間隙（黒丸印●）は，切片作製過程に人工的に生じたものである．皮下組織の下方には，**白線**(13)を挟んで左右の**腹直筋**(14)がみられる．腹直筋の前面は**腹直筋鞘前葉**(15)に覆われるが，後面の腹直筋鞘後葉はこの高さで欠如する．白線は左右の腹直筋鞘の交錯する場である．

腹部の皮下組織の肉眼像（図14）

臍の下外側で**皮下組織**(3)が一部取り除かれ，**皮下の血管**(16)や**皮下の神経**(17)がみえている．腹部の皮下はこの例では脂肪組織に富む．脂肪組織は，図13でみられた層構造をなす膠原線維束に挟まれて存在するようである．この層構造間，ひいては真皮と皮下の筋膜などを上下につなぐ膠原線維束はみられず，腹部の皮膚は滑動性に富む．表皮・真皮が薄いこともあり，刺鍼抵抗は背部に比べかなり少ない．

図11〜図14		
★．乳頭状に真皮に入りこむ皮下組織	2．真皮	7．大殿筋	12．膠原線維束	17．皮下の神経
●．皮下組織内の間隙	3．皮下組織	8．血管	13．白線	18．壁側腹膜
1．表皮	4．広背筋	9．神経周膜	14．腹直筋	
	5．最長筋	10．神経線維束	15．腹直筋鞘前葉	
	6．坐骨神経	11．神経上膜	16．皮下の血管	

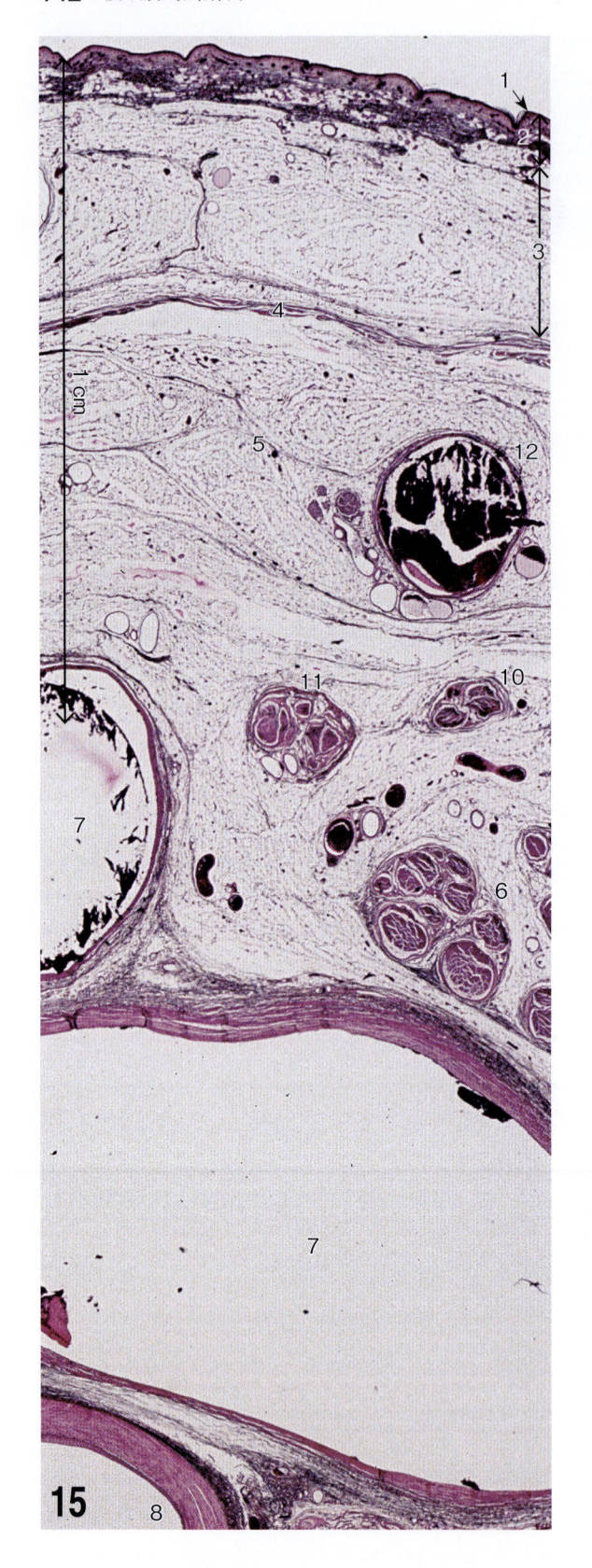

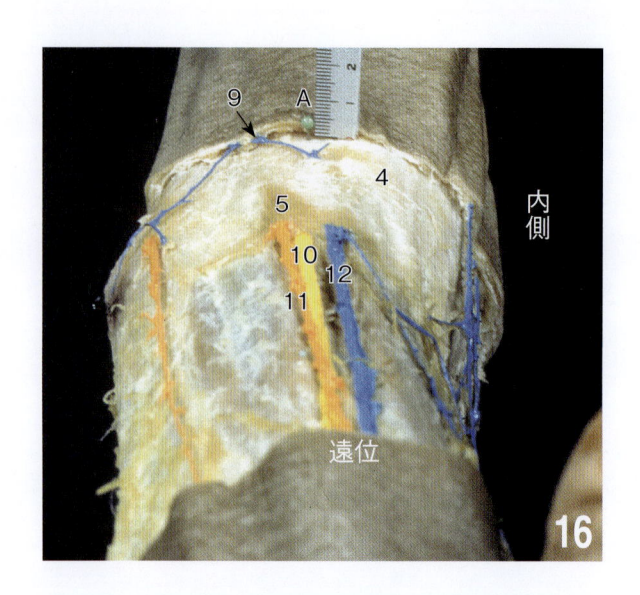

委中穴での組織像(図15)

　膝窩の中央に取穴されるこの経穴の部では，**表皮**(1)も薄く，**真皮**(2)も薄い．真皮は密な線維性の組織よりなり，汗腺の終末部に富む．**皮下組織**(3)では，最上部にわずかに膠原線維などをみるのみで，大半は脂肪組織で満たされ，最下層は，**膝窩筋膜**(4)を介して，膝窩を満たす**脂肪組織**(5)に接する．膝窩筋膜は大腿筋膜の続きで，膝窩の表層を覆う(図16)．膝窩を満たす脂肪組織の中に，多数の神経線維束より成る**脛骨神経**(6)，および**膝窩静脈**(7)と**膝窩動脈**(8)などが埋もれる．脛骨神経は膝窩のかなり浅い部に位置する．この部では，薄い表皮・真皮を貫くと，後はほとんどが脂肪組織で，刺鍼時の抵抗はきわめて少ないと考えられる．

委中穴周辺の皮下構造の肉眼像(図16)

　左膝後面の**委中穴**(A)の高さで**皮膚**(9)をはがし，**膝窩筋膜**(4)をみる．さらに遠位では，膝窩筋膜や深部の**脂肪組織**(5)が除去され，**内側腓腹皮神経**(10)，**後大腿皮神経**(11)，**小伏在静脈**(12)がみえている．脛骨神経は上記の2神経の下にかくれる．図15にほぼ対応する形で委中穴周辺の構造がみえており，図15の理解を助ける．なお，図8，図10，図14および本図の肉眼解剖写真は，本項での組織写真の理解を助けるべく，編者の北村により追加されたものである．

図15，図16	2. 真皮	5. 膝窩を満たす脂肪組織	7. 膝窩静脈	10. 内側腓腹皮神経
A. 委中穴	3. 皮下組織		8. 膝窩動脈	11. 後大腿皮神経
1. 表皮	4. 膝窩筋膜	6. 脛骨神経	9. 皮膚	12. 小伏在静脈

第2章

主要関節の局所解剖構造

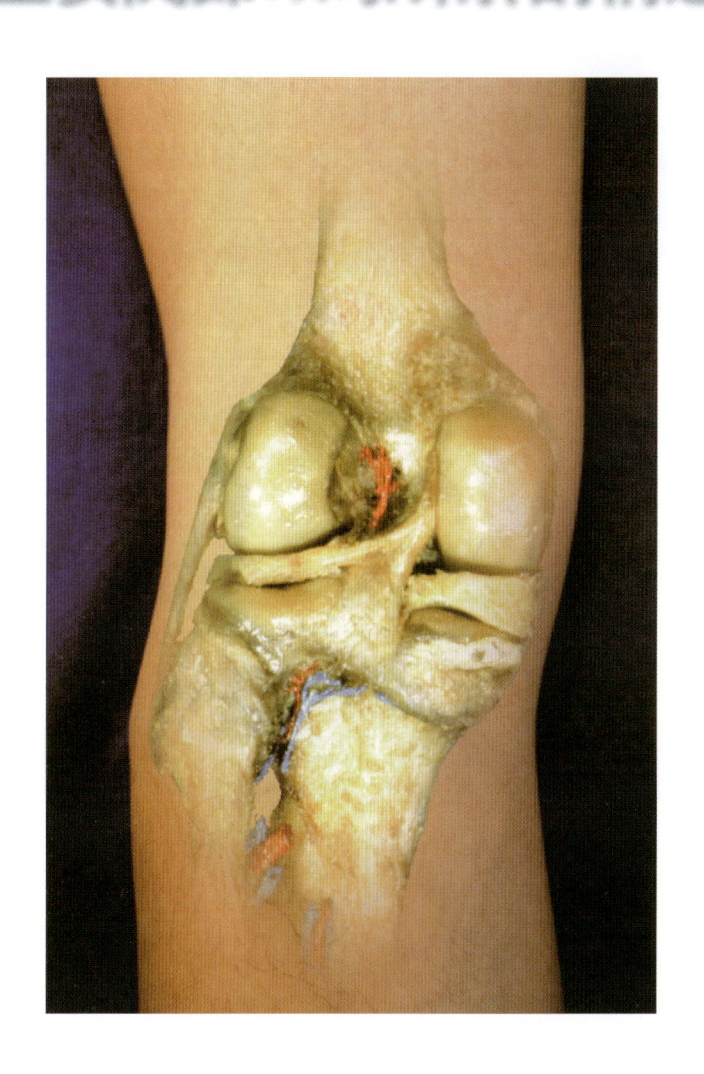

　本章では，主に肩関節，肘関節，手首の関節，股関節，膝関節，足首の関節について局所解剖構造を解説する．上の図は，膝関節の解剖構造を膝窩の後面に投影させたものである．骨折や脱臼などの関節疾患に際しての徒手整復などに従事する柔道整復師にとって，関節の局所解剖構造を熟知することが重要であることは言うまでもない．一方，関節の局所解剖構造の熟知は鍼灸師にとっても重要なことである．高齢社会やスポーツ愛好家の増加を反映して，変形性関節症やスポーツ障害などの関節障害で来院する患者が，鍼灸臨床においても増加傾向にあるからである．また，四肢の関節には，重要な経穴が「四関の要穴」として存在し，種々の疾患に伴う全身症状の改善や関節疾患などの治療に用いられているからである．なお，本章では局所解剖構造と各関節の機能との関わりについても詳しく述べる．解剖構造を機能に結びつけた機能解剖学的な見方が，関節構造の理解に不可欠である．

肩関節とその周辺

　直立二足歩行を行うヒトでは，上肢は体を移動させる役割から解放され，物をつかむ，投げる，道具を使うなどの多彩な動きに適応している．下肢と異なり，上肢には自由な運動性があり，下肢の相同構造と多くの点で異なる．ヒト上肢の自由な運動性には多くの関節が関わっている．特に肩関節は，球状の上腕骨頭と肩甲骨の浅い関節窩が可動域を拡げ，上肢を大きく動かすのに寄与するが，臨床的には，脱臼等の運動に伴う問題を多く抱える．このため，肩関節は骨性構造上の不安定性に種々の方法で対処している．肩関節周辺の多数の滑液包や靱帯，関節がその対処の方法で，それらの機能上の意義を考えることは，肩関節の構造や病態を考える上で重要である．さらに，運動に関わる筋も肩関節の安定性を高める上で重要な役割を果たしている．すなわち，上腕骨頭を囲むように停止する上肢帯筋は，腱板を形成して関節包を補強し，三角筋はその外周を包み，上腕二頭筋長頭の腱は関節内靱帯のごとく，いずれも関節の連結を強めている．本項では，肩関節のみならずその周辺の諸構造についても記し，肩での上肢の運動に関わる諸構造のもつ機能的意義を解説する．

肩の骨格要素（図1）

　全身骨格模型の右側を上からみている．肩での上肢の大きな運動域は**肩関節**（A）だけによるものではない．肩甲骨は**肩鎖関節**（B）で鎖骨に対して運動し，鎖骨は**胸鎖関節**（C）で胸骨に対して運動しており，三つの関節の運動が複合されて上肢の大きな運動域が生まれる．また，鎖骨の運動に伴って滑走する肩甲骨と胸郭との間（**肩甲胸郭関節**，D），肩峰－**烏口突起**（1）と上腕骨頭との間（**第2肩関節**，E），および靱帯でつながる鎖骨と烏口突起の間（**C-Cメカニズム**，F）も肩関節の機能を考える上で重要で，AからFは「肩複合体」と総称される．

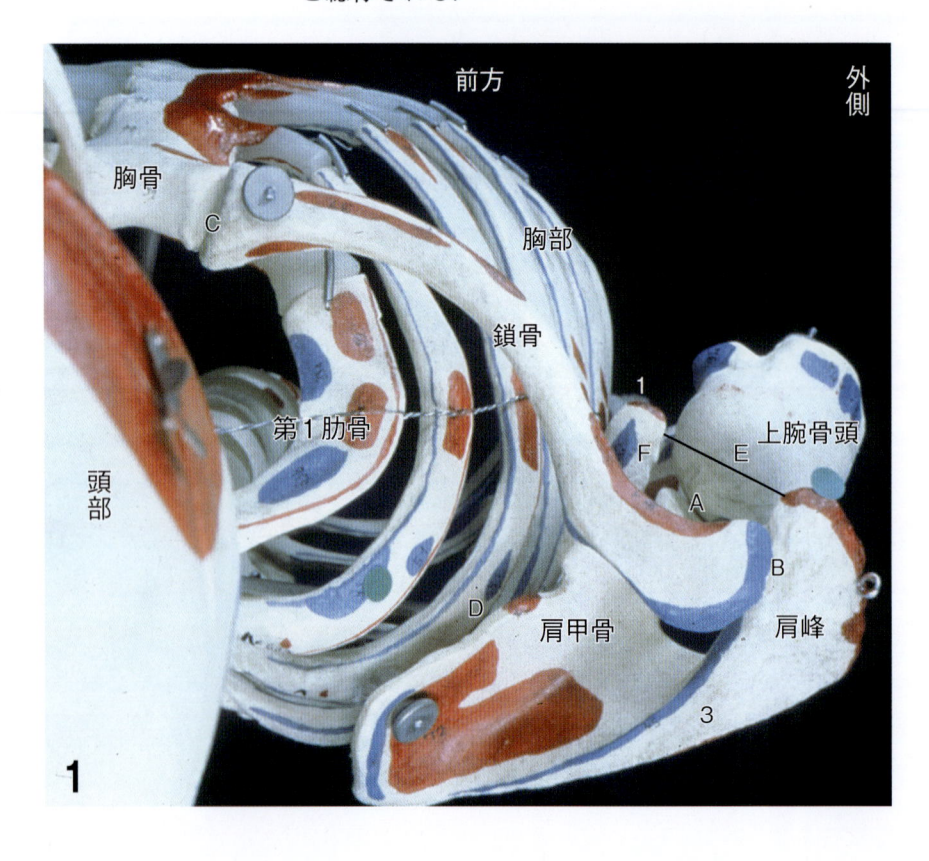

図1～図3
- A. 肩関節
- B. 肩鎖関節
- C. 胸鎖関節
- D. 肩甲胸郭関節
- E. 第2肩関節
- F. C-Cメカニズム
- 1. 烏口突起

肩関節とその周辺　145

以後，とくに断わらない限り，左側で解剖を進める．

三角筋（図2）

三角筋（2）は**肩甲棘**（図1の3）から肩峰，さらに鎖骨の外側1/3にわたる部から生じ（図5），後面から外面を経て前面にわたり肩関節を包む．三角筋は上腕を外転し，**大胸筋**（4）や背部の**広背筋**（5）と拮抗する．前面を覆う三角筋の前部筋束は，**大胸筋の鎖骨部**（6）とともに上腕を前方にも挙げ（肩関節の屈曲），後面を覆う後部筋束は上腕を後方にも引く（肩関節の伸展）．

胸鎖関節（図3）

左右の**胸鎖関節**（C）の部を前方からみている．胸鎖関節は**鎖骨の胸骨端**（7）と**胸骨柄**（8）の鎖骨切痕との間に形成される（a）．胸鎖関節は可動域のやや大きな鞍関節で，上下と前後のいずれの方向にも動き，鎖骨長軸のまわりにも多少の回旋ができるが，胸郭の存在により下方と後方への動きは制限される．胸鎖関節の関節包の前面と後面，および上面は，それぞれ**前胸鎖靱帯**（9），後胸鎖靱帯および**鎖骨間靱帯**（10）で補強される．これらの靱帯は鎖骨の胸骨端の浮き上がりや回旋を抑制する．bでは，前胸鎖靱帯が除かれ，**関節腔**（11）が開けられ，**関節円板**（12）がみえる．関節円板は関節面の適合を高めるとともに鎖骨，および胸骨柄や第1肋骨にも付着し，鎖骨の胸骨端を固定する．第1肋骨内側端と鎖骨下面の間に張る**肋鎖靱帯**（13）は，関節包の外側下面を補強し，鎖骨が過剰に上方に持ち上げられるのを抑制する．

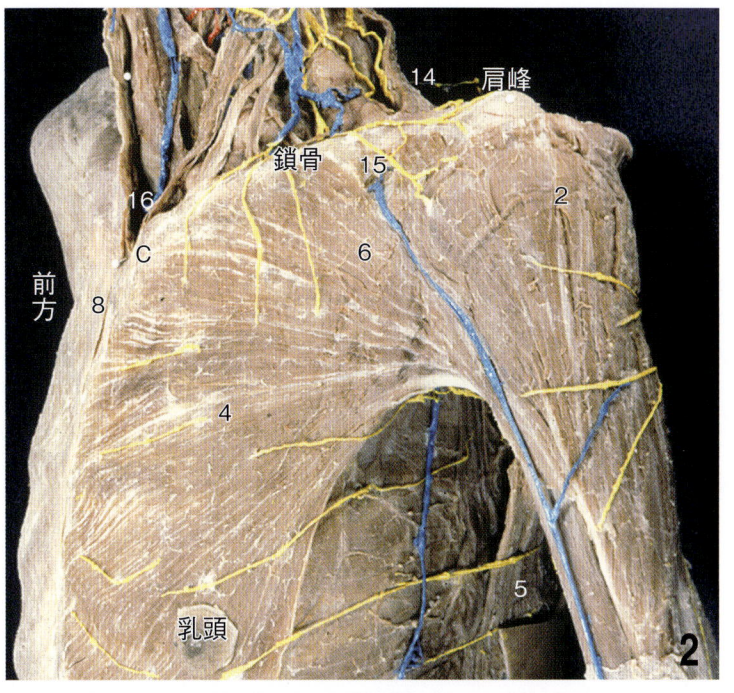

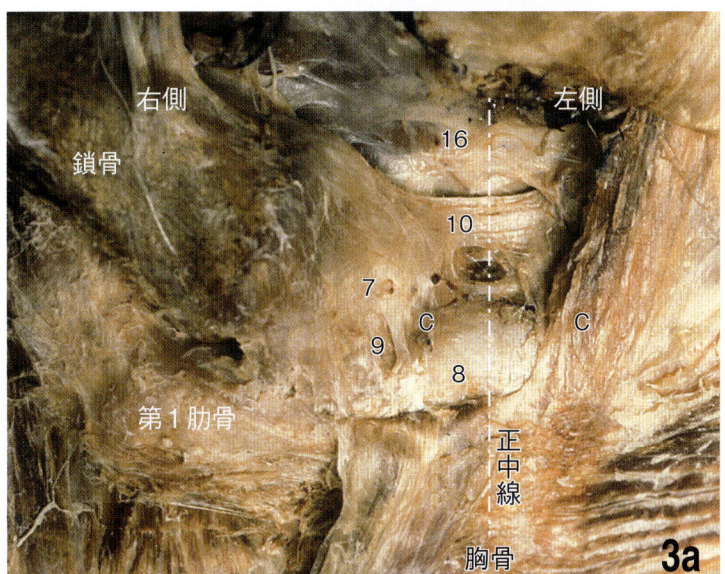

2. 三角筋	10. 鎖骨間靱帯
3. 肩甲棘	11. 胸鎖関節の関節腔
4. 大胸筋	12. 関節円板
5. 広背筋	13. 肋鎖靱帯
6. 大胸筋の鎖骨部	14. 僧帽筋
7. 鎖骨の胸骨端	15. Mohlenheim（モーレンハイム）窩
8. 胸骨柄	
9. 前胸鎖靱帯	16. 頸窩

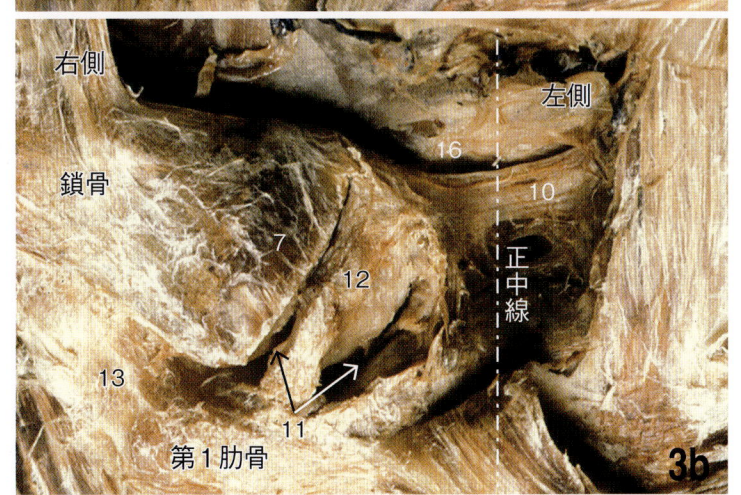

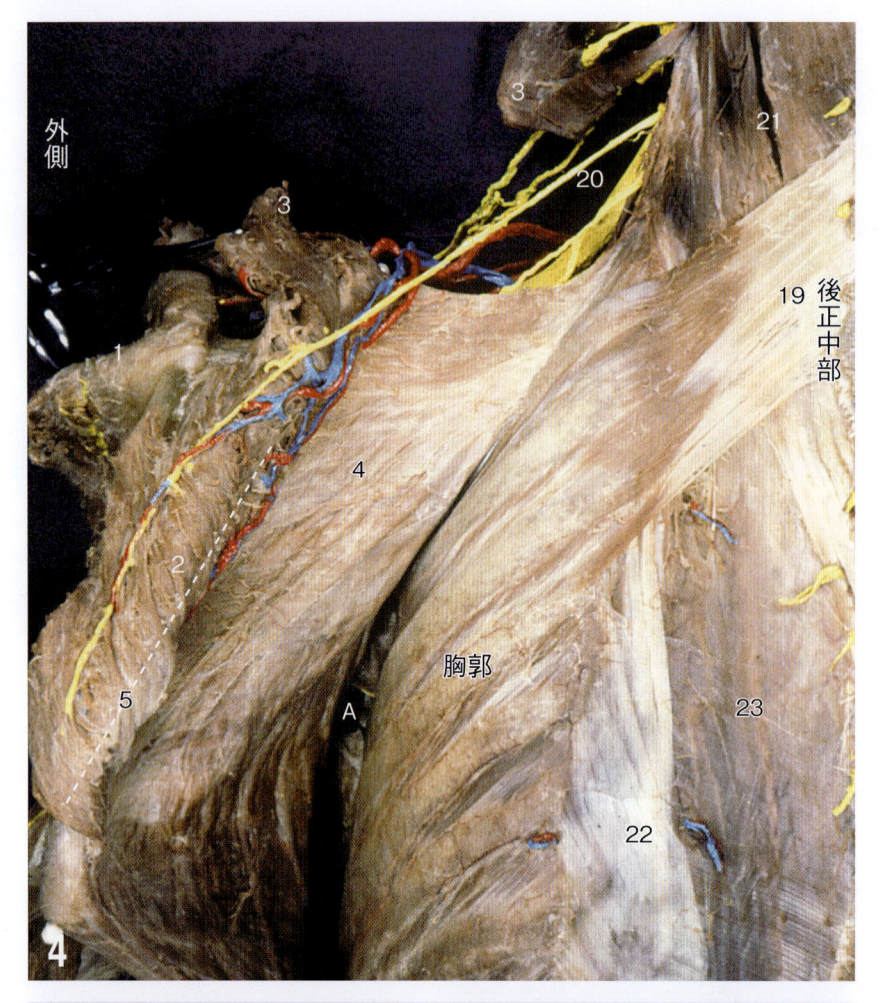

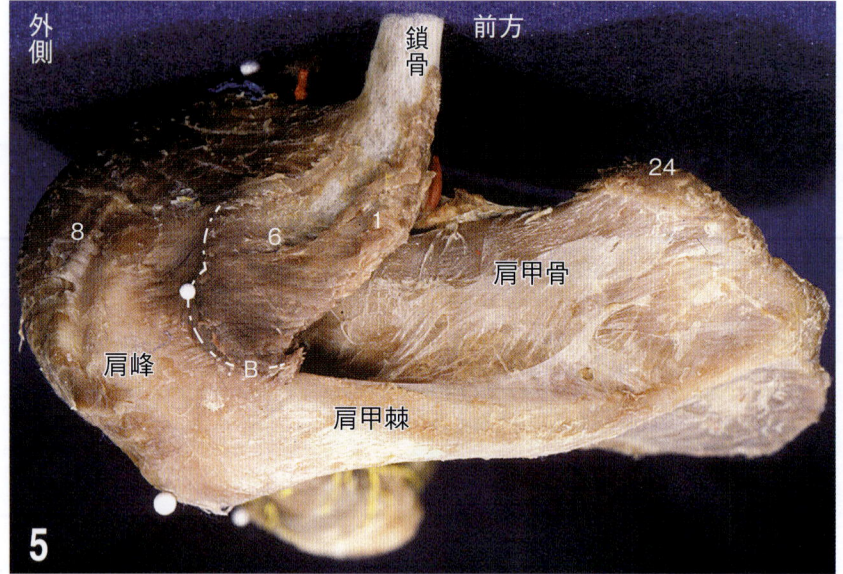

肩甲胸郭関節（図4）

　僧帽筋(1)，菱形筋(2)，肩甲挙筋(3)などを切断し，背面より上肢をはずしていく．**前鋸筋**(4)が胸郭より出て**肩甲骨内側縁**(5，破線)につく．前鋸筋と胸郭の間を橋渡しする血管や神経はない．肩甲骨は，これらの筋の作用で，弯曲する胸郭面を上下・前後に滑走する．滑走の生じる空間は機能的に**肩甲胸郭関節**(A)と呼ばれ，肩甲骨の滑走は胸鎖関節の動きによる．この後，前胸部で大・小胸筋などを切断，胸鎖関節もはずし，前鋸筋，腕神経叢，腋窩動・静脈を切断すると，上肢は体幹より離断される．図7を除き，以後の解剖は離断上肢で行われる．

肩鎖関節（図5）

　左の離断上肢の上面をみる．**鎖骨の肩峰端**(6)と肩峰の間が**肩鎖関節**(B)である．肩鎖関節は，肩甲骨を肩峰端の外縁に沿って動かすとともに肩峰端の長軸に対しても回旋させる．動きはわずかで，胸鎖関節と協同で動く．肩鎖関節では鎖骨の肩峰端が肩峰に乗る形を呈し，脱臼時に肩峰端は上方に突出するが，関節包の上面が肥厚して**肩鎖靱帯**(図6の7)をなし，上方への脱臼を防ぐ．肩甲棘から肩峰，さらに鎖骨の外側1/3にわたる範囲に境界を接して付着する**三角筋**(8)と僧帽筋(p.10の図3，すでに除去されている)の筋線維間の結合が上面での補強を強める．

図4～図7	2. 菱形筋	線)	9. 烏口突起
A. 肩甲胸郭関節	3. 肩甲挙筋	6. 鎖骨の肩峰端	10. 烏口肩峰靱帯
B. 肩鎖関節	4. 前鋸筋	7. 肩鎖靱帯	11. 烏口肩峰間弓
1. 僧帽筋	5. 肩甲骨内側縁(破	8. 三角筋	12. 上腕骨大結節

肩関節とその周辺　147

烏口肩峰靱帯（図6）

　三角筋を除去する．肩峰と**烏口突起**（9）の間に**烏口肩峰靱帯**（10）が張り，烏口突起や肩峰とともに**烏口肩峰間弓**（11）をつくる．鎖骨の長軸と肩甲棘のなす角度は棘鎖角で，肩関節の伸展（上腕を前方に挙げる）時などに減少し，屈曲（上腕を後方に引く）時などに増加する．この増減は**肩鎖関節**（B）の動きによる．

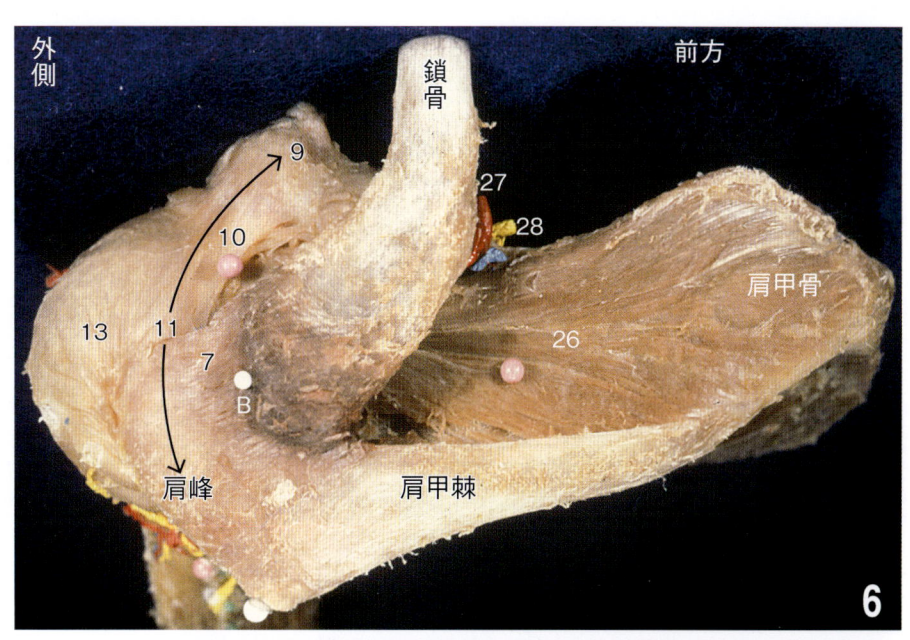

第2肩関節とC-Cメカニズム（図7）

　右の**烏口肩峰間弓**（11）を外前方よりみる．ここでは上肢は離断されておらず，**三角筋**（8）と**上腕骨大結節**（12）の間にあった**三角筋下滑液包**（13）が開かれている．烏口肩峰間弓は**上腕骨頭**（14）の上方への動きを制限する．三角筋下滑液包より続く**肩峰下滑液包**（15）や**烏口突起下滑液包**（16）が，その際のクッションとなる．これらの滑液包は，烏口肩峰間弓と上腕骨頭の間に関節腔のように介在し，機能的に第2肩関節を構成する．上肢を側方に挙げると，大結節が烏口肩峰間弓にあたるが，生体では，上肢が外旋位をとって大結節を後下方に逃がす．第2肩関節はこの際の大結節の運動路をなす．一方，**烏口突起**（9）と鎖骨の間には，烏口鎖骨靱帯と総称される**円錐靱帯**（17）と**菱形靱帯**（18）がある．烏口鎖骨靱帯は肩甲骨をつり下げ，肩鎖関節を保持する役割をもつ．後内側の円錐靱帯は，鎖骨より後下方に走って肩甲骨の後方への動き，すなわち棘鎖角（図6）の増加を制限する．前外側の菱形靱帯は，鎖骨より前下内側に走って肩甲骨の前方と内方への動き，すなわち棘鎖角の減少を制限する．烏口鎖骨靱帯は，C-Cメカニズムと呼ばれるこの役割を介して肩鎖関節を補強する．

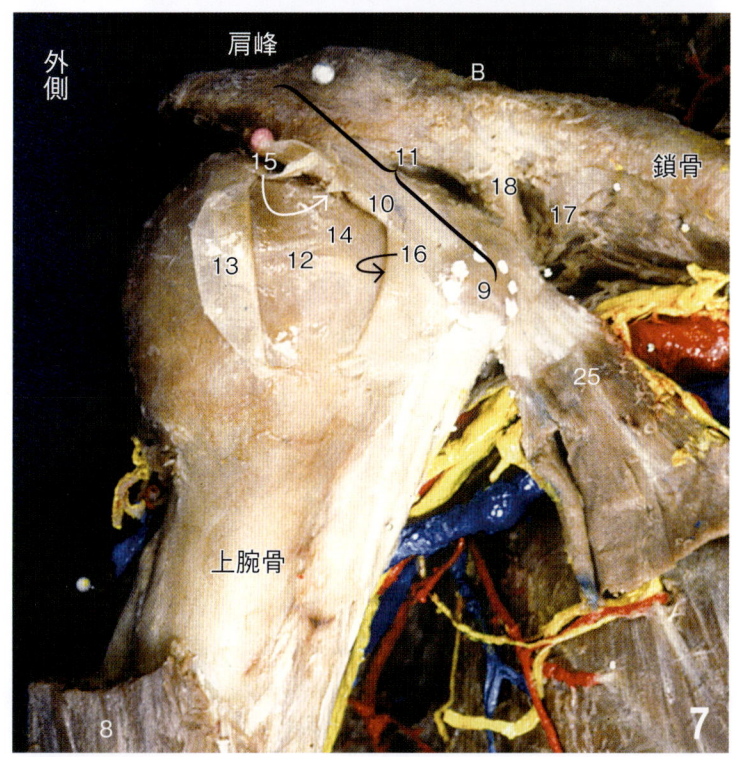

13. 三角筋下滑液包	17. 円錐靱帯	21. 板状筋	25. 小胸筋
14. 上腕骨頭	18. 菱形靱帯	22. 腸肋筋	26. 棘上筋
15. 肩峰下滑液包	19. 上後鋸筋	23. 最長筋	27. 肩甲上動脈
16. 烏口突起下滑液包	20. 肩甲背神経	24. 肩甲骨上角	28. 肩甲上神経

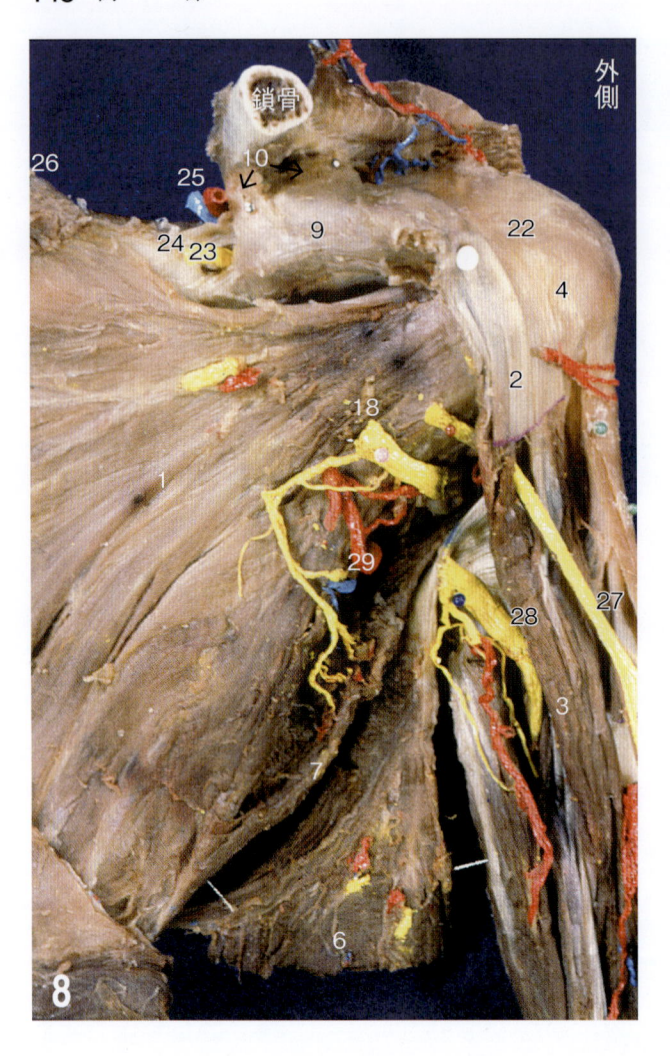

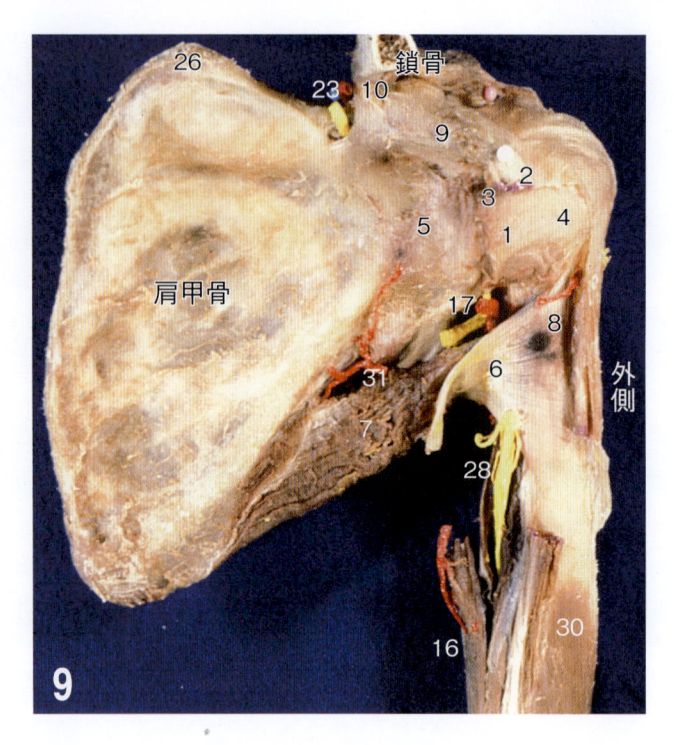

肩甲下筋腱（図8）

図6を前方よりみる．**肩甲下筋**（1）の腱が，**上腕二頭筋短頭**（2）や**烏口腕筋**（3）の起始部の下をくぐって**上腕骨小結節**（4）に向かう．肩甲下筋の腱は肩関節の前面を覆うが，その上方と下方は関節の弱い部となり，肩甲下筋腱の後方に連なる．後方には，**肩関節包**（図9の5）との間に肩甲下筋腱下滑液包などの滑液包があり，これらは肩関節腔と交通することが多い．また，肩甲下筋腱の上方で棘上筋腱との間には，腱板疎部（rotator interval）と呼ばれる腱板の抵抗減弱部があり（図14），健常者の約9%で肩関節腔に開口する．

肩甲下筋を除去（図9）

上腕二頭筋短頭や烏口腕筋なども除去し，**肩甲下筋**（1）の腱が**上腕骨小結節**（4）に停止するのをみる．**広背筋**（6）と**大円筋**（7）が重なりつつ**小結節稜**（8）に停止する．この際，広背筋の停止腱は，ねじれながら大円筋の腱の下から前方にまわる．これら3筋は協力して上腕を内転・内旋するが，肩甲下筋は内旋，他の2筋は内転が主作用である．一方，**烏口突起**（9）には，**小胸筋**（図7の25）の腱，**烏口鎖骨靱帯**（10），**烏口肩峰靱帯**（図7の10），**上腕二頭筋短頭**（2），**烏口腕筋**（3）の腱，**烏口上腕靱帯**（図14の11）などの靱帯や腱が付着する．上肢帯や上腕の運動に際してストレスの多いところで，付着筋炎を生じやすい．

図8〜図11	4. 上腕骨小結節	9. 烏口突起	14. 上腕骨大結節
A. 第2肩関節	5. 肩関節包	10. 烏口鎖骨靱帯	15. 肩甲骨下角
1. 肩甲下筋	6. 広背筋	11. 棘下筋	16. 上腕三頭筋長頭
2. 上腕二頭筋短頭	7. 大円筋	12. 小円筋	17. 外側腋窩隙
3. 烏口腕筋	8. 上腕骨小結節稜	13. 肩甲骨外側縁	18. 腋窩神経

肩関節とその周辺　149

肩甲骨後面の筋（図10）

　図6を後方よりみる．**棘下筋**(11)と**小円筋**(12)が肩甲骨のそれぞれ棘下窩と**外側縁**(13)より生じ，**上腕骨大結節**(14)に停止する．両筋は，肩甲骨の前面にある**肩甲下筋**（図8の1）に拮抗して上腕を外旋するが，下部の筋束ほど内転の作用が強い．**大円筋**(7)は肩甲骨**下角**(15)付近より生じ，**上腕三頭筋長頭**(16)の前方を上腕骨前面に向かう．大円筋は上腕を内転するが，上腕の回旋に関しては棘下筋や小円筋に拮抗し，上腕を内旋する．上腕三頭筋長頭をはさんだ大円筋と小円筋の間で，長頭の外側（**外側腋窩隙**，図9の17）から**腋窩神経**(18)が出る．腋窩神経は**三角筋**(19)や小円筋に分枝後，**上外側上腕皮神経**(20)となる．なお，緑色の針は三角筋の下縁の位置を示す．

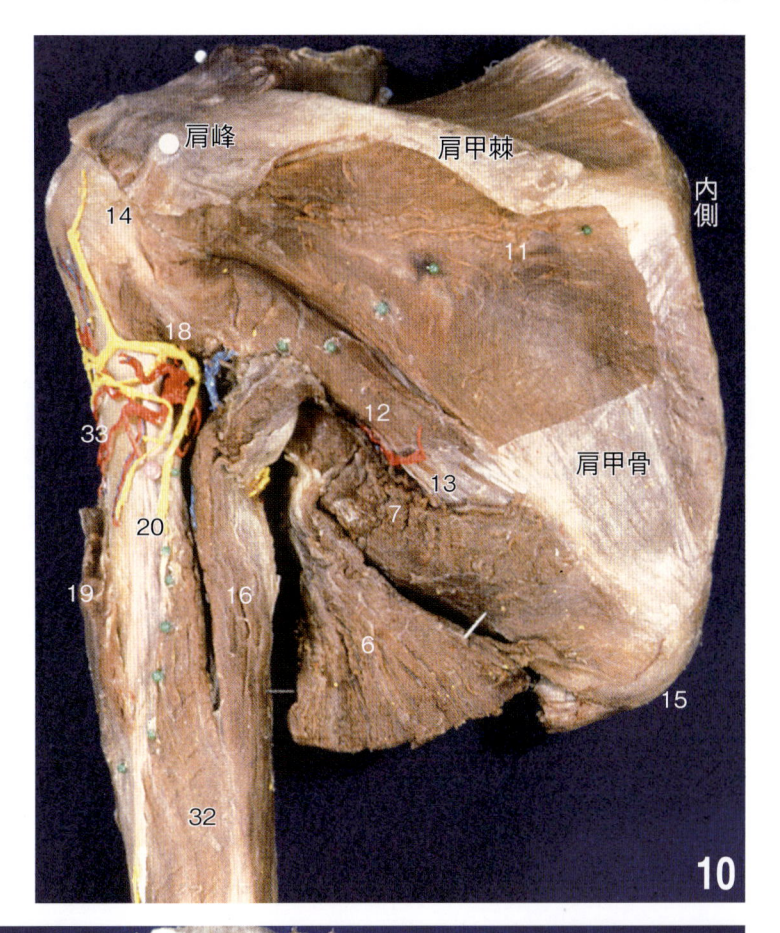

第2肩関節（図11）

　肩甲骨後面の筋を除去する．**棘下筋**(11)や**小円筋**(12)の腱が関節後面を覆い，後面への関節頭の脱臼を防ぐ．一方，**第2肩関節**（A）の関節腔である滑液包が除かれ，**烏口肩峰間弓**(21)と**上腕骨頭**(22)の上面がそれぞれ関節窩と関節頭をなすことがわかる．烏口肩峰間弓と上腕骨上端との間隙が上腕骨大結節の通り道で，棘下筋や**棘上筋**（図12の2），さらに**肩甲下筋**（図8の1）などの腱もここを通り上腕骨上端に達する．これらの構造物のこの部での通過障害は，肩関節の滑らかな動きを妨げる．

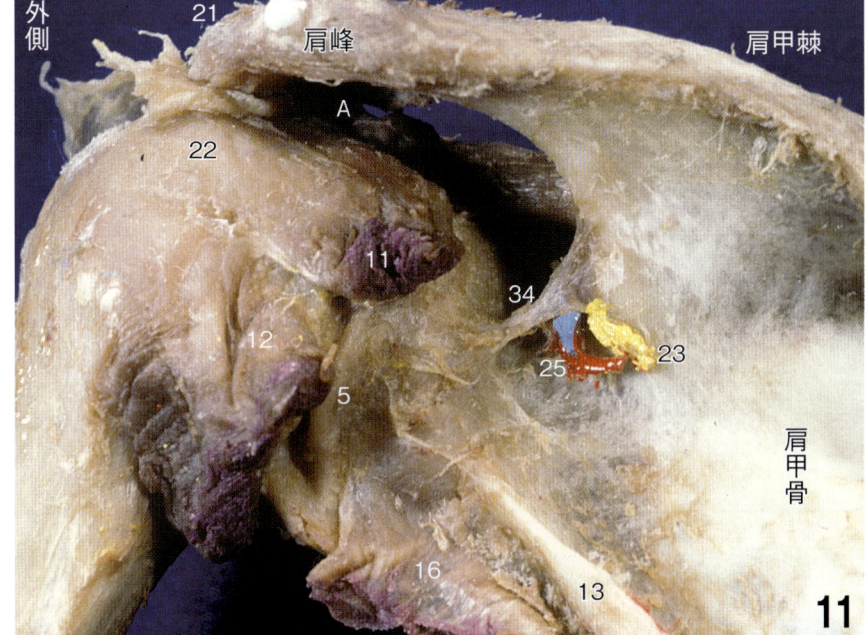

19. 三角筋（断端）	23. 肩甲上神経	27. 筋皮神経	31. 内側腋窩隙
20. 上外側上腕皮神経	24. 上肩甲横靱帯	28. 橈骨神経	32. 上腕三頭筋
21. 烏口肩峰間弓	25. 肩甲上動・静脈	29. 肩甲回旋動脈	33. 後上腕回旋動脈
22. 上腕骨頭	26. 肩甲骨上角	30. 上腕筋	34. 下肩甲横靱帯

150 関 節

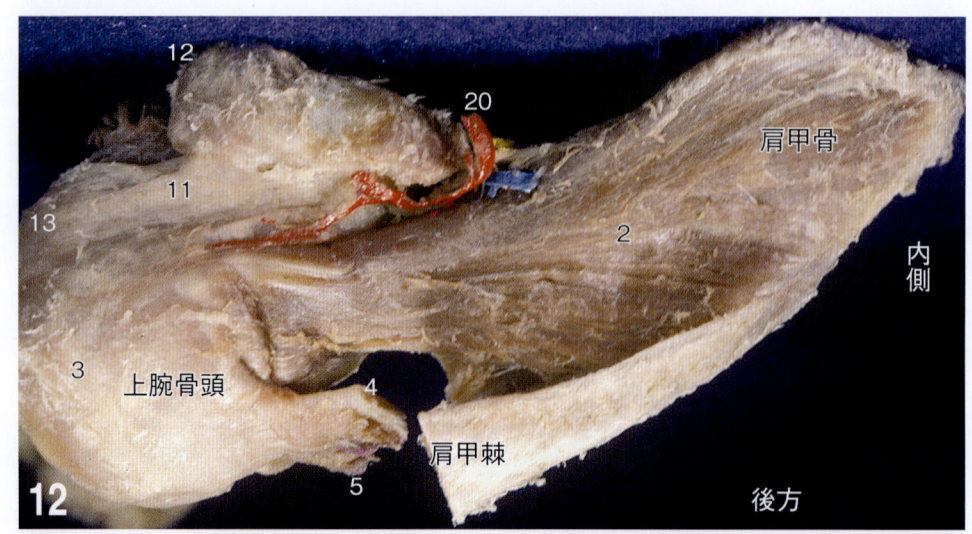

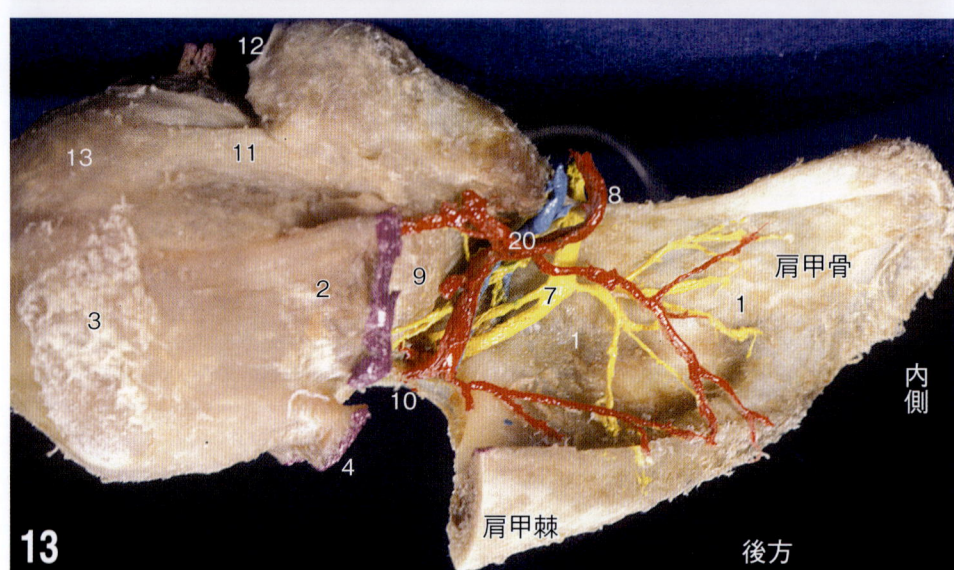

図12〜図15
1. 棘上窩
2. 棘上筋
3. 上腕骨大結節
4. 棘下筋腱
5. 小円筋腱
6. 上腕二頭筋長頭腱
7. 肩甲上神経
8. 肩甲切痕
9. 肩関節包
10. 下肩甲横靱帯
11. 烏口上腕靱帯
12. 烏口突起
13. 上腕骨小結節
14. 棘上筋腱
15. 肩甲下筋腱
16. 上腕骨結節間溝
17. 上腕骨大結節稜
18. 上腕骨小結節稜
19. 結節間溝の下端
20. 肩甲上動脈
21. 上肩甲横靱帯
22. 烏口鎖骨靱帯
23. 烏口肩峰靱帯

棘上筋（図12）

　図6より肩峰，烏口肩峰靱帯，鎖骨を除去する．**棘上窩**（図13の1）より生じた**棘上筋**（2）が**上腕骨大結節**（3）の上部に停止する．この腱は，前方の**肩甲下筋**（図8の1）の腱と後方の**棘下筋腱**（4）や**小円筋腱**（5）と共に一続きの腱板（rotator cuff）を形成し，関節包と癒着しつつ上腕骨頭を包む（図17）．腱板は関節包を補強して上腕骨頭の脱臼を防ぎ，上肢を外転する際には上腕骨頭を関節窩にひきつけて固定し，三角筋の作用を補助する．この三角筋に対する補助作用は**上腕二頭筋長頭腱**（図14の6）にもみられる．一方，腱板の上面は肩峰に近接する（図7や図11）．肩峰との摩擦は腱板の機能を損ないやすく，腱板の断裂も棘上筋腱に生じやすい．

棘上筋を除去（図13）

　肩甲上神経（7）は，**肩甲切痕**（8）で上肩甲横靱帯の下方から棘上窩に入り（図8），**棘上筋**（2）や**肩関節包**（9）などに分枝しつつ後外方に走る．肩甲上神経は，この後，**下肩甲横靱帯**（10）をくぐって棘下窩に入る（図11）．上肩甲横靱帯の下方で肩甲上神経が圧迫されると，上肢の水平内転時に肩関節部に疼痛が発現する（p.12の図6）．

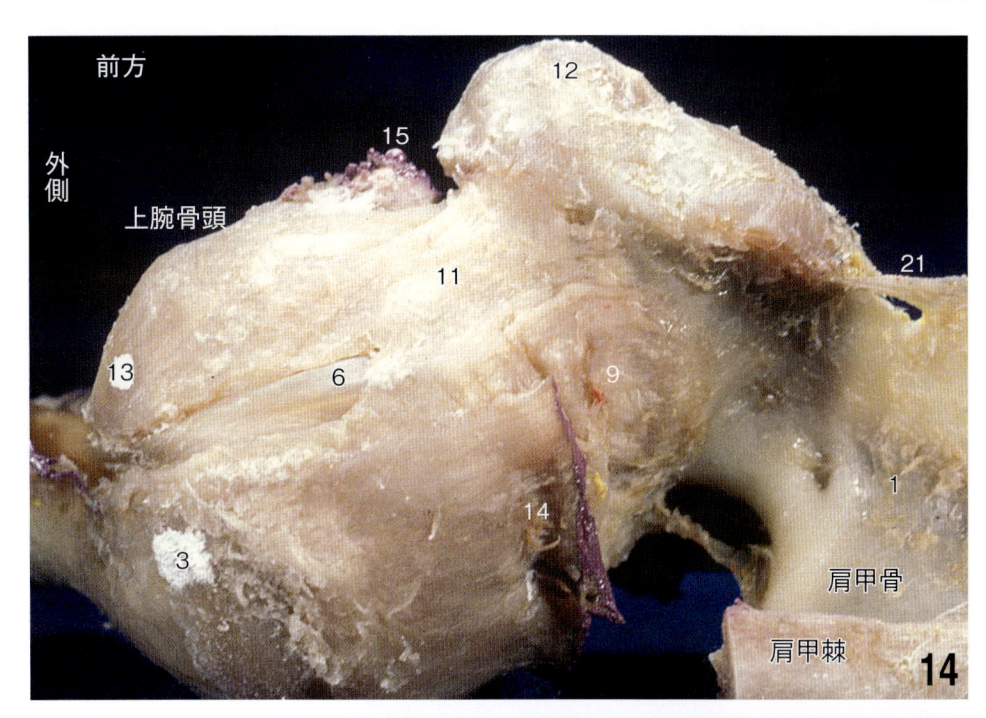

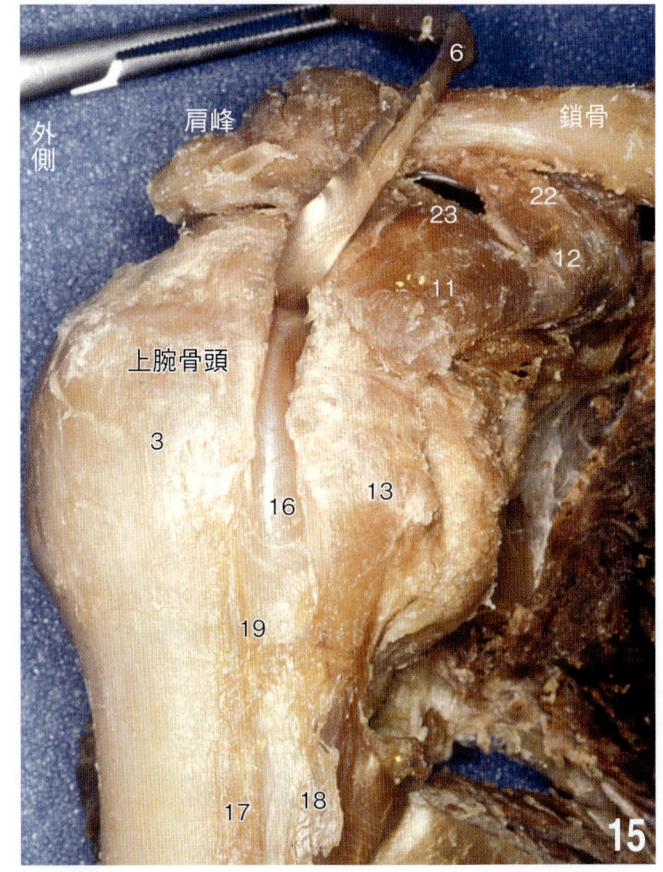

肩関節とその周辺 **151**

烏口上腕靱帯（図14）

烏口上腕靱帯（11）が**烏口突起**（12）の外側縁より生じ，**肩関節包**（9）に癒合しつつ，前部線維は**上腕骨の小結節**（13），後部線維は**大結節**（3）に付着する．**上腕二頭筋長頭腱**（6）をみるため，結節間滑液鞘が開かれ，烏口上腕靱帯の一部も除去されている．**棘上筋腱**（14）と**肩甲下筋腱**（15）の間が腱板疎部（rotator interval）にあたり，上腕二頭筋長頭腱を通して，疎な結合組織で埋められる．烏口上腕靱帯はこれを上方より補強し，上腕の過度な外旋と内転を抑制する．さらに上腕を前方に挙げる際に後部線維，後方に挙げる際に前部線維が緊張し，過度の屈伸を抑制する．

右上腕二頭筋の長頭腱（図15）

図7の状態から，小胸筋や烏口肩峰靱帯などをはずす．**上腕二頭筋長頭腱**（6）は肩関節窩直上より生じ（図17），関節腔内で**上腕骨結節間溝**（16）に入る．ついで，長頭腱は関節外に出て，それぞれ**上腕骨の大結節稜**（17）と**小結節稜**（18）につく大胸筋と広背筋の停止腱の間に入る（図16）．**結節間溝の下端**（19）では，関節包内面の滑膜が反転して腱表面を包む滑膜に移行し，関節腔内で長頭腱を包む結節間滑液鞘が形成される．本図では長頭腱は結節間滑液鞘より外方に翻されている．肩の運動時，長頭腱は結節間溝内を滑動する．結節間溝で長頭腱が約90度屈曲するため，腱の滑動時に摩擦を生じ，腱鞘炎などに際しての痛みの原因となる．

152　関　節

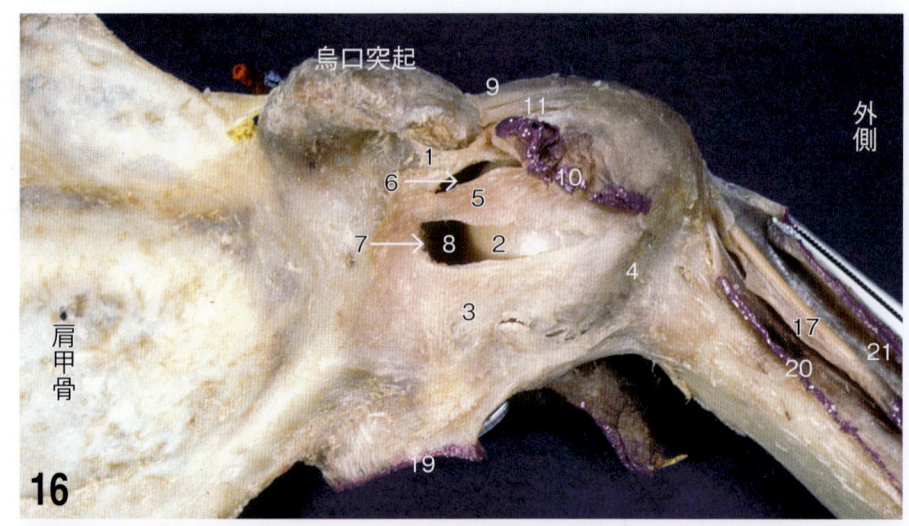

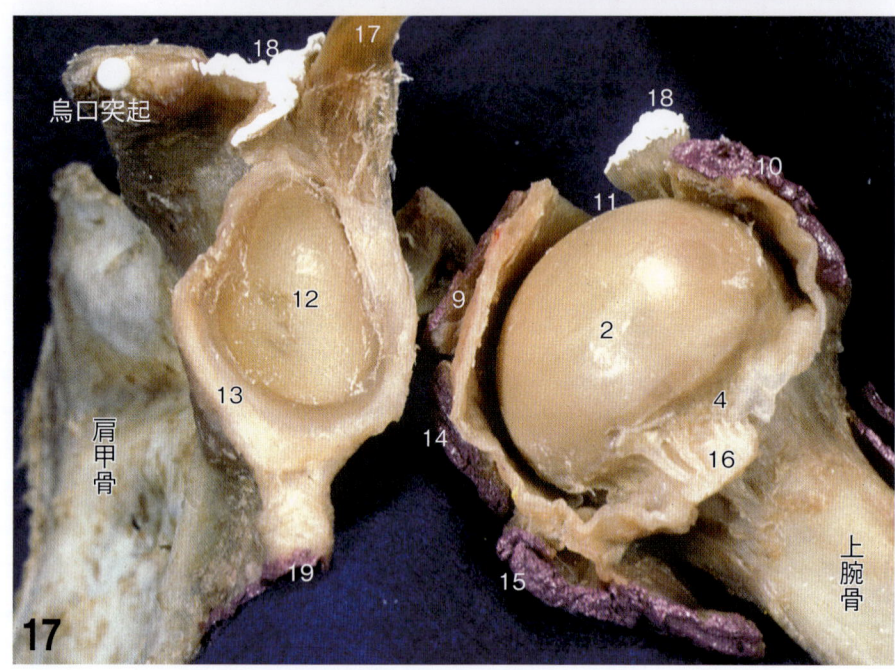

図16, 図17
1. 関節上腕靱帯の上束
2. 上腕骨頭
3. 関節上腕靱帯の下束
4. 上腕骨解剖頸
5. 関節上腕靱帯の前束
6. ヴァイトブレヒト孔
7. ルビエール孔
8. 肩関節腔
9. 棘上筋腱
10. 肩甲下筋腱
11. 腱板疎部
12. 肩関節窩
13. 関節唇
14. 棘下筋腱
15. 小円筋腱
16. 肩関節包
17. 上腕二頭筋長頭腱
18. 烏口上腕靱帯
19. 上腕三頭筋長頭
20. 広背筋（停止部）
21. 大胸筋（停止部）

関節上腕靱帯（図16）

　肩関節の前面で，関節包が深層線維の肥厚で補強された関節上腕靱帯をみる．関節上腕靱帯では次の3束が区別され，外転や外旋時の運動制限に関わる．**上束**(1)は関節窩上縁から生じて**上腕骨頭**(2)の上方を覆い，**下束**(3)は関節窩前縁と**上腕骨解剖頸**(4)の下部をつなぐ，**前束**(5)は関節窩上縁から解剖頸の前部に達し，上束や下束との間に関節包の弱い部をつくる．これらの弱い部にはWeitbrecht（ヴァイトブレヒト）**孔**(6, 上束との間)やRouvier（ルビエール）**孔**(7, 下束との間)と呼ばれる孔が時としてあき，これらの孔を経て**肩関節腔**(8)が肩甲下筋腱下滑液包などと交通する．とくにヴァイトブレヒト孔は，**棘上筋腱**(9)と**肩甲下筋腱**(10)の間の**腱板疎部**(11)とともに，肩関節脱臼時の関節頭の前方への脱臼路を構成する．

関節窩と関節頭を離断（図17）

　浅く狭い卵円形の**肩関節窩**(12)の周縁を線維軟骨性の**関節唇**(13)が取り巻く．**上腕骨頭**(2)の周辺に停止する**肩甲下筋腱**(10)，**棘上筋腱**(9)，**棘下筋腱**(14)，**小円筋腱**(15)で構成される腱板が，**関節包**(16)の上部と前・後部を補強するが，下部では補強を欠く．肩甲下筋腱と棘上筋腱の間の**腱板疎部**(11)は，内旋・外旋時の両筋腱間の摩擦を軽減するとともに，滑膜でくるまれた**上腕二頭筋長頭腱**(17)を通す．

肘と手の関節

　肘関節は上腕と前腕を連結し，肩関節とともに上肢の空間的な位置を定める．肘関節は上腕骨，橈骨，尺骨の間に形成される複関節で，腕橈関節，腕尺関節，上橈尺関節の3関節が同一の関節包に包まれる．肘関節固有の運動は屈曲と伸展であるが，前腕の遠位にある下橈尺関節と協同で，前腕の回外・回内にも関与する．一方，手の関節は，物をつかむ動作のような精巧で緻密な運動を可能にする．手の骨は8個の手根骨，5個の中手骨，14個の指骨（母指は基節骨と末節骨，他の4指は基節骨，中節骨，末節骨）からなるが，他に種子骨や副骨が存在することもある．これらの骨は関節により連結され，主要な関節として，橈骨手根関節や手根中央関節，さらに中手骨や指骨に関連して形成される手根中手関節，中手指節関節，指節間関節などがある．これらの関節は，外傷を含め，急性あるいは慢性に経過する多くの運動性疾患，手に分布する神経の絞扼（圧迫）障害，あるいは関節リウマチ等の全身疾患に際し，種々の症状や障害を示す．本項では，各関節がもつ構造上の特徴につき，臨床的な事項を加味しつつ解説を加える．

　なお，本項では，図20と図21を除き，右上肢で解剖を行っている．

肘の橈側の筋と神経（図1）

　上腕骨外側上顆(1)から**長・短の橈側手根伸筋**(2)や**前腕伸筋の浅層筋**(3)が生じる．これらの筋より深層で，**回外筋**(4)が外側上顆や**尺骨の回外筋稜**(5)から生じ，**橈骨**(6)の伸側をまわり橈骨上部の外面につく．回外筋や前腕伸筋群の過度の使用により，外側上顆を中心に前腕伸側にまで疼痛を生じるのが上腕骨外側上顆炎で，テニス肘とも呼ばれる．一方，**橈骨神経深枝**(7)が回外筋に圧迫されて回外筋症候群（後骨間神経症候群）を生じることはすでに述べた（p.92の図22）．

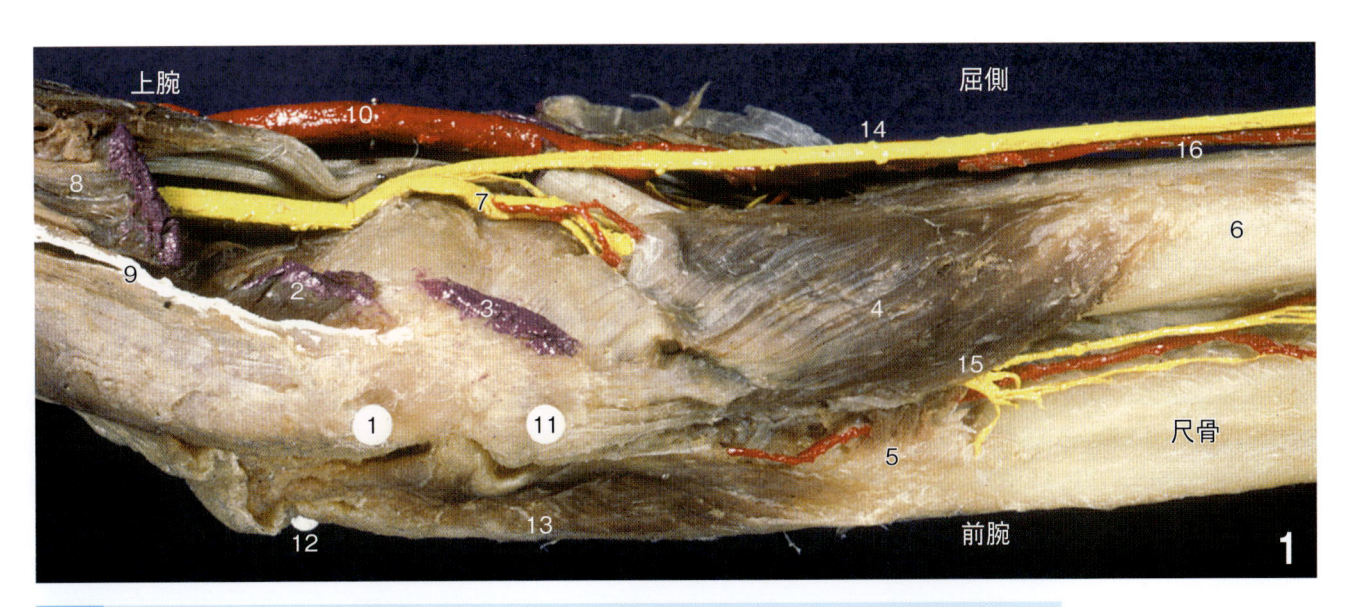

図1
1. 上腕骨外側上顆
2. 長・短の橈側手根伸筋
3. 前腕伸筋の浅層筋
4. 回外筋
5. 尺骨の回外筋稜
6. 橈骨
7. 橈骨神経深枝
8. 腕橈骨筋
9. 外側上腕筋間中隔
10. 上腕動脈
11. 橈骨頭
12. 尺骨肘頭
13. 肘筋
14. 橈骨神経浅枝
15. 後骨間神経
16. 橈骨動脈

154 関節

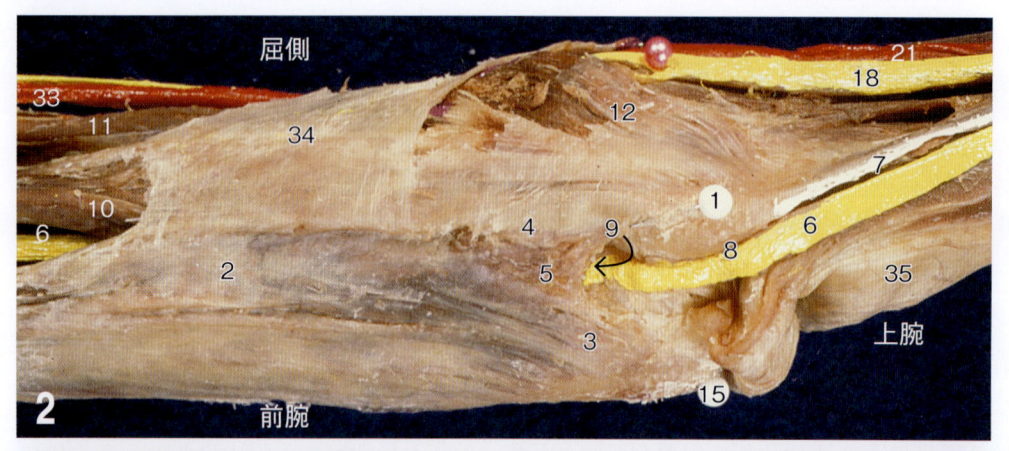

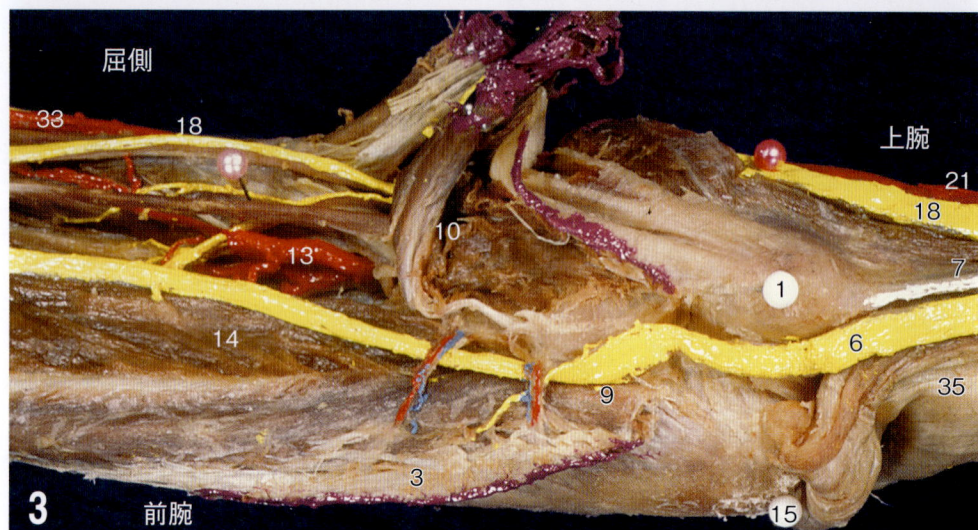

図2～図5
1. 上腕骨内側上顆
2. 尺側手根屈筋
3. 尺側手根屈筋尺骨頭
4. 尺側手根屈筋上腕頭
5. 尺側手根屈筋腱弓
6. 尺骨神経
7. 内側上腕筋間中隔
8. 尺骨神経溝
9. 肘部管
10. 浅指屈筋
11. 橈側手根屈筋
12. 円回内筋
13. 尺骨動脈
14. 深指屈筋
15. 尺骨肘頭
16. 上腕二頭筋停止腱
17. 円回内筋上腕頭
18. 正中神経
19. 円回内筋尺骨頭
20. 浅指屈筋アーチ
21. 上腕動脈
22. 上腕筋
23. 肘関節包
24. 上腕骨鈎突窩
25. 上腕骨橈骨窩
26. 上腕骨外側上顆
27. 橈骨頸

肘の尺側の筋と神経(図2)

上腕骨内側上顆(1)のすぐ遠位で，尺側手根屈筋(2)の尺骨頭(3)と上腕頭(4)の間に尺側手根屈筋腱弓(5)が形成される．尺骨神経(6)が内側上腕筋間中隔(7)の伸側から上腕骨の尺骨神経溝(8)を下行し，尺側手根屈筋腱弓をくぐって肘部管(9)に入る．尺骨神経溝では，尺骨神経は骨に接し，筋膜や皮膚で覆われるだけで外部から障害を受けやすく，同部の打撲の際などに手の尺側にしびれを生じる．一方，内側上顆からは浅指屈筋(10)，橈側手根屈筋(11)，円回内筋(12)なども生じる．強く物を握り締めて瞬間的に手を激しく掌屈する投球運動を長時間継続すると，筋や骨膜の部分的断裂と炎症がこの部に生じ，肘の尺側に痛みを訴え(内側上顆炎)，この部に骨棘が形成されることもある．

肘部管を開く(図3)

尺側手根屈筋腱弓(図2の5)を開く．肘部管(9)は内側側副靱帯(図7bの2)を底とし，尺側手根屈筋腱弓で蓋をされたトンネルである．尺骨神経(6)は肘部管を通って前腕屈側に達し，尺骨動脈(13)などとともに，浅指屈筋(10)と深指屈筋(14)の間を遠位に向かう．同部での尺骨神経の圧迫障害は肘部管症候群と呼ばれる．尺側手根屈筋腱弓の位置は，内側上顆(1)と肘頭(15)を結んだ線より約1.5 cm遠位で，内側上顆と肘頭の間にある小海穴(しょうかいけつ)は，尺骨神経に対する重要な刺鍼点となる．

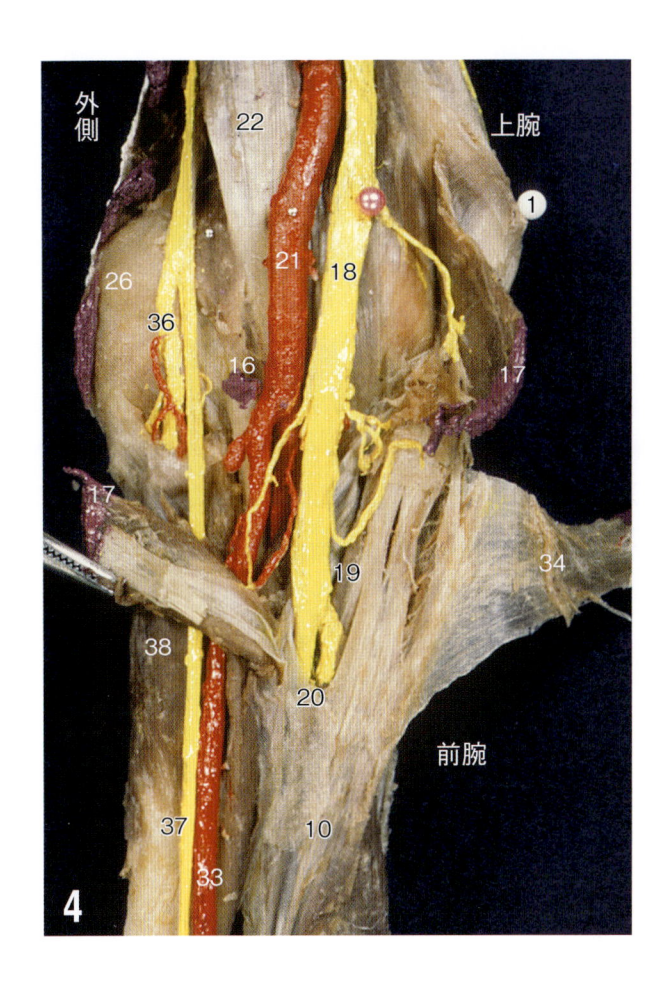

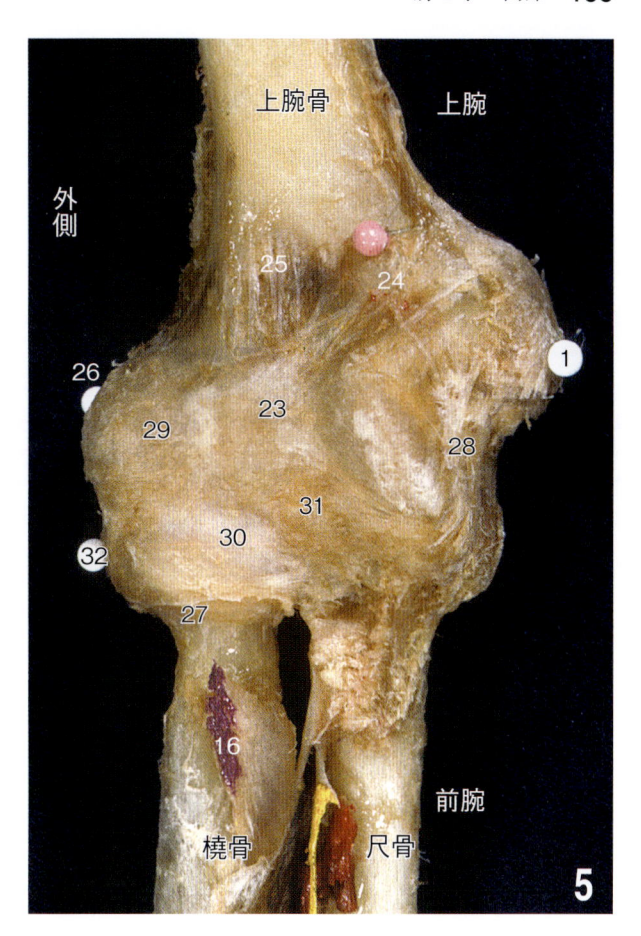

肘の屈側の筋と神経（図4）

　停止腱(16)を残して上腕二頭筋を除去し，**円回内筋の上腕頭**(17)も翻す．**正中神経**(18)が円回内筋の上腕頭と**尺骨頭**(19)の間から**浅指屈筋アーチ**(20)をくぐって**浅指屈筋**(10)の伸側に入る．**上腕動脈**(21)が**上腕筋**(22)上を正中神経に伴行する．上腕骨顆上骨折時の障害や固定包帯による過度の圧迫などで上腕動脈の血行が阻害されると，Volkmann（フォルクマン）阻血性拘縮と呼ばれる前腕屈筋群の退行性変性を引きおこすことがある．また，肘関節の屈側を覆う上腕筋は，上腕骨顆上骨折や肘関節脱臼の際によく損傷される．

肘関節の屈側面（図5）

　周辺の筋を除去して**肘関節包**(23)をみる．関節包は屈側では上腕骨の**鈎突窩**(24)と**橈骨窩**(25)の近位縁から，伸側では**肘頭窩**(図6の21)の近位縁から，側面では**上腕骨の内側上顆**(1)と**外側上顆**(26)の各遠位縁から生じ，尺骨滑車切痕や**橈骨頸**(27)の周囲に付着する（図7も参照）．関節包は**内側側副靱帯**(28)，**外側側副靱帯**(29)，**橈骨輪状靱帯**(30)で補強される．内側側副靱帯は上腕骨内側上顆と**尺骨鈎状突起**(31)の間，外側側副靱帯は上腕骨外側上顆と**橈骨頭**(32)の間にあり，橈骨輪状靱帯に癒合する．内・外側側副靱帯は屈伸運動軸の支点をなすとともに，肘関節の側方方向での動揺を防ぐ．

28. 内側側副靱帯	31. 尺骨鈎状突起	34. 上腕二頭筋腱膜	37. 橈骨神経浅枝
29. 外側側副靱帯	32. 橈骨頭	35. 上腕三頭筋	38. 回外筋
30. 橈骨輪状靱帯	33. 橈骨動脈	36. 橈骨神経深枝	

156 関　節

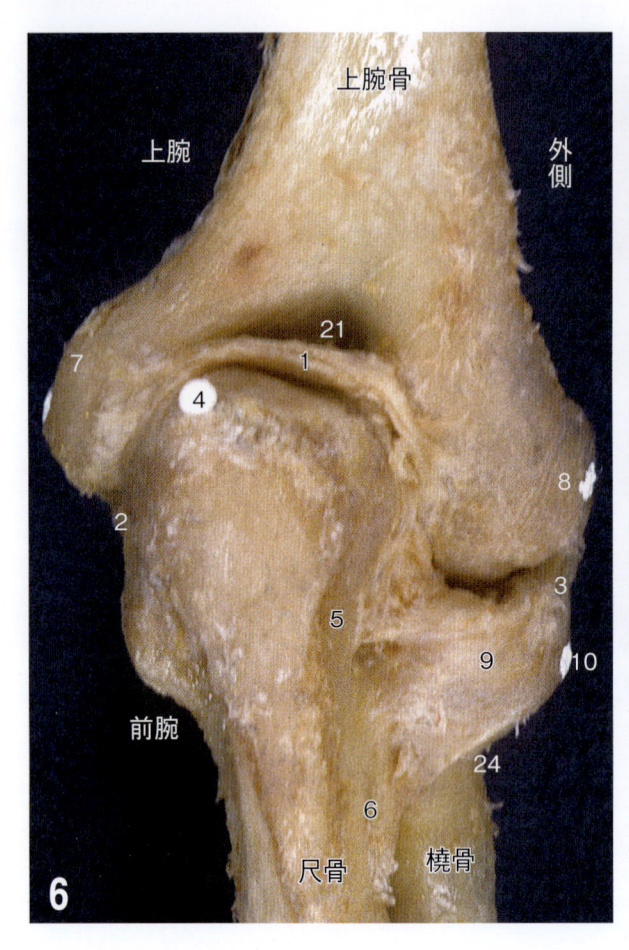

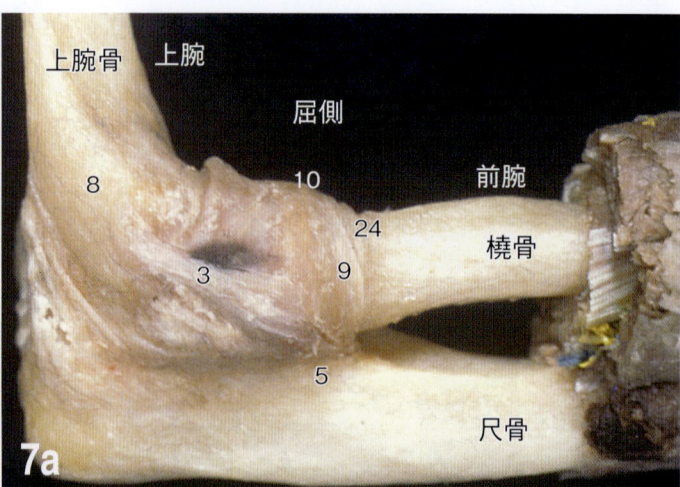

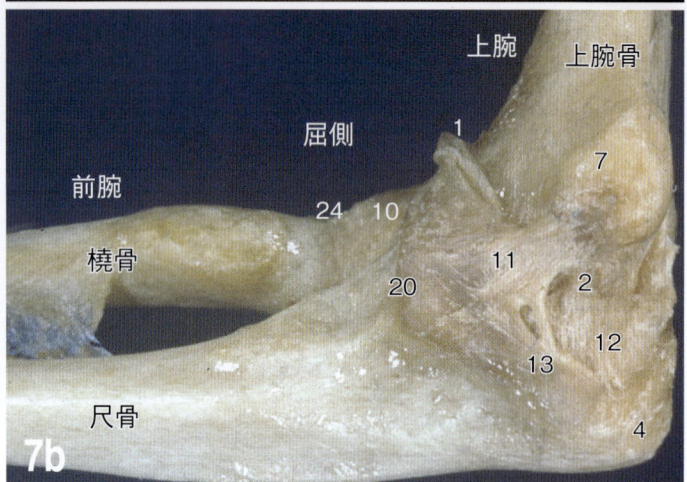

肘関節の伸側面（図6）

　伸展位で伸側面の**肘関節包**（1）はゆるむが，**内側と外側の側副靱帯**（2，3）は緊張する．ゆるんだ関節包は上腕三頭筋により引っ張られ，関節腔内に入り込まない．内側側副靱帯が**肘頭**（4）の尺側縁につき，外側側副靱帯が**尺骨の橈骨切痕後縁**（5）から**回外筋稜**（6）につく．肘頭は上腕三頭筋の停止部で，骨折時の骨片は筋に牽引されて近位に転位する．また，肘伸展位で**内側上顆**（7），肘頭，**外側上顆**（8）はほぼ一直線上に並ぶ．この直線はHuter（ヒューター）線と呼ばれ，肘関節の脱臼や骨折はこの位置関係に変化をきたす．

肘関節の橈側面（a）と尺側面（b）（図7）

　側副靱帯が**内側・外側上顆**（7，8）から三角形に拡がり，肘関節の屈側と伸側に向かう．**外側側副靱帯**（3）は肘の回転軸を中心に放射状に拡がる（a）ため，全関節位で緊張し，肘関節を尺側に折り曲げようとする力に抵抗する．この側副靱帯は**橈骨輪状靱帯**（9）に入り，**橈骨頭**（10）とは強く結合しないため，橈骨頭は遠位に脱臼しやすい．一方，**内側側副靱帯**（2）では，線維の拡がりの中心は肘の回転軸より伸側にはずれる（b）．この靱帯は肘関節を橈側に折り曲げようとする力に抵抗し，**前部線維**（11）は肘伸展位で，**後部線維**（12）は屈曲位で緊張する．前部線維と後部線維をつなぐ**横走線維**（13）はCooper（クーパー）靱帯と呼ばれ，**上腕骨滑車**（図8の14）の軸受けの役割を果たす．

肘と手の関節 157

屈側より肘関節腔を開く（図8）

　腕尺関節(15)が**上腕骨滑車**(14)と尺骨の滑車切痕との間に形成される．上腕骨滑車の**滑車軸**(A)は上腕骨に対して尺側遠位に傾く．このため，肘を最大伸展して回外すると，上腕と前腕は一直線にならず，**前腕の長軸**(B)が橈側に約15度偏位する（運搬角）．しかし，伸側面で橈側遠位を向く**滑車溝軸**(C)が，屈側面では上腕骨の長軸に平行な方向に変化するため，肘を屈曲するにつれ，前腕の偏位は消失する．この偏位のため，肘の屈伸に際し，**内側側副靱帯**(2)には常に引っ張り力が加わり，**上腕骨小頭**(16)と**橈骨頭**(10)の間の**腕橈関節**(17)には圧迫力が加わる．一方，上腕骨小頭と滑車の近位には**橈骨窩**(18)と**鈎突窩**(19)がある．肘の最大屈曲に際し，それぞれ橈骨頭と**尺骨の鈎状突起**(20)に対向して屈曲を制限する．肘の伸展も，伸側面で肘頭に対向する**上腕骨肘頭窩**(図6の21)で制限される．この例では鈎突窩が肘頭窩に貫通し（白矢印⇨），肘関節の過伸展が強まる．上腕骨小頭や滑車のすぐ近位での窩や孔の存在は骨の厚みを減少させ，顆上骨折を引き起こす可能性を高める．

上腕骨をはずし，橈骨と尺骨を近位からみる（図9）

　上橈尺関節(22)が**橈骨頭**(10)と**尺骨橈骨切痕**(23)の間に形成される．橈骨頭は楕円形で，前後方向にやや長い．最大回内時，橈骨頭の長径が左右方向を向き，前腕回旋軸の近位端はやや橈側に移動する．**橈骨輪状靱帯**(9)は橈骨頭をまわって橈骨切痕の両縁をつなぐが，橈骨とは結合せず，本靱帯の中で橈骨頭が回転する．また，橈骨頭の脱臼を防ぐべく，靱帯の遠位は絞られて**橈骨頸**(図7の24)に入り込む（図7a）．上橈尺関節の底面に橈骨切痕の遠位縁と橈骨頸をつなぐ**方形靱帯**(25)がみえる．方形靱帯は肘関節腔を遠位から閉鎖するとともに，前部線維が回外位，後部線維が回内位で緊張して橈骨頭の過度の回転を抑制する．

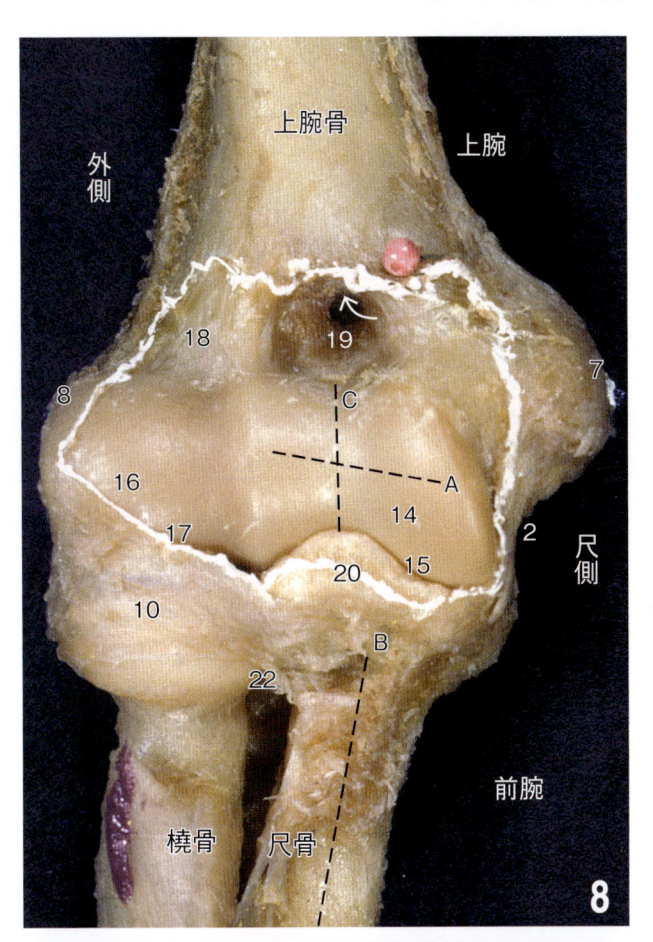

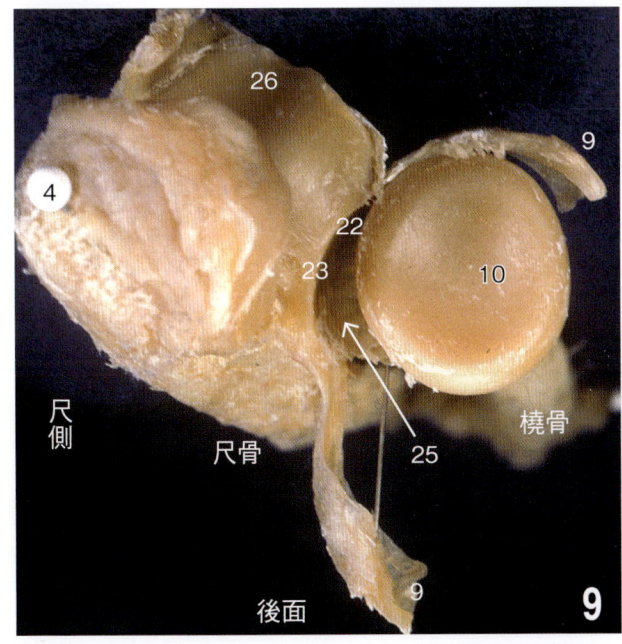

図6～図9	3. 外側側副靱帯	9. 橈骨輪状靱帯	走線維	20. 尺骨鈎状突起
⇨. 肘頭窩への貫通部	4. 尺骨肘頭	10. 橈骨頭	14. 上腕骨滑車	21. 上腕骨肘頭窩
A. 滑車軸	5. 尺骨の橈骨切痕後縁	11. 内側側副靱帯の前部線維	15. 腕尺関節	22. 上橈尺関節
B. 前腕長軸	6. 尺骨の回外筋稜	12. 内側側副靱帯の後部線維	16. 上腕骨小頭	23. 尺骨橈骨切痕
C. 滑車溝軸	7. 上腕骨内側上顆	13. 内側側副靱帯の横	17. 腕橈関節	24. 橈骨頸
1. 肘関節包	8. 上腕骨外側上顆		18. 上腕骨橈骨窩	25. 方形靱帯
2. 内側側副靱帯			19. 上腕骨鈎突窩	26. 尺骨滑車切痕

158 関　節

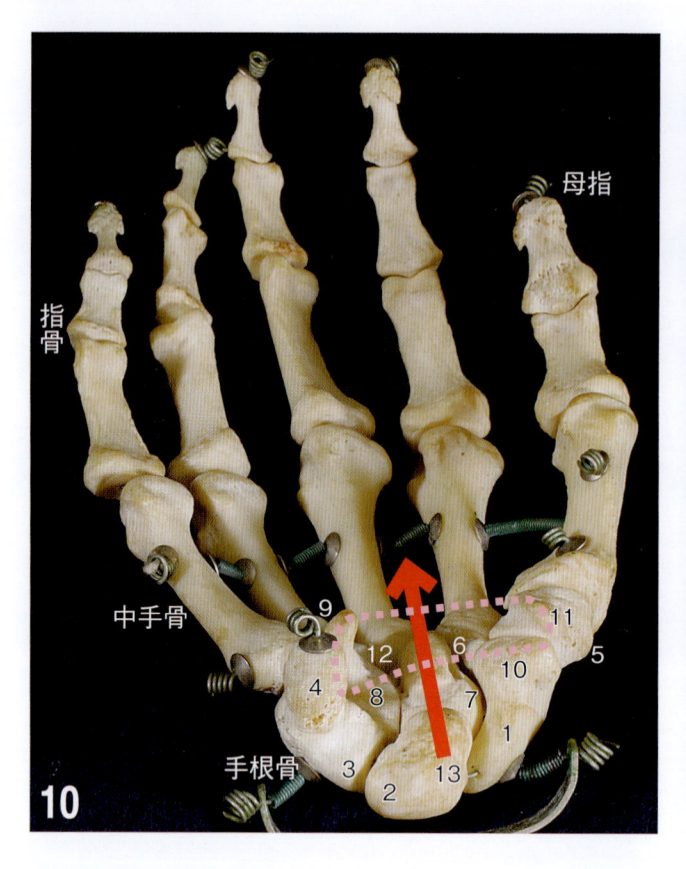

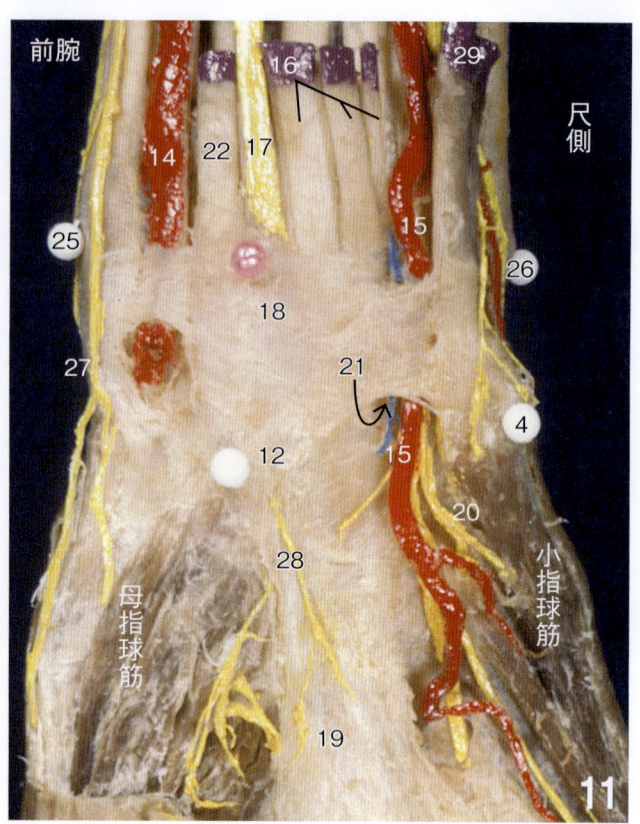

手の骨格と手根溝（図10）

　手の骨格を掌側近位よりみる．手は手根骨，中手骨，指骨より構成される．手根骨は近位列に**舟状骨**(1)，**月状骨**(2)，**三角骨**(3)，**豆状骨**(4)の4骨，遠位列に**大菱形骨**(5)，**小菱形骨**(6)，**有頭骨**(7)，**有鉤骨**(8)の4骨よりなり，全体として背側は凸面，掌側は中央が溝状に凹んで**手根溝**（図14の1）をなす．手根溝の尺側の隆起は豆状骨と**有鉤骨鉤**(9)，橈側の隆起は**舟状骨結節**(10)と**大菱形骨結節**(11)により形成されるが，手根溝は両隆起間に張る**屈筋支帯**(12，桃色の点線で囲った部)で掌側を閉ざされ，**手根管**(13)と呼ばれるトンネル(赤矢印➡)がつくられる．

屈筋支帯と尺骨管（図11）

　掌側で手根をみる．前腕では筋膜が除去され，**橈骨動脈**(14)や**尺骨動・静脈**(15)，**浅指屈筋腱**(16)や**正中神経**(17)がみえ，手根では皮下組織が除去され，**屈筋支帯**(12)がみえている．屈筋支帯は幅約2.5 cm，厚さ1～2 mmで，近位で前腕筋膜の肥厚した**掌側手根靱帯**(18)，遠位で**手掌腱膜**(19)に癒合する．一方，**尺骨神経の掌枝**(20)が，尺骨動・静脈とともに，屈筋支帯の尺側表層の**尺骨管**(21)を通り手掌に達する．尺骨管（Guyon（ギヨン）管）は，掌側壁が掌側手根靱帯，背側壁が屈筋支帯，尺側壁が**豆状骨**(4)よりなる断面が三角形の管で（図13），同部での尺骨神経の圧迫症状は尺骨管症候群と呼ばれる．

図10～図13	4. 豆状骨	8. 有鉤骨	12. 屈筋支帯
1. 舟状骨	5. 大菱形骨	9. 有鉤骨鉤	13. 手根管(➡)
2. 月状骨	6. 小菱形骨	10. 舟状骨結節	14. 橈骨動脈
3. 三角骨	7. 有頭骨	11. 大菱形骨結節	15. 尺骨動・静脈

手根管を通る解剖構造（図12）

掌側手根靱帯，屈筋支帯および手掌腱膜を除去し，**手根管**(13)を開く．手根管が**豆状骨**(4)−**有鈎骨鈎**(9)と**舟状骨結節**(10)−**大菱形骨結節**(11)の間に形成されていること，および屈筋支帯のすぐ深層の手根管内で，**浅指屈筋腱**(16)より浅層を**正中神経**(17)が下方に走ることがわかる．また，**尺骨管**（図11の21）も開かれており，同管が豆状骨と有鈎骨鈎にはさまれた位置を占めるのがわかる．

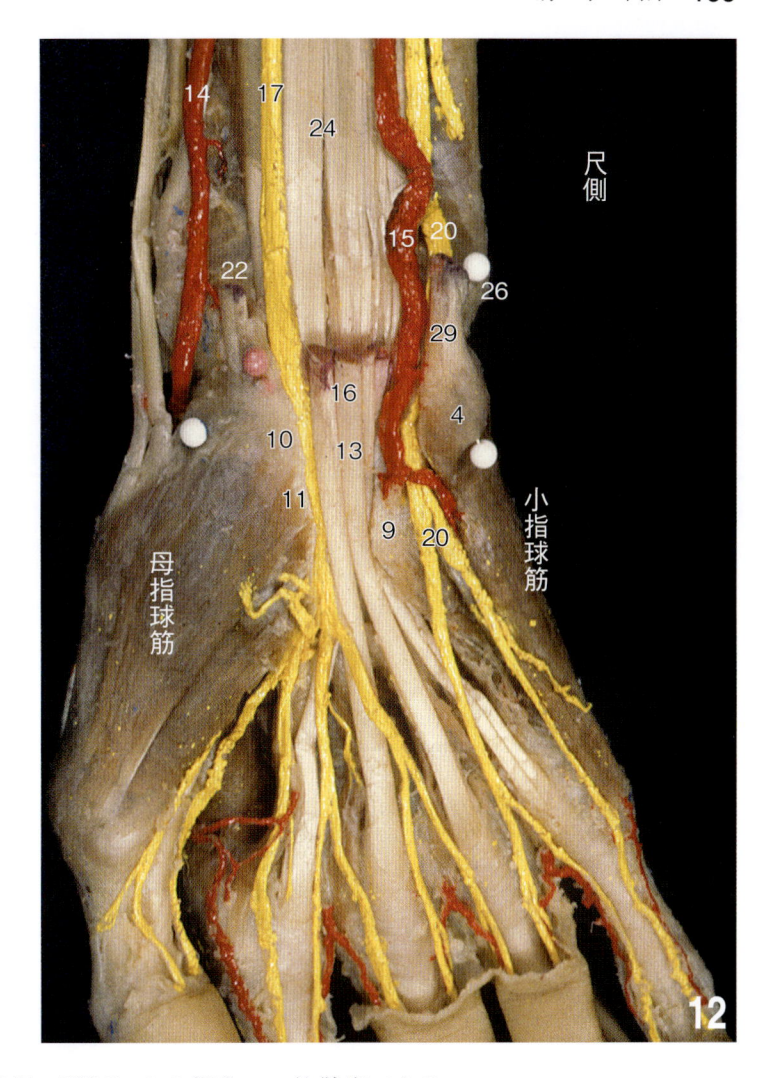

手根管の断面（図13）

横に並んだ手根骨が手掌につくる陥凹と，これを掌側より閉ざす**屈筋支帯**(12)の間に手根管が形成される．最浅層の**正中神経**(17)以外に，**橈側手根屈筋腱**(22)，**長母指屈筋腱**(23)，各4本の**浅指屈筋腱**(16)と**深指屈筋腱**(24)が，それぞれ腱鞘に包まれて，手根管を通過するか，屈筋支帯を貫く．手根管壁や内容物の異常は，手根管症候群と呼ばれる正中神経の絞扼(圧迫)障害を生じる．症状の一つにTinel（チネル）症候がある．この部での正中神経の叩打による指先への放散痛である．

16. 浅指屈筋腱
17. 正中神経
18. 掌側手根靱帯
19. 手掌腱膜
20. 尺骨神経の掌枝
21. 尺骨管
22. 橈側手根屈筋腱
23. 長母指屈筋腱
24. 深指屈筋腱
25. 橈骨茎状突起
26. 尺骨茎状突起
27. 外側前腕皮神経の枝
28. 正中神経の掌枝
29. 尺側手根屈筋腱

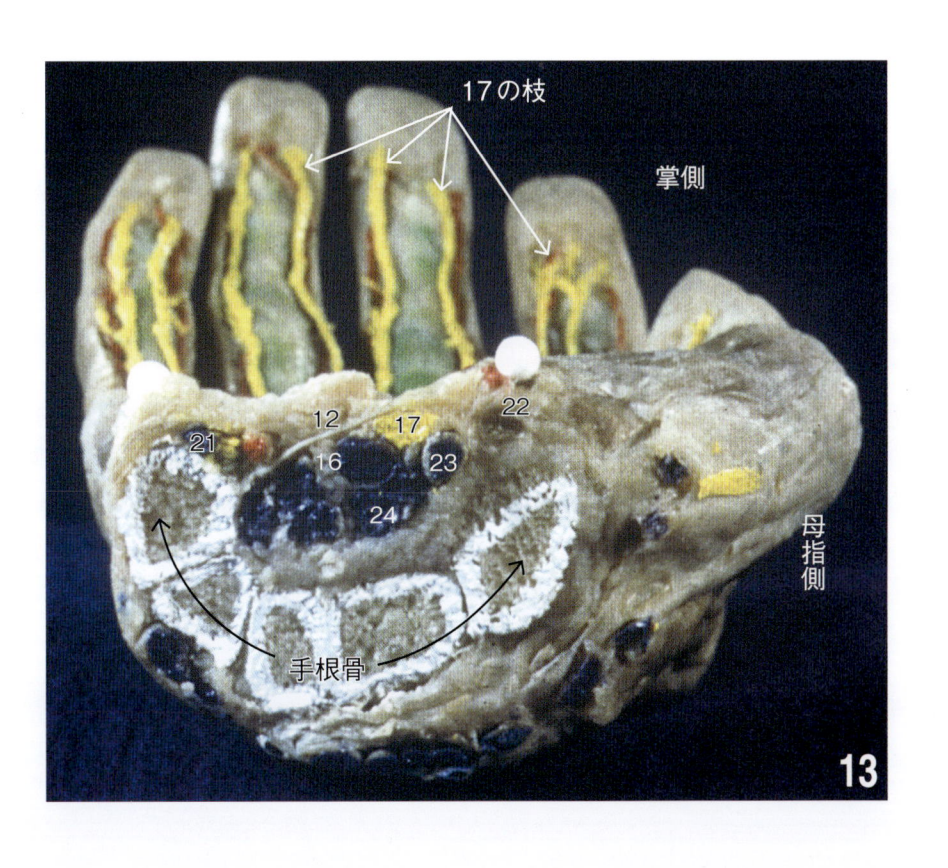

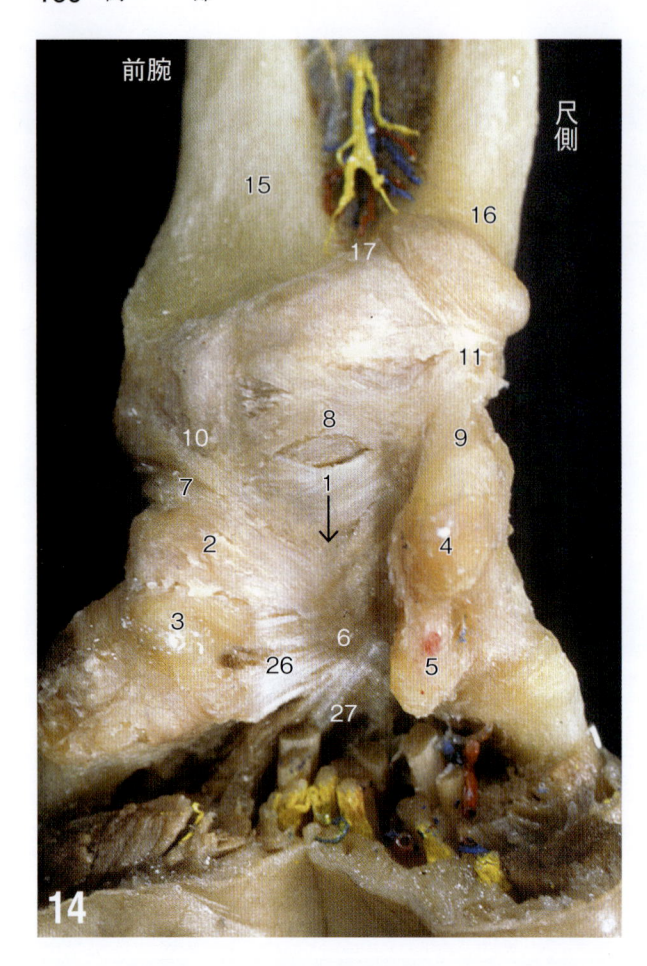

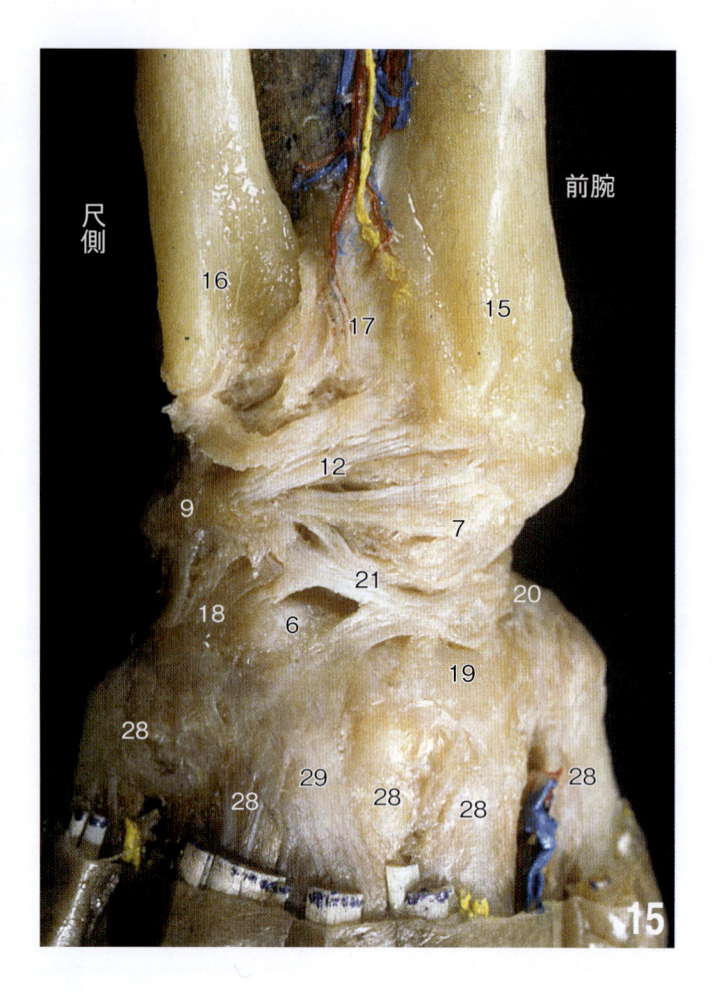

手根や中手の関節の掌側面（図14）

　手根管の内容を除去し，手根管の底部をなす**手根溝**(1)をみる．**舟状骨結節**(2)と**大菱形骨結節**(3)による橈側手根隆起と，**豆状骨**(4)と**有鈎骨鈎**(5)による尺側手根隆起が手根溝の両側の壁を形成する（図10も参照）．手根溝には関節や靱帯が多くあり，手根部の安定に重要な役割を果たす．このうち，**有頭骨**(6)から近位へ扇状に拡がり，**舟状骨**(7)，**月状骨**(8)，**三角骨**(9)に至る靱帯は重要で，その中央の一部が欠損すると有頭骨と月状骨の結合が弱まり，手根の関節を不安定にする．また，**掌側橈骨手根靱帯**(10)と**掌側尺骨手根靱帯**(11)は橈骨手根関節の補強靱帯で，**背側橈骨手根靱帯**（図15の12）や**内側と外側の手根側副靱帯**（図16の13と14）とともに，同関節の過剰な運動の抑制に関わる．

下橈尺関節，および手根や中手の関節の背側面（図15）

　橈骨下端(15)の尺骨切痕と**尺骨頭**(16)の関節環状面の間に**下橈尺関節**(17)が形成される．関節包は広くゆるいので，掌側面（図14）と背側面で，橈骨下端と尺骨頭を横につなぐ線維で補強される．手根骨では，近位に**三角骨**(9)や**舟状骨**(7)など，遠位に**有鈎骨**(18)，**有頭骨**(6)，**小菱形骨**(19)および**大菱形骨**(20)がみえ，その表層に**背側橈骨手根靱帯**(12)や**背側手根間靱帯**(21)などが存在する．

図14～図17	2. 舟状骨結節	6. 有頭骨	10. 掌側橈骨手根靱帯
図17の→．下橈尺関節への交通	3. 大菱形骨結節	7. 舟状骨	11. 掌側尺骨手根靱帯
	4. 豆状骨	8. 月状骨	12. 背側橈骨手根靱帯
1. 手根溝	5. 有鈎骨鈎	9. 三角骨	13. 内側手根側副靱帯

14. 外側手根側副靱帯
15. 橈骨下端
16. 尺骨頭
17. 下橈尺関節
18. 有鈎骨
19. 小菱形骨
20. 大菱形骨
21. 背側手根間靱帯
22. 橈骨の手根関節面
23. 関節円板
24. 橈骨の尺骨切痕
25. 尺骨の茎状突起
26. 掌側手根間靱帯
27. 掌側手根中手靱帯
28. 中手骨
29. 背側手根中手靱帯
30. 橈骨の茎状突起
31. 尺側手根伸筋腱

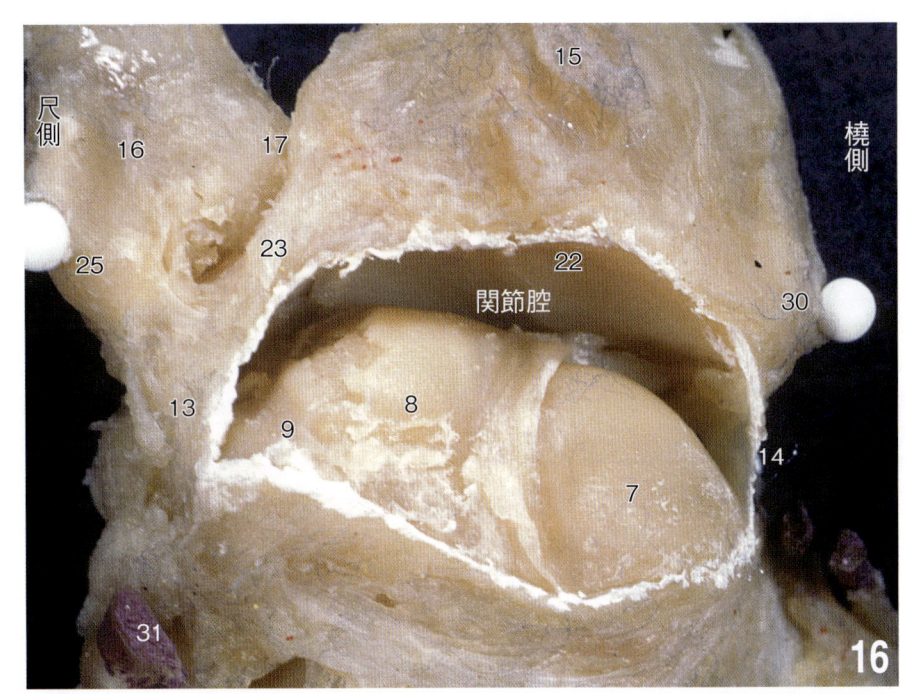

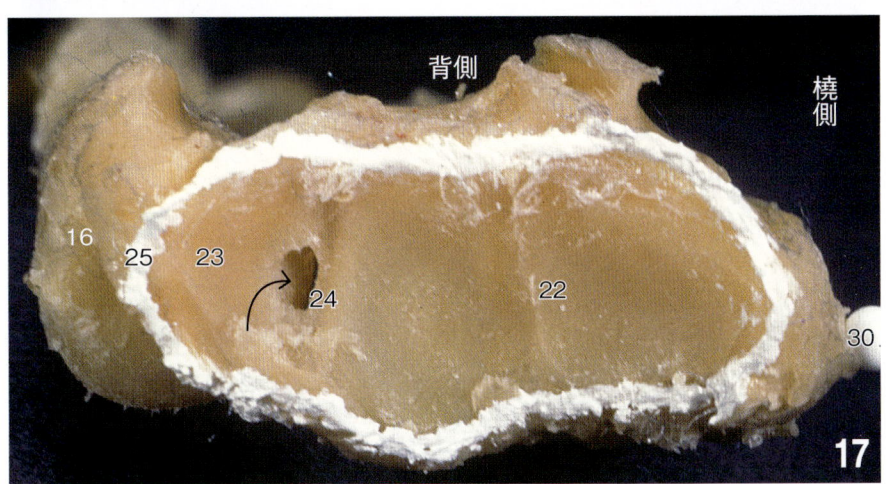

背側より橈骨手根関節の関節腔を開く（図16）

橈骨手根関節は楕円関節で，手の手掌側，手背側，橈側，尺側への各屈曲と，これらを総合した描円運動に関与する．**舟状骨**(7)，**月状骨**(8)，および**三角骨**(9)よりなる関節頭は楕円球状を呈する．強く手をついた時に生じる手根部での損傷は舟状骨と月状骨に集中する．一方，関節窩も楕円球状に凹み，**橈骨下端**(15)の**手根関節面**(22)と**関節円板**(23)により構成される．橈骨の手根関節面はわずかに掌側と尺側に向くため，掌屈と尺屈の運動域は，背屈と橈屈に比べて大きくなる．また，橈骨下端の背側部が近位手根骨を覆うため，近位手根骨の触診に際しては掌屈位をとる必要がある．

橈骨手根関節の関節窩（図17）

関節円板(23)は前腕の回旋時に，**尺骨頭**(16)の遠位面をすべるような動きを示す．関節円板は**橈骨の尺骨切痕**(24)と**尺骨の茎状突起**(25)をつないでおり，下橈尺関節の脱臼時や橈骨下端の骨折時に尺骨の茎状突起の骨折が生じることがある．また，関節円板は尺骨頭と下橈尺関節を橈骨手根関節より隔てるが，関節円板の橈骨への付着が不完全で，下橈尺関節と橈骨手根関節の関節腔が交通（黒矢印→）することがしばしばある．

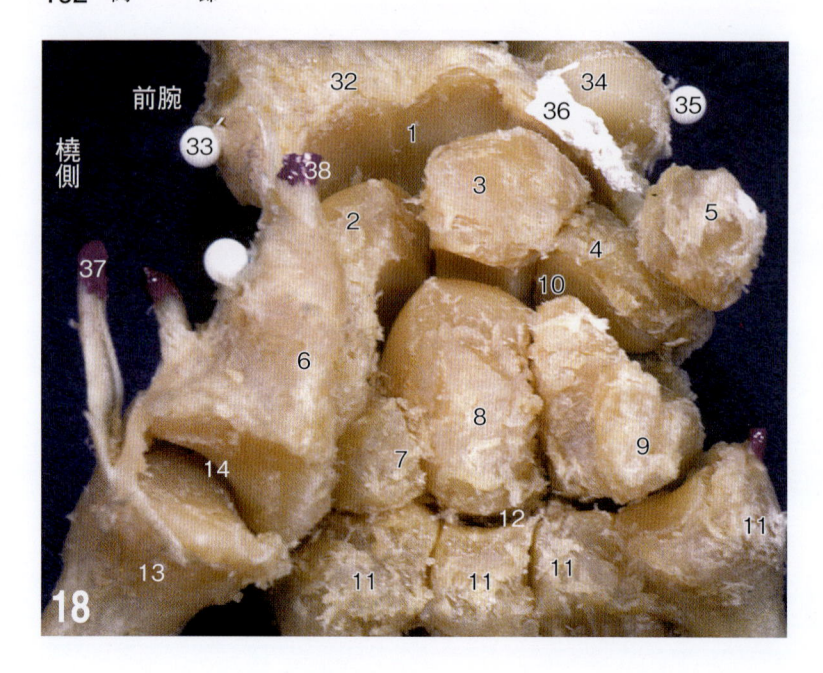

手根の関節を開く(図18)

　手根掌側の靱帯を除去する．手根の関節の動きは**橈骨手根関節**(1)，**手根骨の近位列**(2〜5)−**遠位列**(6〜9)間の**手根中央関節**(10)，および各列手根骨間の手根間関節の連動で構成される．手根中央関節の関節腔はS字状で，**舟状骨**(2)の中央で向きを変える．舟状骨骨折時，関節の動きによる引き離し力が作用し，骨折部の癒合は困難となる．一方，手根間関節と手根中央関節の関節腔は互いに交通するが，手根間関節には手根間靱帯があり，骨相互の動きは制限される．遠位列手根骨はさらに**第2〜第5中手骨**(11)との間に**手根中手関節**(12)をつくる．その関節腔は互いに，また遠位列手根骨の手根間関節の関節腔とも交通する．**第1中手骨**(13)と**大菱形骨**(6)との間の**母指手根中手関節**(14)は鞍関節で，母指の動きの自由度を高める．

指(第2〜第5指)の関節の側面観(図19)

　中手骨(11)，**基節骨**(15)，**中節骨**(16)，**末節骨**(17)の間に**中手指節関節**(18)と**近位指節間関節**(19)・**遠位指節間関節**(20)が存在する．これらの関節の側面から掌側面は**側副靱帯**(21)や**掌側靱帯**(22)で補強される．掌側靱帯は，掌側遠位で線維軟骨化して，遠位側にある骨の骨底掌側面に固く付着し，浅い関節窩の掌側部を補う．中手指節関節の側副靱帯は，関節屈曲時に緊張し，伸展時に弛緩する．したがって，中手指節関節の内転と外転は屈曲時に制限される．一方，指節間関節は蝶番関節で，側副靱帯は伸展時に緊張し，屈曲時に弛緩する．

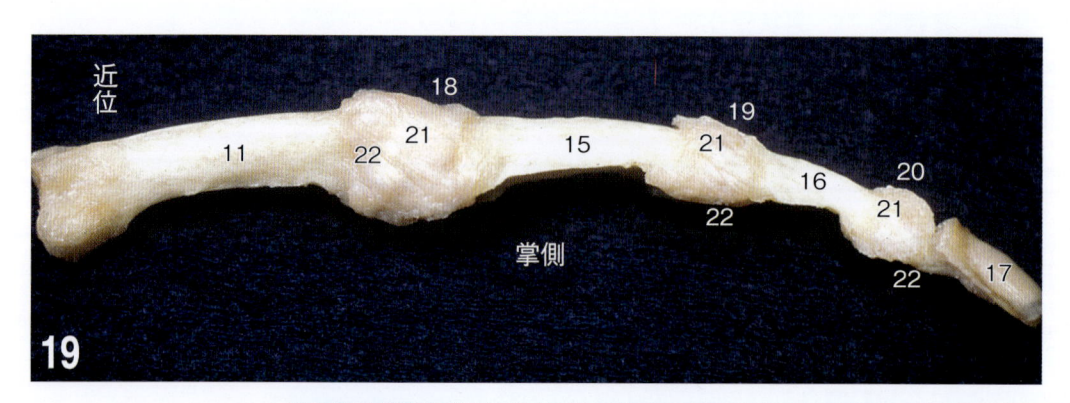

図18〜図21	6. 大菱形骨	12. 手根中手関節	17. 末節骨
1. 橈骨手根関節	7. 小菱形骨	13. 第1中手骨	18. 中手指節関節
2. 舟状骨	8. 有頭骨	14. 母指の手根中手関節	19. 近位指節間関節
3. 月状骨	9. 有鈎骨	15. 基節骨	20. 遠位指節間関節
4. 三角骨	10. 手根中央関節	15. 基節骨	21. 側副靱帯
5. 豆状骨	11. 第2〜第5中手骨	16. 中節骨	22. 掌側靱帯

左の指の背側の皮膚を取り除く（図20）

指の関節の背側の関節包は薄いが，**指背腱膜**(23)で補強される．指背腱膜は**指伸筋の腱**(24)が膜状に拡がったもので，**骨間筋や虫様筋の停止腱**(25)が基節骨(15)の高さで両側から加わる．指背腱膜は**中手指節関節**(18)や**近位・遠位の指節間関節**(19，20)の関節包に癒着するとともに，遠位で3束に分れ，**中央の束**(26)は**中節骨**(16)の骨底，**両側の束**(27)は合して**末節骨**(17)の骨底に達する．

指に付着する腱を左の第4指でみる（図21）

母指側からみている．中手骨の背面から**指伸筋の腱**(24)，基節骨の側方からは**骨間筋**(28)と**虫様筋**(29)の腱が**指背腱膜**(23)に加わる．指の掌側では**浅指屈筋腱**(30)が二分し，**深指屈筋腱**(31)を通した後，**中節骨**(16)の骨底につく．深指屈筋腱は**末節骨**(17)の骨底に達する．これらの腱の付着状況と骨折時の変形は密に関連する．すなわち，中手骨の骨折では，骨折線より遠位部が骨間筋，虫様筋，指屈筋により掌側に引かれ，指は背側凸の変形となる．**基節骨**(15)の骨折では，近位側骨片は骨間筋や虫様筋により掌側に，遠位側骨片は指背腱膜により背側に引かれ，掌側凸の変形となる．中節骨の骨折では，骨折が浅指屈筋腱停止部より近位であれば，骨折線より遠位部が同筋により掌側に引かれて背側凸，遠位であれば，骨折線より近位部が掌側に引かれて掌側凸の変形となる．末節骨の骨折では，近位側骨片は指背腱膜により背側に，遠位側骨片は深指屈筋腱により掌側に転位する．

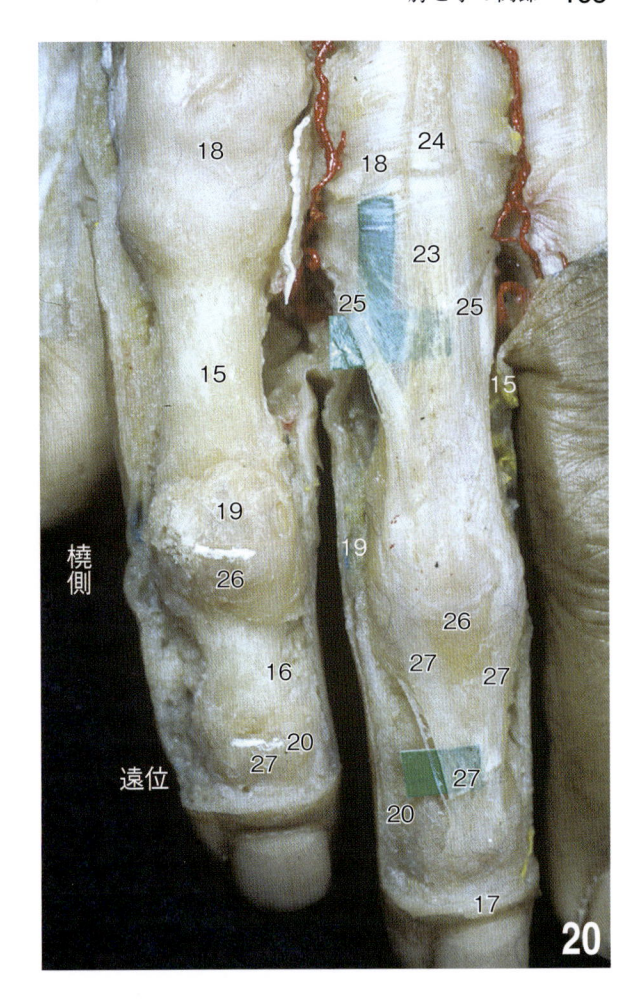

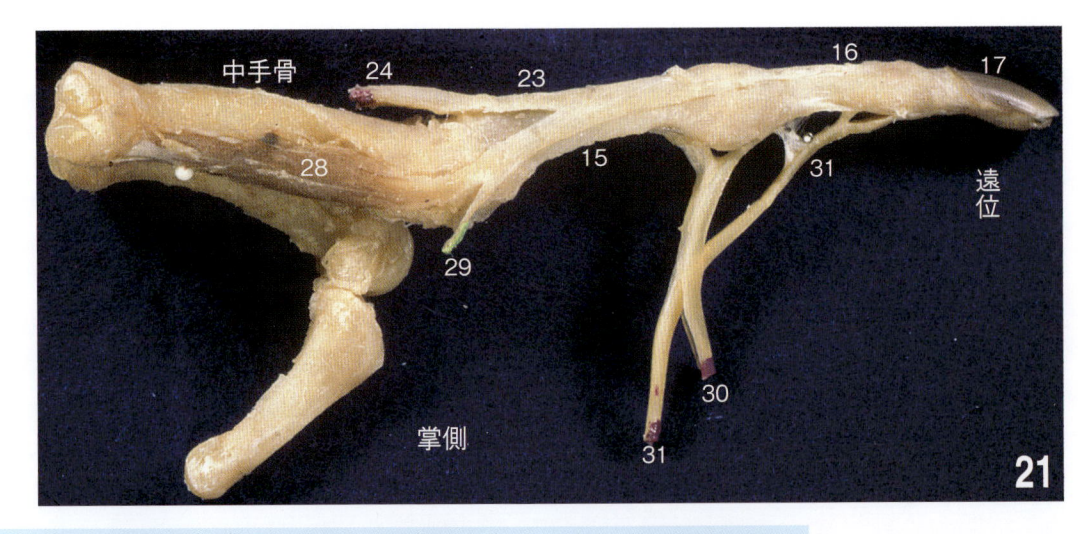

23. 指背腱膜	束	30. 浅指屈筋腱	35. 尺骨の茎状突起
24. 指伸筋の腱	27. 指背腱膜の両側の束	31. 深指屈筋腱	36. 関節円板
25. 骨間筋や虫様筋の停止腱	28. 骨間筋	32. 橈骨下端	37. 長母指外転筋
26. 指背腱膜の中央の	29. 虫様筋	33. 橈骨の茎状突起	38. 橈側手根屈筋腱
		34. 尺骨頭	

股関節

　股関節は球（臼状）関節で，寛骨臼に大腿骨頭が深くはまりこむ．そのため運動範囲は制限され，骨結合した寛骨とともに関節を安定させ，上位の体重を支え，下肢運動の起点として歩行や起坐などが行える．さらに関節周囲筋や関節包靱帯も股関節の安定性の主要な因子となる．関節周囲筋には，関節後面を横方向に走る大腿回旋筋群（梨状筋や外閉鎖筋など）と，関節を外側から包む大腿外転筋群（小・中殿筋など）がある．これらは協同して大腿骨頭を寛骨臼に押しつける．関節包靱帯には腸骨大腿靱帯，坐骨大腿靱帯，恥骨大腿靱帯の三つがある．股関節は，疾患的には先天性脱臼の最も多い関節であるが，運動時の障害も多く，大腿骨頭に分布する血管の損傷や閉塞は同部に壊死性病変をもたらす．また，種々の原疾患に続発する変形性関節症の好発部位でもある．いずれにせよ，種々の病的状態に伴う関節の運動制限は，股関節疾患の診断にあたり重要な情報を提供する．

股関節の前方にある筋（図1）

　左股関節の前方の筋を離断する．**上前腸骨棘**(1)から**縫工筋**(2)と**大腿筋膜張筋**(3)，**下前腸骨棘**(4)から**大腿直筋**(5)が起こり，**腸腰筋**(6)とともに股関節の屈曲（大腿を前方にあげる）に関わる．骨盤部のスポーツ外傷には裂離骨折の型をとるものが多い．上・下の前腸骨棘や，大腿屈筋群の起始する**坐骨結節**（図2の7）はその好発部位で，骨片の裂離は起始する筋の力による．**恥骨筋**(8)や**長内転筋**(9)などの大腿内転筋が付着する**恥骨結節**(10)付近でも，スポーツに伴う骨膜炎や恥骨上・下枝の疲労骨折を生じることがあり，**大内転筋**（図9の21）の付着する坐骨枝についても同様のことが生じる．

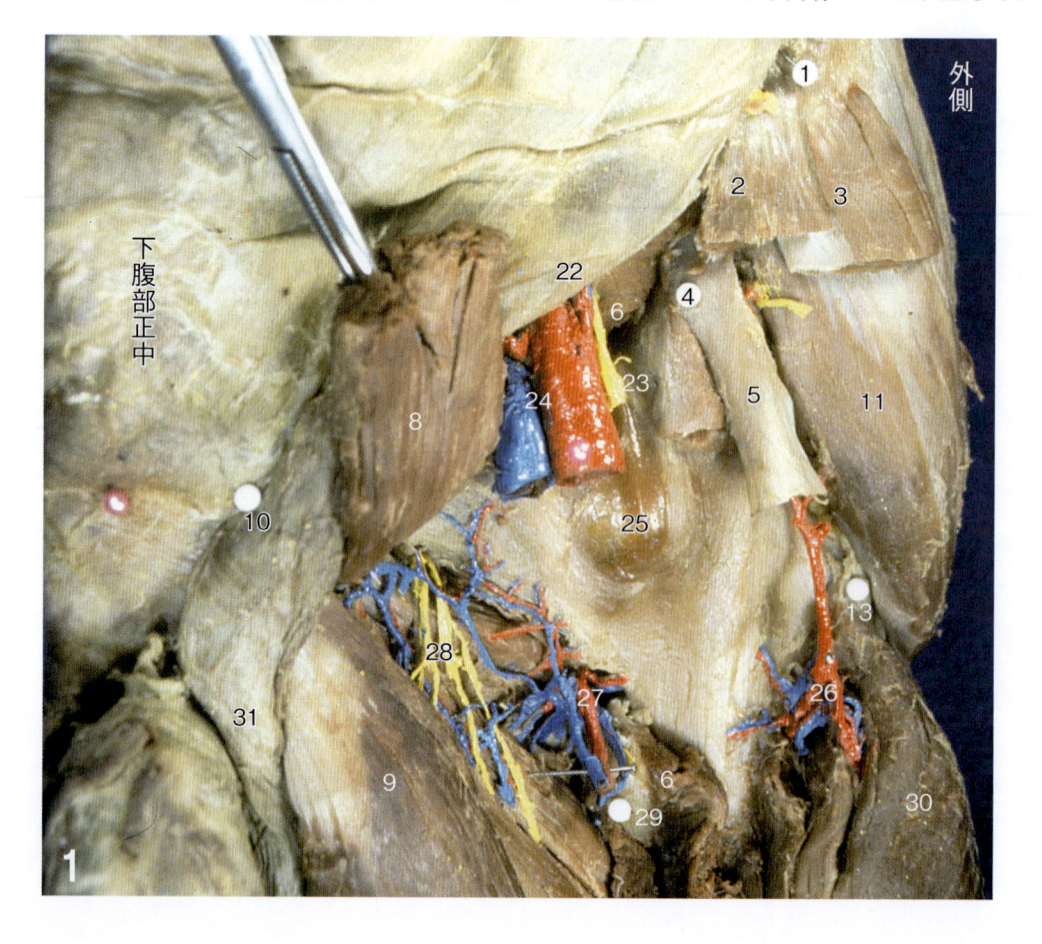

図1～図3
1. 上前腸骨棘
2. 縫工筋
3. 大腿筋膜張筋
4. 下前腸骨棘
5. 大腿直筋
6. 腸腰筋（断端）
7. 坐骨結節
8. 恥骨筋
9. 長内転筋
10. 恥骨結節
11. 中殿筋
12. 小殿筋
13. 大腿骨大転子
14. 下殿神経
15. 上殿神経
16. 梨状筋
17. 内閉鎖筋
18. 上双子筋
19. 下双子筋
20. 大腿方形筋
21. 坐骨神経
22. 鼠径靱帯
23. 大腿神経
24. 大腿動・静脈
25. 股関節
26. 外側大腿回旋動・静脈

股関節　165

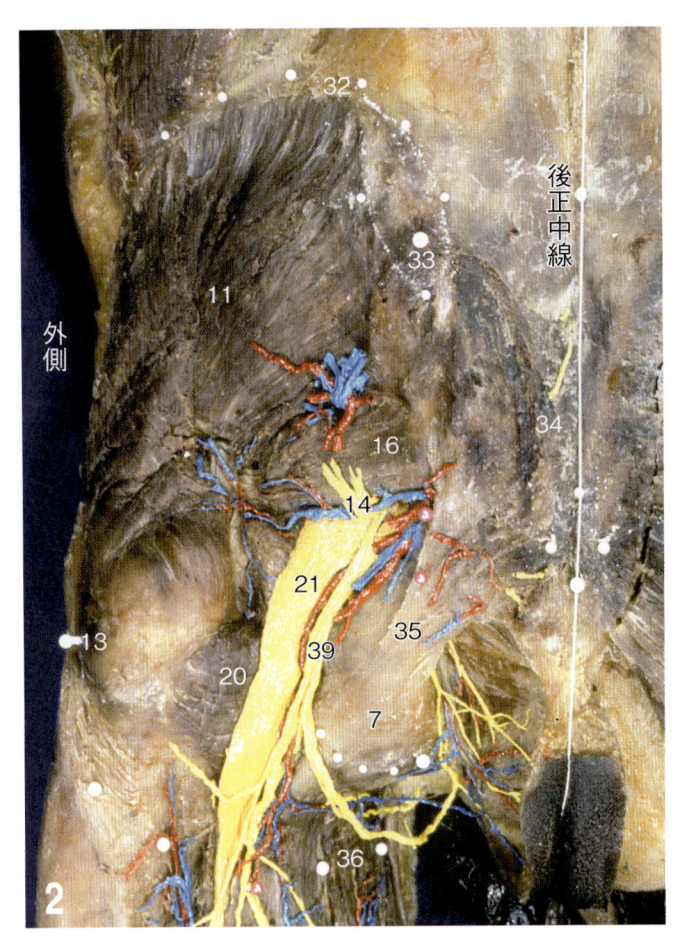

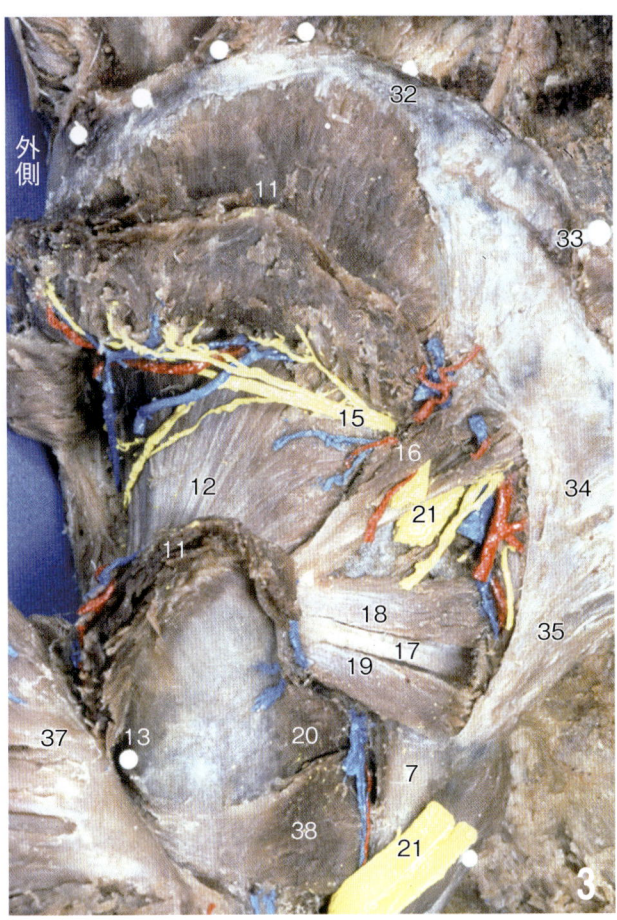

=== 左側で大殿筋を除去し，股関節後方の筋をみる（図2）===

　中殿筋（11）は深層の**小殿筋**（図3の12）や前方の**大腿筋膜張筋**（図1の3）と大腿外転筋群を構成する．小・中殿筋の前部（図1）では大腿の内旋，後部では外旋の作用が加わる．大腿骨頭の長軸は大腿骨体の長軸と120〜130度の角度（**大腿骨頸体角**，図10のA）をなすため，**大腿骨の大転子**（13）は骨盤から側方に突出する．このため，0〜35度の外転位にあっては，小・中殿筋は大腿骨頭を関節窩に押しつける．大腿外転筋群は骨盤の左右方向での安定に重要で，その機能不全は，患側肢で片脚起立すると，対側に骨盤が傾斜するというTrendelenburg（トレンデレンブルグ）徴候を引き起こす．

=== さらに中殿筋を翻す（図3）===

　下殿神経（図2の14）支配の大殿筋と異なり，大腿外転筋群は**上殿神経**（15）が支配する．大腿回旋筋群の**梨状筋**（16），**内閉鎖筋**（17），**上双子筋**（18），**下双子筋**（19），**大腿方形筋**（20）は大腿を外旋する．外傷性股関節脱臼の約9割を占める後方脱臼では，大腿骨頭は下双子筋と大腿方形筋の間に出て，**坐骨神経**（図2の21）の麻痺を合併することがある．内閉鎖筋と双子筋は大腿骨頭により押し上げられ，寛骨臼と大腿骨頭の間に挟まれる．この状態が坐骨脱臼で，大腿骨頭の上方移動は筋により抑制され，坐骨の高さにとどまる．筋が離断されると，大腿骨頭はさらに上昇し，介達性腸骨脱臼となる．

27. 内側大腿回旋動・静脈	29. 大腿骨小転子	32. 腸骨稜	35. 仙結節靱帯	38. 小内転筋
28. 閉鎖神経	30. 外側広筋	33. 上後腸骨棘	36. 大腿屈筋群	39. 後大腿皮神経
	31. 精索	34. 仙骨	37. 大殿筋	

166 関　節

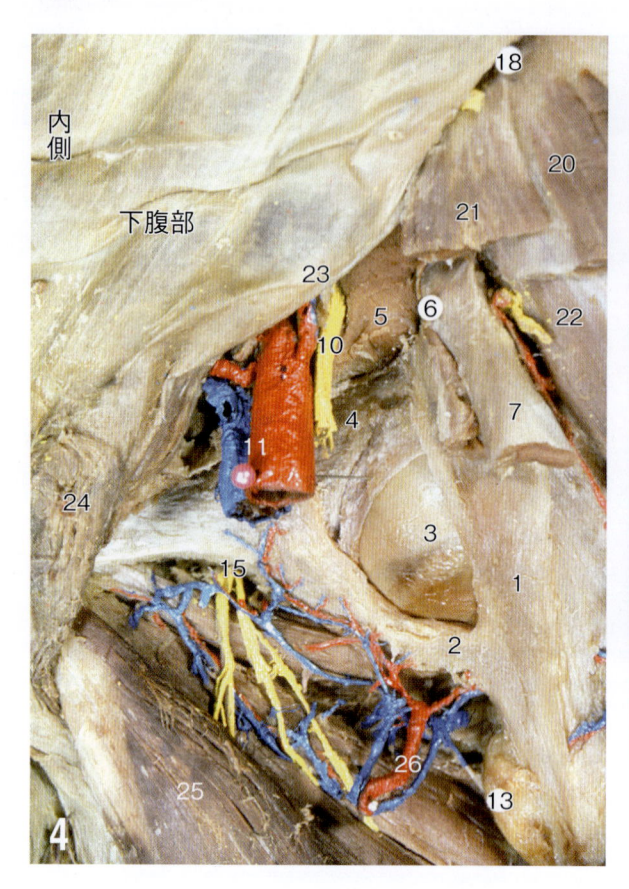

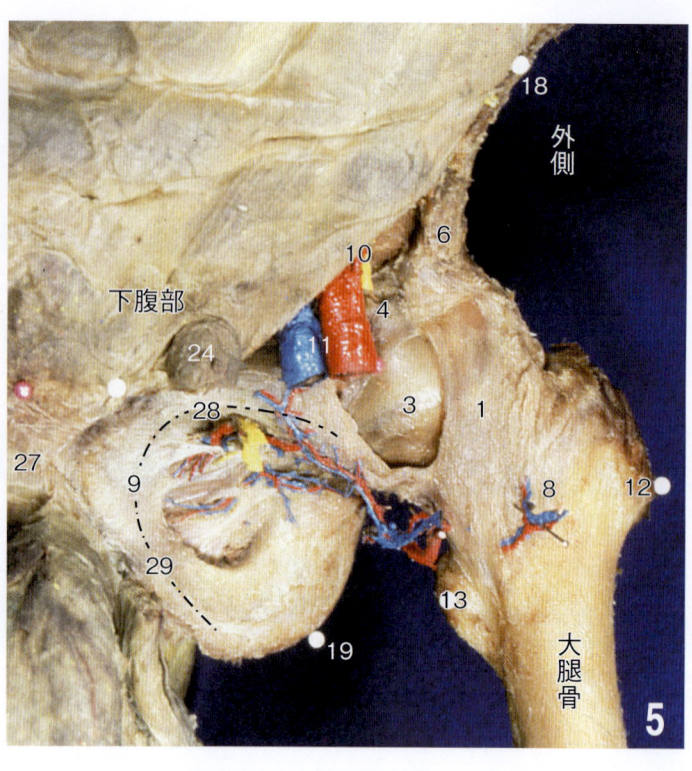

=== 前面より左の股関節包を開く(図4) ===

腸骨大腿靱帯(1)と**恥骨大腿靱帯**(2)の間で**大腿骨頭**(3)をみる．大腿骨頭が大腿骨体に対し前方に10〜15度ねじれるため，直立位では大腿骨頭の前上部が**寛骨臼縁**(4)より露出する．上記2靱帯の間は関節包の抵抗が弱く，関節腔がしばしば**腸腰筋**(5)の下方の腸恥滑液包に交通し，前方脱臼の経路となる．**下前腸骨棘**(6)に付着する**大腿直筋**(7)が関節包の前面を補強する．前面にある上記2靱帯は大腿外旋時に緊張し，内旋時にゆるむ．股関節が伸展位から屈曲位になると両靱帯はゆるみ，外旋の可動域が拡がる．

=== 股関節の前面(図5) ===

下前腸骨棘(6)や**寛骨臼縁**(4)から**大腿骨の転子間線**(8)に達する**腸骨大腿靱帯**(1)は強靱で，**大腿骨頭**(3)の前方脱臼を防ぎ，大腿の内転で緊張し，外転でゆるむ．前方脱臼では，大腿骨頭は**恥骨**(9)の上方(恥骨上脱臼)または下方(恥骨下脱臼)に達する．整復時，腸骨大腿靱帯が抵抗する．恥骨上脱臼では，大腿骨頭は腸骨大腿靱帯の内側縁を緊張させ，大腿の外転・外旋位は軽度となる．脱臼骨頭は**大腿神経**(10)や**大腿動・静脈**(11)を圧迫する．**大腿骨の大転子**(12)付近に大腿外転筋群や回旋筋群，**小転子**(13)に**腸腰筋**(図4の5)が付着するため，骨幹中央より上位の大腿骨骨折では，近位側骨片は外転・外旋，かつ屈曲するが，遠位側骨片は内転筋により内上方へ転位する．

図4〜図7	5. 腸腰筋(断端)	10. 大腿神経	15. 閉鎖神経
1. 腸骨大腿靱帯	6. 下前腸骨棘	11. 大腿動・静脈	16. 腸骨大腿靱帯の辺縁
2. 恥骨大腿靱帯	7. 大腿直筋	12. 大腿骨大転子	17. 坐骨神経
3. 大腿骨頭	8. 大腿骨転子間線	13. 大腿骨小転子	18. 上前腸骨棘
4. 寛骨臼縁	9. 恥骨	14. 閉鎖孔	

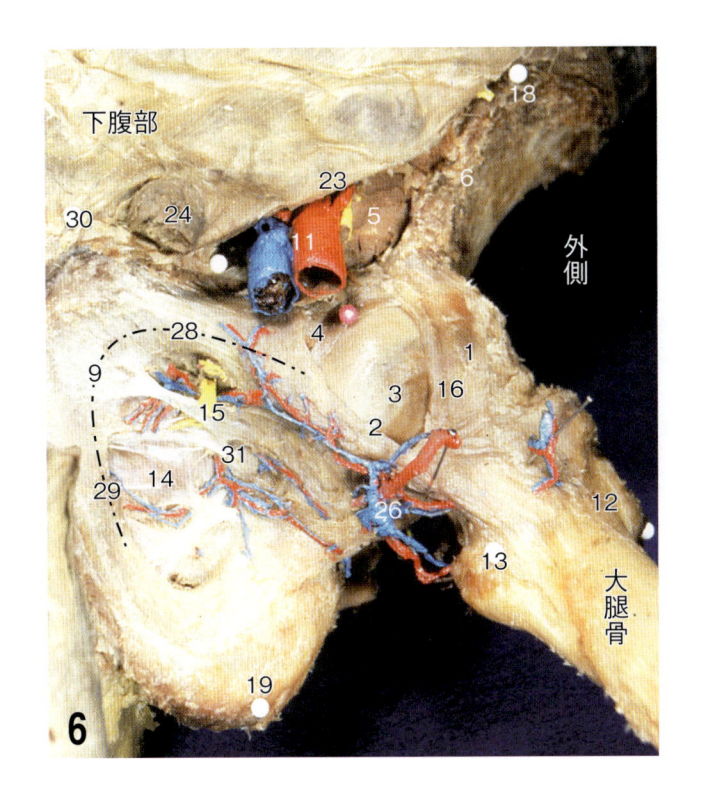

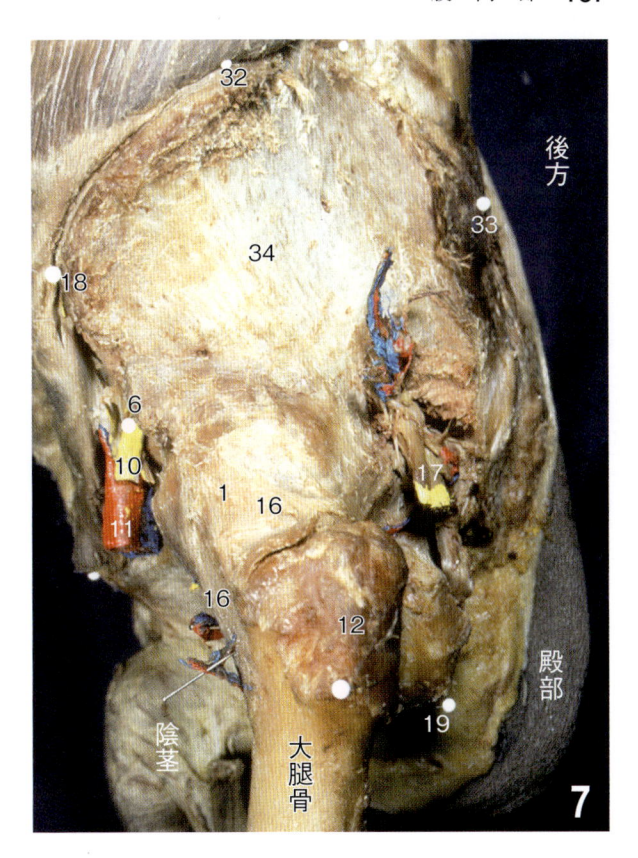

股関節の前下面（図6）

　恥骨下脱臼では**大腿骨頭**(3)は**閉鎖孔**(14)の前面に達する．下肢は開排位に近い外転・外旋位をとり，**閉鎖神経**(15)を圧迫することがある．関節下面では，**恥骨大腿靱帯**(2)が**寛骨臼縁**(4)や**恥骨**(9)上部より生じ，関節包の前下面を補強する．この靱帯は大腿の外転で緊張し，内転でゆるむ．後面（図8）と異なり，前面では大腿骨頭は関節包に包まれ，内側での頸部骨折は包内骨折となり，大腿骨頭の栄養血管が損傷されやすく，転位骨頭の整復も困難で，無腐性骨壊死の好発部位となる．

股関節の左外面（図7）

　腸骨大腿靱帯(1)が三角形状に大腿骨上端に向かい，強い線維束よりなる**辺縁**(16)は逆Y字形をなす．後方脱臼では，大腿骨頭は腸骨大腿靱帯より抵抗の弱い**坐骨大腿靱帯**（図8の1）の方にぬける．この場合，腸骨大腿靱帯の外側縁が緊張し，大腿は軽度の屈曲・内転・内旋位をとる．整復時，腸骨大腿靱帯が抵抗する．関節包前面に**大腿神経**(10)，後面に**坐骨神経**(17)や**上殿神経**（図3の15），前内面に**閉鎖神経**（図6の15）が分布する．股関節疾患で疼痛が激しいとき，これらの神経の分布域に放散痛がある．股関節屈曲時の**大転子**(12)の上縁は，**上前腸骨棘**(18)と**坐骨結節**(19)をつなぐRoser-Nelaton（ローザ・ネラトン）線上にあるが，股関節脱臼や大腿骨頸部骨折などではこの線より上にくる．

19. 坐骨結節	23. 鼠径靱帯	27. 恥骨結合	31. 閉鎖動脈
20. 大腿筋膜張筋	24. 精索	28. 恥骨上枝	32. 腸骨稜
21. 縫工筋	25. 長内転筋	29. 恥骨下枝	33. 上後腸骨棘
22. 中殿筋	26. 内側大腿回旋動脈	30. 恥骨結節	34. 腸骨翼

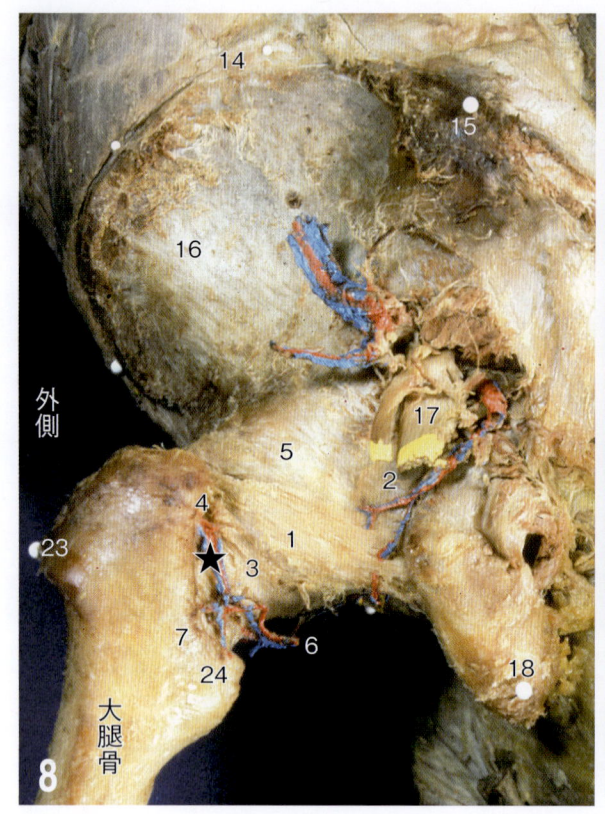

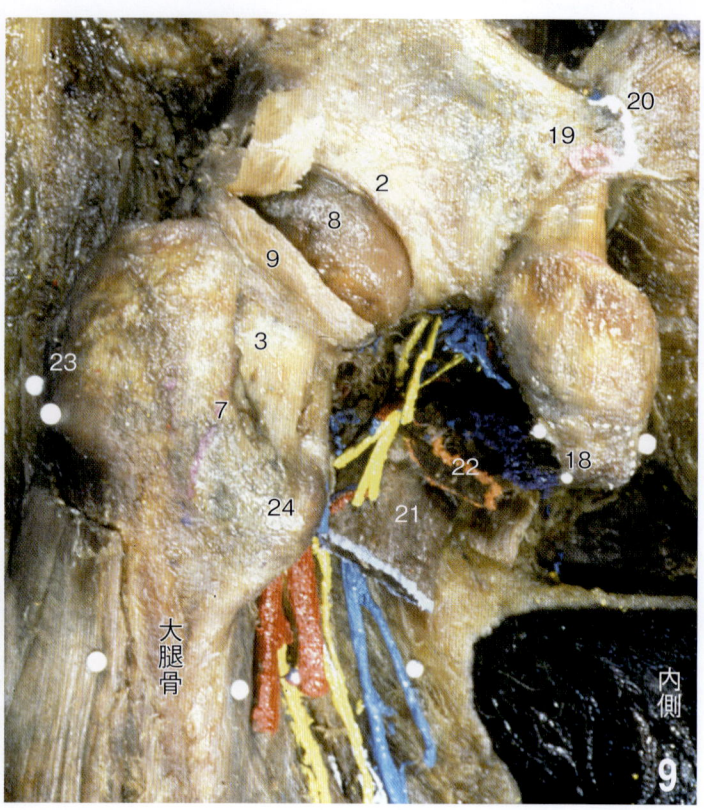

左の股関節の後面（図8）

坐骨大腿靱帯(1)は**寛骨臼縁**(2)の後下部より生じ，**大腿骨頸**(3)の下部から**転子窩**(4)付近につく．関節包の後面と後下面を補強するが，**腸骨大腿靱帯**(5)ほど強靱でなく，外傷性脱臼は後方に多く生じる．三つの関節包靱帯は同じ方向にねじれ，股関節の伸展はねじれを強めて全靱帯を緊張させるが，屈曲は靱帯をゆるめる．坐骨大腿靱帯は大腿の内旋時と外転時に緊張し，外旋時と内転時にゆるむ．大腿骨頭へは二つの血管進入路がある．一つは大腿骨頸からのもの（黒星印★）で，とくに**内側大腿回旋動脈**(6)の枝が大腿骨頸や大腿骨頭の2/3以上を栄養し，血流の阻害は大腿骨頭の壊死を引き起こす．大腿骨頸の後面では，関節包は内上部だけを包んで，**転子間稜**(7)の約1〜1.5cm上方に付着する．

股関節後面で関節包靱帯を除去（図9）

大腿骨頭(8)が寛骨臼にはまる（図10）．寛骨臼による大腿骨頭の被覆率は出生前後でもっとも低い．大腿骨上端では大腿骨頭から**大腿骨頸**(3)の広い範囲が関節包内にあり，表層に骨膜を欠く．このため骨膜性の骨癒合機転が作用しにくく，包内骨折では治癒が遅れる．一方，関節包内面で深在輪走線維が束となった**輪帯**(9)が大腿骨頸を取り巻き，腸骨大腿靱帯や坐骨大腿靱帯の深在線維と結合する．輪帯は関節包中央を凹ませ，大腿骨頭が寛骨臼に保持されるのを助ける．

図8〜図11			
★．大腿骨頸から大腿骨頭への血管進入路	A．大腿骨頸体角	4．大腿骨転子窩	8．大腿骨頭	12．寛骨臼切痕
1．坐骨大腿靱帯	5．腸骨大腿靱帯	9．輪帯	13．寛骨臼窩
2．寛骨臼縁	6．内側大腿回旋動脈	10．寛骨臼	14．腸骨稜
3．大腿骨頸	7．大腿骨転子間稜	11．大腿骨頭靱帯	15．上後腸骨棘

左股関節の断面（図10）

大腿骨頭(8)が**寛骨臼**(10)にきれいに納まるのは四つん這いの時で，二足歩行が両者の不適合をもたらした．**大腿骨頸体角**（A）は成人では125度前後で，同一肢位では，頸体角が大きいほど大腿骨頭の長軸は上外方を向き，内転による脱臼を生じやすい．また，大腿骨頭に対する大腿骨体の前方へのねじれが大きいと，外旋時に大腿骨頭が前方脱臼しやすい．出生前後では頸体角が140～160度，前捻角が約30度と大きく，寛骨臼による大腿骨頭の低い被覆率と合わせて，先天性股関節脱臼の発症要因となる．

大腿骨頭を寛骨臼よりはずす（図11）

背臥位の左股関節を前外側よりみる．関節内靱帯の**大腿骨頭靱帯**(11)が**大腿骨頭**(8)を**寛骨臼**(10)につなぐ．本靱帯は長さ3～3.5cmの強靱な線維性靱帯で，**大腿骨頭窩**（図12の6）より生じ，**寛骨臼切痕**(12)を挟む**寛骨臼月状面**（図12の8）の先端付近につく．**寛骨臼窩**（図10の13）の中心に対する大腿骨頭窩の位置は，直立位ではやや後下方にあり，股関節の屈曲時には前上方，内旋時には後方で月状面後部に接し，外旋時には前方で月状面前部に接する．外転時，大腿骨頭窩は寛骨臼切痕に向かって下方へ動く．内転時には上方へ動いて寛骨臼窩の屋根に接し，大腿骨頭靱帯は引っぱられて唯一緊張する．すなわち，大腿骨頭窩の動く範囲は寛骨臼窩の全域に拡がる．

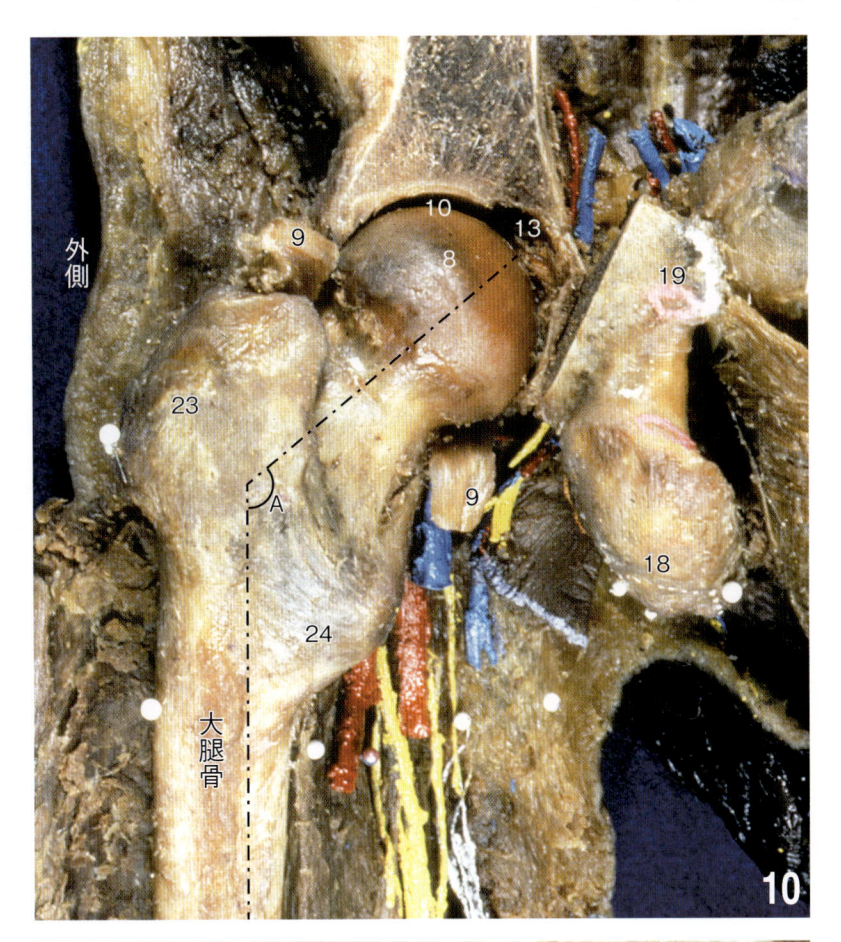

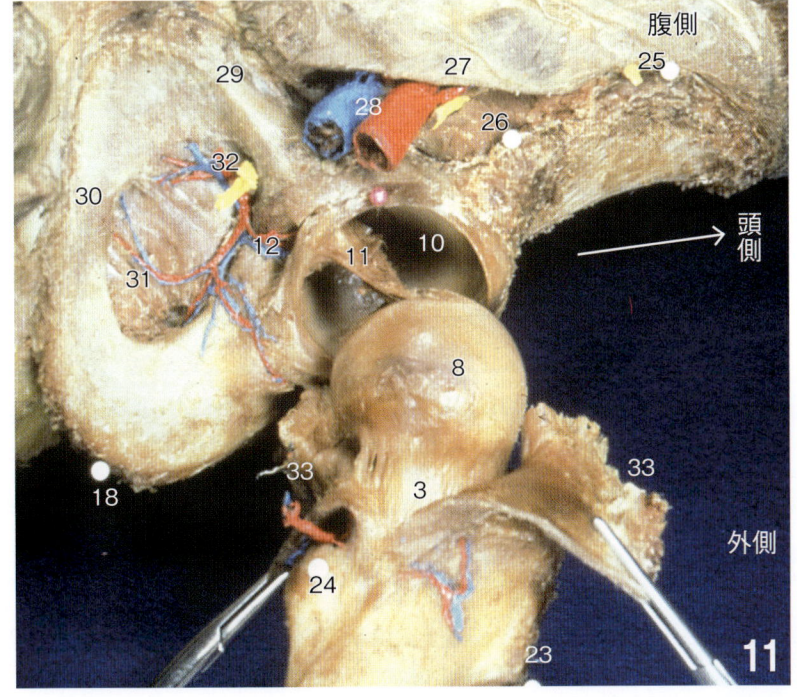

16. 腸骨翼	20. 仙棘靱帯	24. 大腿骨小転子	28. 大腿動・静脈	32. 閉鎖管
17. 坐骨神経	21. 大内転筋	25. 上前腸骨棘	29. 恥骨上枝	33. 股関節包
18. 坐骨結節	22. 大腿屈筋群	26. 下前腸骨棘	30. 恥骨下枝	
19. 坐骨棘	23. 大腿骨大転子	27. 鼠径靱帯	31. 閉鎖孔	

170 関　節

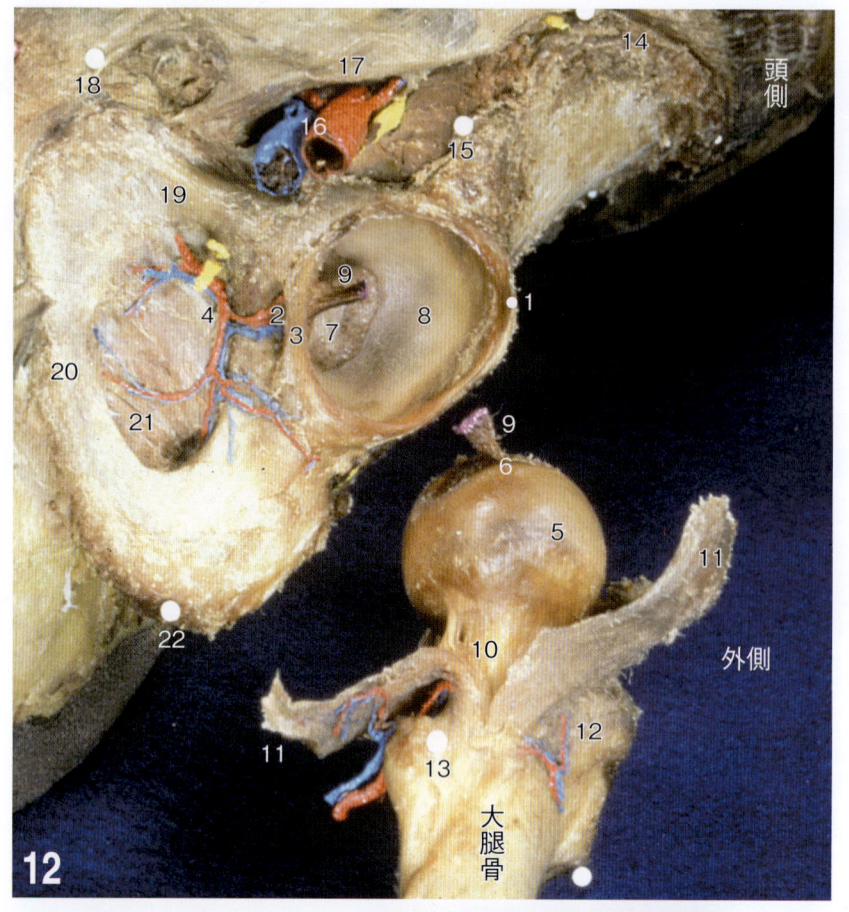

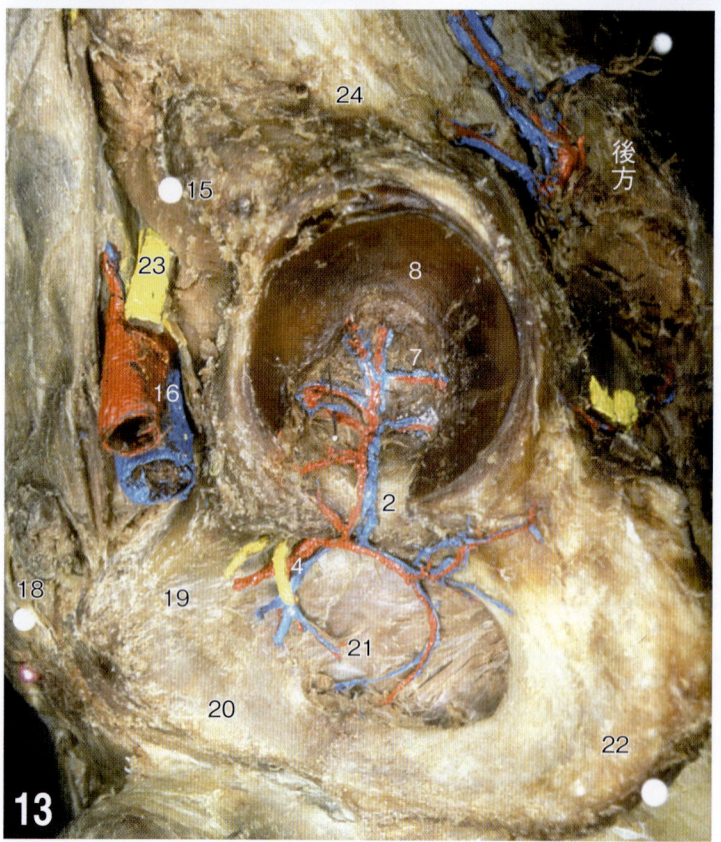

大腿骨頭靱帯を切断（図12）

線維軟骨性の**関節唇**(1)が寛骨臼縁を縁どりして，関節窩を深くする．関節唇は**寛骨臼切痕**(2)では**寛骨臼横靱帯**(3)をなし，下方の間隙から**閉鎖動脈**(4)の枝が寛骨臼に入る．枝の一部は**大腿骨頭**(5)へのもう一つの血管進入路で，**大腿骨頭窩**(6)を中心に大腿骨頭の一部を栄養する．

左の寛骨臼（図13）

関節唇を除去して側方よりみている．寛骨臼は**寛骨臼窩**(7)と**月状面**(8)に区分され，前者は寛骨臼の底面をなす．寛骨臼窩は表面が粗で，**大腿骨頭靱帯**（図12の9）と脂肪組織をいれ，**寛骨臼切痕**(2)より進入した**閉鎖動脈**(4)の枝が分布する．一方，月状面は関節軟骨に覆われ，大腿骨頭に相対する関節面を構成する．変形性股関節症は，大腿骨頭や寛骨臼の関節軟骨に変性が生じ，次いで骨髄側からの血管侵入により骨が増殖するもので，先天性股関節脱臼や寛骨臼形成不全などから二次的に発症することが多い．

図12，図13
1. 関節唇
2. 寛骨臼切痕
3. 寛骨臼横靱帯
4. 閉鎖動脈
5. 大腿骨頭
6. 大腿骨頭窩
7. 寛骨臼窩
8. 寛骨臼の月状面
9. 大腿骨頭靱帯
10. 大腿骨頸
11. 股関節包
12. 大腿骨大転子
13. 大腿骨小転子
14. 腸骨稜
15. 下前腸骨棘
16. 大腿動・静脈
17. 鼠径靱帯
18. 恥骨結節
19. 恥骨上枝
20. 恥骨下枝
21. 閉鎖孔
22. 坐骨結節
23. 大腿神経
24. 腸骨体

膝の関節

大腿骨，脛骨，膝蓋骨よりなる膝関節は人体で最大の関節で，もっとも複雑な構造をもつ．膝関節には，大腿骨膝蓋面と膝蓋骨の間（膝蓋大腿関節）と大腿骨内側顆・外側顆と脛骨内側顆・外側顆の間（大腿脛骨関節）での，互いに関連する二つの動きがある．蝶番関節である主役の大腿脛骨関節では屈曲と伸展が主たる運動で，屈曲位でわずかに回旋するものの，相同の肘関節に比べて動きはかなり制限される．また，膝関節の伸展時での安定性は，静的要素と動的要素が相互に補うことで確保される．静的要素とは骨性構造と副靱帯，関節包と関節包靱帯，さらに関節半月などと，長軸方向での荷重であり，動的要素とは，関節を緊張させる筋と腱の機能である．体の位置移動や姿勢変化のみならず，体重を支える荷重関節として大きな役割を果たす膝関節にとって，この動きの制限と伸展位での安定性はきわめて重要である．臨床において膝関節の障害の占める割合は大きい．これは，自由下肢の中間で常に大きなストレスにさらされる膝関節が，スポーツや歩行時などにその制限を越えた動きを強要される結果にほかならない．

膝関節の構成と膝蓋骨（図1）

左膝関節の矢状断面である．膝関節は大腿骨，脛骨，膝蓋骨の三つの骨の関節面で構成される．腓骨は膝関節の形成には加わらない．膝蓋骨は**大腿四頭筋**(1)の腱内にある人体最大の種子骨で，後面は関節腔に露出する．膝蓋骨の上縁に大腿四頭筋の腱がつき，下縁は**膝蓋靱帯**(2)を介して**脛骨粗面**(3)と連絡する．膝蓋骨は，筋の牽引力作用線を前方に移して大腿四頭筋による膝伸展の効率を高め，大腿四頭筋は膝の伸展位の保持に重要な役割を果たす．また，屈曲位では，大腿四頭筋や膝蓋靱帯に加わる張力は，膝蓋骨を**大腿骨膝蓋面**(4)に押しつける方向に作用する．膝蓋骨より浅層には膝蓋前皮下包や膝蓋前筋膜下包があり，打撲等で炎症が生じ，腫脹することがある．

図1
1. 大腿四頭筋
2. 膝蓋靱帯
3. 脛骨粗面
4. 大腿骨膝蓋面
5. 坐骨神経
6. 総腓骨神経
7. 脛骨神経
8. 膝窩動・静脈
9. 大腿二頭筋
10. 下腿三頭筋
11. 膝蓋上包
12. 膝蓋下脂肪体

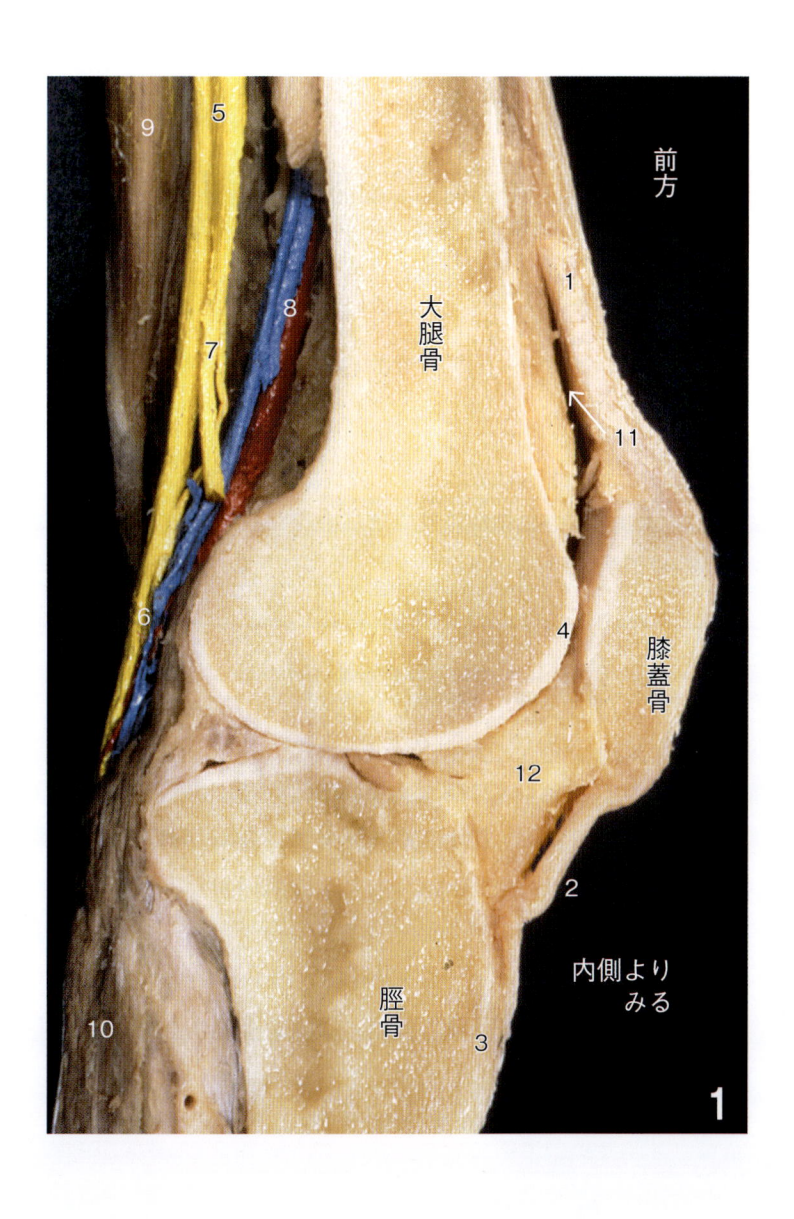

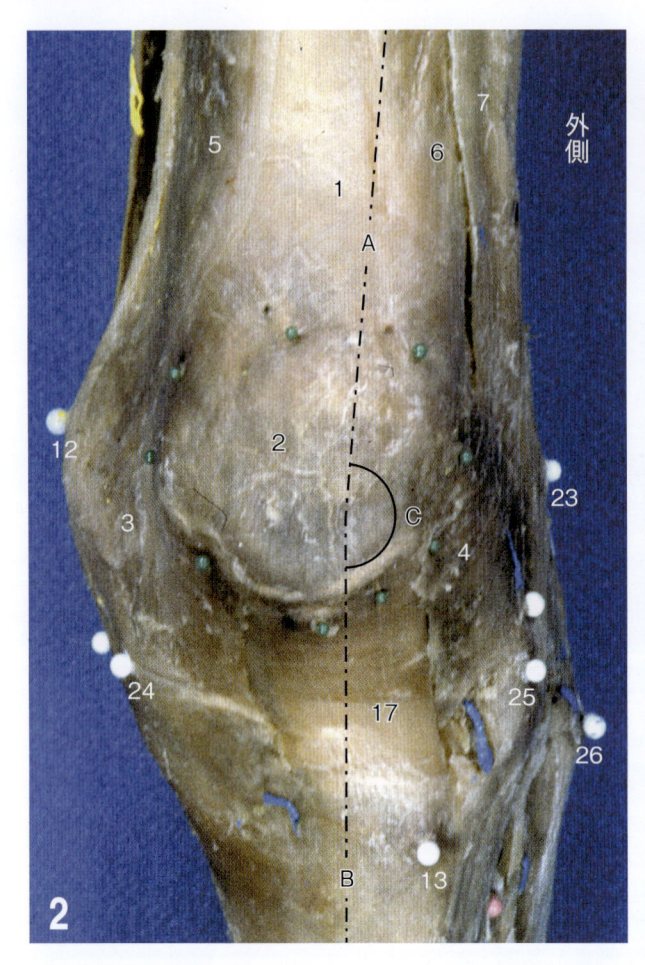

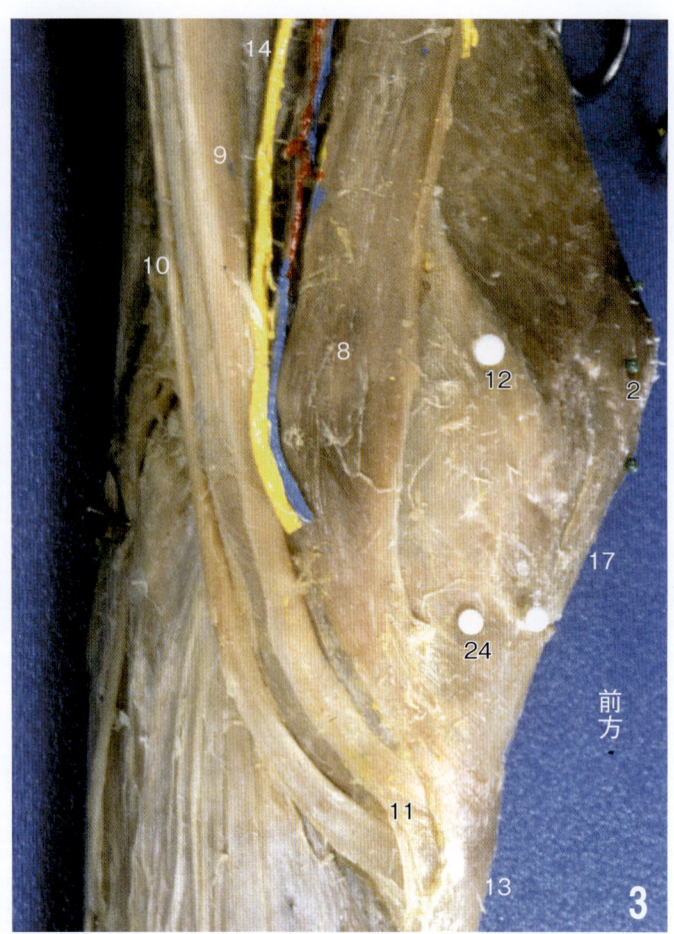

左の膝関節前面の浅層（図2）

大腿四頭筋腱(1)が関節包の正中部をつくり，内部に**膝蓋骨**(2)を入れる．大腿四頭筋腱は膝関節を矢状方向に安定させ，大腿骨が前方に脱臼するのを防ぐ．関節包は側方から**内側膝蓋支帯**(3)と**外側膝蓋支帯**(4)で補強される．これらは**内側広筋**(5)と**外側広筋**(6)の続きであり，屈曲位で膝蓋骨の押しつけに加わり，膝蓋骨の側方動揺を阻止する．外側では，大腿筋膜張筋に続く**腸脛靱帯**(7)でさらに補強される．膝関節では，**大腿骨長軸**(A)と**脛骨長軸**(B)のなす**大腿脛骨角**(C)は約175度で，脛骨に対して大腿骨がやや外側に傾くため（生理的外反），大腿四頭筋の牽引力は上やや外方を向く．この方向の偏位は，膝蓋骨の外方脱臼や，膝蓋骨後面外側部と大腿骨外側顆の摩擦による膝蓋軟骨軟化症の原因となる．

左の膝関節内側面の浅層（図3）

縫工筋(8)，**薄筋**(9)，**半腱様筋**(10)の停止腱が**鵞足**(11)をつくり，**大腿骨内側上顆**(12)の後方から**脛骨粗面**(13)につく．膝関節の伸展位では，鵞足は**内側側副靱帯**（図7の4）と同方向に走り，膝関節の安定に関わる．この3筋は膝の屈筋であるが，内旋作用もあり，屈曲位では側副靱帯がゆるんで回旋が可能となり，鵞足は内旋に働く．鵞足の下には滑液包が存在し，その炎症は内側側副靱帯との摩擦が原因となる．内転筋管を貫いてきた**伏在神経**(14)は，縫工筋と薄筋の間を下方に向かう．

膝蓋上包（図4）

　膝蓋骨(2)の上方で**大腿四頭筋腱**(1)の後方にある**膝蓋上(滑液)包**(15)は膝関節腔と交通する（図1）．膝蓋上包は，左右の傍膝蓋陥凹とともに膝蓋骨周囲で関節包の「ゆとりの部分」を構成し，膝蓋骨を動きやすくする．中間広筋の一部である**膝関節筋**(16)が膝蓋上包の後面につき，屈曲位から伸展位へ移る際に膝蓋上包を上方に引っ張る．炎症時の滲出液は膝伸展時に膝蓋上包などに貯留しやすい．**膝蓋靱帯**(17)の側方で関節包を除去し，膝蓋靱帯後方の**膝蓋下脂肪体**(18)をみる．この脂肪体は膝蓋骨の下方で脛骨より上方の空間を占め，屈曲時に膝蓋靱帯により押しつぶされ，膝蓋骨下縁に沿って拡がる．

膝蓋靱帯（図5）

　膝蓋下脂肪体を除去する．**膝蓋靱帯**(17)は膝蓋腱反射を調べる際の叩打部位である．膝蓋骨骨折では**膝蓋骨**(2)は多くは上下に二分され，上位の骨片は大腿四頭筋によって上方に転位し，膝蓋靱帯に連なる下位の骨片は骨折面を前方に向けて傾く．通常，膝伸展位では膝蓋骨下端は**膝関節裂隙**(19)の高さにあり，裂隙を触れる際の指標となる．**大腿四頭筋腱**(1)の**膝蓋骨付着部**(20)，**膝蓋靱帯**(17)の**膝蓋骨付着部**(21)と**脛骨付着部**(22)には大腿四頭筋により過大な負荷がかかる．スポーツ動作の繰り返しによる過労性障害（ジャンパー膝）を生じるのはこれらの部位であり，膝蓋靱帯の上下の付着部の裂離骨折はそれぞれsleeve（スリーブ）骨折，脛骨結節骨折と呼ばれる．

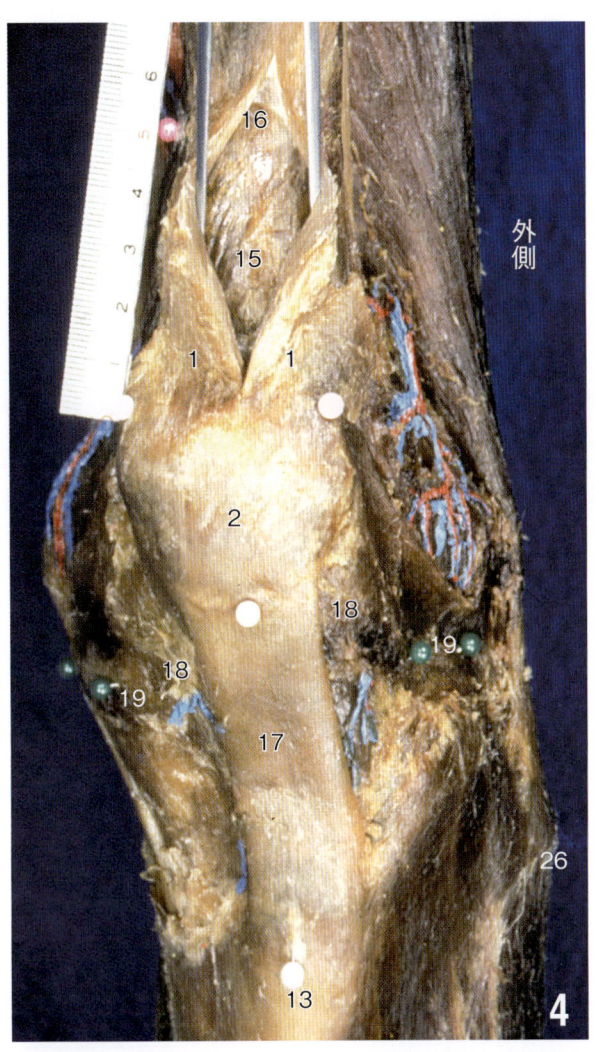

図2〜図5	
A. 大腿骨の長軸	14. 伏在神経
B. 脛骨の長軸	15. 膝蓋上包
C. 大腿脛骨角	16. 膝関節筋
1. 大腿四頭筋腱	17. 膝蓋靱帯
2. 膝蓋骨	18. 膝蓋下脂肪体
3. 内側膝蓋支帯	19. 膝関節裂隙
4. 外側膝蓋支帯	20. 大腿四頭筋腱の膝蓋骨付着部
5. 内側広筋	21. 膝蓋靱帯の膝蓋骨付着部
6. 外側広筋	22. 膝蓋靱帯の脛骨付着部
7. 腸脛靱帯	23. 大腿骨外側上顆
8. 縫工筋	24. 脛骨内側顆
9. 薄筋	25. 脛骨外側顆
10. 半腱様筋	26. 腓骨頭
11. 鵞足	27. 内側側副靱帯
12. 大腿骨内側上顆	28. 外側側副靱帯
13. 脛骨粗面	29. 脛腓関節

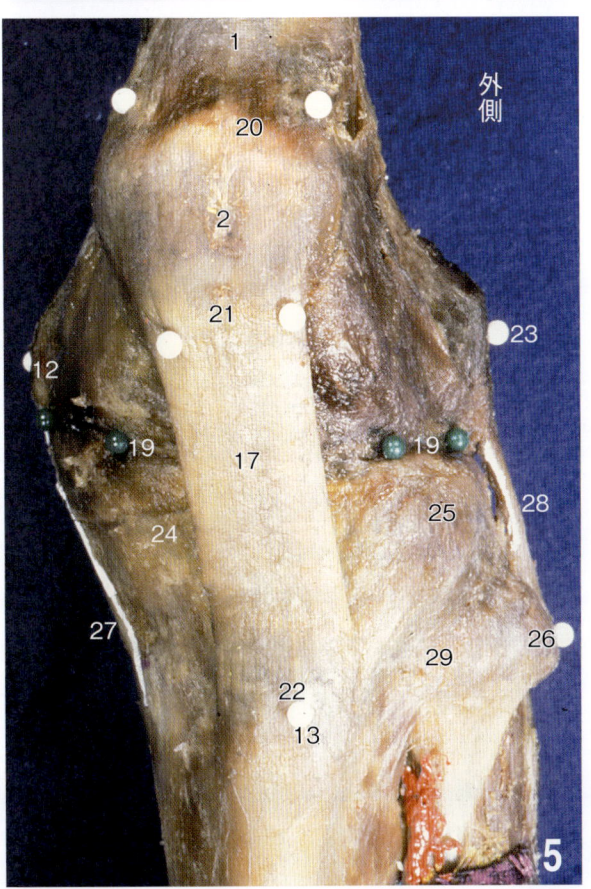

174　関　節

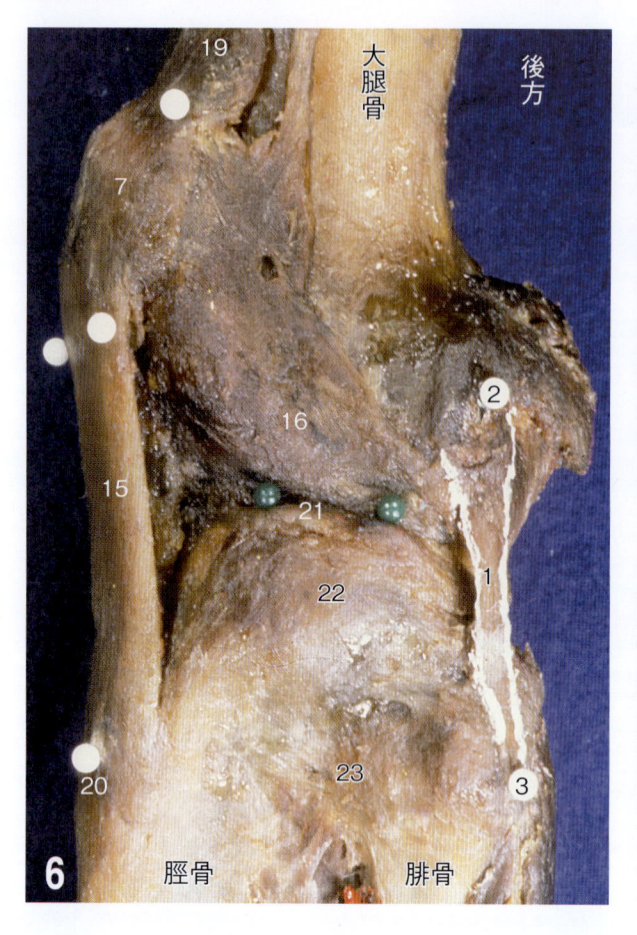

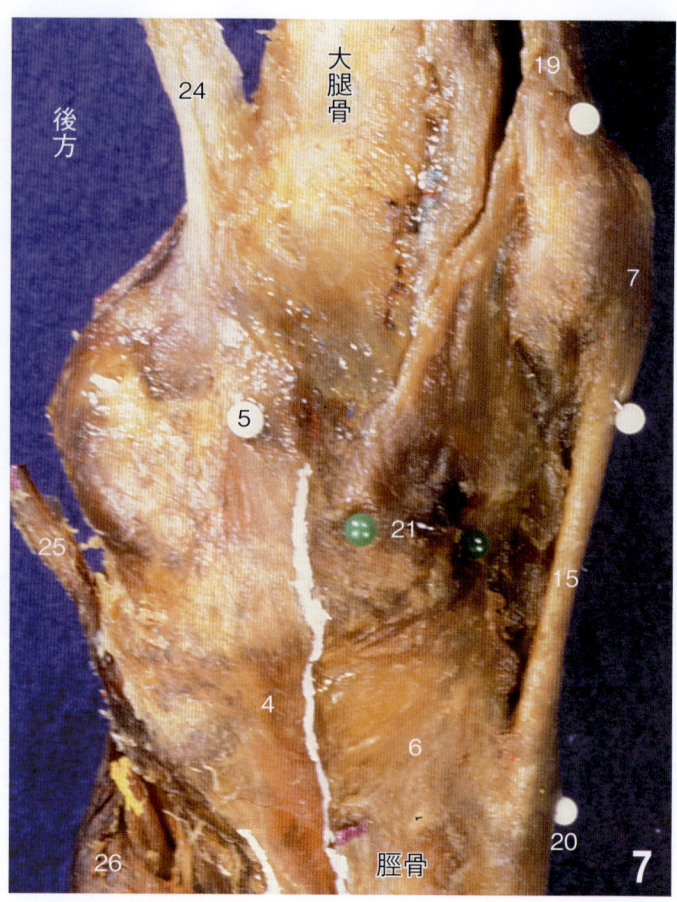

左の外側側副靱帯（図6）

外側側副靱帯(1)は円柱状の線維束で，**大腿骨の外側上顆**(2)から下後方に走って**腓骨頭**(3)に達する．靱帯と関節包の間を**膝窩筋**（図11の8）の腱などが通る．この靱帯は**腸脛靱帯**（図2の7），膝窩筋の腱，大腿二頭筋腱（外側側副靱帯の後方で腓骨頭につく）などと協同で，膝関節の内反（**大腿脛骨角**（図2のC）を大きくする方向への動き）を抑制する．外側側副靱帯の損傷は膝の内反強制で生じ，下腿の内反動揺性をきたす．動揺性が強い場合，本靱帯に協同してはたらく構造の損傷も考える必要がある．

左の内側側副靱帯（図7）

内側側副靱帯(4)は，**大腿骨の内側上顆**(5)より生じて**脛骨内側顆**(6)の内側縁につく幅広い靱帯で，外側側副靱帯と交叉する形で下前方に走る．一部の線維は内側半月に付着する（図15）．内側側副靱帯と外側側副靱帯は関節包の側面を補強する．膝関節の屈曲時に弛緩し，伸展時に緊張して，膝関節の左右方向での安定性に寄与するとともに，下腿の外旋を妨げる方向に作用する．スポーツ外傷として日常多いのは内側側副靱帯の損傷で，膝の外反（**大腿脛骨角**（図2のC）を小さくする方向への動き）の強制で生じ，下腿の外反動揺性をきたす．内側半月や前十字靱帯の損傷を合併することがある．

図6〜図9				
1. 外側側副靱帯	3. 腓骨頭	6. 脛骨内側顆	9. 膝蓋下滑膜ヒダ	12. 大腿骨内側顆
2. 大腿骨外側上顆	4. 内側側副靱帯	7. 膝蓋骨	10. 翼状ヒダ	13. 膝蓋内側滑膜ヒダの位置
	5. 大腿骨内側上顆	8. 滑膜	11. 大腿骨顆間窩	

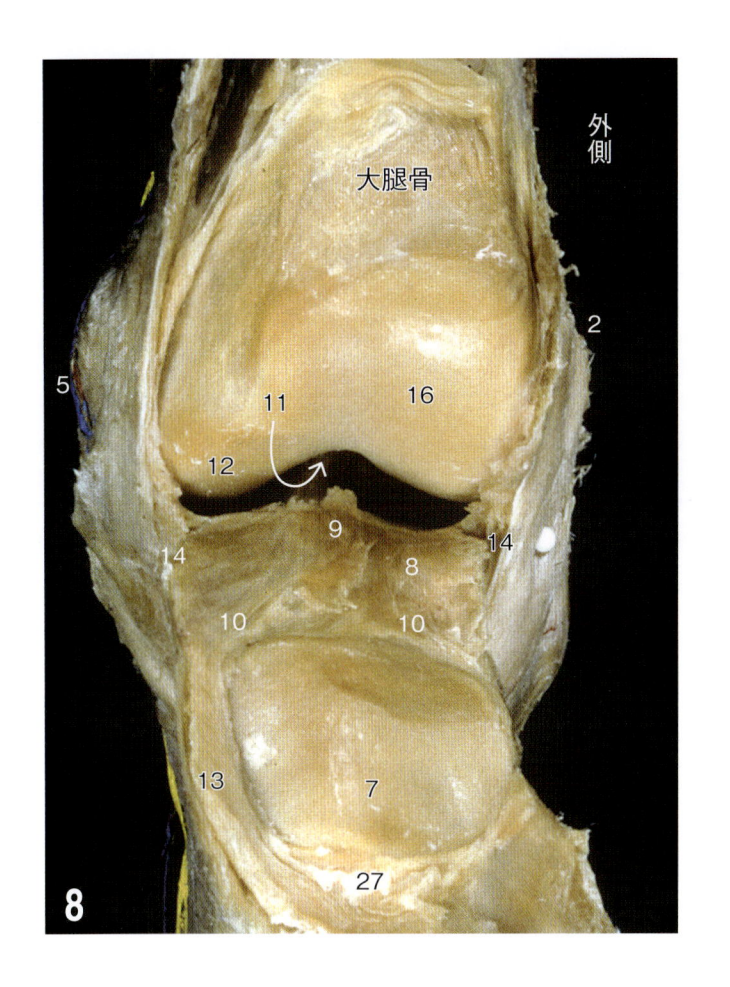

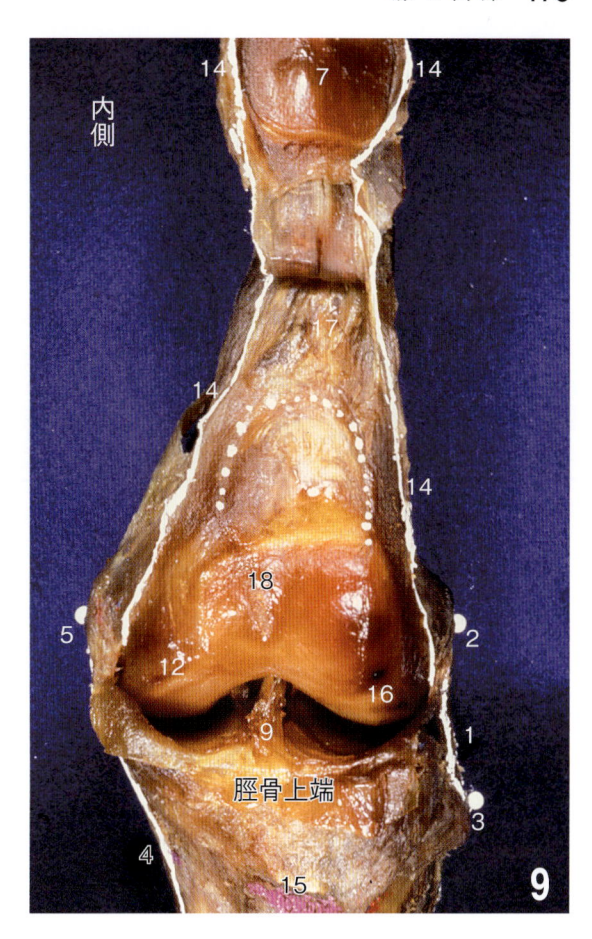

左の前面で膝関節腔を開く（図8）

膝蓋骨(7)を下方に翻す．膝蓋下脂肪体の上面を被う**滑膜**(8)が，関節腔に向かい**膝蓋下滑膜ヒダ**(9)と**翼状ヒダ**(10)をつくる．膝蓋下滑膜ヒダは前十字靱帯（図12の16）の前方で**大腿骨顆間窩**(11)から膝蓋下脂肪体に達し，翼状ヒダは膝蓋下滑膜ヒダの前下部より生じ，膝蓋下脂肪体上を両側に伸びて膝蓋骨下部の側縁に達する．膝蓋下脂肪体から膝蓋骨内側部と**大腿骨内側顆**(12)の間を上行して内側顆上端に達する**膝蓋内側滑膜ヒダ**（位置的には13）が大きいかまたは厚いため，大腿骨内側顆とこすれて痛みが生じたり，膝蓋大腿関節に挟まれて運動障害が起こるのがタナ障害である．

膝蓋骨を上方に翻す（図9）

膝関節の前壁は，**膝蓋骨**(7)と**関節包**(14)，さらに**膝蓋靱帯**(15)などの補強靱帯で構成される（図2）．膝蓋骨より下位では，関節包は膝蓋骨の側縁と下縁，**大腿骨の内側顆**(12)と**外側顆**(16)の各関節面の側縁より生じ，下方は脛骨上端の上面の前縁から側縁に付着する．一方，膝蓋骨より上位では，関節包は膝蓋骨の上縁より出て，上方は**膝蓋上包**(17)に続く．中央に縦走隆起をもつ膝蓋骨の後面が膝蓋大腿関節の関節面をなし，**大腿骨の膝蓋面**(18)に対向する．膝蓋骨後面が変形性膝関節症における関節軟骨変性の初発部位となる．

14. 膝関節包	17. 膝蓋上包	20. 脛骨粗面	23. 脛腓関節	26. ヒラメ筋
15. 膝蓋靱帯	18. 大腿骨膝蓋面	21. 膝関節裂隙	24. 大内転筋腱	27. 膝蓋上滑膜ヒダ
16. 大腿骨外側顆	19. 大腿四頭筋	22. 脛骨外側顆	25. 半膜様筋腱	

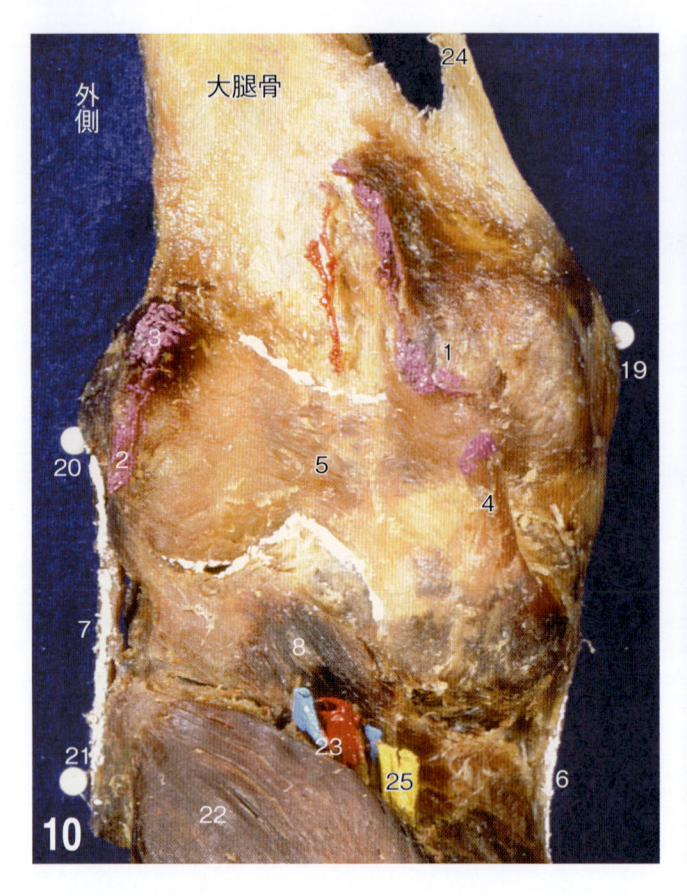

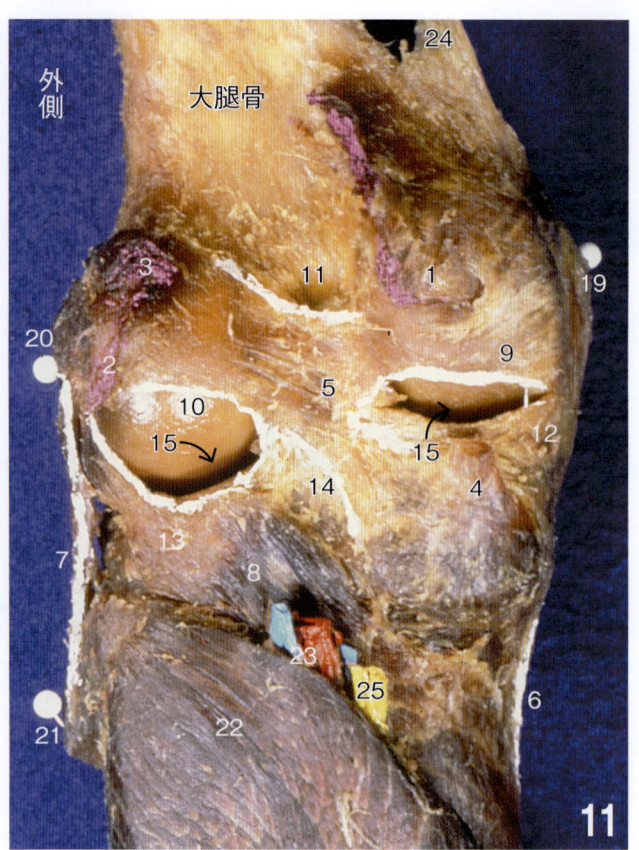

左膝関節の後面（図10）

膝関節周辺には多くの筋が付着し，補強靱帯とともに関節包を補強する．後面では，**腓腹筋の内側頭**(1)と**外側頭**(2)，および**足底筋**(3)の付着部が関節包を強化する．**半膜様筋腱**(4)の一部は反転して上外方に走り，関節包の中央部に**斜膝窩靱帯**(5)を形成する．後面の関節包と靱帯は伸展位で他動的に緊張し，関節の過伸展を防ぐ．膝伸展は，膝十字靱帯（図12と13），**内側側副靱帯**(6)と**外側側副靱帯**(7)をはじめ，**膝窩筋**(8)，大腿屈筋群，および腓腹筋などの緊張によっても制御される．これらは，**大腿四頭筋**（図1の1）とともに膝の前後安定性に重要な役割を果たし，起立時に膝が不安定な場合は，これらの損傷が考えられる．

後面で膝関節腔を開く（図11）

後面では，関節包は**大腿骨の内側顆**(9)と**外側顆**(10)の側縁から後縁，および**顆間窩**(11)の後縁より出て，下方で**脛骨の内側顆**(12)と**外側顆**(13)のやはり側縁から後縁，および**後顆間区**(14)の後縁につき，内部の中央に膝十字靱帯（図13）が含まれる．**膝関節腔**(15)は大腿骨の内側顆と外側顆に沿って拡がり，膝十字靱帯などにより左右に分けられる．膝屈曲位では，大腿四頭筋で膝蓋上包などが圧迫され（図1），滲出液は後部の関節腔に集まる．

図10〜図13	4. 半膜様筋腱	8. 膝窩筋	12. 脛骨内側顆
1. 腓腹筋内側頭	5. 斜膝窩靱帯	9. 大腿骨内側顆	13. 脛骨外側顆
2. 腓腹筋外側頭	6. 内側側副靱帯	10. 大腿骨外側顆	14. 脛骨後顆間区
3. 足底筋	7. 外側側副靱帯	11. 大腿骨顆間窩	15. 膝関節腔

膝十字靱帯（前面）（図12）

　左の膝関節で**膝蓋下滑膜ヒダ**（図9の9）を除去し，膝十字靱帯を構成する**前十字靱帯**（16）と**後十字靱帯**（17）が交叉するのをみる．前十字靱帯は**脛骨の前顆間区**（18）より生じて後外上方に走り，**大腿骨外側顆**（10）の**顆間窩**（11）を向く面の後部に付着する（図13）．この靱帯は脛骨の前方への滑り出しを防ぐとともに，完全な伸展位と屈曲位，および内旋時に緊張する．本靱帯の損傷は脛骨に回旋力や後方からの強い力が作用した際に生じ，脛骨の異常な前方偏位を引き起こす．

膝十字靱帯（後面）（図13）

　後十字靱帯（17）は**前十字靱帯**（16）より短く強力で，**脛骨の後顆間区**（14）より生じて前内方に上行する．本靱帯は**大腿骨内側顆**（9）の**顆間窩**（11）に向かう面の前部に達し（図12），脛骨の後方への滑り出しを防ぐ．また，完全な伸展位と屈曲位ならびに内旋時に緊張する．後十字靱帯の損傷は，膝屈曲時に脛骨前面に強い力が加わる時や過伸展を強制された時に生じ，脛骨は異常な後方偏位を起こす．一方，前十字靱帯と**外側側副靱帯**（7），後十字靱帯と**内側側副靱帯**（6）の走行がともに交叉するため，下腿の回旋抑制に対して十字靱帯と側副靱帯は互いに拮抗する．この拮抗関係は，両靱帯が緊張する膝の完全伸展時にとくに意義が大きく，下腿の内旋には十字靱帯が，外旋には側副靱帯が抵抗し，完全伸展位では下腿の回旋はできなくなる．

16. 前十字靱帯	23. 膝窩動・静脈
17. 後十字靱帯	24. 大内転筋腱
18. 脛骨の前顆間区	25. 脛骨神経
19. 大腿骨内側上顆	26. 大腿骨膝蓋面
20. 大腿骨外側上顆	27. 内側半月
21. 腓骨頭	28. 外側半月
22. ヒラメ筋	29. 脛腓関節

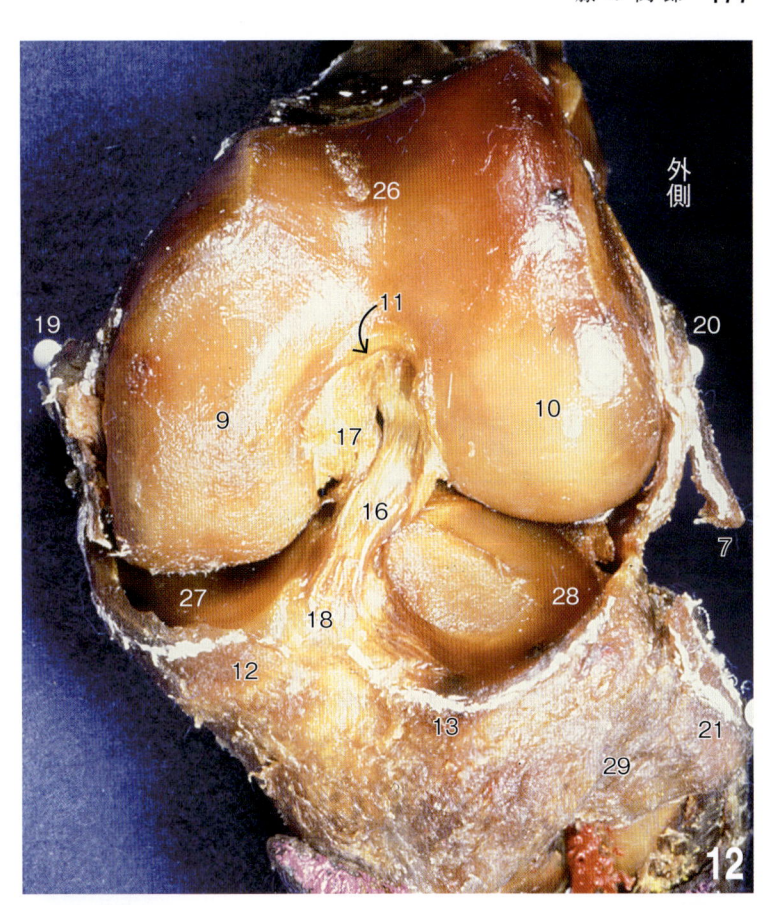

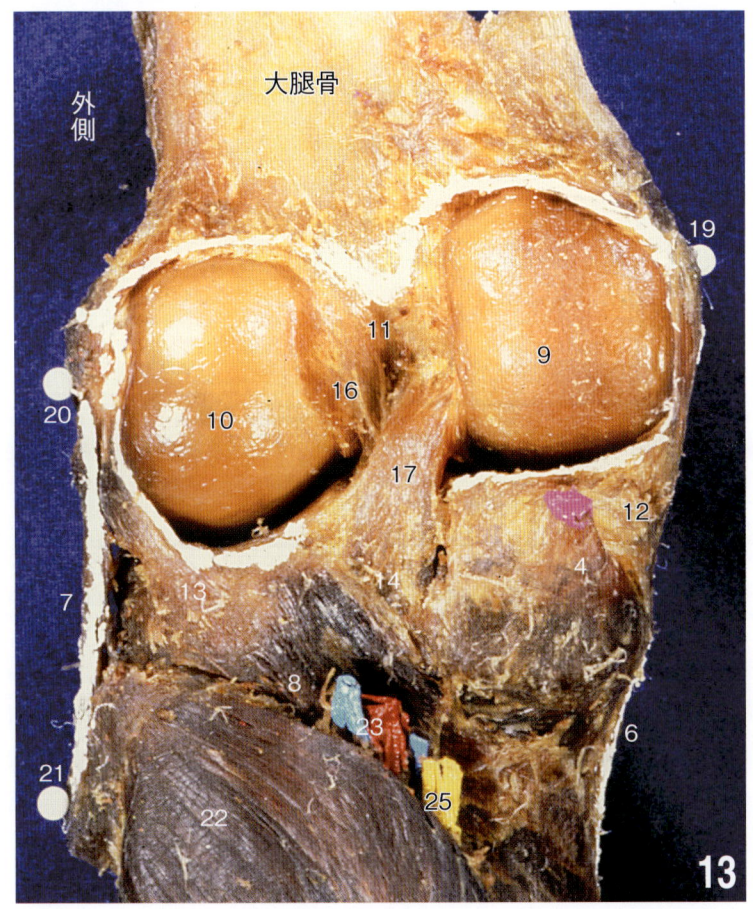

178　関　節

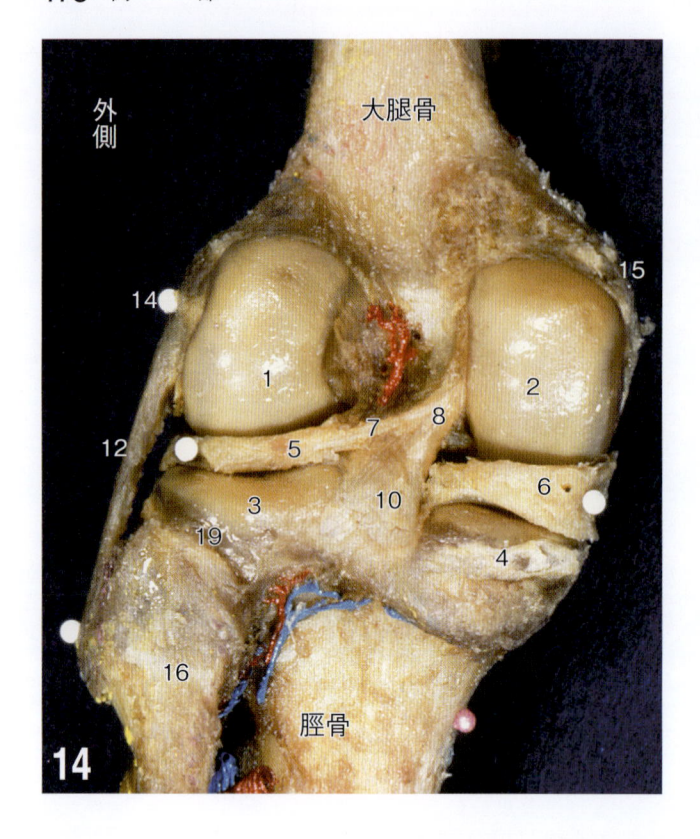

関節半月（後面よりみる）（図14）

大腿骨と脛骨の両顆（1〜4）の間の**外側半月**（5）と**内側半月**（6）は線維軟骨板で，関節面の適合性を高める．外側半月の後端から**後半月大腿靱帯**（7）が出て**後十字靱帯**（8）に合流する．半月の損傷は，接地して荷重された膝関節に回旋などの力が加わった際に生じるが，運動量が多く関節包への付着も少ない外側半月（図15）で，運動に伴う変形と損傷が生じやすい．一方，**大腿骨の外側顆**（1）と**内側顆**（2）の側方からみた曲径は前部で大きく，大腿骨が曲径の大きな広い面で脛骨と接する膝伸展位では，膝関節の安定度が高まる．

左側で膝関節をはずす（図15）

両半月が**脛骨の前顆間区**（9）と**後顆間区**（10）をつなぎ，**内側半月**（6）が大きくC字形で，**外側半月**（5）は小さく円形に近い．内側半月は外縁全体が関節包に付着し，内側端で**内側側副靱帯**（11）にも付着する．外側半月は**外側側副靱帯**（12）に付着せず，関節包とは，**膝窩筋**（13）の線維とともに後外側部で付着するのみで，膝の屈伸や回旋に伴う動きは外側半月で大きい．**大腿骨の内側顆**（2）と**外側顆**（1）の関節面は内側顆で広く，長い．伸展終了時，大腿骨の脛骨上滑動が外側顆関節面の前端で終わっても，内側顆ではなお関節面が残り，続く大腿四頭筋の収縮は内側顆関節面に沿って脛骨を外旋させる．屈曲開始時，大腿四頭筋がゆるみ，膝窩筋が働いて脛骨の内旋が生じ，内・外両顆での関節面の長さがそろった後に屈曲が生じる．

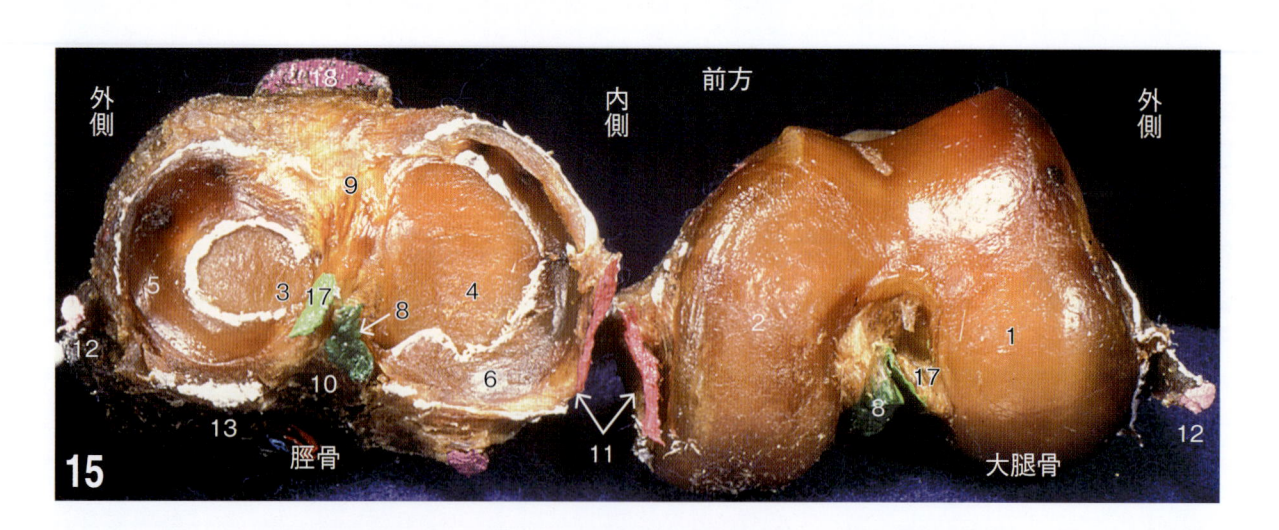

図14，図15				
1. 大腿骨外側顆	4. 脛骨内側顆	8. 後十字靱帯	12. 外側側副靱帯	16. 腓骨頭
2. 大腿骨内側顆	5. 外側半月	9. 脛骨前顆間区	13. 膝窩筋	17. 前十字靱帯
3. 脛骨外側顆	6. 内側半月	10. 脛骨後顆間区	14. 大腿骨外側上顆	18. 膝蓋靱帯
	7. 後半月大腿靱帯	11. 内側側副靱帯	15. 大腿骨内側上顆	19. 脛腓関節

足の関節

　足の関節は足根の関節，中足の関節，指の関節に分けられ，これらは協同して，足の骨格の特徴である足底弓（足弓）を構成する．弓なりの足底弓は体重を支えるとともに，歩行時や走行時の地面からの反発力などを拡散し，吸収する．足の関節で重要な役割を担うのは足根の関節と中足の関節で，重心をコントロールしつつ足底を正確に地面に向けるとともに，足底弓の弯曲を地面の形状に適合させる．この役割を果たすべく，これらの関節は個別には働かず，小関節も含めたいくつかの関節が協同して働き，各運動での可動域を拡げる．実際，足では底屈と背屈，内転と外転，さらに内反と外反（運動学でいう内返しと外返し）が複合され，球関節様の自由度のある運動が可能である．一方，指の関節は，手指の関節と比べて役割は小さいが，歩行時や走行時の蹴り出しなどに関与し，また指を地面に押しつけたり，地面をつかむように指を屈曲させ，立位時の安定に大きく寄与する．本項では，距腿関節を含む足根の関節を中心に，足の関節の安定性に寄与する因子につき解説する．

足の関節の概観（図1）

　左の足背で，**距腿関節**(1)の関節包を含め，関節に関連する部以外の軟組織を除去する．足根の関節は，**脛骨**(2)と**腓骨**(3)の下端と**距骨滑車**(4)との間の距腿関節と，距骨も含めた7個の**足根骨**(5〜11)の間の足根間関節より構成される．中足の関節には，**足根骨遠位列**(8〜11)と中足骨との間の**足根中足関節**(12)，および各中足骨の間の**中足間関節**(13)が含まれる．指の関節には，中足骨と各指の**基節骨**(14)との間の**中足指節関節**(15)と，各指の**指節骨**(14, 16, 17)との間での**近位**(18)と**遠位**(19)の**指節間関節**が含まれる．なお，中足骨のうち，**第2中足骨**(20)は，**内側**(8)と**外側**(10)の**楔状骨**に挟まれて動きが制限され（図5），足指の開閉運動の中軸をなす．また，長くかつ細いことから，**第3中足骨**(21)とともに直達外力による骨折や疲労骨折の好発部位となる．**短腓骨筋腱**(22)が停止する**第5中足骨**(23)の骨底では，同腱による裂離骨折が足の偶発的な内反で生じる．

図1	
1. 距腿関節	13. 中足間関節
2. 脛骨	14. 基節骨
3. 腓骨	15. 中足指節関節
4. 距骨滑車	16. 中節骨
5. 距骨	17. 末節骨
6. 踵骨	18. 近位指節間関節
7. 舟状骨	19. 遠位指節間関節
8. 内側楔状骨	20. 第2中足骨
9. 中間楔状骨	21. 第3中足骨
10. 外側楔状骨	22. 短腓骨筋腱
11. 立方骨	23. 第5中足骨
12. 足根中足関節	24. 内果
	25. 外果

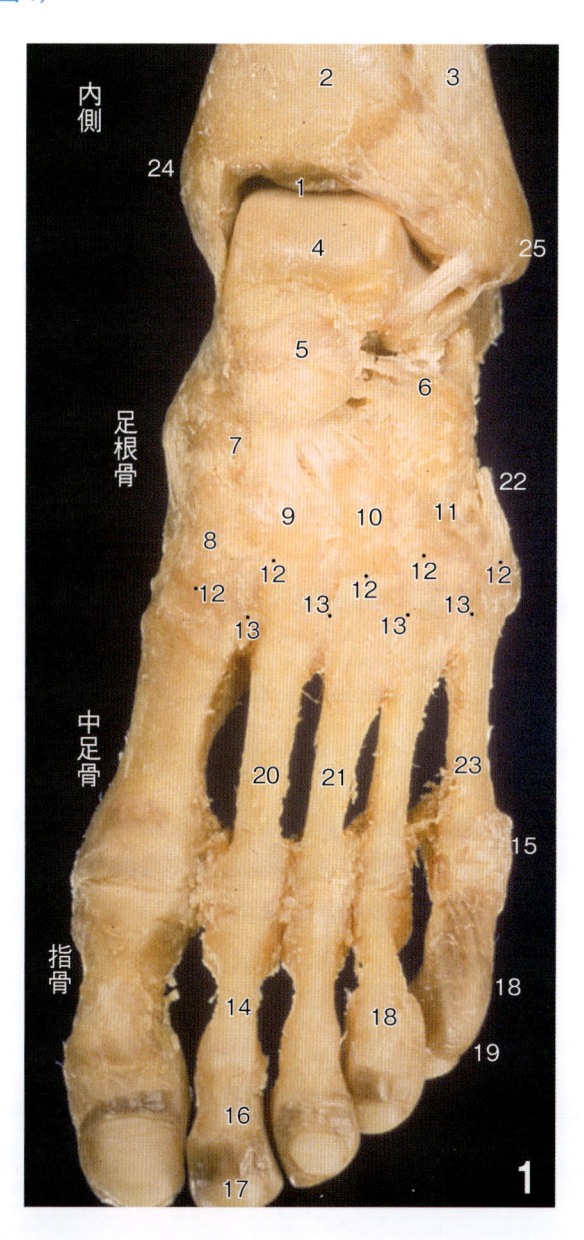

180 関　節

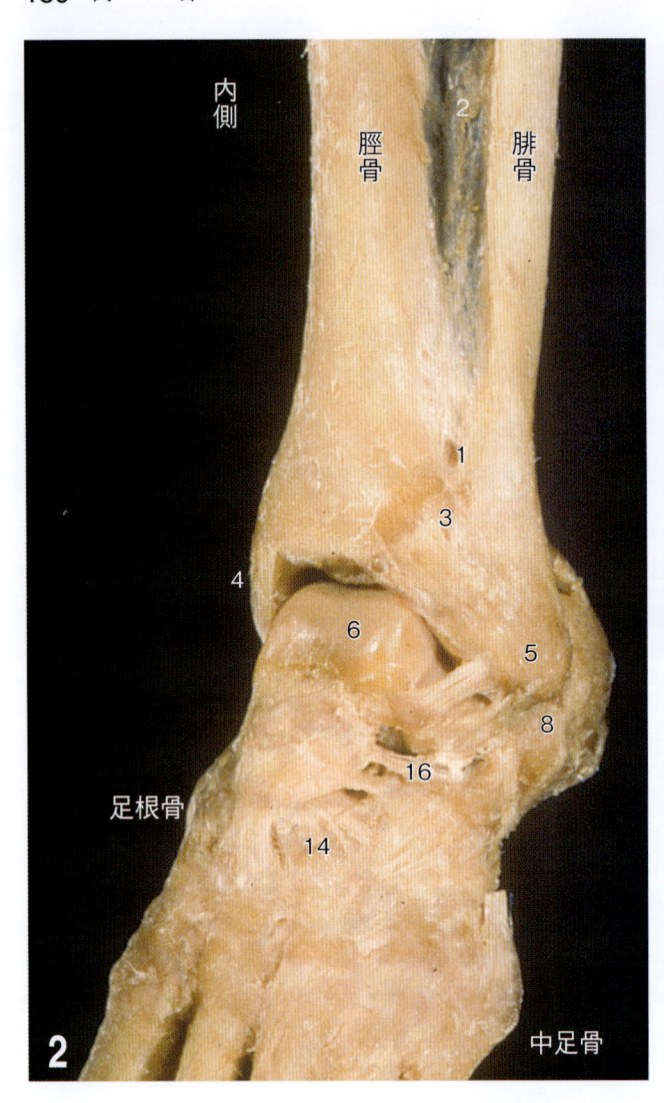

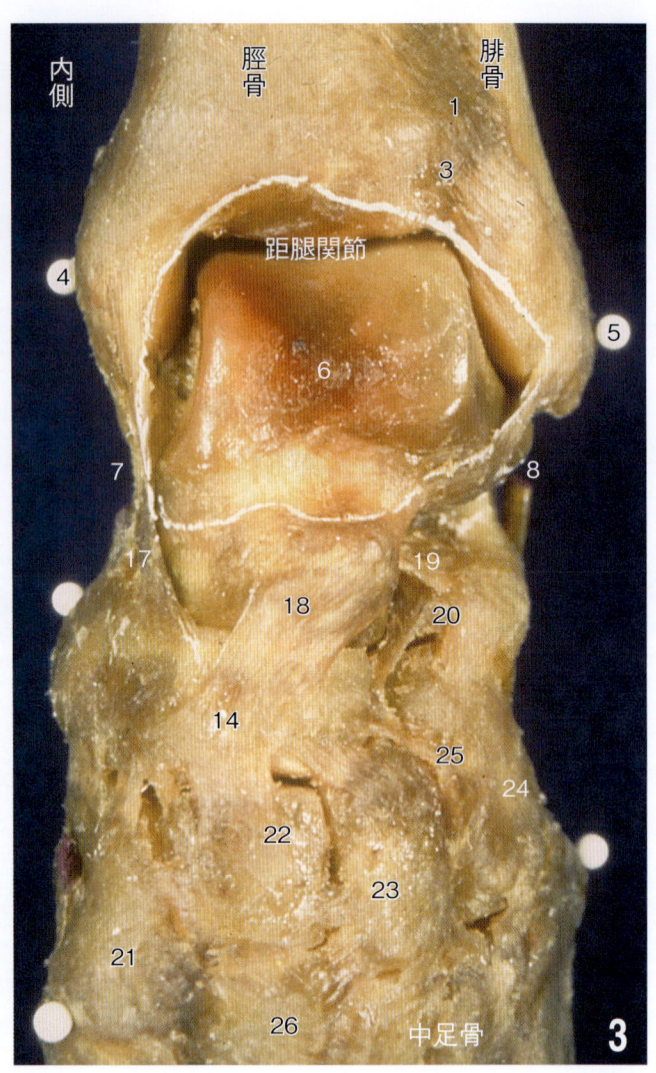

脛腓靱帯結合（図2）

　脛骨と腓骨は上端の**脛腓関節**（p.178の図14の19），下端の**脛腓靱帯結合**（1），骨幹部の**下腿骨間膜**（2）で連結される．脛腓靱帯結合は前面の**前脛腓靱帯**（3）と後面の**後脛腓靱帯**（図11の34）で補強される．足の背屈と底屈に際して腓骨に動きが生じる．脛腓関節が平面関節で，動きは制限されるものの，可動性連結であるのはこの動きに関連する．

距腿関節（図3）

　足の底屈と背屈に関わる距腿関節では，**脛腓靱帯結合**（1）で連結された脛骨の**内果**（4）と腓骨の**外果**（5）が**距骨滑車**（6）を保持する．距骨滑車は前後で幅が異なる．背屈時，幅広い前部が，腓骨を上方に動かしまた外旋させるなどして押し拡げた両果の間にはまり，**前脛腓靱帯**（3）と後脛腓靱帯の緊張が距骨滑車保持力を強め，足の内・外転運動を抑制する．したがって，背屈時の内・外転運動の強制は脛腓靱帯を損傷することがある．底屈時，幅の狭い後部が両果に挟まれるが，腓骨の内旋などで両果の間も狭まり，腓骨の下方への動きで両脛腓靱帯が緊張する．しかし保持力はやや低下し，内・外転運動がわずかに可能となる．なお，内果に比べて外果が約1cm下方にあるため，足の外反の運動範囲は内反より小さい．足首の捻挫では脛腓靱帯結合，距腿関節を補強する**内側靱帯**（7）や**外側側副靱帯**（8），内果や外果，腓骨がさまざまな組み合わせで損傷される．

関節腔を押し拡げて距腿関節の関節面を前方よりみる（図4）

　足根の運動の中心をなす距骨に筋は付着しない．筋は距骨より離れた位置に付着し，運動の効率を高める．**距骨滑車**(6)のはまる関節窩は，**脛骨の下関節面**(9)と**内果関節面**(10)，および腓骨の**外果関節面**(11)で形成される．関節窩の3関節面がなす**二つの隅角**(⇨)は距骨滑車上面(12)の**内・外両側縁の隆まり**（黒三角印▲）を抱え，**前脛腓靱帯**(3)や後脛腓靱帯（図11の34）も関節窩辺縁の形成に加わり，距骨滑車と関節窩の適合を高める．

足の骨格（背面観）（図5）

　踵から第2指に至る足の基準線(A)に対し，**距骨本体の長軸**(B)は前内側，**距骨滑車**(6)の**長軸**(C)は前外側を向く．内果と外果を結ぶ**距腿関節の運動軸**(D)は，外果が少し後方にあることから，**膝関節の横軸**(E)に対して後外方に20〜30度傾く．距骨滑車の長軸（距腿関節の運動軸に直交）が前外側を向くのはこの傾きによる．この傾きにより，足底は背屈時にやや外側を向き，底屈時に内側を向く．足の基準線は膝関節の横軸に対して前外側を向き，安静立位時の左右つま先間の角度 "toe-out" を形成する．距骨本体の長軸が前内側に向くのは，**距骨頭**(13)が内側部の**舟状骨**(14)と関節することによる．距骨に対して**踵骨**(15)が回旋するHenke(ヘンケ)軸（図12）は，足の基準線に対して前内側に16度の角度をもつとされており，ヘンケ軸の水平面での向きは，距骨本体の長軸の向きにほぼ対応する．

図2〜図5

- A. 踵から第2指に至る足の基準線
- B. 距骨本体の長軸
- C. 距骨滑車の長軸
- D. 距腿関節の運動軸
- E. 膝関節の横軸
- ⇨ 距腿関節の関節窩の3関節面がなす二つの隅角
- ▲ 距骨滑車上面の内・外両縁の隆まり
- 1. 脛腓靱帯結合
- 2. 下腿骨間膜
- 3. 前脛腓靱帯
- 4. 内果
- 5. 外果
- 6. 距骨滑車
- 7. 距腿関節の内側靱帯
- 8. 距腿関節の外側側副靱帯
- 9. 脛骨の下関節面
- 10. 内果関節面
- 11. 外果関節面
- 12. 距骨滑車の上面
- 13. 距骨頭
- 14. 舟状骨
- 15. 踵骨
- 16. 外側距踵靱帯
- 17. 内側靱帯の脛舟部
- 18. 距舟靱帯
- 19. 骨間距踵靱帯
- 20. 二分靱帯
- 21. 内側楔状骨
- 22. 中間楔状骨
- 23. 外側楔状骨
- 24. 立方骨
- 25. 背側立方舟靱帯
- 26. 第2中足骨

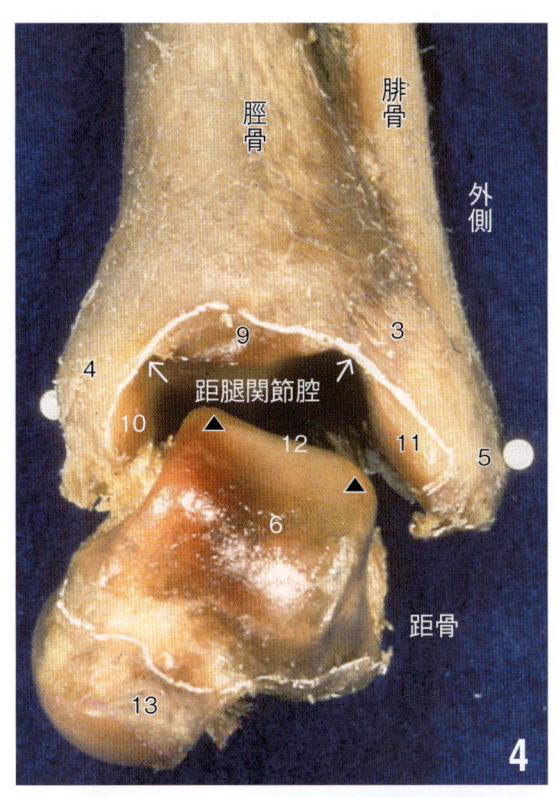

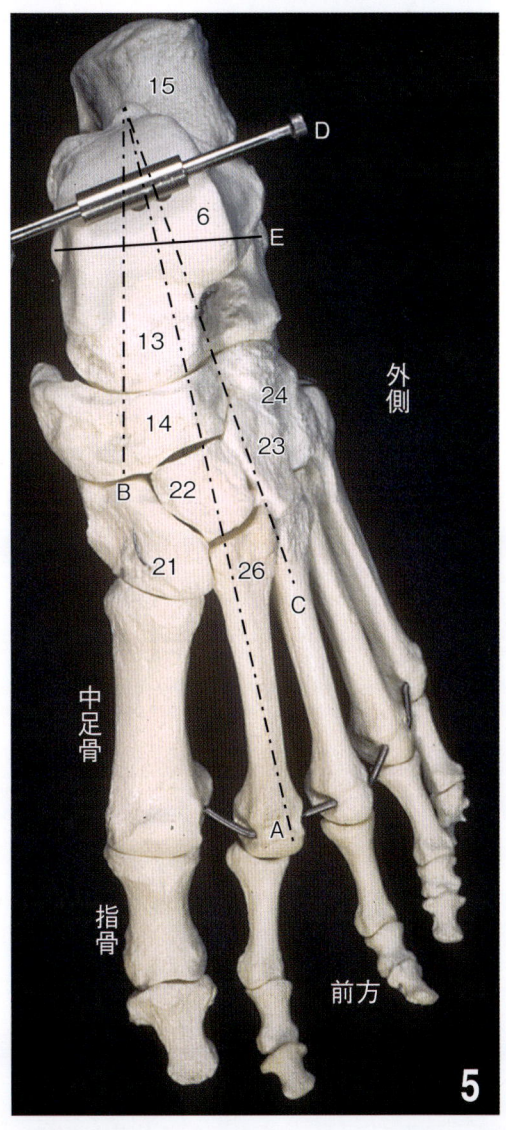

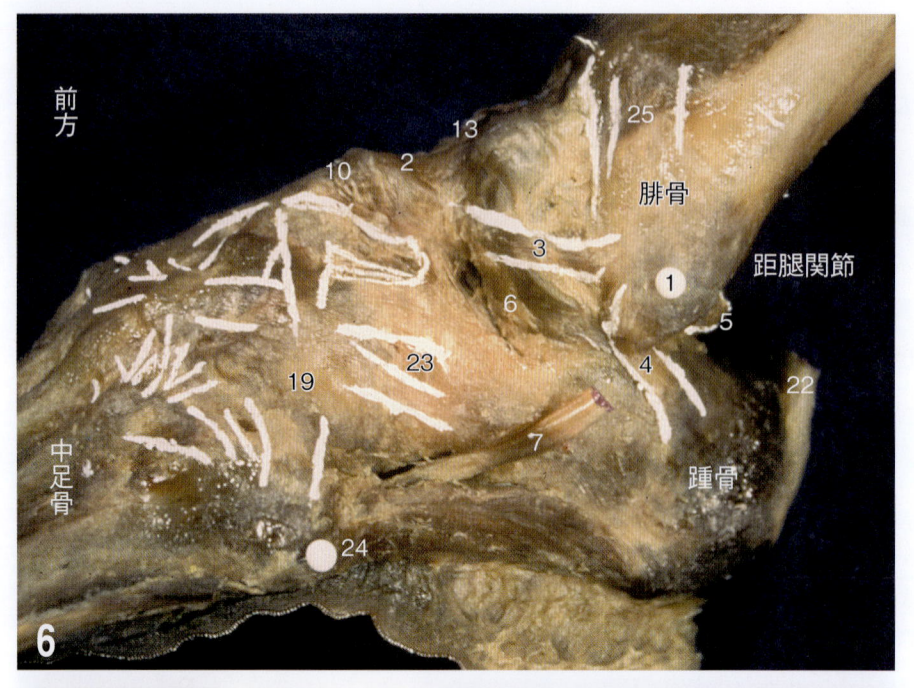

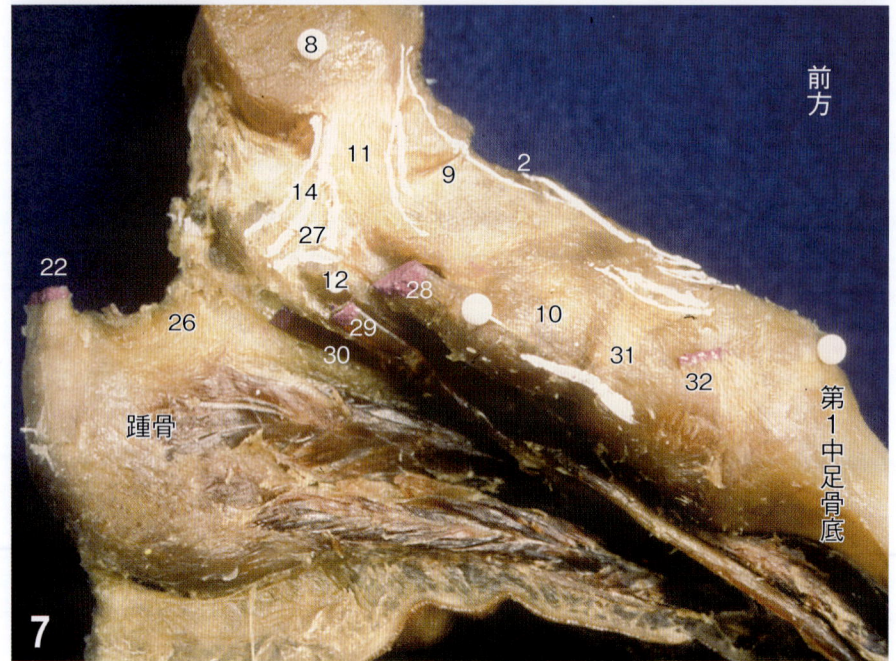

足根外側の靭帯（図6）

左足をみている．距腿関節の靭帯は内・外側面で扇状に発達し，関節の側方安定性を高める．**外果**(1)より生じる外側側副靭帯は3方向に分散し，前内方に**距骨頸**(2)に向かう**前距腓靭帯**(3)，下方に踵骨に向かう**踵腓靭帯**(4)，後内方に距骨後突起に向かう**後距腓靭帯**(5)が出る．前距腓靭帯は足の底屈時に最も緊張し，距骨の前方脱臼を防ぐ．底屈時に内反が強制された際の捻挫で最も損傷が多い．踵腓靭帯は**外側距踵靭帯**(6)とともに距骨下関節を安定させ，足の内反時に特に緊張する．捻挫時の損傷は距腿関節への内反強制で生じ，外側のおさえがなくなり，距骨の傾きが増して亜脱臼傾向となる．また踵腓靭帯は**長腓骨筋腱**(7)と接しており，断裂時，腓骨筋腱鞘の損傷を生じることがある．

足根内側の靭帯（図7）

内果(8)より生じる内側靭帯は，前方へは**脛舟部**(9)として**舟状骨**(10)に，下方へは**脛踵部**(11)として**踵骨の載距突起**(12)に達する．これらより深層の**前脛距部**(図6の13)と**後脛距部**(14)はそれぞれ**距骨頸**(2)と距骨内側面に向かう．浅層の2部は踵骨の外反を抑制し，また深層の2部に協力して距骨を外方に押し，距骨の脱臼や転位を防ぐ．内側靭帯は外側側副靭帯（図6）に比べ強固で，広範囲にわたり，外反ストレスに対して抵抗する．捻挫による損傷は少なく，むしろ内果などの骨折をまねく．

図6〜図9			
A. 距腿関節の運動軸	1. 外果	5. 後距腓靭帯	9. 内側靭帯の脛舟部	13. 内側靭帯の前脛距部
B. 縦足弓の内側部	2. 距骨頸	6. 外側距踵靭帯	10. 舟状骨	14. 内側靭帯の後脛距部
C. 縦足弓の外側部	3. 前距腓靭帯	7. 長腓骨筋腱	11. 内側靭帯の脛踵部	
	4. 踵腓靭帯	8. 内果	12. 踵骨の載距突起	

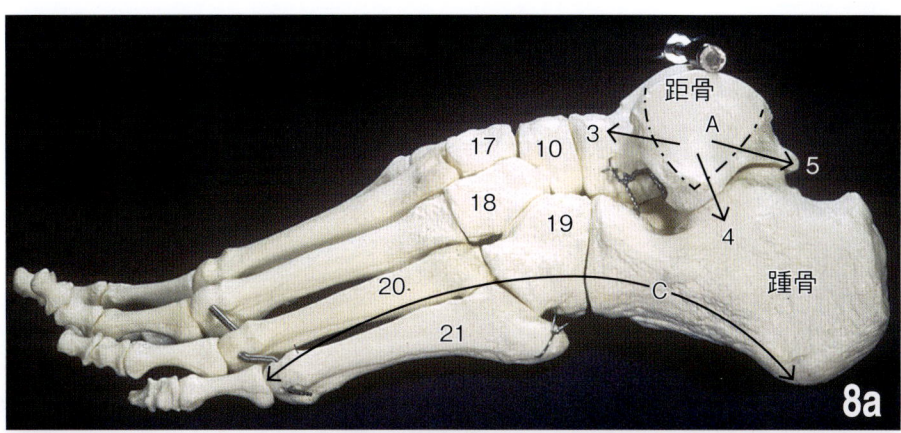

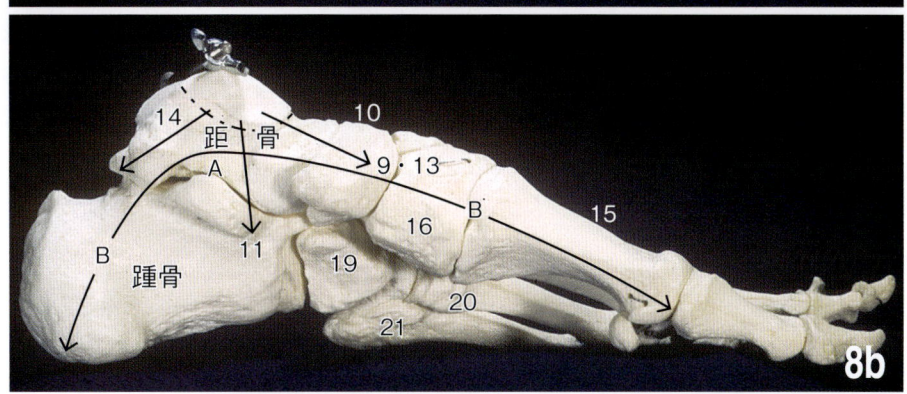

足の骨格の外側面(a)と内側面(b)(図8)

距腿関節の運動軸(A)は外側面(図8a)では外果の尖端部を通る．一点鎖線はその輪郭で，尖端部から生じる**外側側副靱帯**(3〜5)は常に緊張度を保ち，足の底・背屈に影響しない．内側面(図8b)では，**内果**(一点鎖線はその輪郭)の尖端部が外果の場合より高位で(図3)，運動軸は**内側靱帯**(9，11，13，14)を生じる内果尖端部より下方を通る．そのため背屈では**前方の靱帯**(9，13)がゆるんで**後方の靱帯**(14)は緊張し，底屈では逆が生じる．一方，足の骨格は，距骨を頂点とする足底弓を形成する．足底弓は，前後方向の縦足弓と左右方向の横足弓(図9)からなる．**縦足弓の内側部**(B)は踵骨から距骨を経て**第1中足骨**(15)から第3中足骨に至り，高いアーチを形成する(図8b)．体重は主にこの部にかかるが，多数の関節が介在して反発力が強く，歩行時の体の推進に大きな役割を果たす．内側部アーチの頂点に近い**舟状骨**(10)は後面で距骨と，前面で**楔状骨**(16〜18)と強い靱帯で補強され，動きは少ない．**縦足弓の外側部**(C)は踵骨から**立方骨**(19)を経て**第4中足骨**(20)および**第5中足骨**(21)に至り(図8a)，アーチは低く，接地する割合が大きく，起立時の体の支持に関わる．

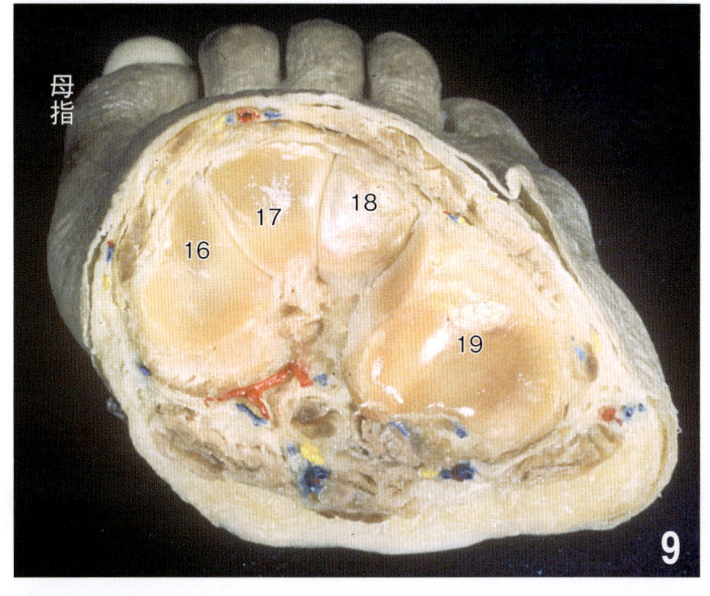

横足弓(図9)

右の足を遠位と近位の足根骨間で切断してある．**内側楔状骨**(16)，**中間楔状骨**(17)，**外側楔状骨**(18)の3楔状骨と**立方骨**(19)の四つの遠位足根骨が内外方向に示すアーチが横足弓の主部で，その内側端は地面より高く離れる．

15. 第1中足骨	19. 立方骨	23. 二分靱帯	27. 内側距踵靱帯	31. 背側楔舟靱帯
16. 内側楔状骨	20. 第4中足骨	24. 第5中足骨底	28. 後脛骨筋腱	32. 前脛骨筋腱
17. 中間楔状骨	21. 第5中足骨	25. 前脛腓靱帯	29. 長指屈筋腱	
18. 外側楔状骨	22. 踵骨腱	26. 後距踵靱帯	30. 長母指屈筋腱	

184 関　節

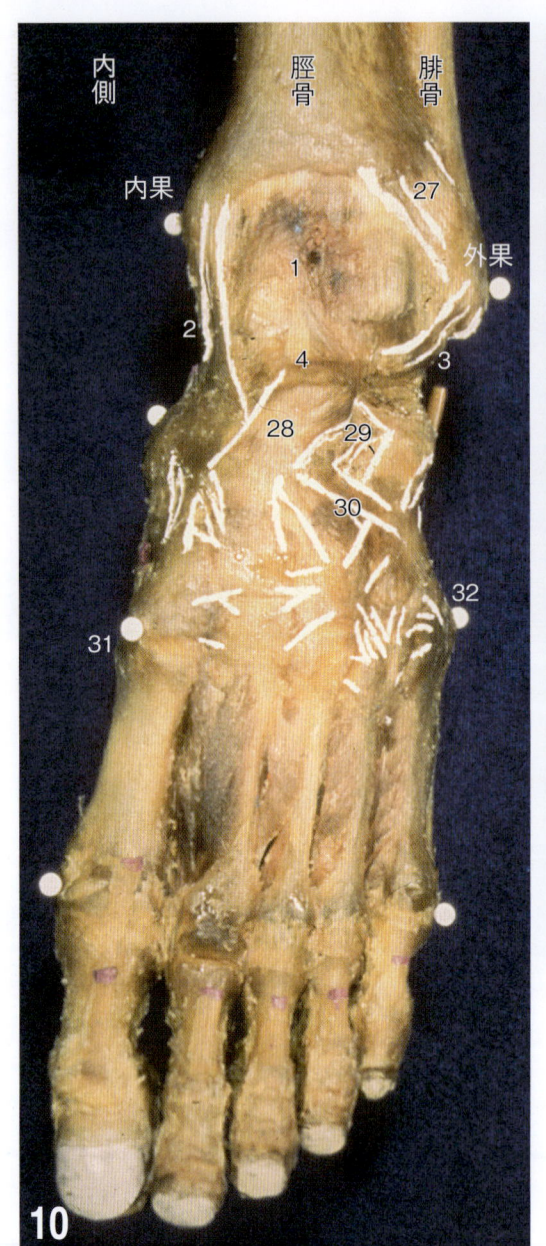

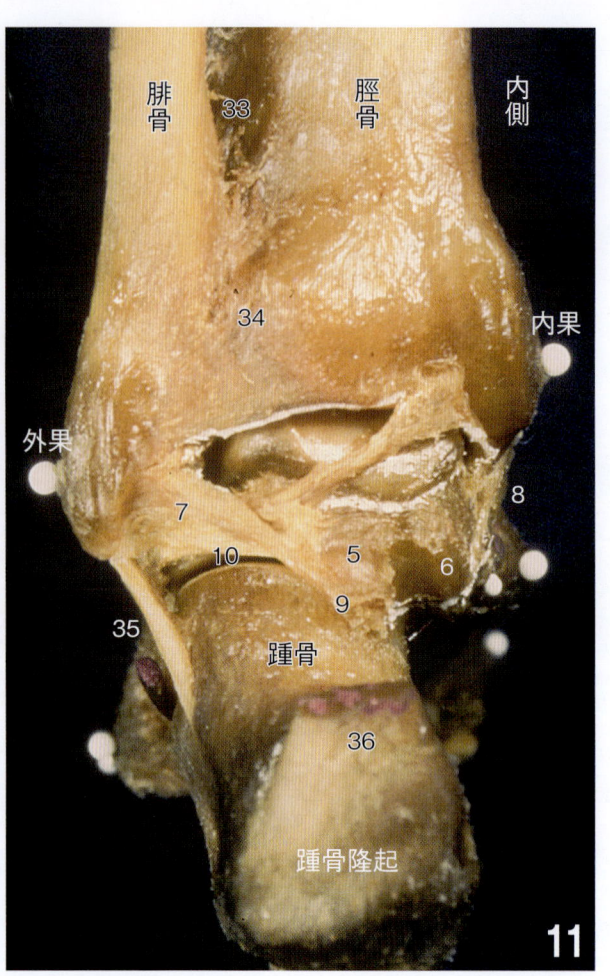

左の足根背面の靭帯（図10）

距腿関節の関節包(1)は距骨滑車と脛骨・腓骨の下端を覆う．靭帯による補強は関節包の前面と後面（図11）で弱く，屈伸運動に適している．背屈が過度に強制されると，**内側靭帯**(2)や**外側側副靭帯**(3)の断裂を伴って，距腿関節が前方脱臼するか，**距骨頸**(4)の衝突で脛骨下端の前縁が骨折する．過度な底屈が強制されると，逆に関節が後方脱臼するか，**距骨後突起**（図11の5と6）の衝突で距骨後突起または脛骨下端の後縁が骨折する．

左の足根後面の靭帯（図11）

距骨後突起の外側結節(5)と**内側結節**(6)に，それぞれ距腿関節の外側側副靭帯と内側靭帯の各後部である**後距腓靭帯**(7)と**後脛距部**(8)が付着するが，後面に固有の靭帯はない．関節包後面の内側部はとくに弱く，距骨体骨折時の脱臼部位となる．内側結節と外側結節からは**後距踵靭帯**(9)も生じ，**距骨下関節**(10)を補強する．靭帯を介してさまざまなストレスを受けるため，距骨後突起に裂離骨折（Shepherd（シェパード）骨折）を生じることがある．外側結節の独立した三角骨が，距腿関節の後面にあることもあり，前述の後突起自体の骨折や裂離骨折との鑑別が問題となる．

足の関節

左の距足根関節をはずす（図12）

距骨は下腿につけたままであるが，踵骨より遠位は180度回転させ，足背の側を向けている．踵骨や**舟状骨**(11)と距骨の間の距足根関節は，**距骨溝**(12)と**踵骨溝**(13)がつくる足根洞を境に2部に分けられる．一つは，**距骨体下面**(14)と**踵骨上面**(15)の間の**距骨下関節**（図11の10）で，残りは，**踵骨前面**(16)と**舟状骨後面**(17)が作る陥凹に，**距骨頭**(18)がはまる距踵舟関節である．距足根関節は主に足の内反と外反に関わり，踵骨隆起の外後方から距骨頭の内背側を通る**ヘンケ軸**(A)を運動軸に，遠位の骨が距骨に対して一軸性に回旋する．一方，下腿から距骨を経て踵骨上面に加わった体重に抗し，距骨・踵骨間の位置関係を保持するのが，足根洞内で両骨をつなぐ**骨間距踵靱帯**（黒三角印▲）で，**外側・内側の距踵靱帯**（図6の6と図7の27）や**後距踵靱帯**（図11の9）がこの作用を補強する．

遠位足根骨（図13）

距足根関節より遠位で関節裂隙を開く．踵骨や**舟状骨**(11)の遠位に**楔状骨**(19〜21)と**立方骨**(22)がある．足根間関節として**踵立方関節**(23)，**楔舟関節**(24)，**楔間関節**（黒星印★），**楔立方関節**(25)がある．後2者は多数の小靱帯で強固に連結され，堅牢な横足弓を形成する（図9）．一方，**足根中足関節**(26，白色一点鎖線)はLisfranc（リスフラン）関節と呼ばれ，Chopart（ショパール）関節（黒色一点鎖線，図14も参照）とともに関節離断の部位となる．第1と第5の足根中足関節では関節面はそれぞれ内側と外側を向くため，底屈時には両中足骨は足の長軸に向かって屈曲し，横足弓を深める．

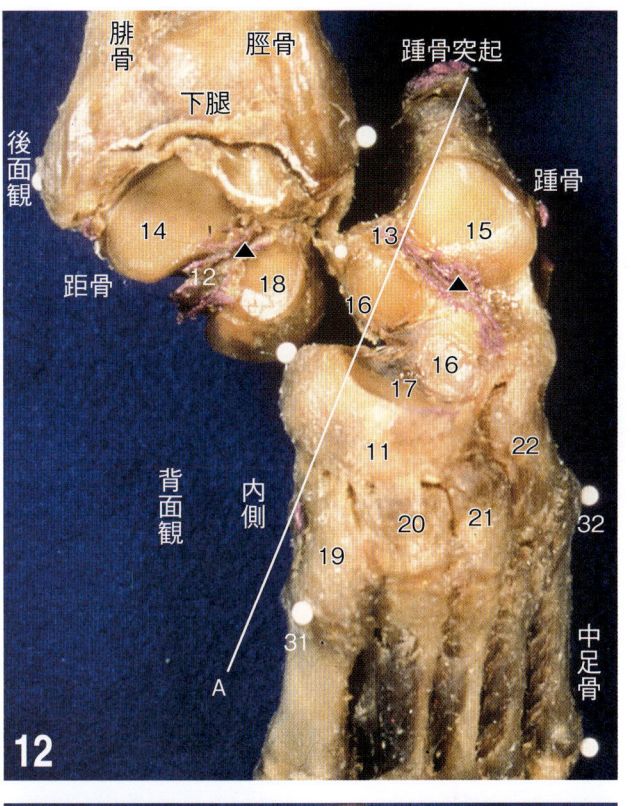

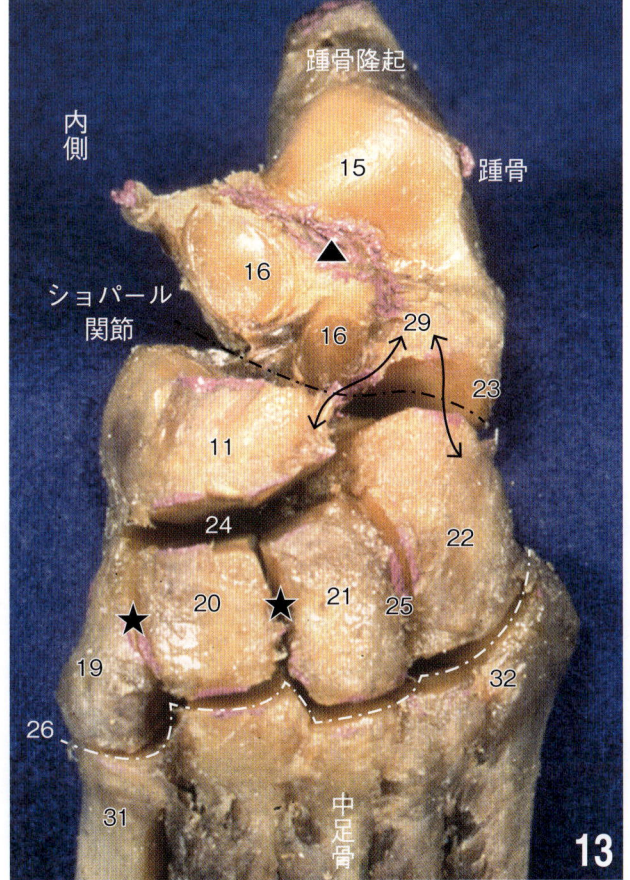

図10〜図13		
A．ヘンケ軸	4．距骨頸	
▲．骨間距踵靱帯	5．距骨後突起の外側結節	
★．楔間関節	6．距骨後突起の内側結節	
1．距腿関節の関節包	7．後距腓靱帯	
2．距腿関節の内側靱帯	8．内側靱帯の後脛距部	
3．距腿関節の外側側副靱帯	9．後距踵靱帯	
	10．距骨下関節	
	11．舟状骨	
12．距骨溝	17．舟状骨後面	22．立方骨	27．前距腓靱帯	32．第5中足骨底
13．踵骨溝	18．距骨頭	23．踵立方関節	28．距舟靱帯	33．下腿骨間膜
14．距骨体下面	19．内側楔状骨	24．楔舟関節	29．二分靱帯	34．後脛腓靱帯
15．踵骨上面	20．中間楔状骨	25．楔立方関節	30．背側立方舟靱帯	35．踵腓靱帯
16．踵骨前面	21．外側楔状骨	26．足根中足関節	31．第1中足骨底	36．踵骨腱

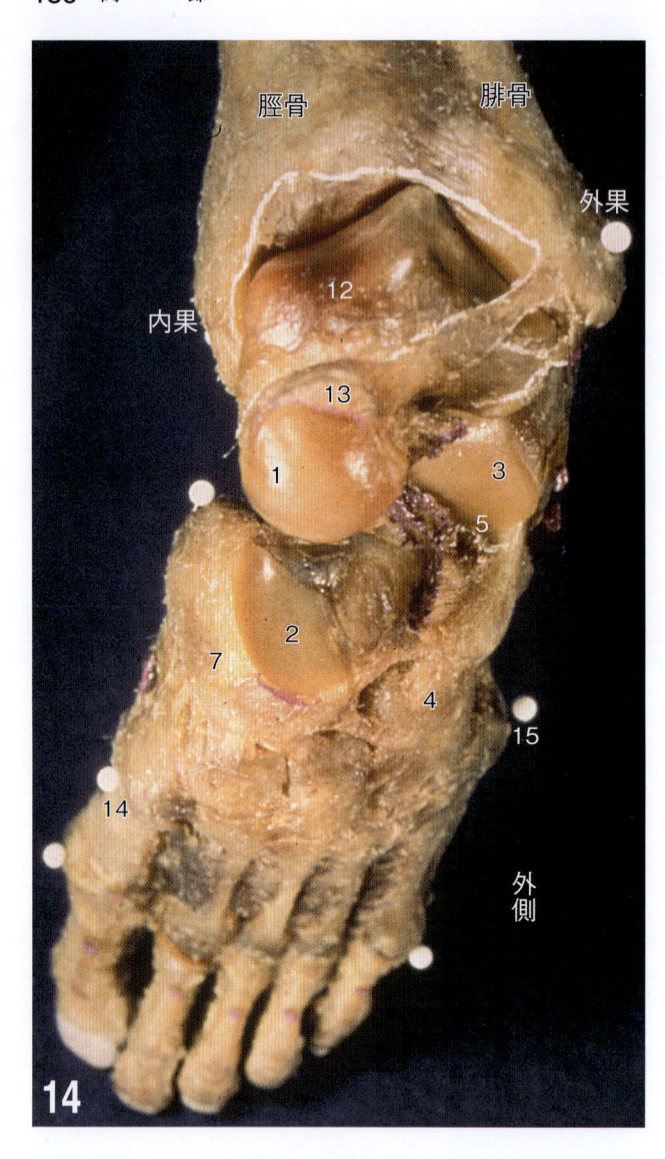

186 関節

ショパール関節（図14）

距踵舟関節のうちの**距骨頭**(1)と**舟状骨後面**(2)の間と，**踵骨前面**(3)と**立方骨**(4)の間の**踵立方関節**(5)は，合わせて横足根関節（ショパール関節）と呼ばれる．ここではこの関節を開き，これより遠位の部を底屈している．踵立方関節は足の外反と内反に関わる．横足根関節の背面を**距舟靱帯と二分靱帯**（図3の18と20）が補強する．距舟靱帯は，**後脛骨筋**（図15の6）が**舟状骨**(7)を内下方に引くのに抵抗する．**二分靱帯**（図13の29）は踵骨より出て舟状骨と立方骨に至る部に分れる．舟状骨に至る部は足の外反・底屈，立方骨に至る部は内反・底屈でそれぞれ緊張する．

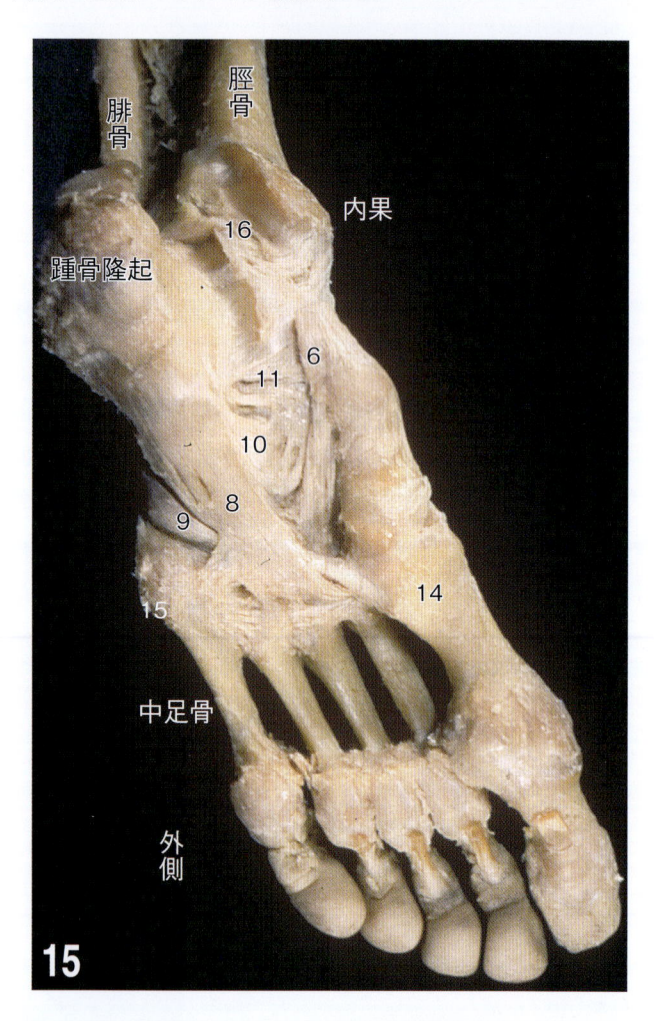

左の足根底面の靱帯（図15）

体重による負荷が上方より足底弓に加わるため，足根の靱帯は背側（図3）より底側で強靱である．足底の外側部では，**長足底靱帯**(8)が踵骨隆起より前方に向かい，浅層の部は**長腓骨筋腱**(9)を越えて中足骨底に達する．足底の内側部で**後脛骨筋**(6)と長足底靱帯の間に，横足根関節の底側を補強する**底側踵立方靱帯**(10)や**底側踵舟靱帯**(11)がみえる．底側踵立方靱帯は短足底靱帯とも呼ばれ，長足底靱帯とともに足底弓を支える重要な靱帯である．底側踵舟靱帯は距骨頭を載せ，強靱で弾力に富むためスプリング靱帯とも呼ばれ，縦足弓内側部の最も高位にあって足底弓を維持する．足底弓を支えるこれらの靱帯の弛緩は，距骨頭を低下させて足底を扁平化させる．

図14，図15	
1. 距骨頭	9. 長腓骨筋腱
2. 舟状骨後面	10. 底側踵立方靱帯
3. 踵骨前面	11. 底側踵舟靱帯
4. 立方骨	12. 距骨滑車
5. 踵立方関節	13. 距骨頸
6. 後脛骨筋	14. 第1中足骨底
7. 舟状骨	15. 第5中足骨底
8. 長足底靱帯	16. 足根管

第3章

特殊鍼法に必要な局所解剖学の知識

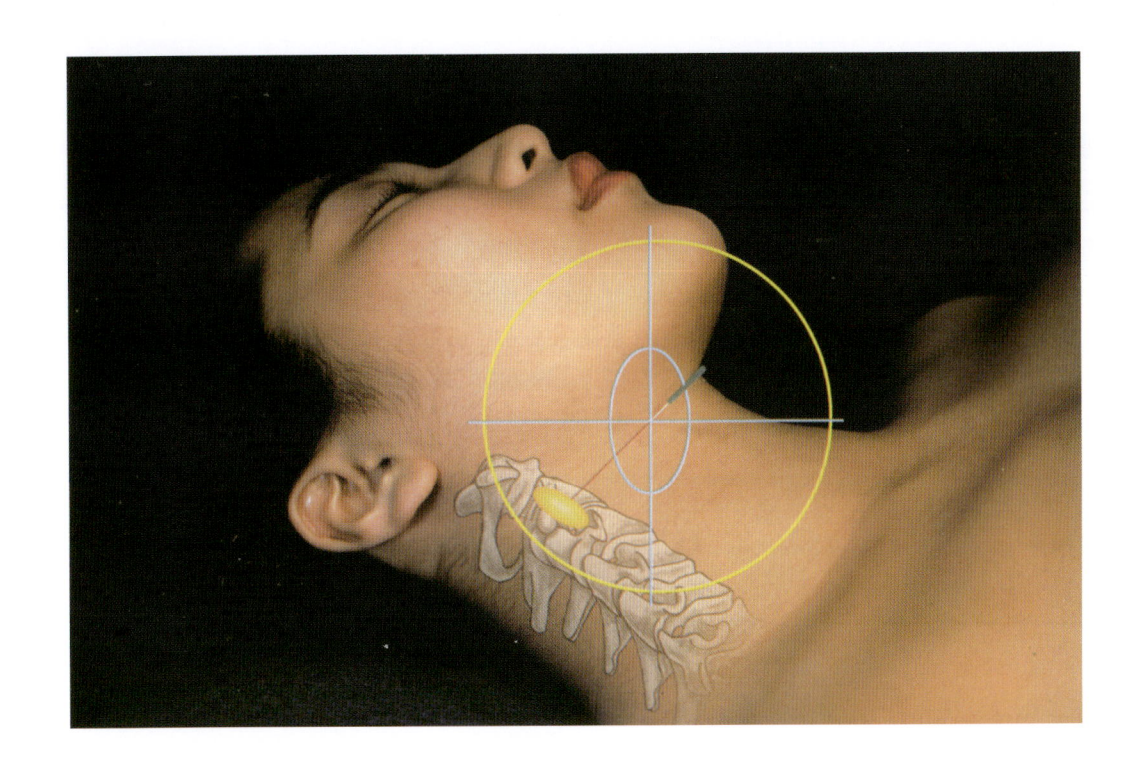

　ある解剖構造を標的とした刺鍼方法を特殊鍼法と呼ぶ．上の図は，上頸神経節を標的とした刺鍼法（森　俊豪ほか：全日本鍼灸学会雑誌46（2）：70-79, 1996）を表わす．特殊鍼法には星状神経節刺鍼，腕神経叢刺鍼，頸動脈洞刺鍼などがあり，刺鍼方法についてはすでに多くの解説がなされている．しかし，刺入鍼がどのような解剖構造を貫いて標的構造に達するかを，実際に遺体を用いて観察した報告はない．本章では，種々の特殊鍼法における刺入鍼周辺の局所解剖構造を体表より順に解説する．標的構造を闇雲に狙って途中の解剖構造への配慮が欠けると，大血管穿刺などによる出血や肺穿刺による気胸などの過誤をきたす恐れがある．反対にこれらの過誤を心配するあまり，特殊鍼法が敬遠されることもある．刺鍼にあたっての正確な局所解剖学の知識と，それに基づいた刺鍼感覚の習熟は，標的とする深部解剖構造への安全でかつ的確な刺鍼を可能とする．

頸動脈洞刺鍼

　頸動脈洞刺鍼は一般に「洞刺」と称される．頸動脈洞への刺鍼により，同部の諸機能や病的異常の調整作用の活性化を期待するもので，本態性高血圧，気管支喘息，神経性心悸亢進，不整脈，胃痙攣などの疾患に特効があるとされている．刺鍼の部位は，古典によると「人迎は喉を挟む動脈なり」（『霊枢』経脈篇），「頸脈の動脈は人迎，人迎は足の陽明なり，嬰筋（胸鎖乳突筋）の前にあり」（『霊枢』寒熱病篇），「頸の大脈，動いて手に応ずるに在り，結喉（喉頭隆起）を挟む，以て五臓の気を候う，足の脈気の発する所」（『鍼灸甲乙経』）などの記載があり，人迎穴が頸動脈洞の位置にほぼ対応するとされてきた．人迎穴の取穴部位は，喉頭隆起の高さで，外側の動脈の拍動を最も強く触れる所である．筆者らは先に人迎穴と頸動脈洞との位置的関係を調査し（全日本鍼灸学会雑誌36（2）：119-125, 1986；37（4）：260-267, 1987），喉頭隆起の高さを基準に取穴した人迎穴の位置が，頸動脈洞の存在する内・外頸動脈分岐部（以下，頸動脈分岐部とする）に比べかなり低く，喉頭隆起よりむしろ舌骨体を基準に刺鍼する方が，頸動脈分岐部にあたる可能性の高いことを示した．本項では，従来の洞刺の手法で刺入された鍼周辺の解剖構造を体表より順に観察して解説し，また，舌骨体を基準に刺鍼した場合の留意事項についても記した．

人迎穴の取穴法（図1）

　人迎穴（A）は，刺鍼の容易さを考えて頭部をやや後屈し，**喉頭隆起**（1）の上縁から頸部の横じわ（破線）に沿い外方へ1寸5分で，動脈の拍動を最も強く感じる所に取穴される．**舌骨体**（2）は喉頭隆起上縁の約1.5 cm上方でその中点を触れることができる．なお，人迎穴の取穴に不可欠な動脈拍動を遺体では触れられないため，人迎穴の位置は，『十四経発揮』，『鍼灸甲乙経』，『経絡経穴概論』などの記載を参考に，頸部の横じわに平行に喉頭隆起より外方約3寸にあたる胸鎖乳突筋の前部筋中を扶突穴とし，扶突穴と喉頭隆起の中点，喉頭隆起の外方1寸5分の点とした．なお，国際標準化により，扶突穴の取穴部位は，胸鎖乳突筋の前部筋中から筋中央へと外側に変更されている．

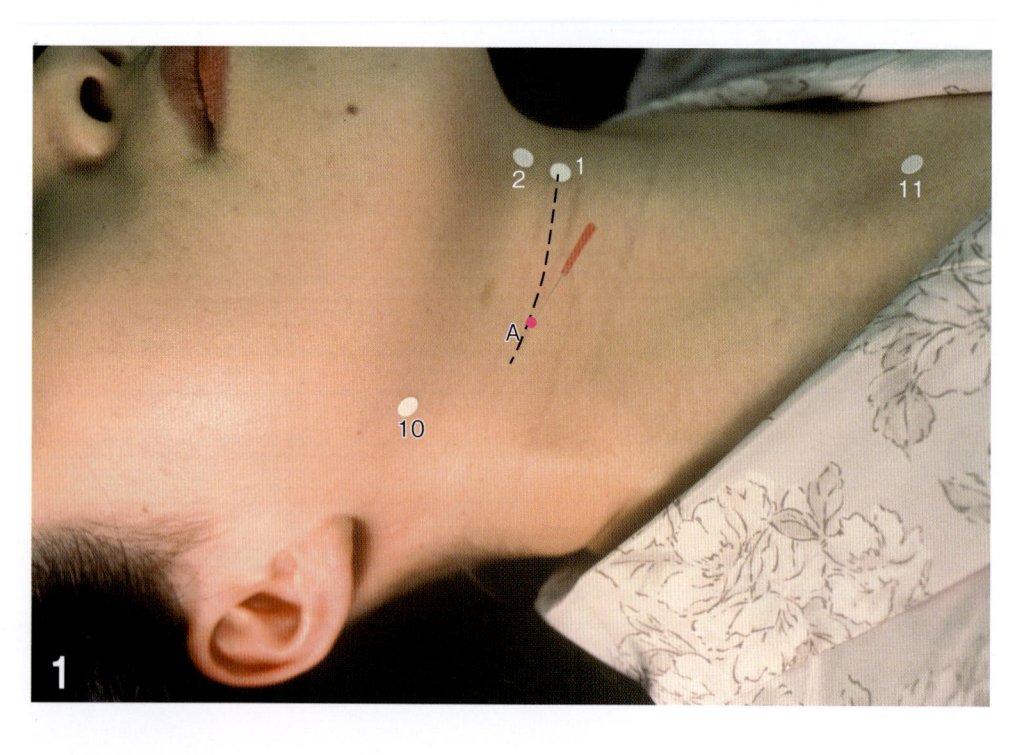

図1～図3
図1と図3の破線は喉頭隆起の高さの頸部の横じわ
- A. 人迎穴，または同穴への刺入鍼
- 1. 喉頭隆起
- 2. 舌骨体
- 3. 広頸筋
- 4. 頸横神経
- 5. 口角
- 6. 耳下腺神経叢の頸枝
- 7. 鎖骨上神経
- 8. 浅頸神経ワナ

皮膚を除去（図2）

人迎穴への刺入鍼（A）は**広頸筋**（3）を貫く．頸神経叢の皮枝である**頸横神経**（4）の枝が広頸筋の表層に分布する．広頸筋はきわめて薄い筋肉で，**口角**（5）を下外方に下げるなどしてよほど緊張させない限り，刺鍼上は問題にならないと思われる．

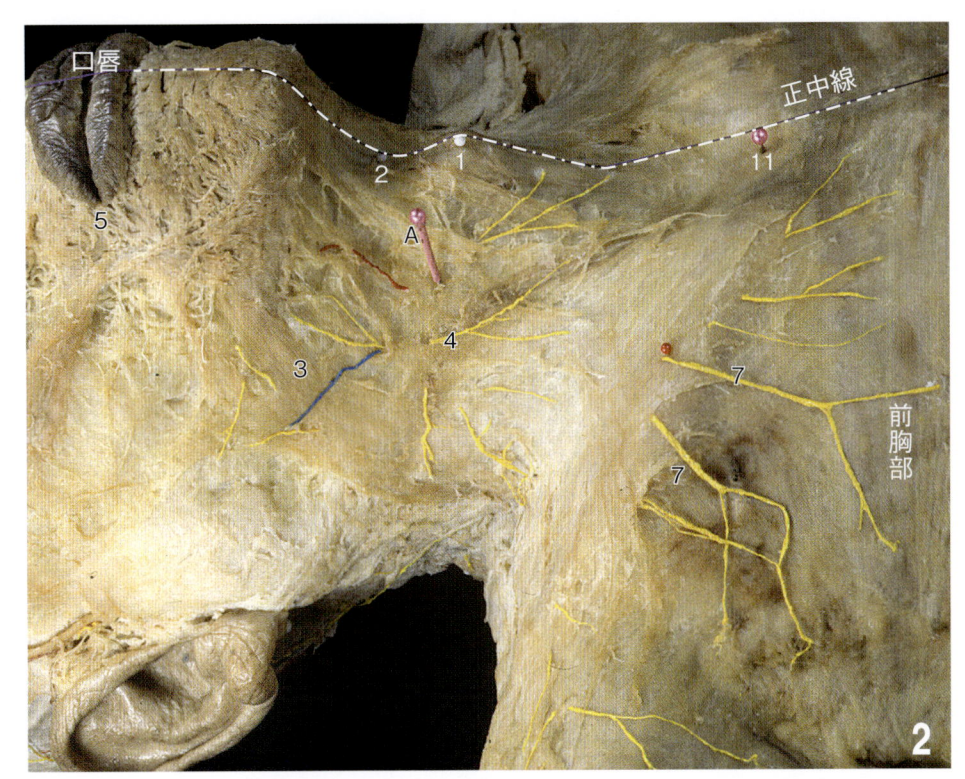

9. 頸筋膜浅葉
10. 下顎角
11. 胸骨頸切痕
12. 耳下腺
13. 浅側頭動・静脈
14. 耳下腺神経叢側頭枝
15. 耳下腺神経叢頬骨枝
16. 耳下腺神経叢頬筋枝
17. 耳下腺神経叢下顎縁枝
18. 大耳介神経
19. 胸鎖乳突筋
20. 鎖骨
21. 輪状軟骨
22. 副神経
23. 口角下制筋
24. 下唇下制筋
25. 大頬骨筋
26. 眼輪筋

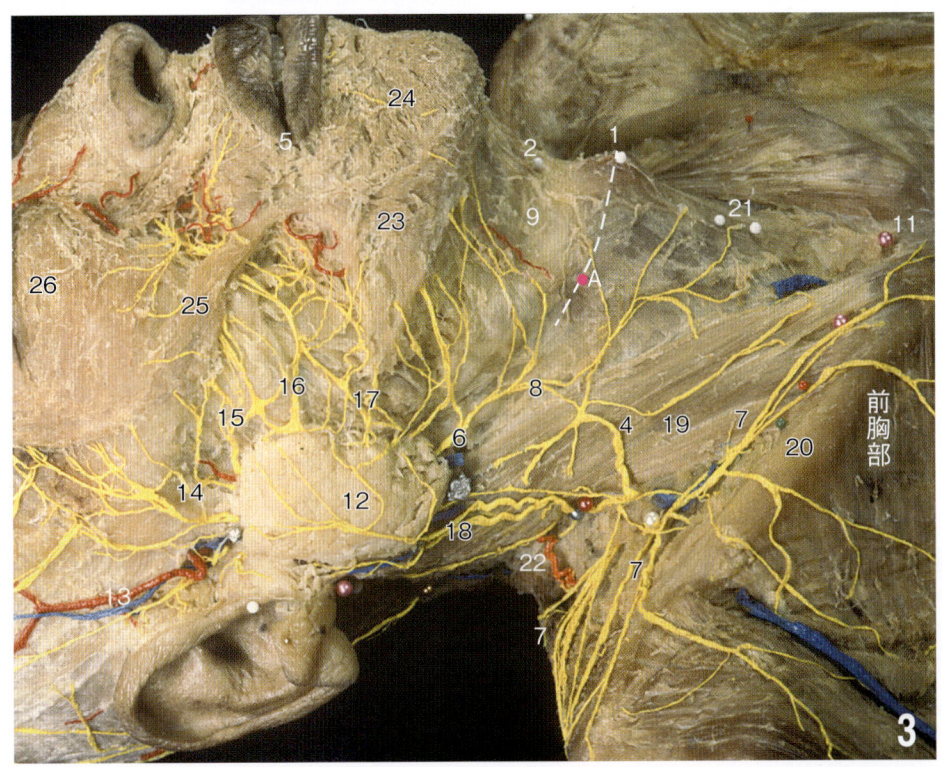

広頸筋を除去（図3）

顔面神経の**耳下腺神経叢の頸枝**（6），および**頸横神経**（4）や**鎖骨上神経**（7）などの頸神経叢の皮枝が広頸筋のすぐ深層に分布する．耳下腺神経叢の頸枝と頸横神経は吻合して**浅頸神経ワナ**（8）を作る．広頸筋とその表層を覆う皮膚は浅頸神経ワナにより支配される．頸動脈三角（図5）は**頸筋膜浅葉**（9）などにより覆われる．人迎穴への刺入鍼（A）は頸筋膜浅葉を貫いて深部に向かう．

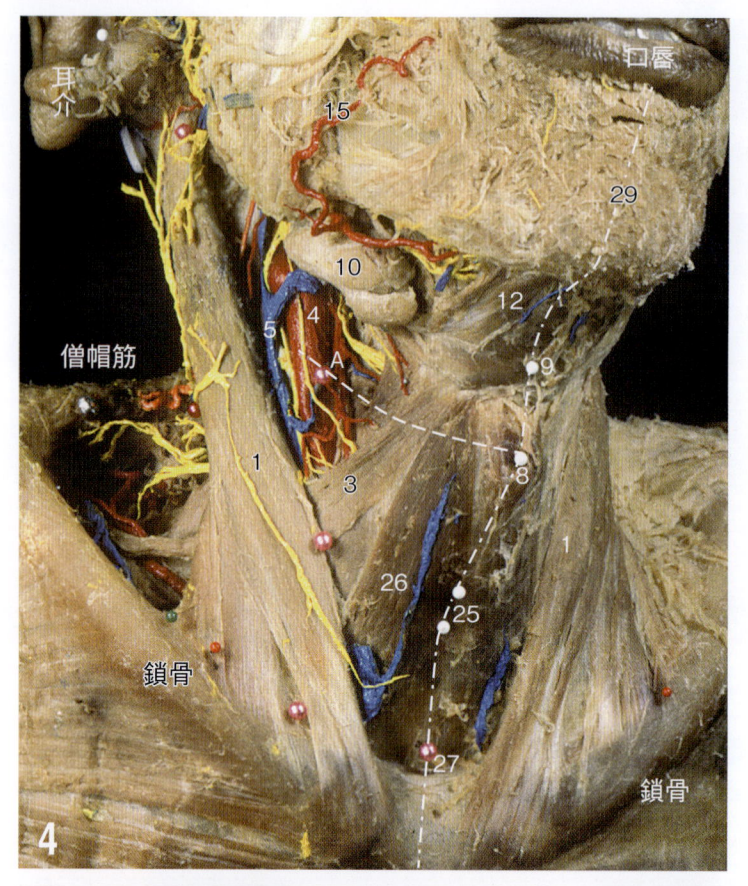

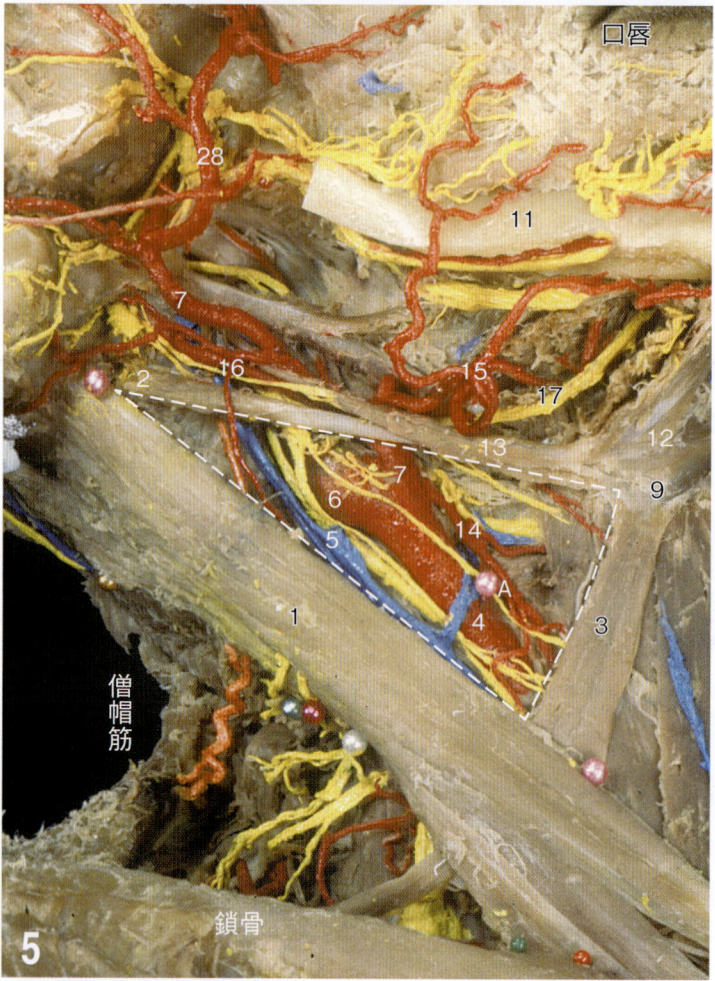

頸動脈三角をみる(図4)

　頸筋膜浅葉などを除くと前頸部の筋がみえる．頸動脈三角は**胸鎖乳突筋**(1)，**顎二腹筋の後腹**(図5の2)，**肩甲舌骨筋**(3)で囲まれる三角部(図5で破線で囲まれた部)で，**総頸動脈**(4)や**内頸静脈**(5)などが体表近くを走る．総頸動脈はここで**内頸動脈**(図5の6)と**外頸動脈**(図5の7)に分岐する．**喉頭隆起**(8)の高さで**人迎穴**に刺入された鍼(A)は頸動脈三角内にあって，頸動脈分岐部のかなり下方で総頸動脈を貫く．一方，**舌骨体**(9)の高さで刺入すると，鍼は頸動脈分岐部により近接するが，**顎下腺**(10)を貫く可能性が高まる．

顎動脈三角を明示(図5)

　図4と同じ右側で顎下腺や**下顎骨**(11)の一部を除去する．**舌骨体**(9)の高さに刺鍼すると，鍼は，**顎二腹筋の前腹**(12)と**後腹**(2)，および下顎骨で囲まれた顎下三角の下部に刺入される．顎下三角は頸動脈三角(破線部)の上位に隣接する．この場合の刺入鍼の周辺の解剖構造として，顎二腹筋後腹と**茎突舌骨筋**(13)，**内頸動脈**(6)と**外頸動脈**(7)，**上甲状腺動脈**(14)，**顔面動脈**(15)，**後頭動脈**(16)などの外頸動脈の枝，および**舌下神経**(17)などがある．

図4〜図7	
図4の破線は喉頭隆起の高さの頸部の横じわ	
A．人迎穴への刺入鍼	17．舌下神経
1．胸鎖乳突筋	18．舌咽神経頸動脈洞枝
2．顎二腹筋後腹	19．舌咽神経咽頭枝(断端)
3．肩甲舌骨筋	20．舌咽神経
4．総頸動脈	21．舌咽神経舌枝
5．内頸静脈	22．迷走神経
6．内頸動脈	23．副神経
7．外頸動脈	24．頸動脈分岐部
8．喉頭隆起	25．輪状軟骨
9．舌骨体	26．胸骨舌骨筋
10．顎下腺	27．胸骨頸切痕
11．下顎骨	28．顎動脈
12．顎二腹筋前腹	29．正中線(一点鎖線)
13．茎突舌骨筋	30．舌動脈
14．上甲状腺動脈	31．甲状腺
15．顔面動脈	32．舌神経
16．後頭動脈	33．頸神経
	34．横隔神経

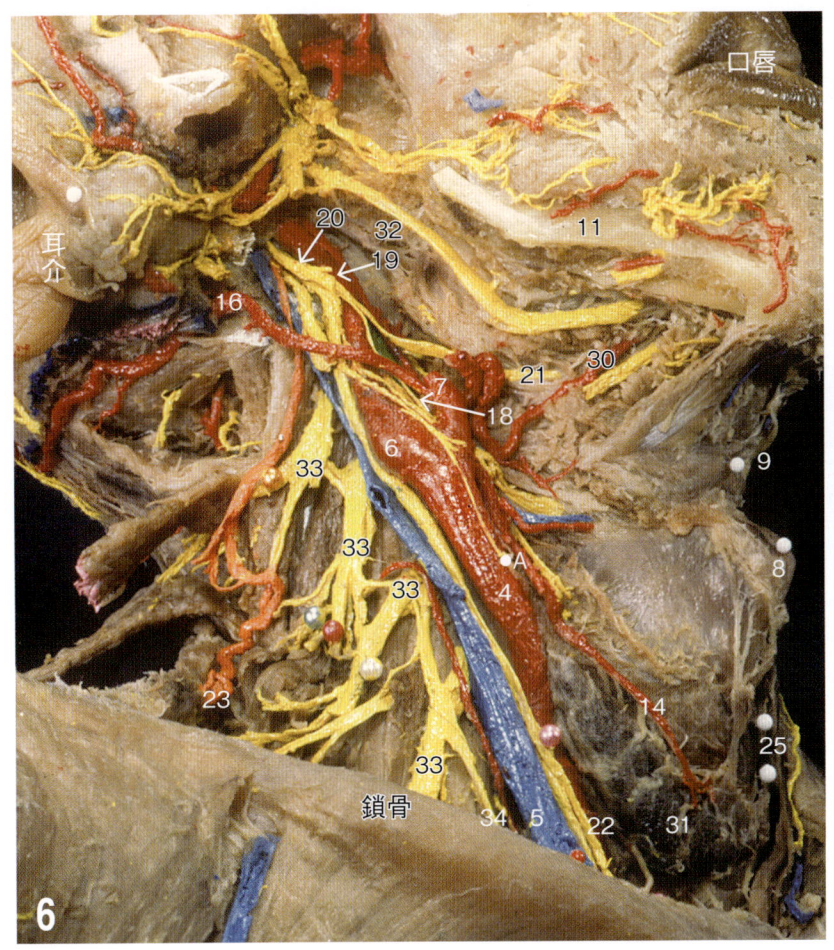

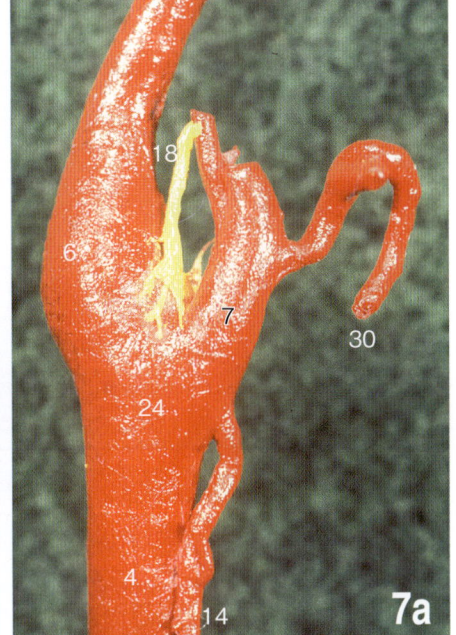

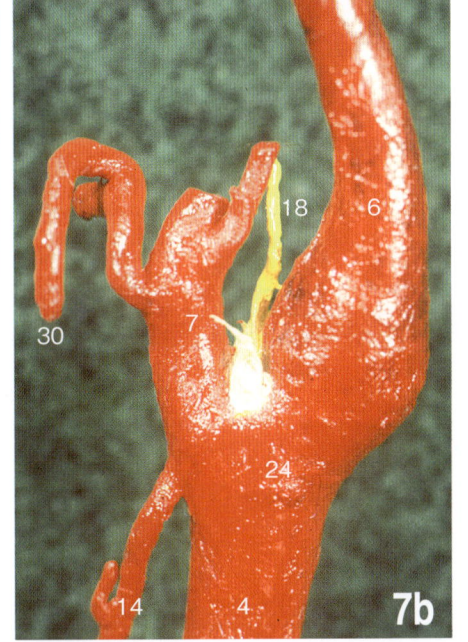

頸動脈洞周辺の構造（図6）

　内頸動脈（6）の前方の諸構造を除去する．**頸動脈洞枝**（18）や**咽頭枝**（19）を出す**舌咽神経**（20）は，頸静脈孔を出て内頸動脈と**内頸静脈**（5）の間を下行，次いで内頸動脈と**外頸動脈**（7）の間を前方に向かい，**舌枝**（21）として舌根に達する．頸動脈洞枝は洞神経とも呼ばれ，頸動脈洞反射の求心系をなす．**迷走神経**（22）は舌咽神経や**副神経**（23）とともに頸静脈孔を出る．迷走神経の枝の上頸心臓枝（減圧神経）は頸動脈洞枝とともに血圧の調節を行う．

右の頸動脈分岐部の前面（a）と後面（b）（図7）

　頸動脈分岐部（24）は膨隆（内頸動脈の膨隆が著明）して，頸動脈洞や頸動脈球と呼ばれる．頸動脈洞は頸動脈小体と一体をなし，前者は血圧の変動を感受する圧受容器，後者は血液内の二酸化炭素や酸素の濃度を感受する化学受容器である．頸動脈洞は管壁が他部より著しく薄く，**舌咽神経の頸動脈洞枝**（18）のほかに迷走神経や交感神経の枝も分布する．血圧が高くなると，動脈壁が伸展されて圧受容器を刺激し，反射的に血管の拡張と心拍数の減少が生じる．頸動脈小体はゴマ粒大から米粒大で，頸動脈分岐部の後面の血管壁に埋もれている．血液中の二酸化炭素分圧が高まると，頸動脈小体を介して延髄の呼吸中枢が刺激され，呼吸の促進が生じるとされている．

192　特殊鍼法

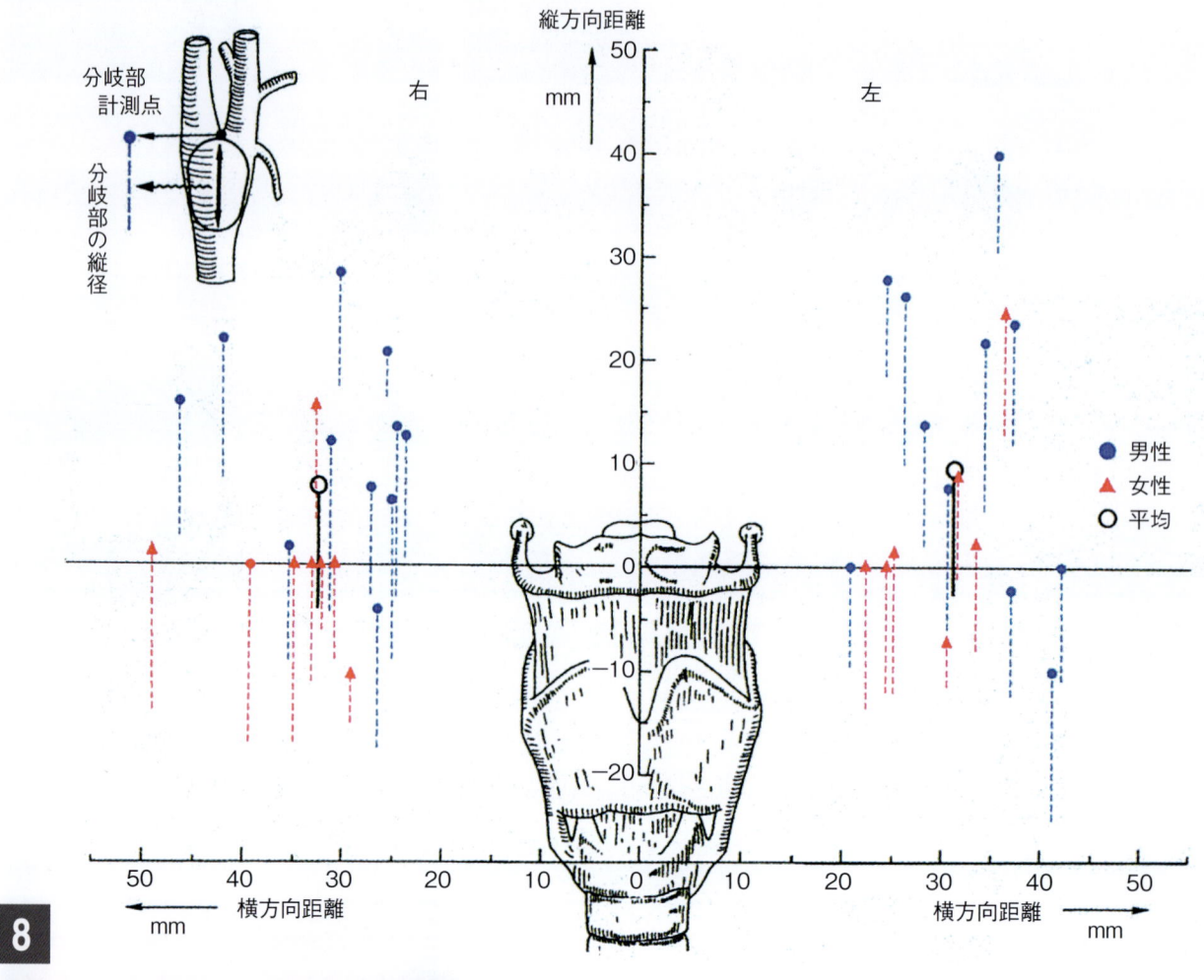

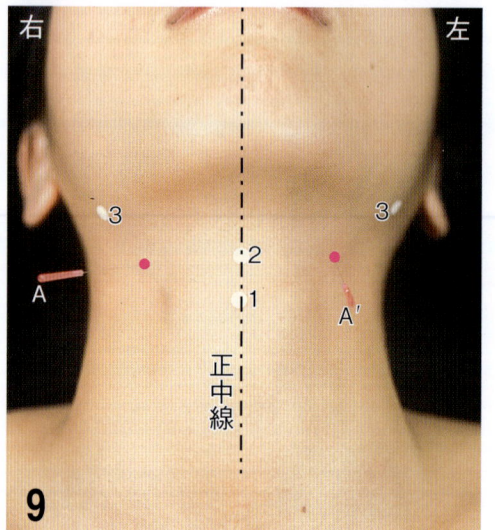

舌骨と頸動脈分岐部との位置関係（図8）

本項での症例でも示されたごとく，頸動脈洞は**喉頭隆起**（図9の1）より高位で，**舌骨体**（図9の2）にほぼ対応する高さに位置する．この図は先の筆者らの研究(全日本鍼灸学会雑誌 37(4)：260-267, 1987)からの引用で，19遺体を用い，舌骨体正中から頸動脈分岐部までの縦方向と横方向の距離，および膨隆する頸動脈分岐部の縦径を計測した結果を示している．舌骨体の上下10 mmの範囲には，左右合わせて計測例の81.1％の頸動脈分岐部が含まれる．

刺鍼方向（図9）

頸動脈分岐部の内外方向での位置は，**舌骨体**(2)の正中より三十数mm外側である（図8）．生体では動脈の拍動を触れることができ，拍動部に刺鍼すれば大幅にはずれることは少なく，刺鍼の当否は脈動に応じた鍼の動揺で確かめられる．円筒形である頸部の側方に鍼を刺入するため，鍼は必然的に頸部中心（内方）に向くようになる(A)が，刺鍼方向は，厳密にいうならば矢状方向とする(A′)方がよい．

| 図9 | A．人迎穴への刺入鍼（頸部中心を向く） | A′．人迎穴への刺入鍼（矢状方向を向く） | 1．喉頭隆起 | 2．舌骨体 | 3．下顎角 |

頸部交感神経節刺鍼

　頸部交感神経節に対する刺鍼は，鍼刺激により交感神経機能の抑制や自律神経機能の調整を期待するもので，星状神経節ブロックの手法に準拠した星状神経節刺鍼が，従来から鍼灸治療に取入れられてきた．しかし，この場合の刺鍼は，星状神経節よりむしろ頸部交感神経幹刺鍼や傍星状神経節刺鍼とみなすべきものであること，刺鍼部位をやや下外側に移して星状神経節を直接ねらう場合，椎骨動脈，鎖骨下動脈，胸膜頂を損傷する確率が高まることが，筆者らの先の研究(尾﨑朋文ほか：全日本鍼灸学会雑誌37(4)：268-278, 1987)で明らかになっている．一方，期待する刺鍼効果の範囲を頭顔面部に限れば，より高位の中頸神経節や上頸神経節も刺鍼対象にあげることができ，輪状軟骨の高さで中頸神経節を安全に刺鍼できるが，神経節の存在が恒常的でないことが明らかとなった(尾﨑朋文ほか：全日本鍼灸学会雑誌39(2)：185-194, 1989)．頸部交感神経節についてはp.49・50の図14から図16にも記したが，本項では，中頸神経節刺鍼と星状神経節刺鍼について，刺入鍼周囲の解剖構造を表層より順に観察し解説する．なお，上頸神経節への刺鍼については，外側刺入法と前部刺入法を考案し，前者では，神経節への的中率は高いものの，内頸静脈や内頸・外頸動脈を貫く危険性が高いこと，後者では，神経節への的中率はやや低くなるものの，内頸静脈や内頸動脈を貫くことはなく，比較的に危険性が低いことなどを明らかにしている(森　俊豪ほか：全日本鍼灸学会雑誌46(2)：70-79, 1996)．

刺入点と刺入方法(図1)

　中頸神経節刺鍼では，**輪状軟骨**(1)の上縁の高さで正中より20 mm外側を刺入点(A)とし，星状神経節刺鍼では，**胸骨の頸切痕**(2)の外側20 mm，上方25 mmを刺入点(B)とし，いずれも，総頸動脈を外方に圧排しつつ矢状方向に鍼を刺入する．なお，以下の記載では，刺入鍼の表記を，中頸神経節刺鍼については**刺鍼A**(中頸)，星状神経節刺鍼については**刺鍼B**(星状)とする．

図1
A. 中頸神経節刺鍼の刺入点または刺入鍼
B. 星状神経節刺鍼の刺入点または刺入鍼
1. 輪状軟骨
2. 胸骨頸切痕
3. 舌骨体
4. 喉頭隆起
5. 乳様突起下端

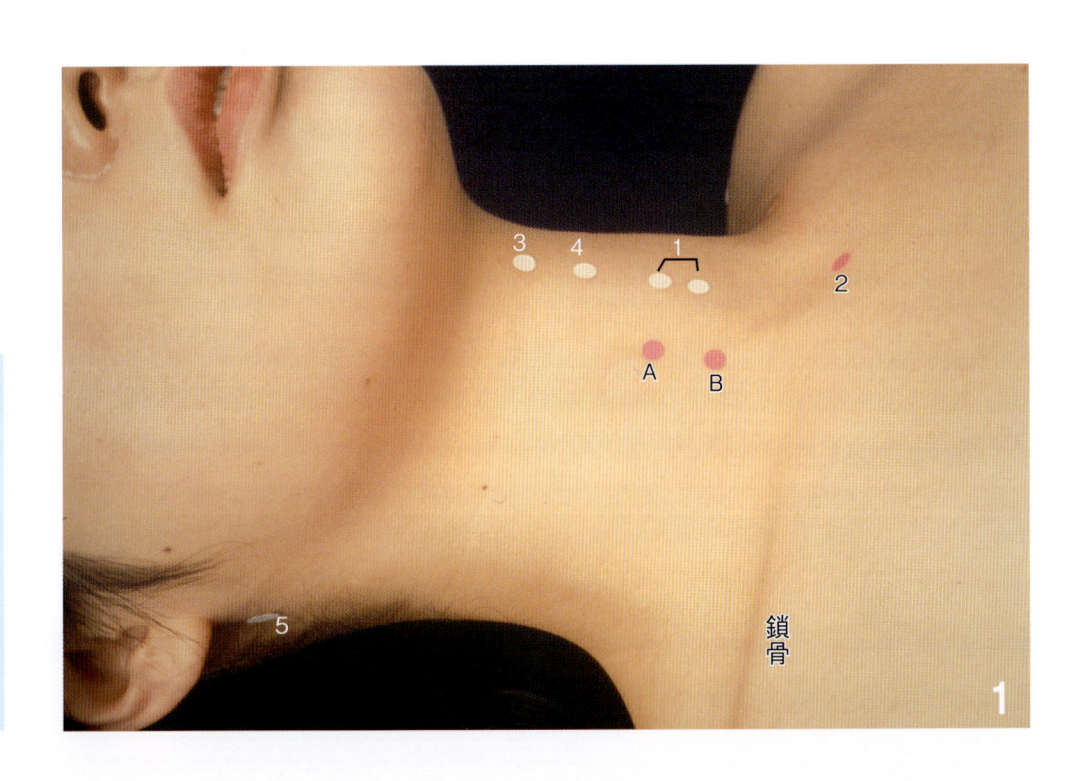

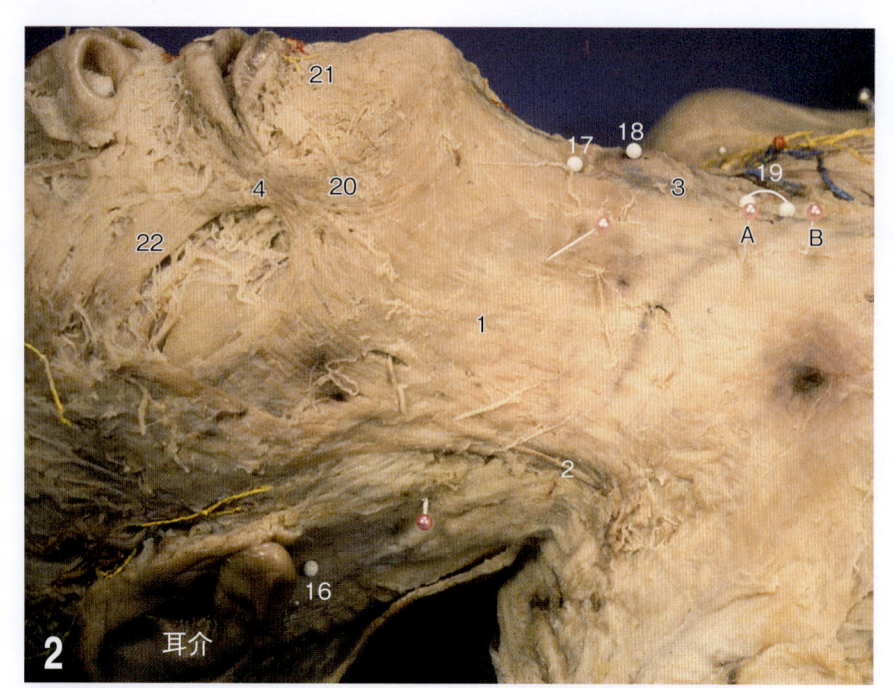

194　特殊鍼法

図2～図5
A. 中頸神経節刺鍼の刺入鍼
B. 星状神経節刺鍼の刺入鍼
1. 広頸筋
2. 外頸静脈
3. 前頸静脈
4. 口角
5. 前頸静脈への合流静脈
6. 胸鎖乳突筋
7. 頸横神経
8. 胸鎖乳突筋胸骨頭
9. 胸鎖乳突筋鎖骨頭
10. 小鎖骨上窩
11. 肩甲舌骨筋
12. 頸動脈鞘を覆っていた筋膜
13. 内頸静脈
14. 総頸動脈
15. 胸骨甲状筋
16. 乳様突起下端
17. 舌骨体
18. 喉頭隆起

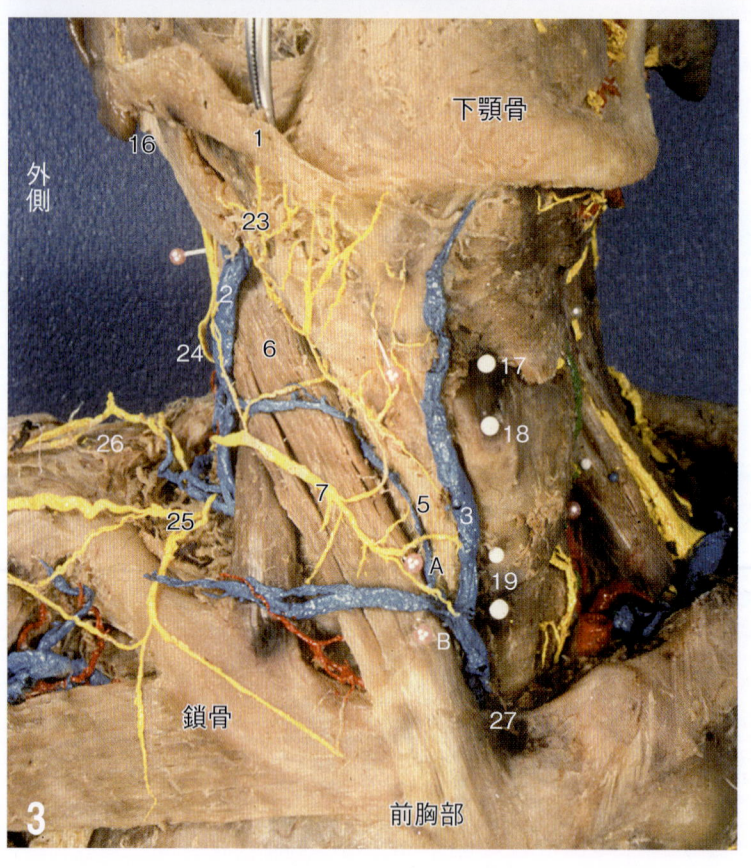

皮膚をはがして広頸筋をみる（図2）

広頸筋（1）は筋腹が薄いため，これより深層にある**外頸静脈**（2）や**前頸静脈**（3）などの皮静脈が透けてみえている．**刺鍼A**（中頸）と**刺鍼B**（星状）では，刺入鍼は広頸筋を貫くが，被験者がよほど顔をしかめて**口角**（4）を引き下げない限り，鍼が曲がるなどの問題は生じず，触診や刺鍼に際し，広頸筋が意識されることはまれである．

頸部の皮下（図3）

右の**広頸筋**（1）を翻す．**前頸静脈**（3）への**合流静脈**（5）が胸鎖乳突筋（6）の内側縁に沿って走り，同筋上を**外頸静脈**（2）などの皮静脈や**頸横神経**（7）などの皮神経が横切る．**刺鍼A**（中頸）と**刺鍼B**（星状）では，前頸静脈への合流静脈や頸横神経などを貫く（穿刺する）可能性がある．胸鎖乳突筋上の皮静脈は膨隆としてみえる場合があるが，前頸静脈への合流枝はみつけづらいので注意を要する．いずれにせよ，刺鍼時には明るい照明下で皮静脈の発見に努め，穿刺を避けねばならない．頸横神経は穿刺したとしても，かなり末梢の枝のため，強い刺痛は生じにくいと思われる．

右側で皮神経や皮静脈などを除去(図4)

胸鎖乳突筋(6)がよくみえる．この例では同筋の**胸骨頭**(8)と**鎖骨頭**(9)の分離が明瞭で，両頭と鎖骨で囲まれた三角が**小鎖骨上窩**(10)である．前頸部の**刺鍼A**(中頸)と**刺鍼B**(星状)は胸鎖乳突筋の胸骨頭を貫くが，刺鍼時，同筋は**総頸動脈**(図6の4)とともに圧排されているため，刺入鍼が同筋を貫くことは少ない．

19. 輪状軟骨
20. 口角下制筋
21. 下唇下制筋
22. 大頬骨筋
23. 耳下腺神経叢頸枝
24. 大耳介神経
25. 鎖骨上神経
26. 僧帽筋
27. 胸骨頸切痕
28. 耳下腺
29. 顎下腺
30. 顎二腹筋前腹
31. 顎舌骨筋
32. 胸骨舌骨筋
33. 副神経
34. 頸横動脈
35. 顔面動脈
36. 顎二腹筋中間腱
37. 顎二腹筋後腹
38. 舌下神経
39. 甲状舌骨筋
40. 頸神経ワナ
41. 中斜角筋
42. 前斜角筋

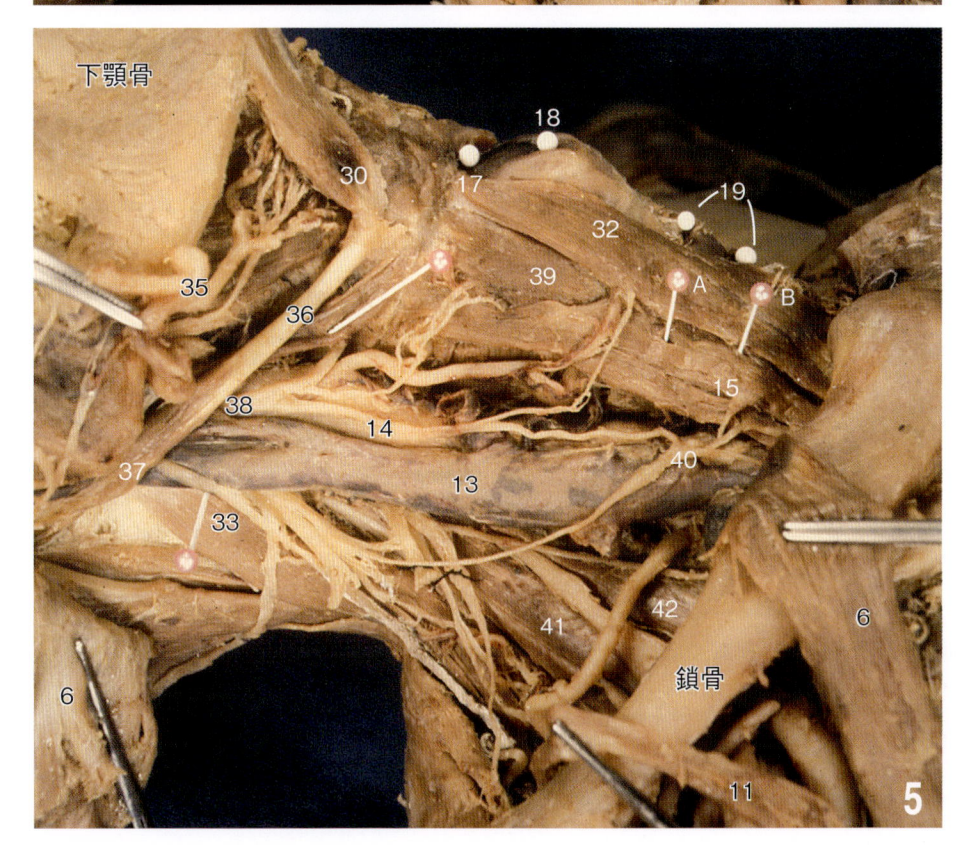

胸鎖乳突筋を除去(図5)

胸鎖乳突筋(6)と**肩甲舌骨筋**(11)を切断して下方に翻す．胸鎖乳突筋の下半部に隠れて，頸部の大血管が走る．ここでは**頸動脈鞘を覆っていた筋膜**(図4の12)が開かれ，内部を走る**内頸静脈**(13)と**総頸動脈**(14)がみえている．**小鎖骨上窩**(図4の10)の深部は大血管が走るため，同部への刺鍼は注意を要する．**刺鍼A**(中頸)と**刺鍼B**(星状)は**胸骨甲状筋**(15)を貫く．

196 特殊鍼法

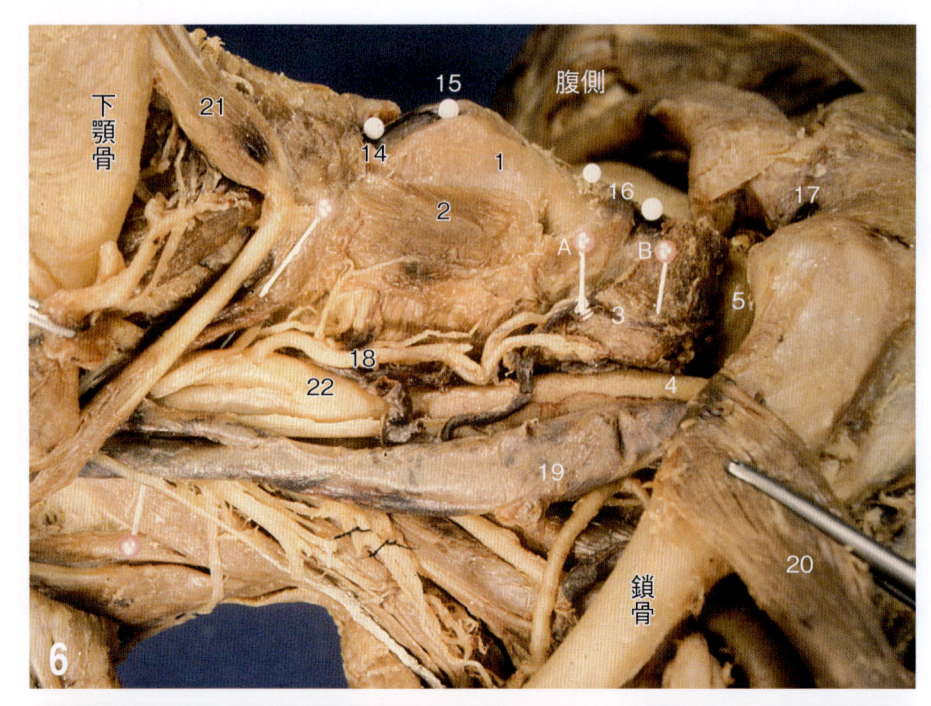

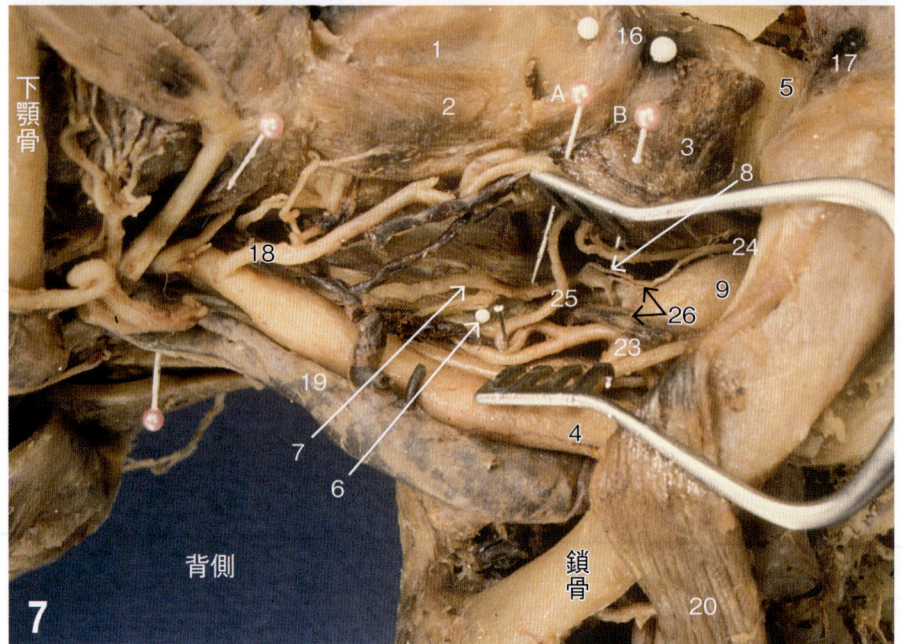

図6〜図9
　A. 中頸神経節刺鍼の刺入鍼
　B. 星状神経節刺鍼の刺入鍼
　1. 甲状軟骨
　2. 甲状舌骨筋
　3. 甲状腺
　4. 総頸動脈
　5. 気管
　6. 第6頸椎横突起
　7. 中頸神経節
　8. 椎骨動脈神経節
　9. 鎖骨下動脈
　10. 頸部交感神経幹
　11. 胸膜頂
　12. 星状神経節
　13. 第2肋骨
　14. 舌骨体
　15. 喉頭隆起
　16. 輪状軟骨
　17. 胸骨頸切痕
　18. 上甲状腺動脈
　19. 内頸静脈
　20. 胸鎖乳突筋鎖骨頭
　21. 顎二腹筋前腹
　22. 頸動脈分岐部
　23. 甲状頸動脈とその枝
　24. 下喉頭神経
　25. 下甲状腺動脈
　26. 椎骨動・静脈
　27. 上頸神経節
　28. 頭長筋
　29. 前斜角筋
　30. 腕神経叢
　31. 中斜角筋
　32. 横隔神経
　33. 下咽頭収縮筋
　34. 食道

胸骨舌骨筋と胸骨甲状筋を除去（図6）

　甲状軟骨(1)の側面に**甲状舌骨筋**(2)をみる．**刺鍼A**（中頸）と**刺鍼B**（星状）は**甲状腺**(3)を貫く．しかしながら，**総頸動脈**(4)を外方に圧排する際に，**気管**(5)とともに甲状腺も内方に圧排されるので，刺入鍼が実際にこれを穿刺する可能性は低いと考えられる．

椎骨動脈神経節と中頸神経節（図7）

　甲状腺(3)と**総頸動脈**(4)の間を開大し，**第6頸椎横突起**(6)の直前の深部構造をみる．**刺鍼A**（中頸）の先端が，**中頸神経節**(7)とみなされる小さな結節のやや下方に達する．中頸神経節が大きければ直接これをとらえていたと思われる．**刺鍼B**（星状）は**椎骨動脈神経節**(8)の内側に達する．下方には**鎖骨下動脈**(9)が近接する．

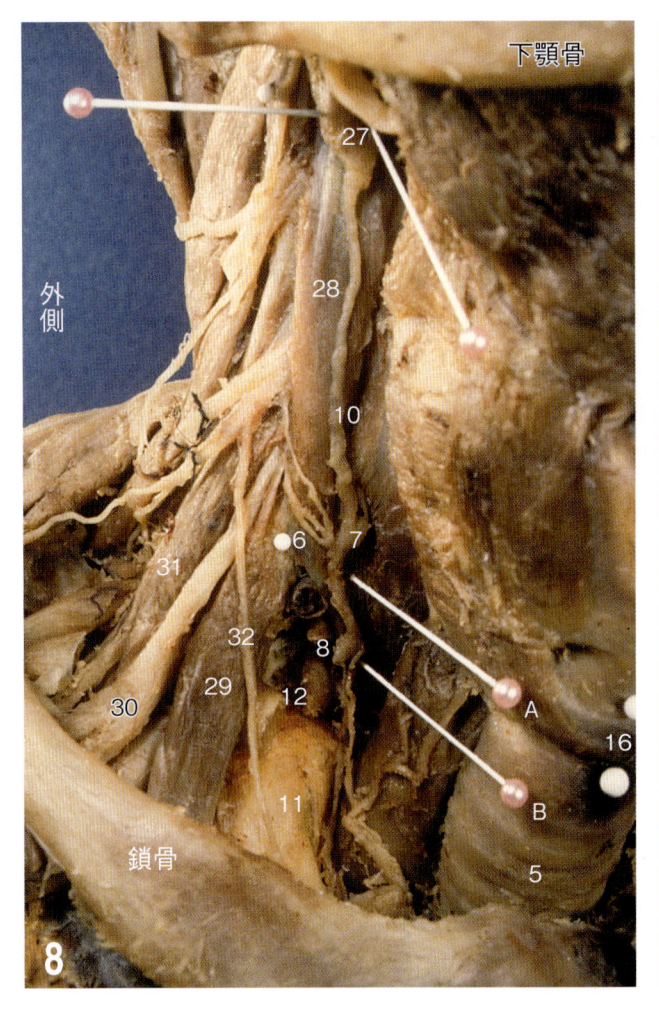

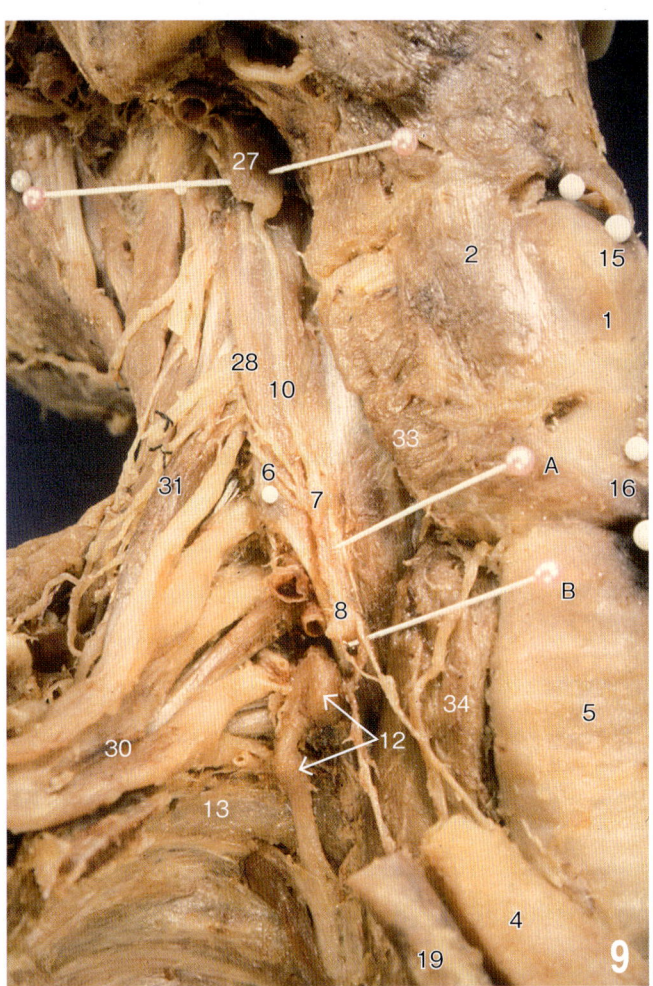

右の頸部交感神経幹と胸膜頂(図8)

　総頸動脈と内・外の頸動脈，内頸静脈，さらに迷走神経や甲状腺を除去し，**頸部交感神経幹**(10)の全貌をみる．**胸膜頂**(11)をみるべく，鎖骨下動・静脈とその枝も除去する．**刺鍼A**(中頸)は**中頸神経節**(7)の内下方に，**刺鍼B**(星状)は**椎骨動脈神経節**(8)の内側に達しているのがよく分かる．鎖骨下動脈より深層で椎骨動脈神経節の下方に**星状神経節**(12)の一部がみえる．

右の星状神経節(図9)

　胸郭を開き，肺を除去して**星状神経節**(12)をみる．星状神経節は，**椎骨動脈神経節**(8)の下方で**第2肋骨**(13)の上縁との間にあり，その大部分は胸膜頂の後方に隠れる．

まとめ

　刺鍼A(中頸)と刺鍼B(星状)の所見をまとめる．前者では，刺入鍼は広頸筋から胸骨甲状筋，さらに甲状腺を貫き，中頸神経節または付近の頸部交感神経幹の近傍で頸椎前面に達した．一方，後者では，刺入鍼は前者とほぼ同じ構造を貫きつつ，椎骨動脈神経節の近傍で頸椎の前面に達したが，鍼は鎖骨下動脈や胸膜頂に近接した．すなわち，中頸神経節あるいは近傍の頸部交感神経幹へは，輪状軟骨の高さで比較的安全に刺鍼できることがわかる．これに対し，従来の星状神経節刺鍼は，むしろ椎骨動脈神経節近傍への刺鍼であり，その付近には鎖骨下動脈や胸膜頂などの重要構造が存在し，これらを穿刺する可能性が高まる．

腕神経叢刺鍼

　腕神経叢刺鍼は，腕神経叢に直接刺鍼することで，下位頸神経領域の疼痛や感覚異常の軽減を期待するものである．また，神経叢近傍への刺鍼刺激が周辺の筋の過緊張を緩和させたり，循環動態を改善させたりすることも考えられる．たとえば，外傷性病変や退行性病変に伴う神経根周囲の炎症には，局所の筋緊張の緩和や循環改善はただちに疼痛の軽減につながるであろうし，斜角筋症候群では，前・中斜角筋の緊張緩和は症状の改善につながるものと思われる．

　腕神経叢への刺鍼法は腕神経叢ブロックの手法を参考としている．ブロックには多くの手法が開発されており，腋窩部からのアプローチと鎖骨上部からのアプローチに大きく分けられるが，鍼灸治療では，鎖骨上部からのアプローチが主となる．これは適応となる疾患の原因病巣が椎間孔から斜角筋隙までの間に多く，腕神経叢へのより広範囲な刺鍼が期待できるためである．ここでは，鎖骨上部アプローチの中から代表的な三つの腕神経叢ブロック法，すなわちKulenkampff（クーレンカンプ）法，Labat（ラバト）法，Winnie（ウィニー）法を選んで鍼を刺入し，刺入鍼周囲の解剖構造を表層より順に観察し解説する．

刺入点と刺入方法（図1）

　クーレンカンプ法では鎖骨上縁で**鎖骨胸骨端**（1）と**肩峰端**（2）の中点を**刺入点A**とし，第2胸椎の棘突起を目標に内下方に鍼を刺入した．ラバト法では刺入点Aより1cm上方を**刺入点B**とし，内下方に刺入した．ウィニー法では斜角筋間血管周囲法を採択した．これは**輪状軟骨**（3）の高さの胸鎖乳突筋鎖骨頭の後縁で斜角筋隙に触れ，**刺入点C**とするもので，刺入方向は皮膚面に対してほぼ直角で，やや後下方である．胸鎖乳突筋の鎖骨頭は**胸骨頭**（4）より深層にあり，一般に体表から認めにくい．鎖骨頭の確認は，図のように仰臥位で頭部を回旋している場合，頭を持ち上げるようにする（実際は頸部を側屈させる）と，同筋が最大に緊張して観察が容易となる．

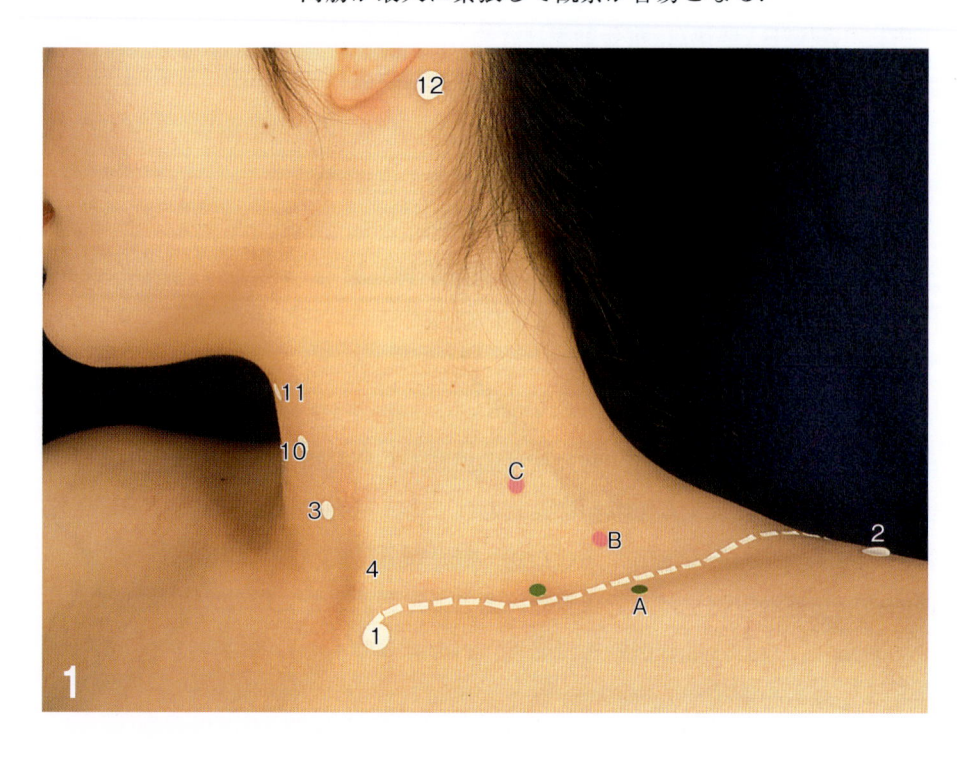

図1～3
- A．クーレンカンプ法での刺入点または刺入鍼
- B．ラバト法での刺入点または刺入鍼
- C．ウィニー法での刺入点または刺入鍼
- ★．前頸部で皮下脂肪組織に富む部
- 1．鎖骨胸骨端
- 2．鎖骨肩峰端
- 3．輪状軟骨
- 4．胸鎖乳突筋胸骨頭

以下，左側で解剖がなされている．

広頸筋（図2）

皮膚を除去して**広頸筋**(5)をみる．クーレンカンプ法，ラバト法，ウィニー法の各刺鍼法での**刺入鍼A，B，C**はすべて本筋を貫く．広頸筋は下顎骨から前胸部にかけて拡がる薄い皮筋で，頸部と上位前胸部の皮膚を引き上げる．下唇下制筋ともつながり，口角を下方に引くと，同時に広頸筋も収縮する．刺鍼に際しては，強く顔をしかめたときに鍼が曲がる以外にとくに問題はない．

5. 広頸筋
6. 頸筋膜の気管前葉
7. 外頸静脈
8. 胸鎖乳突筋
9. 外側頸部
10. 喉頭隆起
11. 舌骨体
12. 乳様突起
13. 鎖骨上神経
14. 顎下腺
15. 耳下腺
16. 大耳介神経
17. 頸横神経
18. 胸骨頸切痕

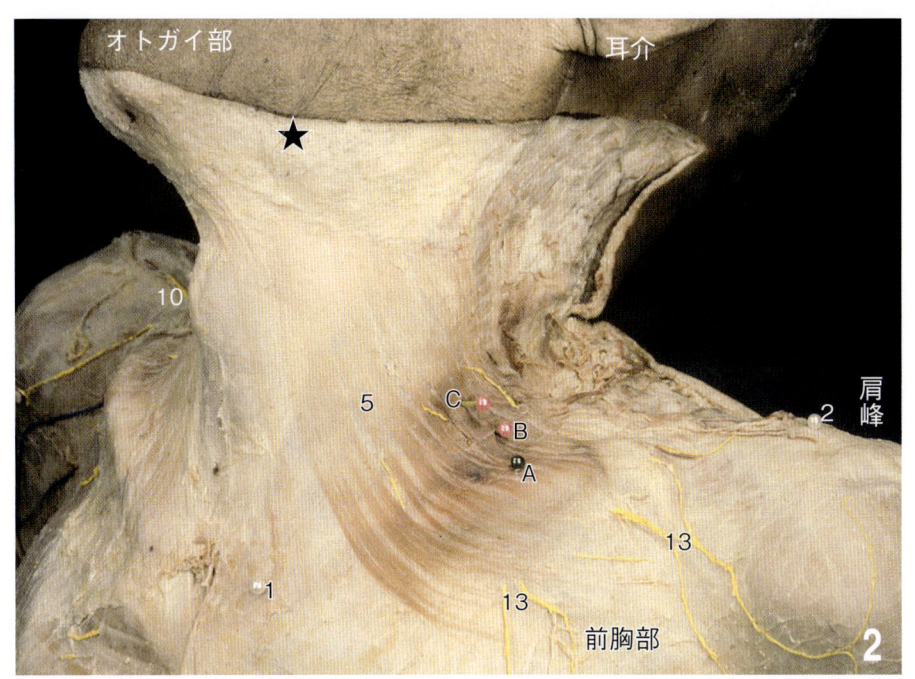

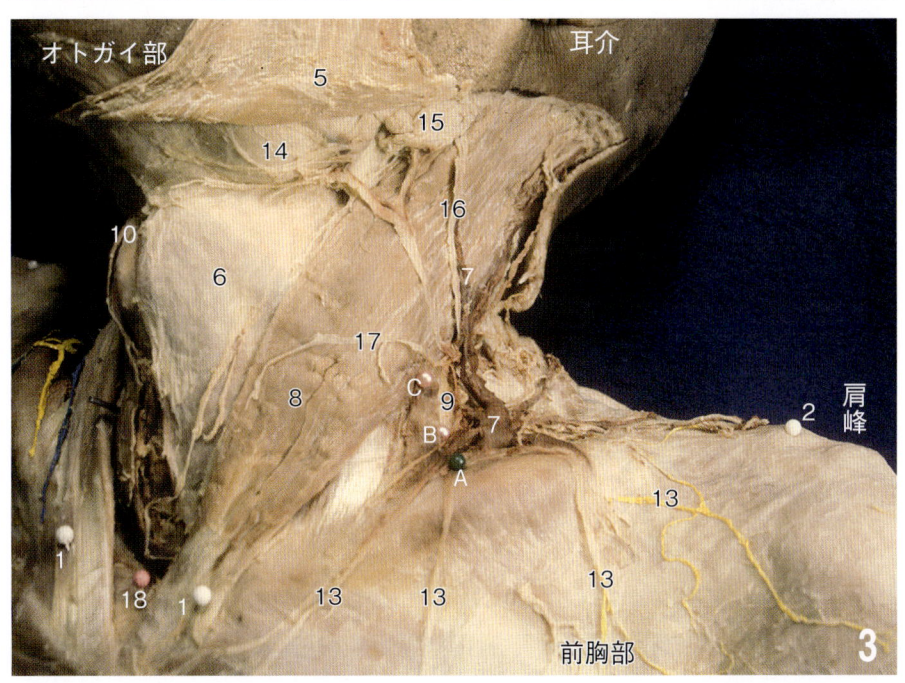

広頸筋を翻す（図3）

舌骨下筋を包む頸筋膜の**気管前葉**(6)を残し，頸筋膜の浅葉を除去する．**外頸静脈**(7)が**胸鎖乳突筋**(8)上を下行して**外側頸部**(9)に入る．本静脈の走行は変異に富むが，胸鎖乳突筋の後縁では，しばしば**刺入鍼C**の近傍から鎖骨中点に向かい下行する．外頸静脈は，従来からクーレンカンプ法をはじめラバト法やウィニー法の刺入点を決定する際の体表指標とされているが，刺入時には本静脈を避けねばならない．一方，外側頸部は頸筋膜浅葉より深層は，脂肪組織に富んだ疎な結合組織で埋められる．頸部の皮下組織は，下顎骨の下縁に接する部（図2の黒星印★）で比較的富むものの，これより下位では薄い．従って，**刺入鍼A，B，C**は，表皮・真皮から頸筋膜浅葉の比較的抵抗のある部を貫いた後は，ただちに刺鍼抵抗の弱い外側頸部の深層に達する．

200　特殊鍼法

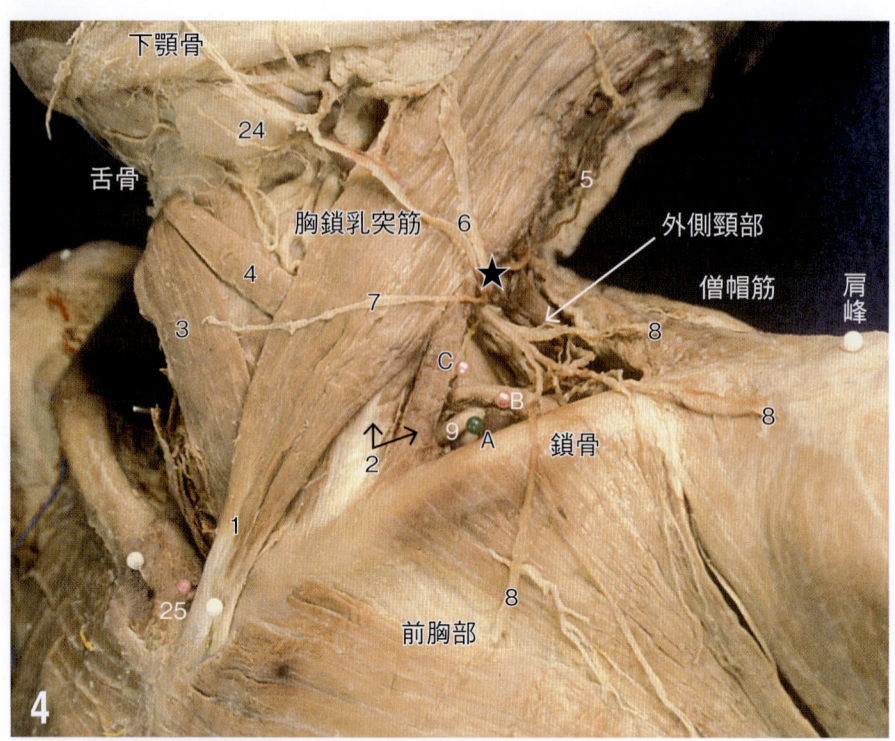

図4〜図7
A. クーレンカンプ法での刺入点または刺入鍼
B. ラバト法での刺入点または刺入鍼
C. ウィニー法での刺入点または刺入鍼
★ 神経点
1. 胸鎖乳突筋胸骨頭
2. 胸鎖乳突筋鎖骨頭
3. 胸骨舌骨筋
4. 肩甲舌骨筋
5. 小後頭神経
6. 大耳介神経
7. 頸横神経
8. 鎖骨上神経
9. 大鎖骨上窩
10. 外頸静脈
11. 腕神経叢
12. 肩甲舌骨筋上腹
13. 肩甲舌骨筋下腹
14. 肩甲舌骨筋中間腱

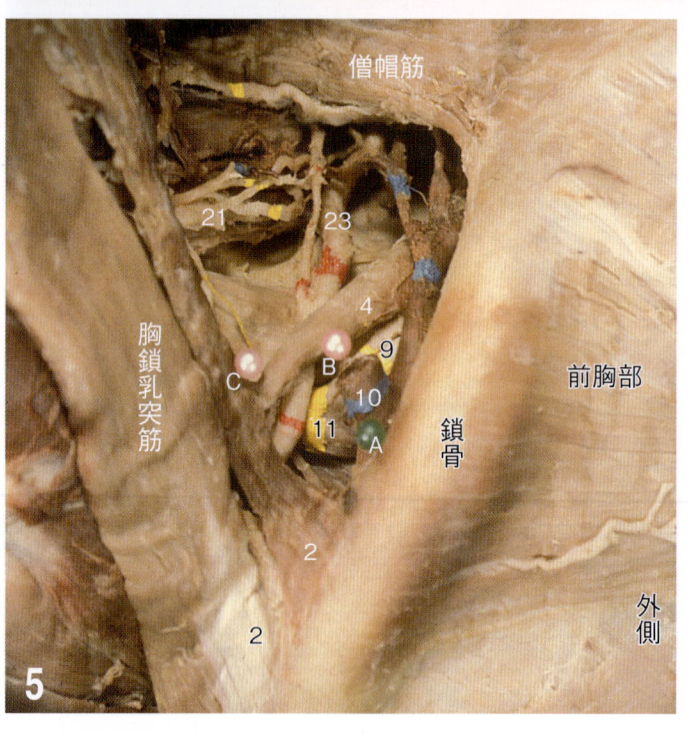

外頸静脈や気管前葉を除去（図4）

胸鎖乳突筋の胸骨頭(1)や**鎖骨頭**(2)，および**胸骨舌骨筋**(3)や**肩甲舌骨筋**(4)などの舌骨下筋群がみえる．頸神経叢の皮枝である**小後頭神経**(5)，**大耳介神経**(6)，**頸横神経**(7)および**鎖骨上神経**(8)が胸鎖乳突筋の後縁から出現する点，いわゆる**神経点**（黒星印★）が**刺入鍼C**の上方に位置する．刺鍼によりこれらの神経支配域に放散痛を伴えば，刺鍼位置は上位にずれていると考えられる．ただし，鎖骨上神経は**刺入鍼A，B，C**のいずれにも穿刺される可能性があり，前胸部への放散痛は必ずしも刺鍼位置の誤りを意味しない．

外側頸部をみる（図5）

頸神経叢の皮枝と胸鎖乳突筋胸骨頭は除去されている．外側頸部は胸鎖乳突筋，僧帽筋，鎖骨で囲まれる領域で，**肩甲舌骨筋**(4)より下方はとくに**大鎖骨上窩**(9)と呼ばれる．**外頸静脈**(10)は，大鎖骨上窩で内頸静脈または鎖骨下静脈に合流する．**刺入鍼A**はこの合流部を貫いており，筋膜下で静脈壁穿刺の可能性がある．**刺入鍼B**は肩甲舌骨筋と**腕神経叢**(11)の上縁の間を通過する．**刺入鍼C**は胸鎖乳突筋の後縁と肩甲舌骨筋の上縁が交わる部にある．腕神経叢の上縁は，胸鎖乳突筋後縁の位置では，肩甲舌骨筋の直上の高さにあり，この筋の後方を経て深部に向かう．

15. 頸動脈鞘
16. 内頸静脈
17. 腕神経叢の上神経幹
18. 上神経幹の前枝
19. 中斜角筋
20. 肩甲背神経
21. 頸神経叢
22. 横隔神経
23. 頸横動脈
24. 顎下腺
25. 胸骨頸切痕
26. 甲状舌骨筋
27. 胸骨甲状筋
28. 喉頭隆起
29. 肩甲上神経
30. 頸神経ワナ

胸鎖乳突筋をはずす（図6）

上腹(12)と下腹(13)より成る肩甲舌骨筋の全貌をみる．両腹をつなぐ**中間腱**(14)は気管前葉を介して**頸動脈鞘**(15)に付着し，内頸静脈を広げるのに働く．頸動脈鞘は頸部の筋膜で構成され，**総頸動脈**（図8の3，上方は内頸動脈），**内頸静脈**（図7の16），**迷走神経**（図8の4）を包む．肩甲舌骨筋下腹は大鎖骨上窩の上縁を成し，**腕神経叢**（図5の11）の表層を上内方から下外方に横切る（図5）．**刺入鍼C**は本筋の直上にある．肩甲舌骨筋は嚥下時や開口時に体表から触れることができ，刺入点Cの位置確認に有用な体表指標となる．

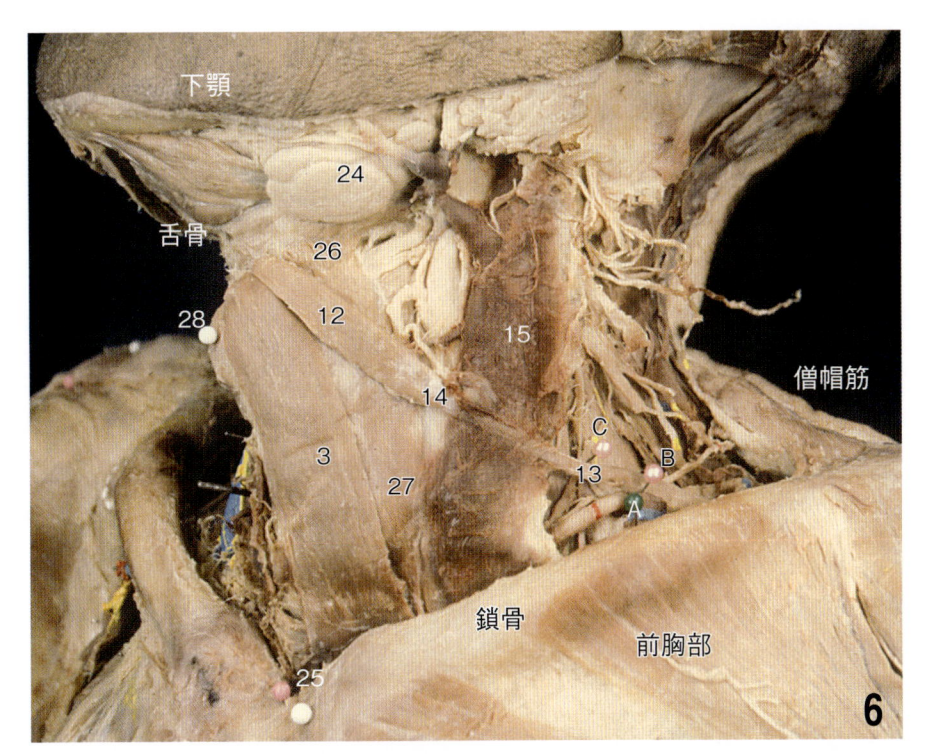

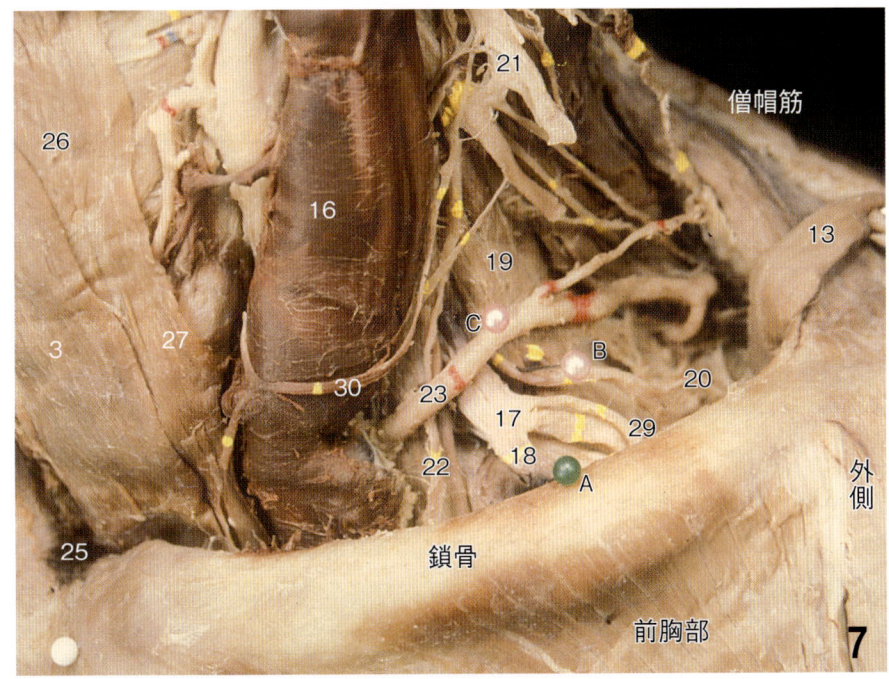

中間腱で肩甲舌骨筋を切断して翻す（図7）

刺入鍼Aは**腕神経叢の上神経幹**(17)の**前枝**(18)に達する．刺入鍼Bは**中斜角筋**(19)の前縁を貫き，近傍に**肩甲背神経**(20)が存在する．刺入鍼Cは斜角筋隙に達し，前方の前斜角筋の前面を**頸神経叢**(21)から分枝した**横隔神経**(22)が下行する．下方では，刺入鍼BとCの間を**頸横動脈**(23)がほぼ水平に通過する．ここでは除去されているが，頸横動脈には頸横静脈が伴行する．本動脈の拍動を体表から触れることは困難で，刺鍼BやCは偶発的に頸横動・静脈を穿刺することがある．

図8〜図11

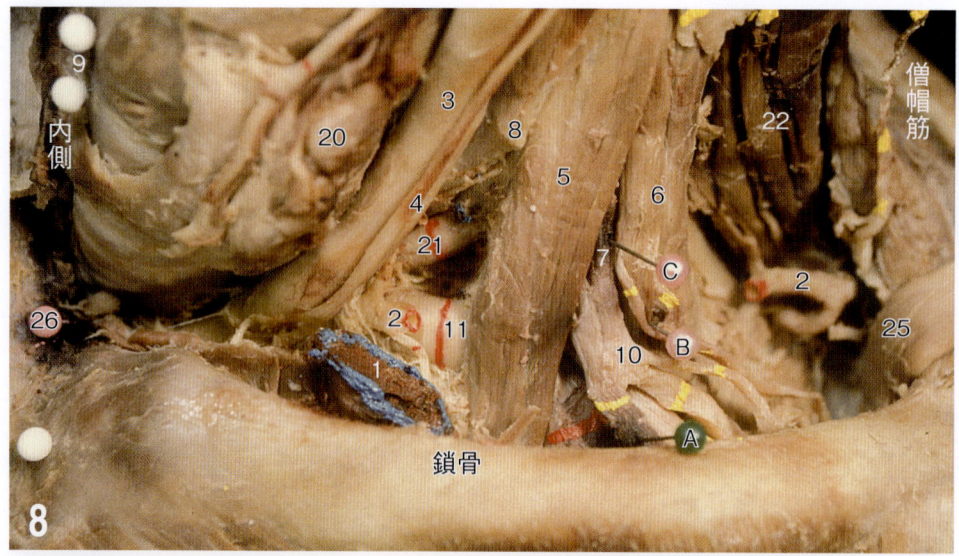

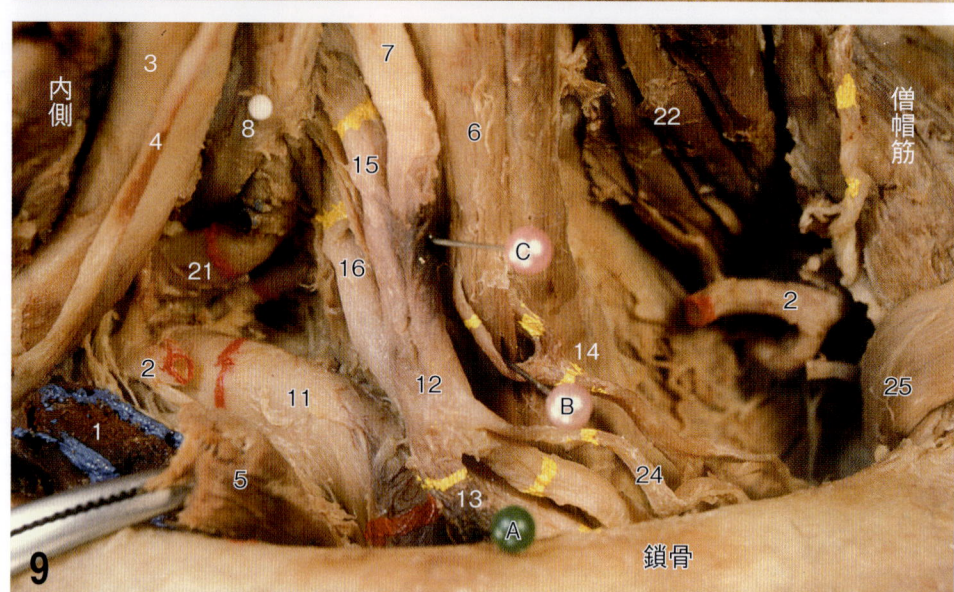

A. クーレンカンプ法での刺入点または刺入鍼
B. ラバト法での刺入点または刺入鍼
C. ウィニー法での刺入点または刺入鍼
1. 内頸静脈
2. 頸横動脈
3. 総頸動脈
4. 迷走神経
5. 前斜角筋
6. 中斜角筋
7. 第5頸神経
8. 第6頸椎横突起の前結節
9. 輪状軟骨の高さ

斜角筋隙（図8）

内頸静脈(1)や頸横動脈(2)を切除する．深部に総頸動脈(3)や迷走神経(4)がみえる．**刺入鍼C**は，**前斜角筋**(5)と**中斜角筋**(6)の間である斜角筋隙の上部で**第5頸神経**(7)に達する．前方に頸動脈結節と呼ばれる**第6頸椎横突起の前結節**(8)があり，**輪状軟骨**(9)の外側で体表より触れることができる．**腕神経叢**(10)や**鎖骨下動脈**(11)が斜角筋隙で前斜角筋と中斜角筋により圧迫され，斜角筋症候群を生じる．これら2筋の緊張の緩解は症状の緩和に有効と思われ，ウィニー法などを参考に同筋に直接刺鍼することもできる．

前斜角筋を翻す（図9）

刺入鍼Aは腕神経叢の**上神経幹**(12)の**前枝**(13)を貫いて後，**鎖骨下動脈**(11)の外縁に達する．**刺入鍼B**は腕神経叢をわずか後方にずれ，**中斜角筋**(6)に達する．前後を**肩甲背神経**(14)の2根が中斜角筋を貫いて出現し，合流して後方に向かう．中斜角筋の過緊張により肩甲背神経が圧迫され，肩甲上部や肩甲間部のコリ感や痛みを訴えることが知られる中斜角筋症候群では，中斜角筋への刺鍼刺激が有効と考えられる．

10. 腕神経叢
11. 鎖骨下動脈
12. 腕神経叢の上神経幹
13. 上神経幹の前枝
14. 肩甲背神経
15. 第6頸神経
16. 第7頸神経
17. 第7頸椎横突起の前結節
18. 胸膜頂
19. 第8頸神経
20. 甲状腺
21. 椎骨動脈
22. 肩甲挙筋
23. 肋頸動脈
24. 肩甲上神経
25. 肩甲舌骨筋下腹
26. 胸骨頸切痕
27. 気管

第5，第6，第7頸神経の間を開大(図10)

刺入鍼Cは**第5頸神経**(7)から**第6頸神経**(15)，さらに**第7頸神経**(16)を貫き，最後に**第7頸椎横突起の前結節**(17)に達する．刺入点を前方にずらし，刺入角度を後方に向けるなどすれば，上位頸神経を貫かずして第6や第7頸神経への直接刺鍼も可能となり，刺鍼されている神経は分節的に出現する放散痛から推測できる．放散痛は，第5頸神経では上腕外側，第6頸神経では前腕外側から第1指と第2指，第7頸神経では第3指を中心に出現する．

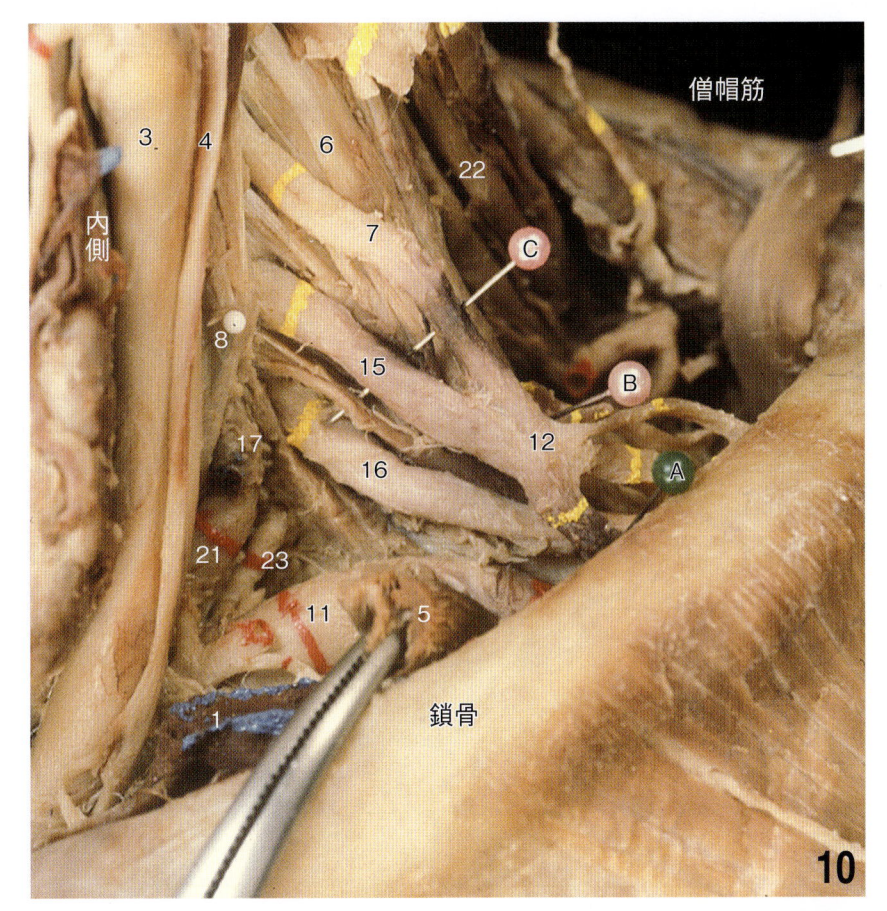

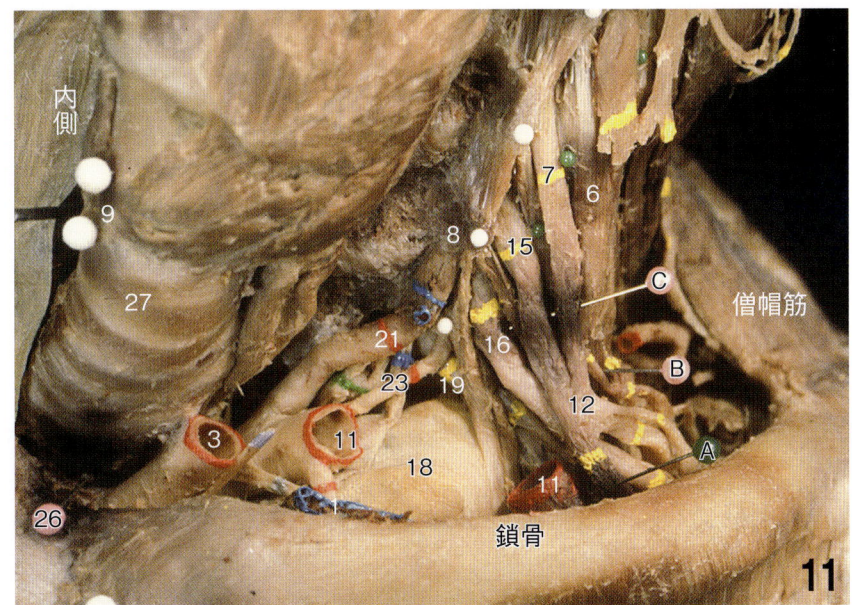

咽頭側方の構造を除去(図11)

鎖骨下動脈(図10の11)は**胸膜頂**(18)の上縁を覆うように弯曲する．**刺入鍼A**は鎖骨下動脈を貫いて後に胸膜頂の外縁に達するため，深刺をすると，鎖骨下動脈とともに胸膜頂を穿刺する可能性がある．**刺入鍼C**は，鍼先をさらに下方または前方に向けると，胸膜頂を穿刺することになる．なお，胸膜頂に近接することから，**第8頸神経**(19)への刺鍼はしてはならない．第8頸神経の支配域(前腕内側から小指)に放散痛が生じた場合は，さらに深刺することは避けねばならない．

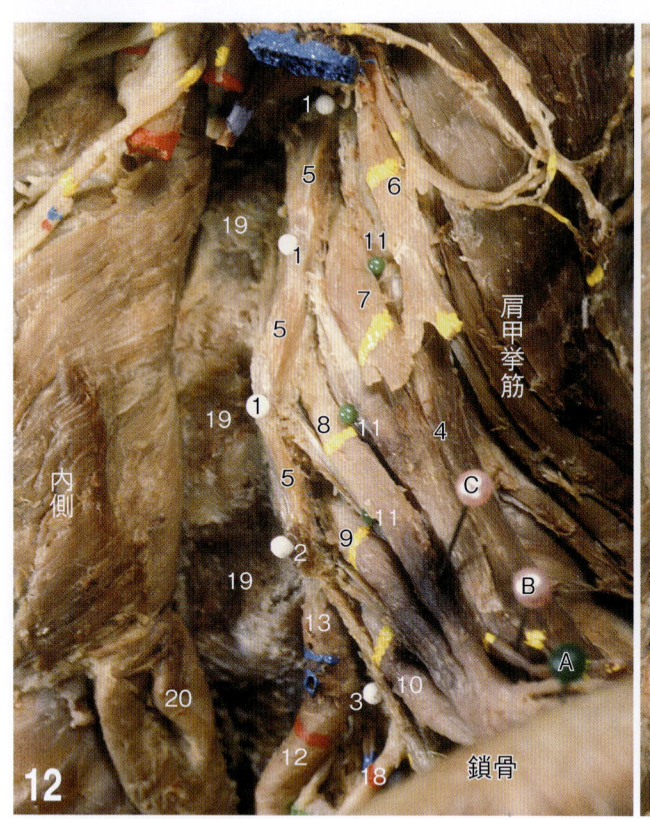

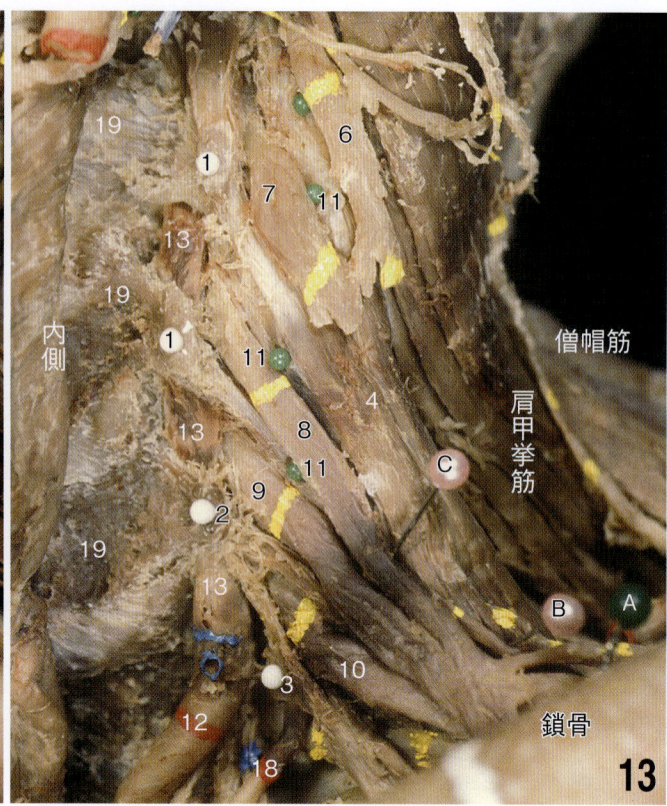

図11を側方よりみる（図12）

頸椎横突起の前結節（1～3，白マチ針）に**中斜角筋**（4）の一部と**横突間筋**（5）が付着する．**頸神経**（6～10）は椎間孔を出た後，前方を横突間筋と横突起前結節，上下を中斜角筋の一部，後方を中斜角筋と**横突起後結節**（11，緑マチ針）に囲まれた骨・筋間隙を通過する．なんらかの原因でこれらの筋に過緊張が生じるか，骨・筋間隙に炎症性浮腫などが起これば，椎間孔における神経根刺激症状や斜角筋症候群に似た症状が生じると考えられる．

横突間筋を除去（図13）

深部に**椎骨動脈**（12）を伴った**椎骨静脈**（13）が，頸椎の横突孔内を上行する．**刺入鍼C**は**第7頸椎横突起の前結節**（3）付近に達する（図10）が，刺鍼方向を水平近くにすると**第5頸神経**（8）および**第6頸神経**（9）の骨・筋間隙部への刺鍼が可能となる．しかし，この場合には椎骨動・静脈を穿刺する可能性がある．

図12～図15

- A. クーレンカンプ法での刺入点または刺入鍼
- B. ラバト法での刺入点または刺入鍼
- C. ウィニー法での刺入点または刺入鍼
- 図14の⇨．椎間孔
- 図15の⇨．硬膜下腔やクモ膜下腔

1. 第3～第5頸椎横突起の前結節
2. 第6頸椎横突起の前結節
3. 第7頸椎横突起の前結節
4. 中斜角筋
5. 横突間筋
6. 第3頸神経
7. 第4頸神経
8. 第5頸神経
9. 第6頸神経
10. 第7頸神経
11. 頸椎横突起の後結節
12. 椎骨動脈
13. 椎骨静脈
14. 脊髄硬膜
15. 脊髄
16. 前根糸
17. 前根
18. 肋頸動脈
19. 頸椎椎体
20. 食道
21. 甲状軟骨
22. 輪状軟骨の高さ
23. 腕神経叢
24. 鎖骨下動脈
25. 甲状腺

椎間孔を開く（図14）

第4・第5頸椎の前部構造などを切除し，脊柱管内の**脊髄硬膜**(14)をみる．**第5頸神経**(8)と**第6頸神経**(9)がその側面より出て，椎間孔（白矢印⇨）から脊髄神経溝を経て図12の骨・筋間隙に至る．**刺入鍼C**が横突起間に入ると，高確率で頸神経を穿刺するが，その後は下位頸椎の脊髄神経溝などに当たり，それ以上は入らない．しかし，刺入方向が水平または上方に向けられた場合，椎間孔から脊柱管内に入る可能性は否定できない．

脊髄硬膜を開く（図15）

硬膜とクモ膜を除去する．**脊髄**(15)から多数の細い**前根糸**(16)が，ここでは二つに束ねられ，合して**前根**(17)を形成し，後根（ここではみえていない）と合流して**第6頸神経**(9)となり椎間孔を出る．脊柱管壁と脊髄の間には硬膜下腔やクモ膜下腔（白矢印⇨）がある．頸椎症による神経根炎は椎間孔内の炎症であるが，腰椎椎間板ヘルニアなどによる解離性運動麻痺では，この前根のみが選択的に障害される．

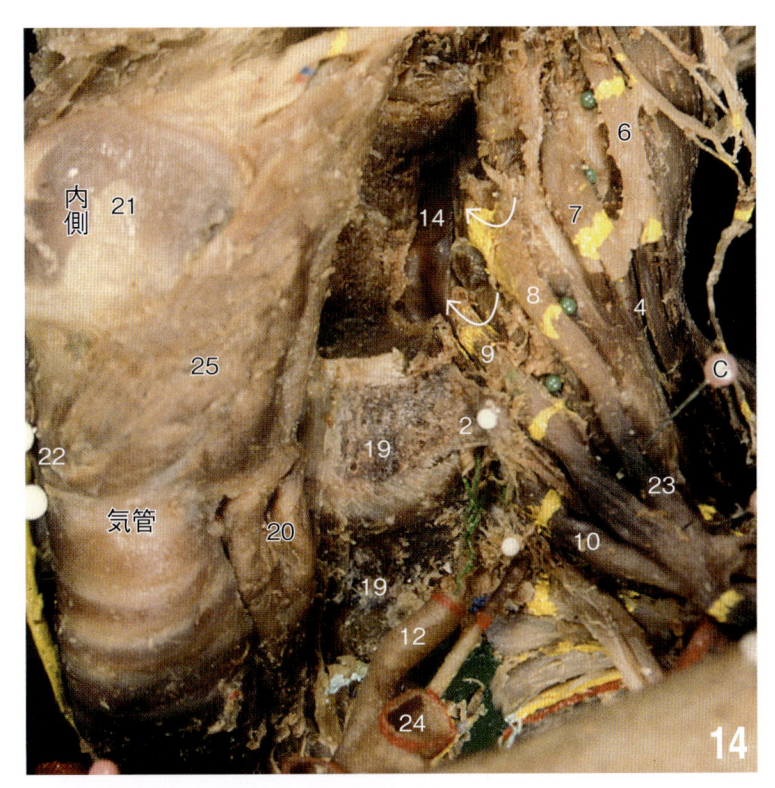

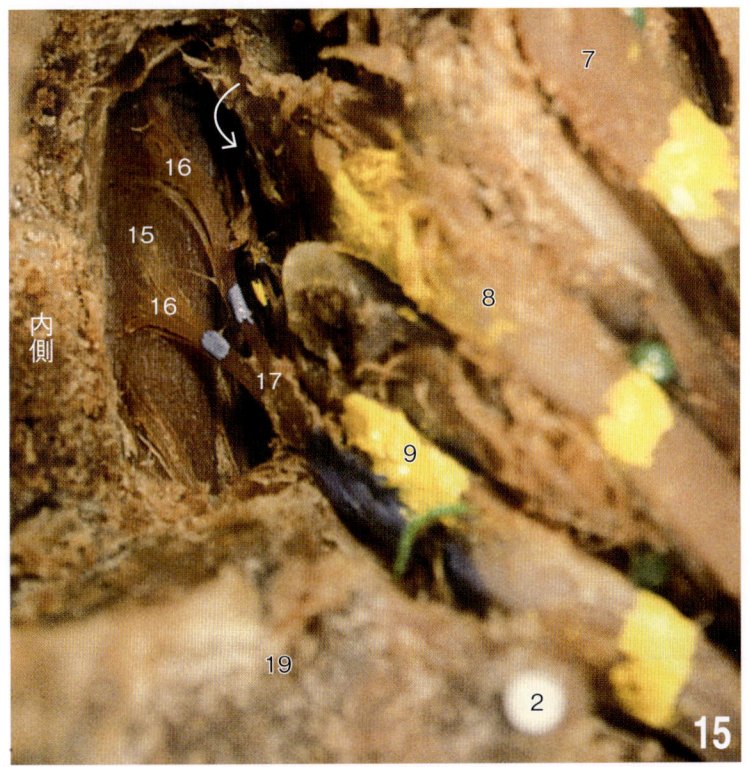

まとめ

1. クーレンカンプ法では刺入鍼は腕神経叢に達するが，外頸静脈，鎖骨下動脈，胸膜頂を穿刺する可能性が高い．
2. ラバト法では刺入鍼は腕神経叢より後方にずれるが，中斜角筋刺鍼法として使用できる可能性がある．
3. ウィニー法は腕神経叢刺鍼法として適切であるが，刺鍼可能な神経は，第5，第6，第7頸神経に限られる．刺入方向は皮膚面に直角とされているが，第7頸椎横突起前結節を指標として刺鍼することもできる．
4. 第8頸神経以下は胸膜頂に接近しており，これらの神経を目標に刺鍼してはならず，ウィニー法では第7頸椎横突起以下に刺鍼方向を下げてはならない．

後仙骨孔（八髎穴）への刺鍼

八髎穴とは（図1）

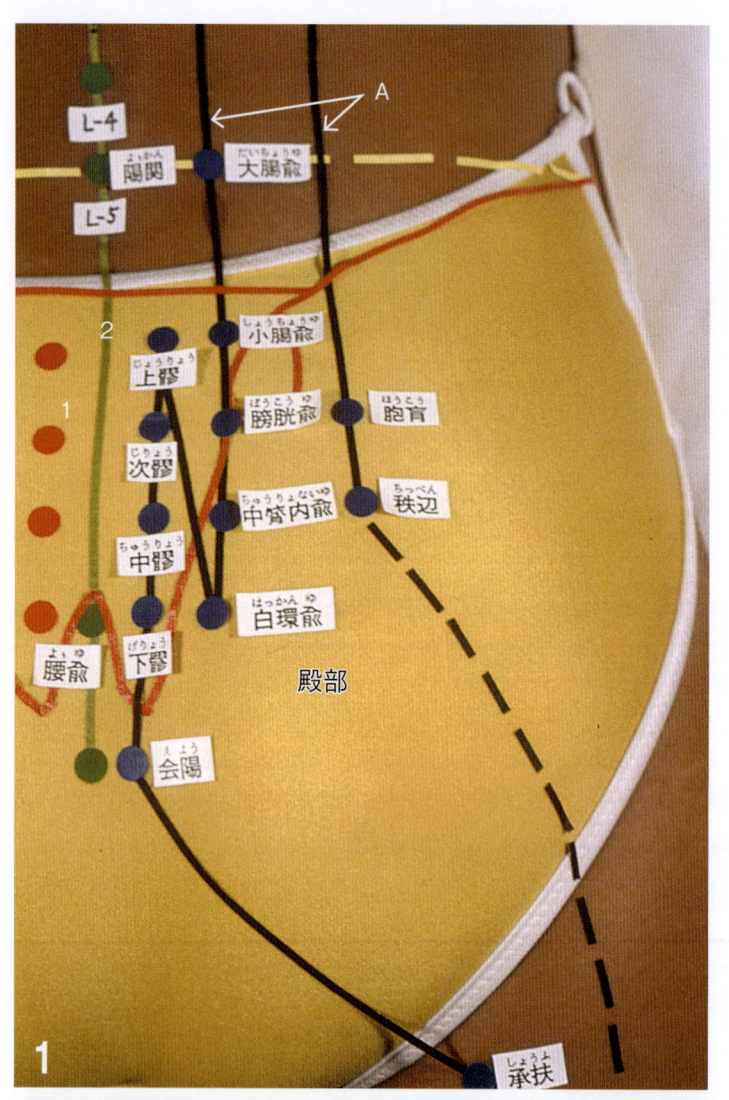

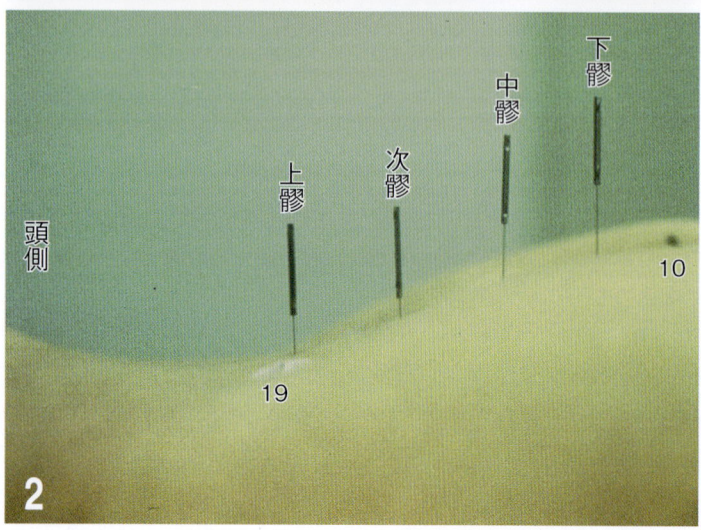

殿部と**仙骨部**（1）を後面よりみる．左右8個で八髎穴と総称される上髎，次髎，中髎，下髎の4経穴は，「**足の太陽膀胱経**」（A）に属し，仙骨部で**後正中線**（2）を挟んで頭尾方向に並ぶ．『十四経発揮』によると，「上髎は第一空，腰髁の下一寸，脊を挟む陥中に在り，次髎は第二空，脊を挟む陥中に在り，中髎は第三空，脊を挟む陥中に在り，下髎は第四空，脊を挟む陥中に在り」とあり，この第一空から第四空は，解剖学的には後仙骨孔を意味すると解釈されている．

八髎穴への刺鍼（図2）

八髎穴は腰下肢痛，泌尿・生殖器疾患，骨盤腔内の疾患などの鍼灸治療によく使用される重要な治療点である．しかし，取穴法については「上髎穴は第1後仙骨孔の部，次髎穴は第2後仙骨孔の部，中髎穴は第3後仙骨孔の部，下髎穴は第4後仙骨孔の部に取る」（『経絡経穴概論』）という漠然たる表現で，後仙骨孔を体表より触れ，これらの孔に的確に刺鍼することは必ずしも容易ではない．筆者らは先に後仙骨孔の体表投影位置（全日本鍼灸学会雑誌39（3）：203-211，1989），および後仙骨孔へ深刺鍼する際の刺鍼位置と刺鍼角度（全日本鍼灸学会雑誌40（1）：80，1990）について解剖学的に検討した．本項では，これらのことを元に，後仙骨孔への刺鍼において留意すべき事項を解説する．

図1～図4	
A．足の太陽膀胱経	2．後正中線
L4．第4腰椎位	3．第1後仙骨孔
L5．第5腰椎位	4．第2後仙骨孔
1．仙骨部	5．第3後仙骨孔
	6．第4後仙骨孔

後仙骨孔（図3）

仙骨部の皮膚や筋を除去する．仙骨後面に**第1**(3)，**第2**(4)，**第3**(5)，**第4**(6)の4対の**後仙骨孔**が開く．後仙骨孔が左側で明示され，**正中仙骨稜**(7，無対)，**中間仙骨稜**(8，有対)，**外側仙骨稜**(9，有対)の五つの縦走隆線も認められる．中間仙骨稜の下端が**仙骨角**(10)である．後仙骨孔は中間仙骨稜と外側仙骨稜の間にある．仙骨は五つの椎骨(仙椎)の癒合で形成される．正中仙骨稜は椎骨の棘突起，中間仙骨稜は関節突起，外側仙骨稜は横突起，後仙骨孔は椎間孔の後方への開口部にそれぞれ相当する．

後仙骨孔と仙骨神経後枝（図4）

仙骨正中部の骨壁を除去して**仙骨管**(11)を開き，**第4腰椎位**(L4)と**第5腰椎位**(L5)(図3)でも**脊柱管**(12)を開く．脊柱管の最下部にあたる仙骨管は，左右の**仙骨角**(10)に挟まれた**仙骨裂孔**(13)で尾側に開く．仙骨管は前面の**前仙骨孔**(図11の8，椎間孔の前方への開口部)と後面の後仙骨孔で外側にも開口する．仙骨管では仙骨神経・尾骨神経(片側のみ黄色で着色)が縦走し，**第1仙骨神経から第4仙骨神経**(14～17)が仙骨孔を経て仙骨管を出る．後仙骨孔からは当該**仙骨神経の後枝**(18)，前仙骨孔からは当該**仙骨神経の前枝**(図11の9)がそれぞれ出るが，後枝は付近の筋や皮膚を支配し，第1仙骨神経から第3仙骨神経の後枝の外側枝はやや発達して中殿皮神経を形成する(p.96の図2)．

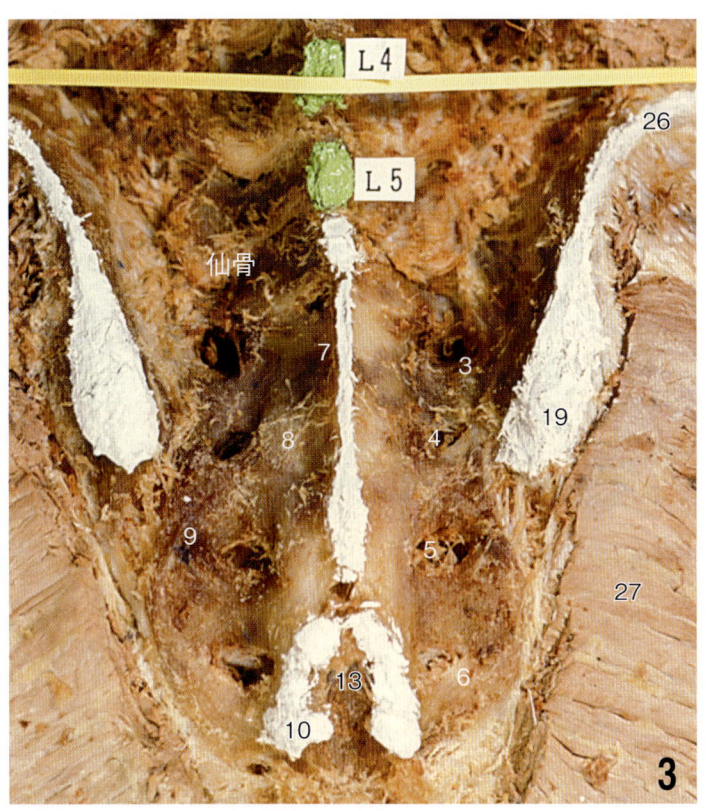

7. 正中仙骨稜	18. 第1～第4仙骨神経後枝
8. 中間仙骨稜	19. 上後腸骨棘
9. 外側仙骨稜	20. 大坐骨孔
10. 仙骨角	21. 坐骨神経
11. 仙骨管	22. 上殿神経
12. 脊柱管	23. 下殿神経
13. 仙骨裂孔	24. 後大腿皮神経
14. 第1仙骨神経	25. 陰部神経
15. 第2仙骨神経	26. 腸骨稜
16. 第3仙骨神経	27. 大殿筋
17. 第4仙骨神経	

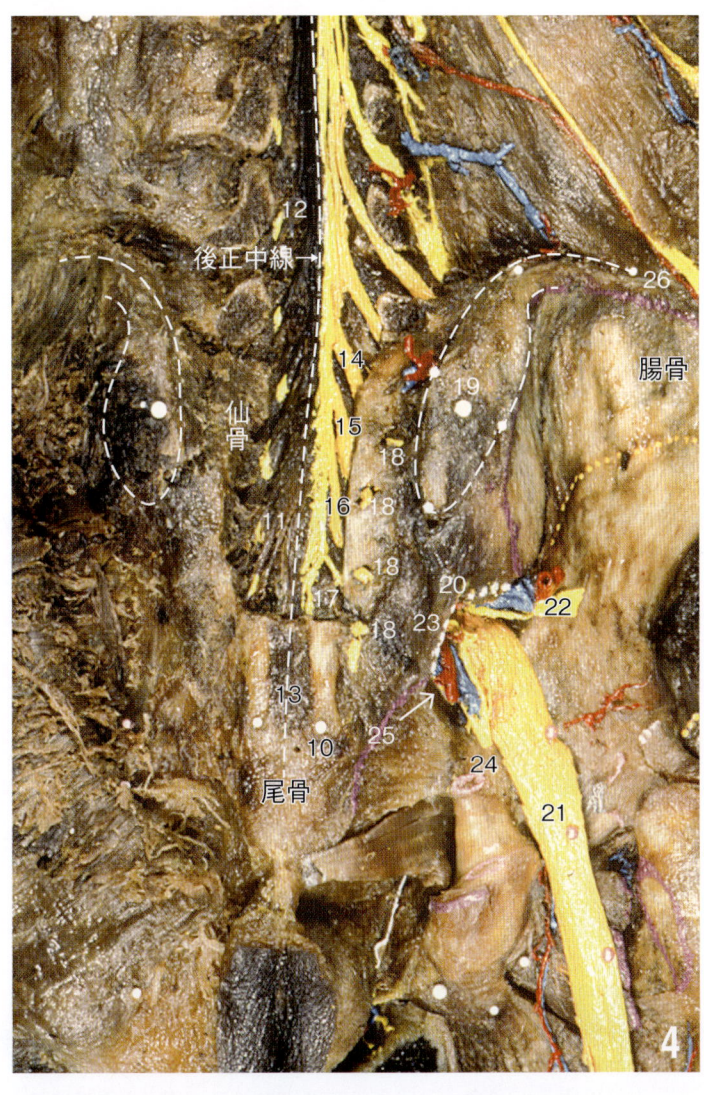

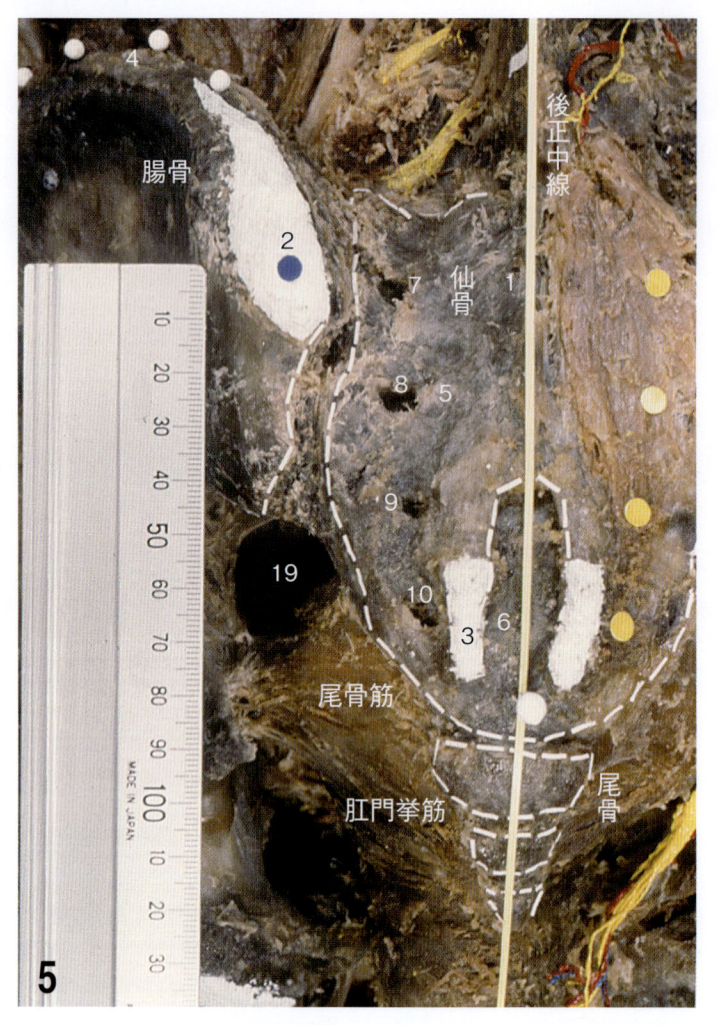

後仙骨孔の体表投影位置の骨性指標構造(図5)

仙骨後面がみえている．骨性指標構造として**正中仙骨稜**(1)，**上後腸骨棘**(2)および**仙骨角**(3)があげられる．正中仙骨稜は後正中線上で波状の凹凸を示す．上後腸骨棘は**腸骨稜**(4)の後端に対応する最突出部である．**中間仙骨稜**(5)の下端である仙骨角は，尾骨下端から指を押し上げた時に触れる陥凹(6，**仙骨裂孔**)の側壁である．

後仙骨孔の体表投影位置(図6)

上後腸骨棘-仙骨角間(縦軸)と後正中線-上後腸骨棘間(横軸)の各距離を100とした後仙骨孔の体表投影位置を示す．頭尾(上下)方向には，**第1後仙骨孔**(7)は上後腸骨棘とほぼ同じ高さにあり，**第2**(8)，**第3**(9)および**第4**(10)の各**後仙骨孔**は，頭側から尾側にかけて上後腸骨棘-仙骨角間距離を4等分する高さにほぼ存在する．一方，内外方向には，後仙骨孔は，後正中線と上後腸骨棘間のほぼ中間で後正中線の外側40%～60%の間に位置し，尾側に行くにつれ正中に寄る傾向があり，この傾向はとくに女性で顕著である．

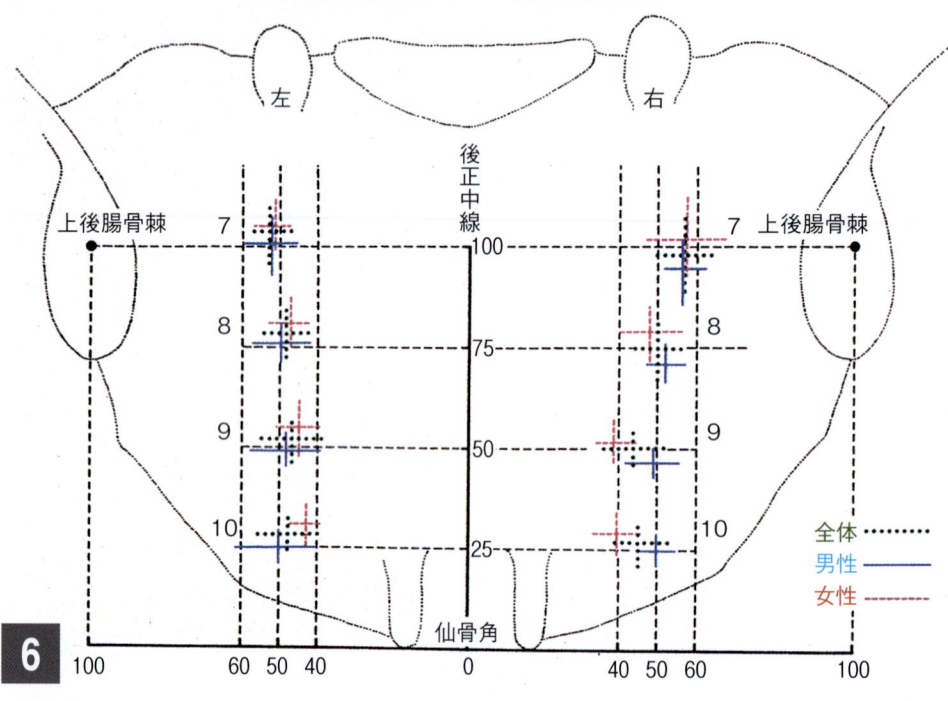

図5～図8
- A. 上後腸骨棘の高さでの刺入鍼
- B. 上後腸骨棘-仙骨角間の頭側から1/4の高さでの刺入鍼
- C. 頭側から2/4の高さでの刺入鍼
- D. 頭側から3/4の高さでの刺入鍼

1. 正中仙骨稜
2. 上後腸骨棘
3. 仙骨角
4. 腸骨稜
5. 中間仙骨稜
6. 仙骨裂孔
7. 第1後仙骨孔
8. 第2後仙骨孔
9. 第3後仙骨孔
10. 第4後仙骨孔

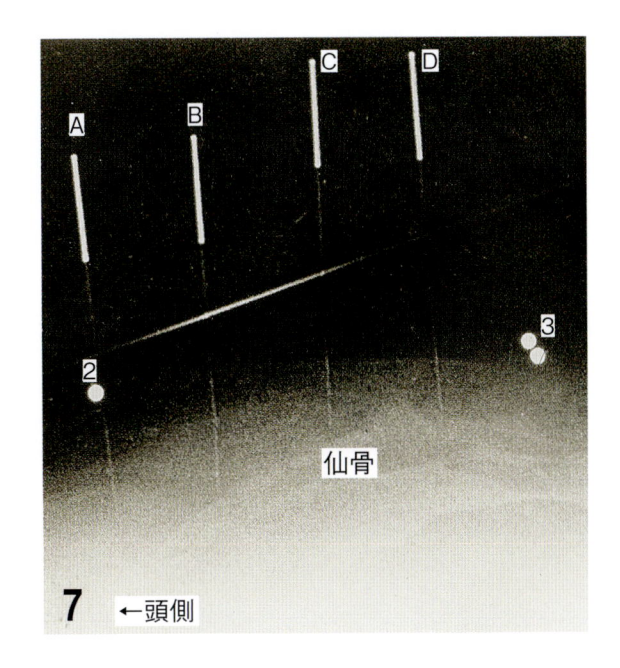

後仙骨孔の体表投影位置へ刺鍼後の X線側面像(図7)

図2では，図6の結果に従い，後仙骨孔と推測される位置に鍼が刺入されている．本図はそのX線側面像で，**刺入鍼（A〜D）が上後腸骨棘**(2)の高さと，上後腸骨棘–**仙骨角**(3)間を4等分する3点の計4点に刺入されている．図8bでは，刺入鍼の様子を前面からみている．内外方向には，鍼は後正中線と上後腸骨棘の間の中央に刺入されている．

前後方向にみた骨盤X線像(図8)

図2の例でのX線像で，aは後面よりみた**後仙骨孔の体表投影位置**(11〜14)と**実際の位置**(7〜10)との差，bは体表投影位置への**刺入鍼（A〜D）と前仙骨孔**(15〜18)との位置的関係を前面よりみたものである．体表投影位置は後仙骨孔の実際の位置にほぼ対応する(a)が，刺入鍼と前仙骨孔との関係では，第1後仙骨孔と第2後仙骨孔への刺鍼でとくに大きくはずれていた(b)．すなわち体表投影位置への直刺では，後仙骨孔から前仙骨孔にわたる深刺は，第1と第2の後仙骨孔でとくに困難であることがわかる．

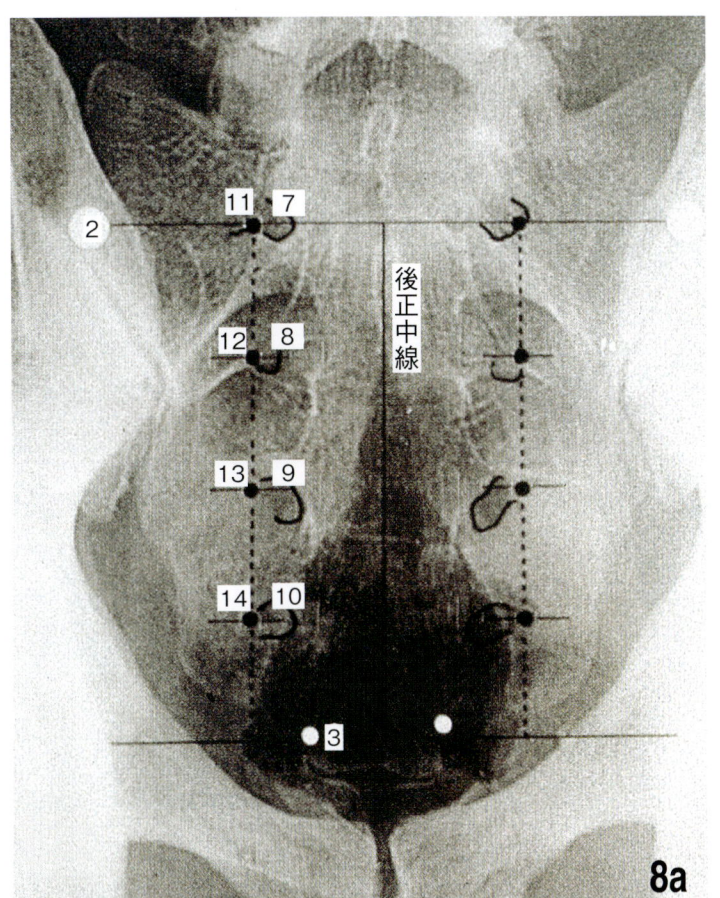

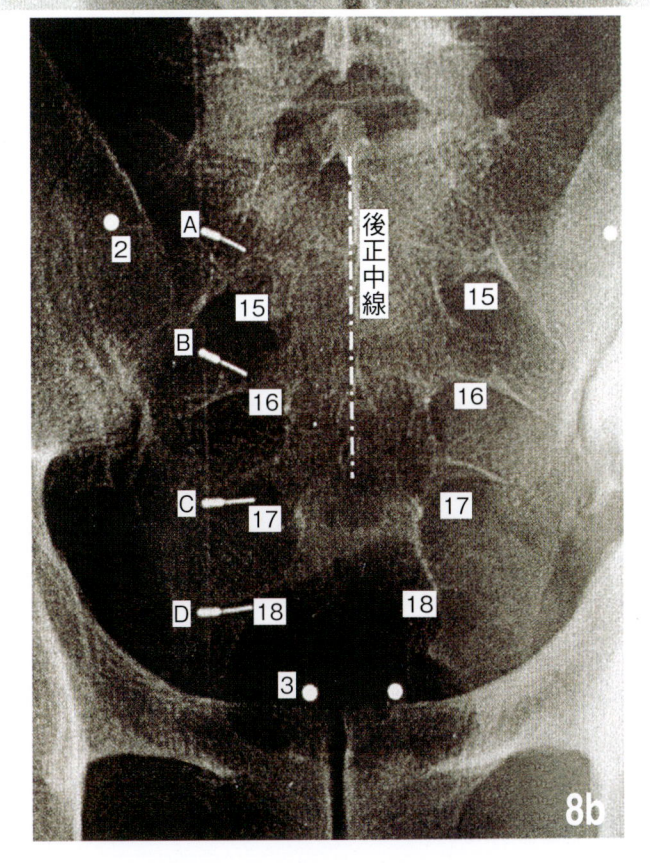

---

11. 第1後仙骨孔の体表投影位置
12. 第2後仙骨孔の体表投影位置
13. 第3後仙骨孔の体表投影位置
14. 第4後仙骨孔の体表投影位置
15. 第1前仙骨孔
16. 第2前仙骨孔
17. 第3前仙骨孔
18. 第4前仙骨孔
19. 大坐骨孔

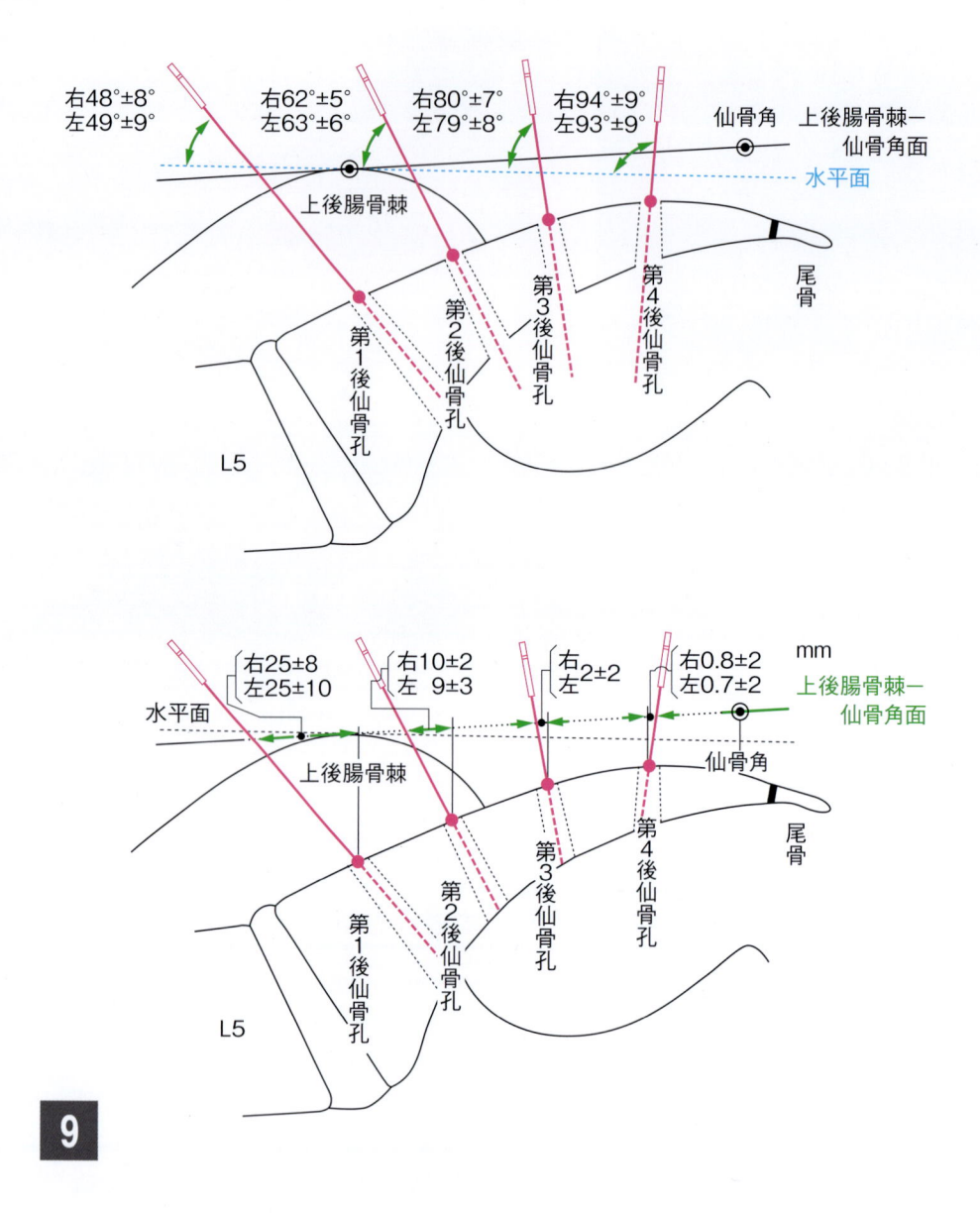

後仙骨孔への深刺（図9）

後仙骨孔から前仙骨孔を経て骨盤腔へ深刺させた場合，刺入鍼は後仙骨孔より頭側に傾く（図10の左側）．本図の上段は，腹臥位での刺入鍼と水平面との成す角度を示し，第1後仙骨孔で約50度，第2後仙骨孔で約60度，第3後仙骨孔で約80度，第4後仙骨孔で約90度となり，第1後仙骨孔から第4後仙骨孔に向かうにつれ，刺入鍼が次第に直立していく．一方，左右の上後腸骨棘と仙骨角の頂点を通る基準面を設定し，深刺時の刺鍼位置と各後仙骨孔の投影位置の基準面上でのズレを計測したのが下段の図である．ズレは，第1後仙骨孔で頭側へ約25 mm，第2後仙骨孔で頭側へ約10 mm，第3と第4後仙骨孔では頭側あるいは尾側へ1〜2 mmで，刺入鍼の角度の違いを反映して，ズレが第4後仙骨孔に向かうにつれて減少する．

図9〜図11	3. 第2後仙骨孔	7. 後仙骨孔への深刺	経前枝
L5. 第5腰椎	4. 第3後仙骨孔	鍼の鍼先の位置	10. 交感神経幹
1. 上後腸骨棘	5. 第4後仙骨孔	8. 前仙骨孔	11. 仙骨神経叢
2. 第1後仙骨孔	6. 仙骨角	9. （第1〜第4）仙骨神	12. 陰部神経叢

後仙骨孔への刺鍼のまとめ（図10）

　後仙骨孔と体表指標構造との関連，および後仙骨孔への深刺に必要な刺鍼位置と刺鍼角度をまとめる．右側では，黄色丸印でマークされた後仙骨孔が，後正中線と**上後腸骨棘**(1)のほぼ中間線上にあること，**第1後仙骨孔**(2)は上後腸骨棘とほぼ同じ高さにあり，**第2後仙骨孔から第4後仙骨孔**(3〜5)は，上後腸骨棘と仙骨角(6)間の頭尾方向距離を4等分する3点の高さにほぼ位置することが示されている．一方，左側では，後仙骨孔から前仙骨孔に鍼が深刺されている．体表よりみて，第1後仙骨孔では投影位置より約25 mm上方で約50度の角度，第2後仙骨孔では約10 mm上方で約60度の角度でそれぞれ尾側に向け，第3後仙骨孔では約80度，第4後仙骨孔では約90度の角度でそれぞれほぼ投影位置で刺鍼される必要性が示されている．

仙骨前面での刺入鍼の位置（図11）

　骨盤の左内面を示す．図10での刺入鍼の鍼先の位置(7，桃色の丸)を仙骨前面でみる．刺入鍼は，**前仙骨孔**(8)より出る**仙骨神経前枝**(9)を貫通後，前仙骨孔の内側に位置する**交感神経幹**(10)などの近傍を通過する．仙骨神経前枝は**仙骨神経叢**(11)や**陰部神経叢**(12)の形成に関与し，とくに，ここから分枝する**坐骨神経**(13)や**陰部神経**(14)などは，下肢全般や泌尿・生殖器の機能と密接な関係をもつ．また，前仙骨孔へ向けた深刺は交感神経幹近傍を刺激し，骨盤諸臓器の機能に影響を及ぼすことも考えられる．

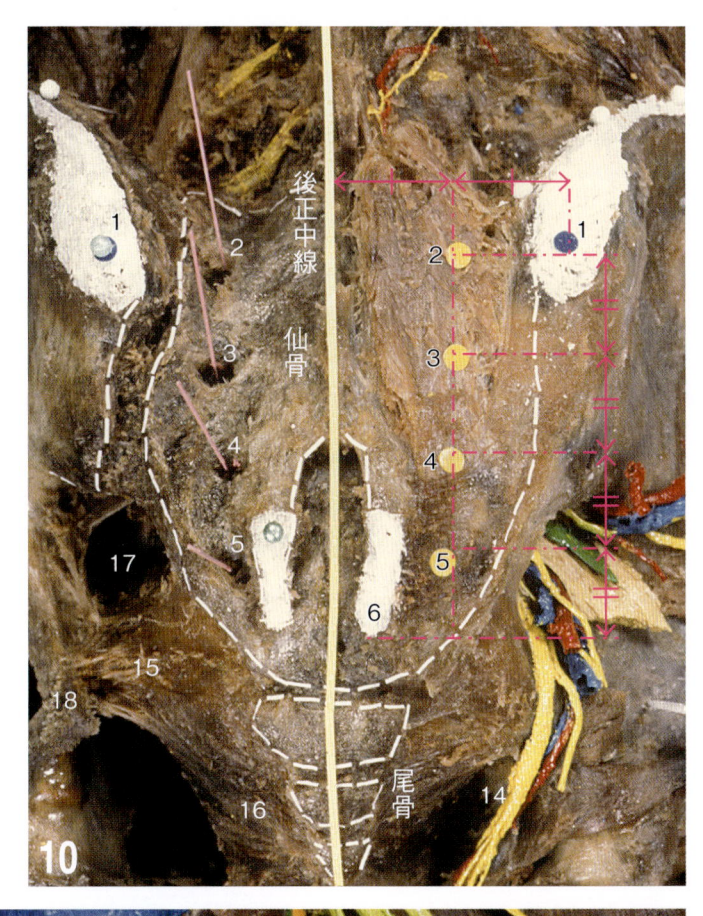

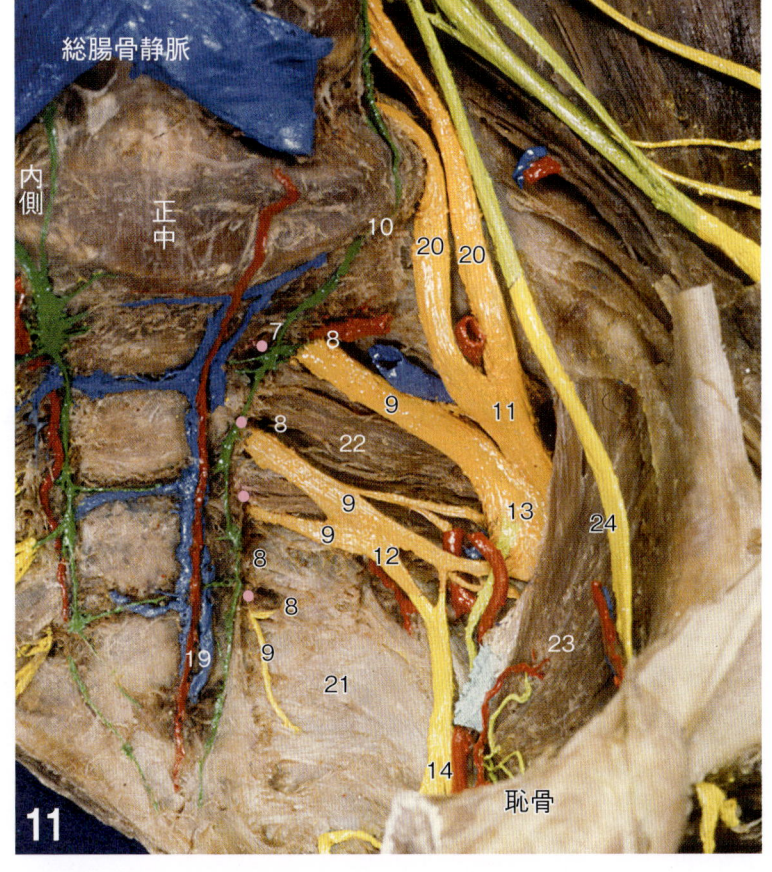

13. 坐骨神経	16. 肛門挙筋	19. 正中仙骨動・静脈	22. 梨状筋
14. 陰部神経	17. 大坐骨孔	20. 腰神経前枝	23. 内閉鎖筋
15. 尾骨筋	18. 坐骨棘	21. 仙結節靱帯	24. 閉鎖神経

殿部における坐骨神経への刺鍼

　大腿後面から下腿，さらに足へと放散する痛みや上記各部での運動障害，あるいは下腿内側を除く膝部以下での感覚異常は，多くの場合，坐骨神経の障害に起因する．鍼灸臨床ではこれらの症状に遭遇する比率は高く，坐骨神経への直接刺鍼が治療の一手法として用いられることがある．鍼刺激による疼痛の抑制や感覚異常の緩解を期待するもので，とくに，殿部での坐骨神経への刺鍼もその一つで，刺鍼点（図1）として，① 上後腸骨棘と大腿骨の大転子を結ぶ線の中点から直角に3cm下がった刺鍼点A，② 仙尾連結と大転子を結ぶ線の中点の刺鍼点B，③ 坐骨結節と大転子を結ぶ直線上の内側1/3の刺鍼点Cの3点があげられる．これらの刺鍼点は坐骨神経ブロックの手法や坐骨神経の経路から考案されている．筆者らは先に，これら3点への刺入鍼と坐骨神経との位置的関連を解剖学的に検討した（全日本鍼灸学会雑誌40（1）：79，1990）．本項ではこれら3点と，前述の検討で得られた刺鍼点AとCの改良点（図1），すなわち④刺鍼点Aからさらに1cm下がった刺鍼点A'，および⑤刺鍼点Cより1cm外側の刺鍼点C'の5点につき，刺入鍼と坐骨神経との位置的関係，および刺入鍼周辺の解剖構造，ならびに起始から末梢にわたる坐骨神経の経路について解説する．これらの知識は坐骨神経障害の病因・病態の理解，坐骨神経刺鍼法の効果の検討や方法の改善などに大きく寄与すると思われる．

殿部での坐骨神経への刺鍼点（図1）

　上後腸骨棘(1)，**大腿骨の大転子**(2)，**仙尾連結**(3)，**坐骨結節**(4)が刺鍼点を決める基点となる．五つの刺鍼点，すなわち**刺鍼点A**，**刺鍼点B**，**刺鍼点C**および**刺鍼点A'**と**刺鍼点C'**の位置は，上段文中の①から⑤にそれぞれ記されている．上後腸骨棘は腸骨稜(5)の後端に対応する最突出部で，腸骨稜上縁より**仙骨部**(6)に向けて手掌全体で圧擦して触れる．この部では皮膚が骨膜に比較的硬く結合し，皮膚表面に「ビーナスのえくぼ」と呼ばれる凹みをつくることがある．大転子は，股関節の外側での大腿骨最突出部で，股を大きく開けると体と脚との間に明瞭な折点ができ，容易に触れられる．仙尾連結は仙骨と尾骨間の結合部であり，**尾骨先端**(7)より指を押し上げると，**仙骨角**(8)を挟んで仙骨裂孔に触れ，その少し尾側の後正中線上に仙尾連結を触れられる．坐骨結節は，腰かけた場合に椅子面に接する坐骨下端の部で，肛門の外側で容易に触れられる．

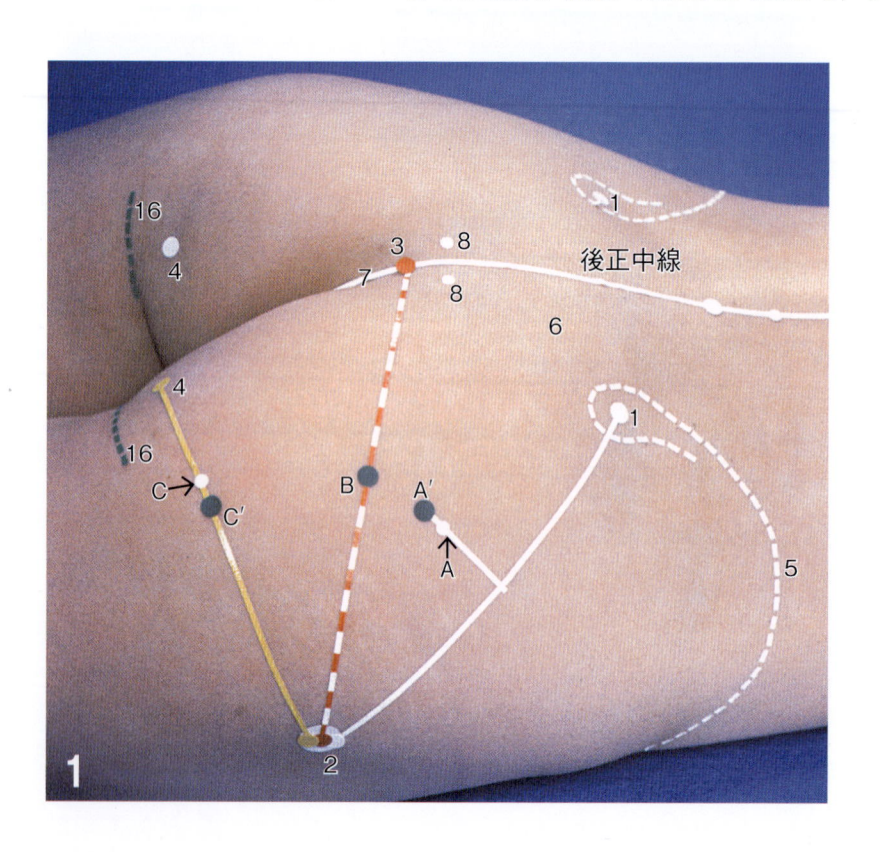

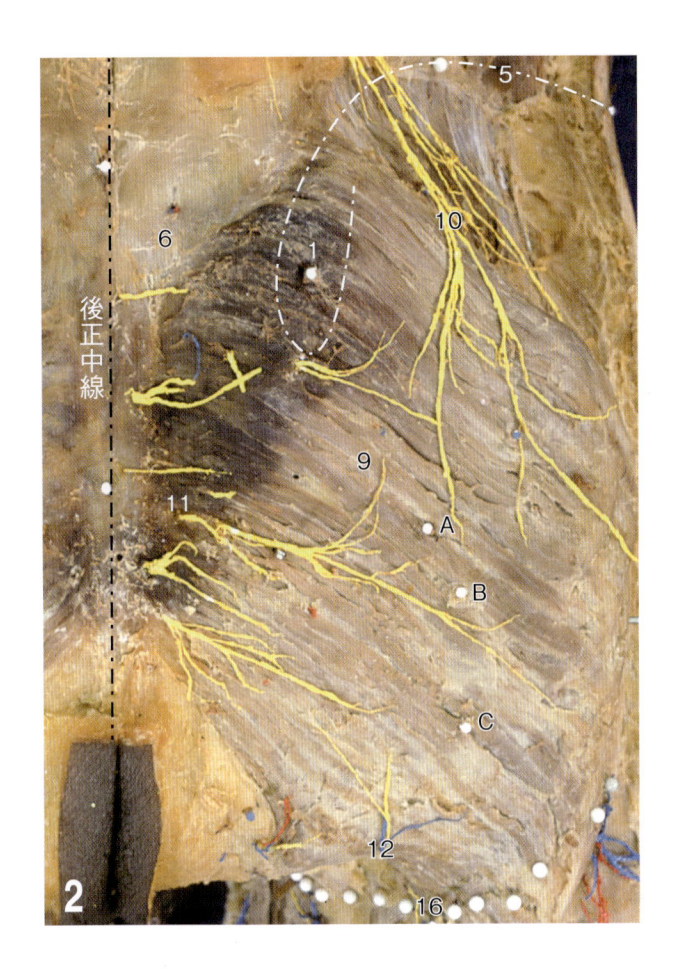

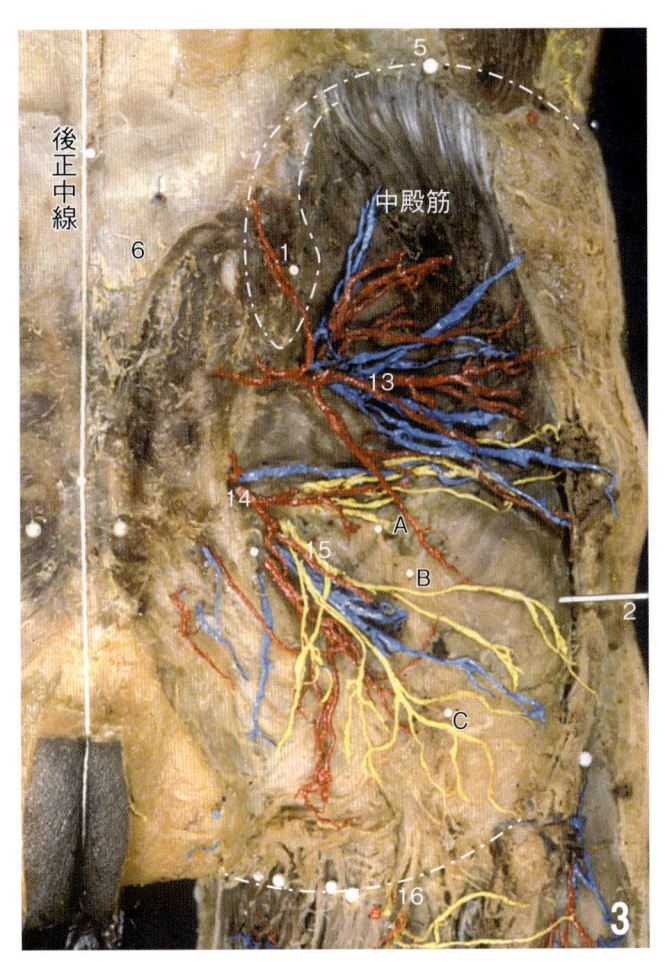

I. 腰部での坐骨神経刺鍼部位の局所解剖

=== 殿部の皮神経と大殿筋（図2） ===

　厚く発達した殿部の皮下組織（p.96の図2）は，荷重に抗するクッションの働きをなし，皮膚貫通後の筋に至るまでの無抵抗な刺鍼感覚をつくりだす．右側殿部でこの皮下脂肪組織を除去し，皮神経とその深層の**大殿筋**（9）をみる．刺入鍼は**刺鍼点A**では大殿筋の中央を貫き，**刺鍼点B，C**では大殿筋下半部の筋腹中央を貫く．また，殿部では，**上殿皮神経**（10）が上方より入り外側上部に，**中殿皮神経**（11）が内側から入り内側部に，そして，**下殿皮神経**（12）が下方から入り下部に分布する．坐骨神経刺鍼点はこれら皮神経の分布域の境界付近にあり，刺鍼時の痛みには，これらの皮神経のいずれかが関与する．

=== 大殿筋に分布する血管と神経（図3） ===

　大殿筋線維を除去しつつ，同筋内での**上殿動・静脈**（13），**下殿動・静脈**（14）および**下殿神経**（15）の分布をみる．坐骨神経刺鍼点への**刺入鍼A，B，C**はいずれも下殿神経の枝の近傍に位置する．刺鍼時に感じられる大殿筋の収縮や殿部に限局する響きは，この神経によると思われる．

図1〜図3			
A. 刺鍼点Aまたは同点への刺入鍼	C. 刺鍼点Cまたは同点への刺入鍼	2. 大腿骨大転子	7. 尾骨先端	12. 下殿皮神経
A'. 刺鍼点A'	C'. 刺鍼点C'	3. 仙尾連結	8. 仙骨角	13. 上殿動・静脈
B. 刺鍼点Bまたは同	1. 上後腸骨棘	4. 坐骨結節	9. 大殿筋	14. 下殿動・静脈
		5. 腸骨稜	10. 上殿皮神経	15. 下殿神経
		6. 仙骨部	11. 中殿皮神経	16. 殿溝

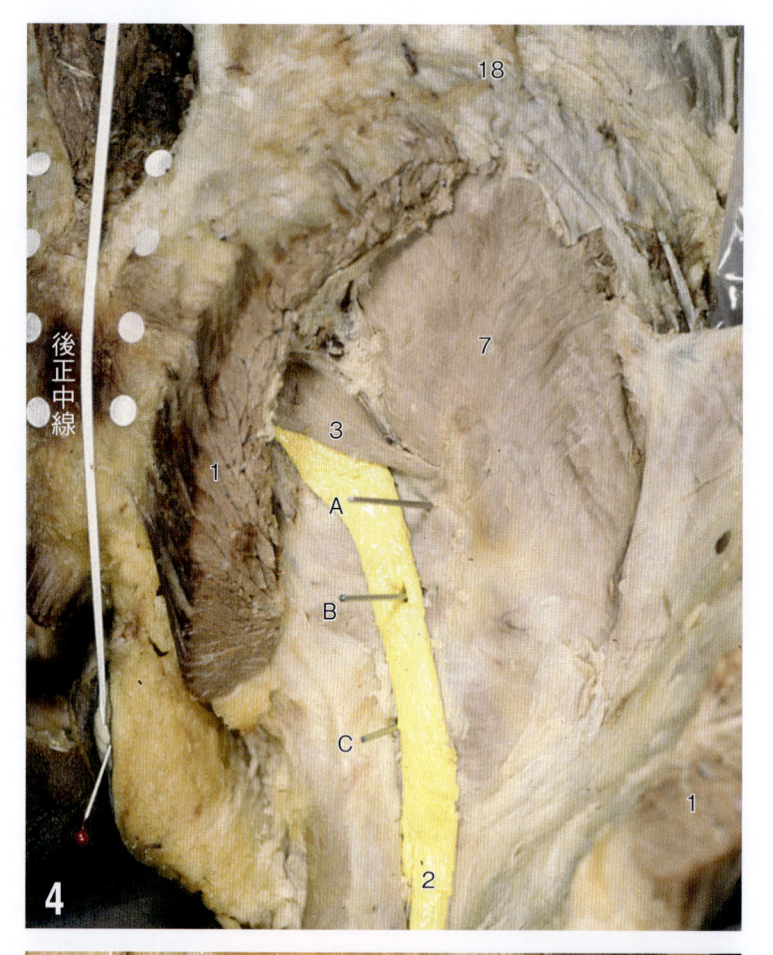

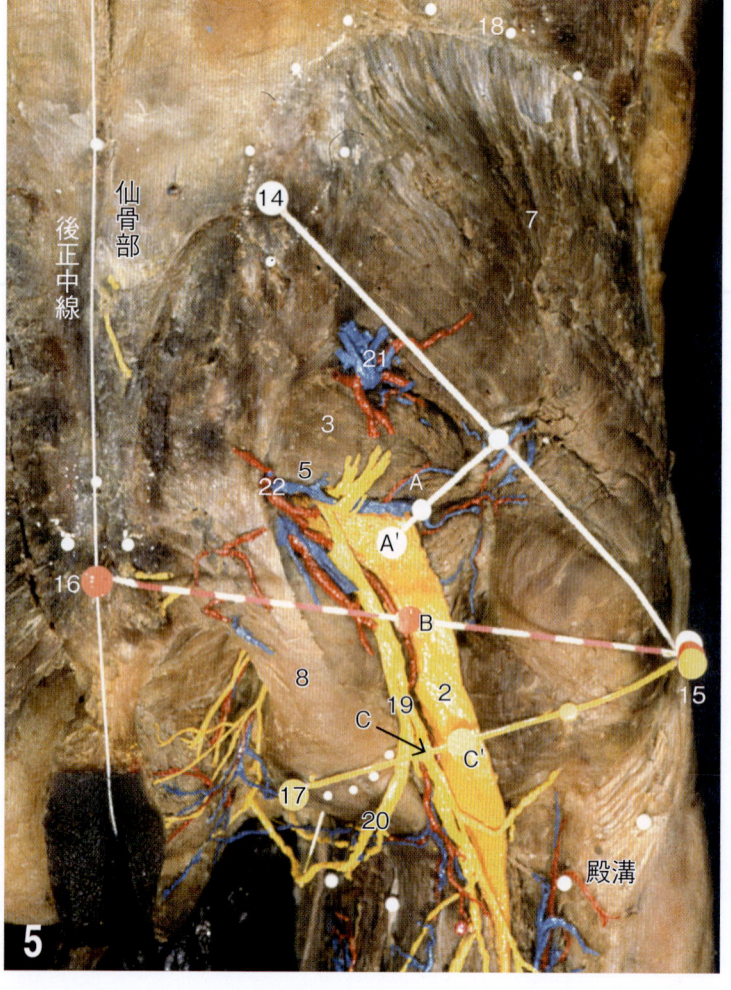

刺鍼点A，B，Cへの刺入鍼と坐骨神経の位置関係（図4）

　大殿筋（1）やそこに分布する血管・神経を除去し，刺鍼点A，BおよびCへの刺入鍼と**坐骨神経**（2）の位置関係をみる．前述の13遺体26側での検討では，**刺鍼点A**ではすべての鍼が坐骨神経の外側にあり，神経への的中率は接触例を含めて50％であったが，**刺鍼点B**では，坐骨神経からはずれた鍼が5例みられたのみで，神経への的中率は77％であった．一方，**刺鍼点C**では的中率は38％で，残りの例では鍼はすべて坐骨神経の内側にはずれていた．

刺鍼点A′とC′への刺入鍼と坐骨神経（図5）

　坐骨神経（2）への的中率を高めるため，改良されたのが刺鍼点A′とC′である．**刺鍼点A′**はAを1cm遠く離したもので，この場合，神経への的中率は85％に上昇した．**刺鍼点C′**はCを約1cm外側に移動させたもので，神経への的中率は73％に上昇した．**刺鍼点A**と刺鍼点A′は五つの刺鍼点のうち最も高位置にあり，坐骨神経が**梨状筋**（3）の下方で坐骨棘や**仙棘靱帯**（図7の4）との間の**梨状筋下孔**（5）をくぐり殿部に出現する高さに最も近い．梨状筋下孔の部で生じる坐骨神経の絞扼（圧迫）性障害は梨状筋症候群と呼ばれる．また，坐骨神経幹を構成する2根のうち，総腓骨神経に続く根は梨状筋を貫通する（p.97の図4）頻度が高い．これらのことから，梨状筋への刺鍼も検討されるべきで，同筋刺鍼点の検討は今後の課題と考えられる．

図4〜図7	
A．刺鍼点Aまたは同点への刺入鍼	2．坐骨神経
	3．梨状筋
A′．刺鍼点A′	4．仙棘靱帯
B．刺鍼点Bまたは同点への刺入鍼	5．梨状筋下孔
	6．仙骨角
C．刺鍼点Cまたは同点への刺入鍼	7．中殿筋
	8．仙結節靱帯
C′．刺鍼点C′	9．大坐骨孔
1．大殿筋（断端）	10．上双子筋
	11．下双子筋

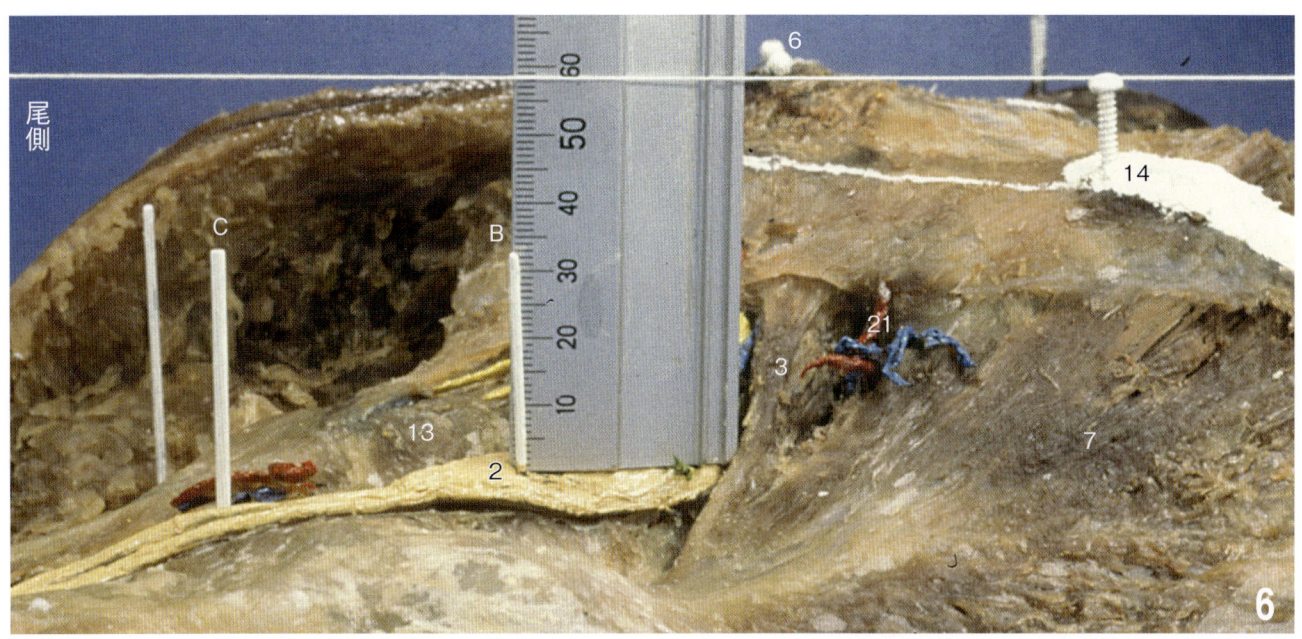

仙骨角から坐骨神経までの深さ（図6）

　右側の殿部を外側よりみて，体表直下に触わることができる**仙骨角**（6）を基準とした水平面から**坐骨神経**（2）までの深さを示す．**刺鍼点B，C**ともに深さは60 mm前後で，刺鍼点Aについても同様であった．なお，神経ブロック法に関する文献では，体表から坐骨神経までの深さは40〜80 mmとされている．

12. 内閉鎖筋	20. 後大腿皮神経会陰枝
13. 小内転筋	21. 上殿動・静脈
14. 上後腸骨棘	22. 下殿動・静脈
15. 大腿骨大転子	23. 陰部神経
16. 仙尾連結	24. 上殿神経
17. 坐骨結節	25. 下殿神経
18. 腸骨稜	26. 大腿方形筋
19. 後大腿皮神経	

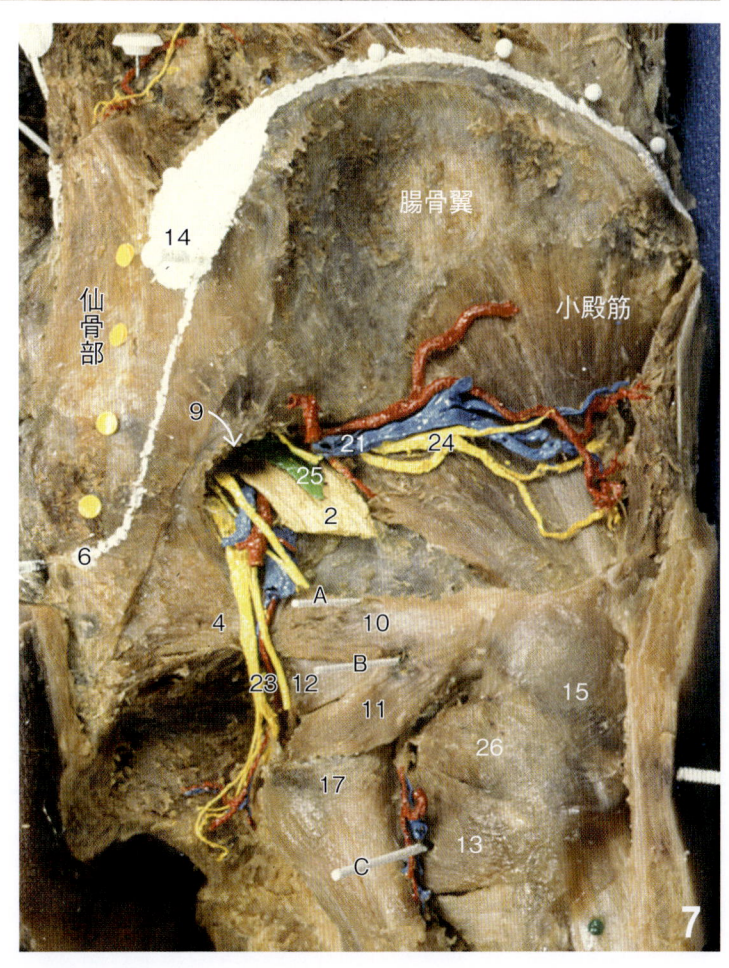

坐骨神経より深層での刺入鍼の貫通構造（図7）

　梨状筋（図5の3），**中殿筋**（図5の7），**仙結節靱帯**（図5の8）および**坐骨神経**（2）を除去し，**大坐骨孔**（9）をみる．刺入鍼は**刺鍼点A**では**上双子筋**（10），**刺鍼点B**では**上双子筋**と**下双子筋**（11）の合流部付近で**内閉鎖筋**（12），**刺鍼点C**では**小内転筋**（13）をそれぞれ貫通する．

216 特殊鍼法

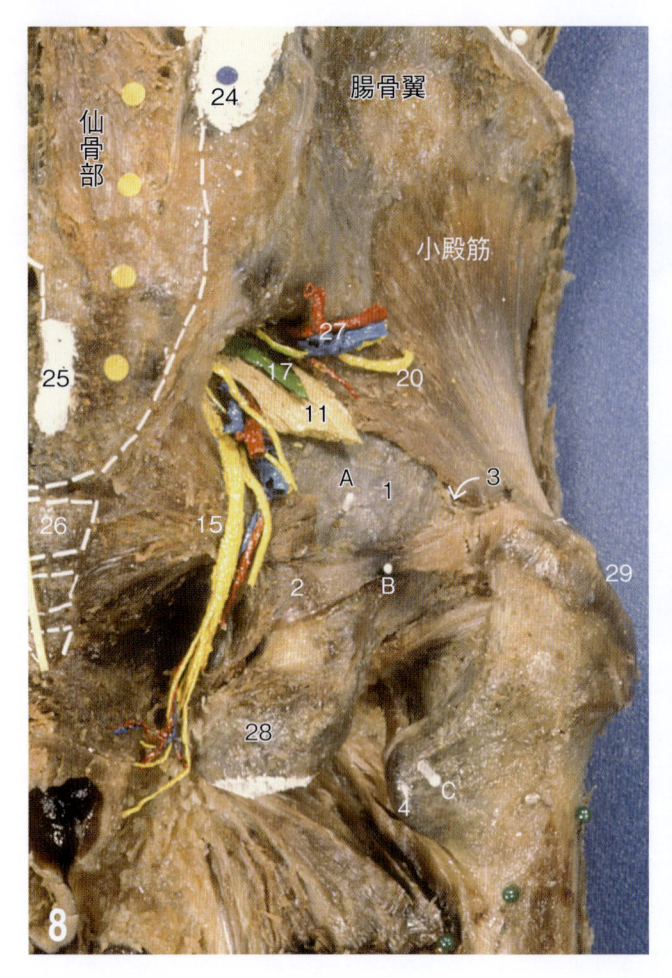

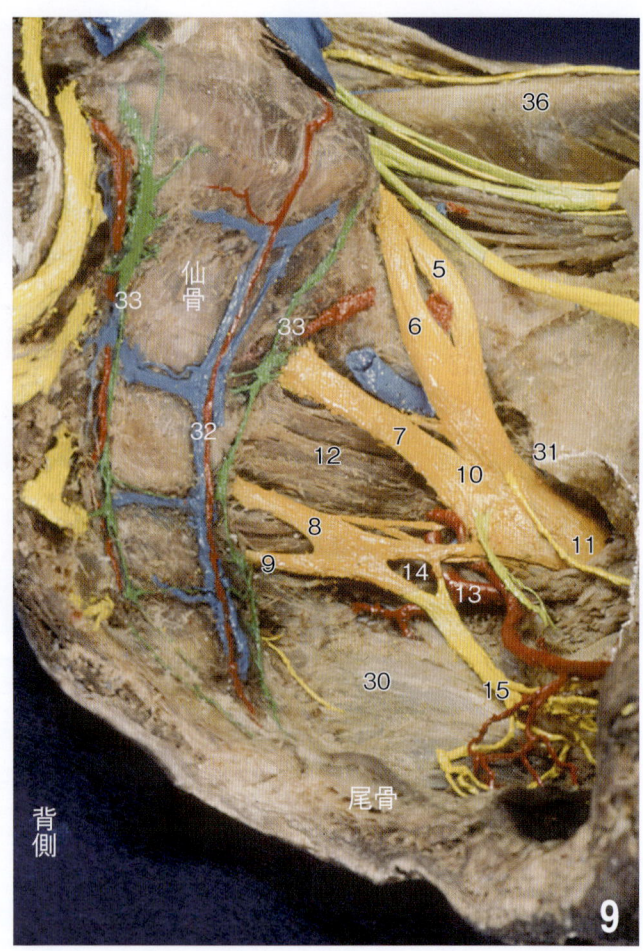

刺入鍼の最終到達部位（図8）

　図7から上・下の双子筋や大腿方形筋などを除去する．刺入鍼は**刺鍼点A**では**寛骨臼**(1)の外壁をなす腸骨体後面，**刺鍼点B**では，**内閉鎖筋**(2)を貫通後，股関節後方で**腸骨大腿靱帯**(3)の起始部にあたる腸骨に，**刺鍼点C**では**大腿骨の小転子**(4)にそれぞれ達していた．個人差や刺入角度の多少の差を考慮しても，刺入鍼はこれらの近傍に達すると思われる．

Ⅱ．坐骨神経の起始と走行

仙骨神経叢と坐骨神経（図9）

　骨盤腔の左側壁を正中側よりみる．第4腰神経前枝に由来する**腰仙骨神経幹**(5)，**第5腰神経前枝**(6)および**第1**(7)，**第2**(8)，**第3**(9)の各**仙骨神経前枝**が**仙骨神経叢**(10)を形成する．仙骨神経叢から**坐骨神経**(11)が生じ，**梨状筋**(12)の下方の梨状筋下孔より**下殿動脈**(13)とともに骨盤外に出る．第2から第4の仙骨神経前枝はさらに下位で**陰部神経叢**(14)を形成し，**陰部神経**(15)を生じる．

図8〜図11	骨孔にわたる仙骨の部	4. 大腿骨小転子	9. 第3仙骨神経前枝	14. 陰部神経叢
A. 刺鍼点A		5. 腰仙骨神経幹	10. 仙骨神経叢	15. 陰部神経
B. 刺鍼点B	1. 寛骨臼	6. 第5腰神経前枝	11. 坐骨神経	16. 梨状筋下孔
C. 刺鍼点C	2. 内閉鎖筋	7. 第1仙骨神経前枝	12. 梨状筋	17. 下殿神経
★. 後仙骨孔から前仙	3. 腸骨大腿靱帯	8. 第2仙骨神経前枝	13. 下殿動脈	18. 後大腿皮神経

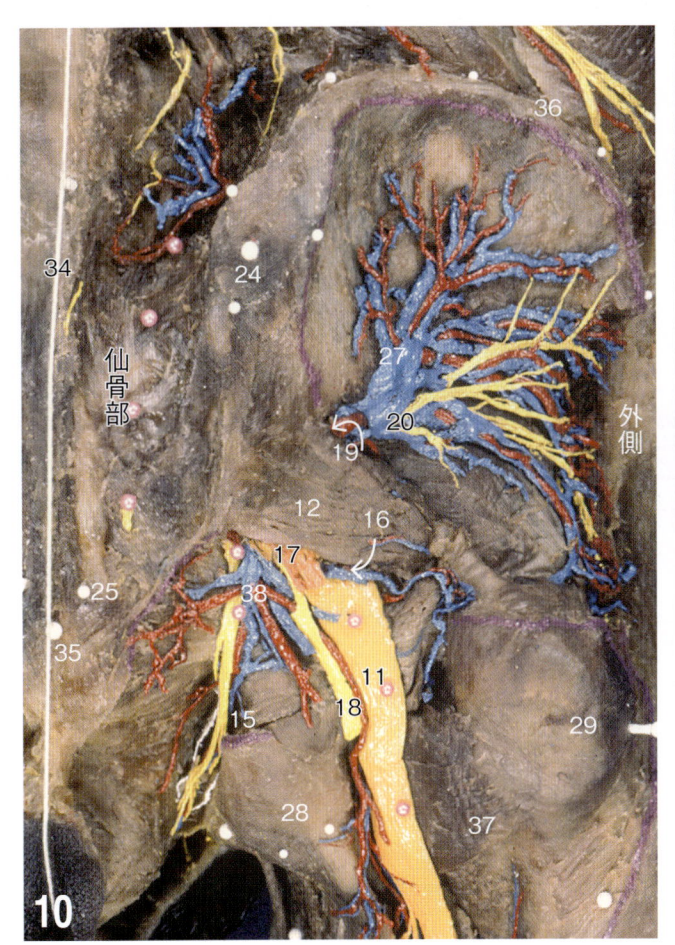

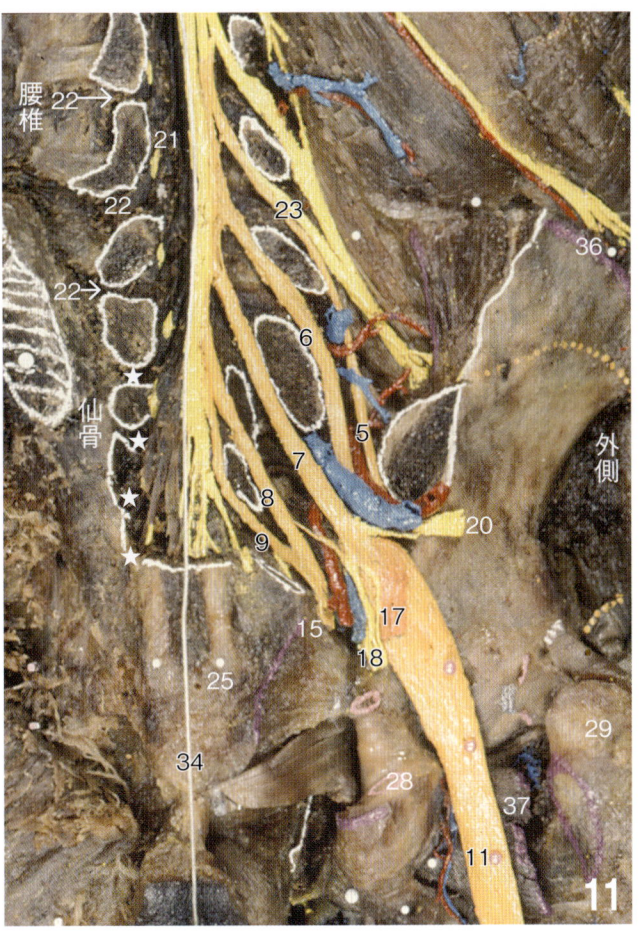

梨状筋下孔から出る坐骨神経（図10）

骨盤右側を背側よりみる．**梨状筋下孔**(16)から**下殿神経**(17)，**坐骨神経**(11)，**後大腿皮神経**(18)，**陰部神経**(15)が出現する．陰部神経を除いて，**梨状筋上孔**(19)より出る**上殿神経**(20)も含めて，いずれも**仙骨神経叢**(図9の10)の枝である．一方，下殿神経，坐骨神経，後大腿皮神経の3神経が，組み合わせは様々ながら，**梨状筋**(12)を貫通する例（p.97の図4）が高頻度でみられる．坐骨神経が貫通する場合，貫通するのは**総腓骨神経**(図12の2)となる根で，**脛骨神経**(図12の1)に比べて本神経に麻痺を生じやすい理由の一つとなる．なお，他の理由として，本神経が坐骨神経内で脛骨神経より表層にあること，大坐骨切痕と腓骨頭の2点で固定されるため（図12），可動性に乏しいことなどがあげられる．

仙骨神経叢の起始根と坐骨神経（図11）

仙骨や腰椎の後壁を除去して脊柱管を開き，**脊髄**(21)をみる．腰椎では**椎間孔**(22)，仙骨では後仙骨孔から前仙骨孔にわたる部（白星印☆）もみえている．**坐骨神経**(11)の構成には仙骨神経叢の全起始根からの神経線維が加わる．仙骨神経叢には，**腰仙骨神経幹**(5)を介して**第4腰神経前枝**(23)，**第5腰神経前枝**(6)，さらに**第1**(7)，**第2**(8)，**第3**(9)の**仙骨神経前枝**が形成に関与する．

19. 梨状筋上孔	23. 第4腰神経前枝	27. 上殿動・静脈	31. 坐骨棘	35. 仙尾連結
20. 上殿神経	24. 上後腸骨棘	28. 坐骨結節	32. 正中仙骨動・静脈	36. 腸骨稜
21. 脊髄	25. 仙骨角	29. 大腿骨大転子	33. 交感神経幹	37. 大腿方形筋
22. 椎間孔	26. 尾骨	30. 仙結節靱帯	34. 後正中線	38. 下殿動・静脈

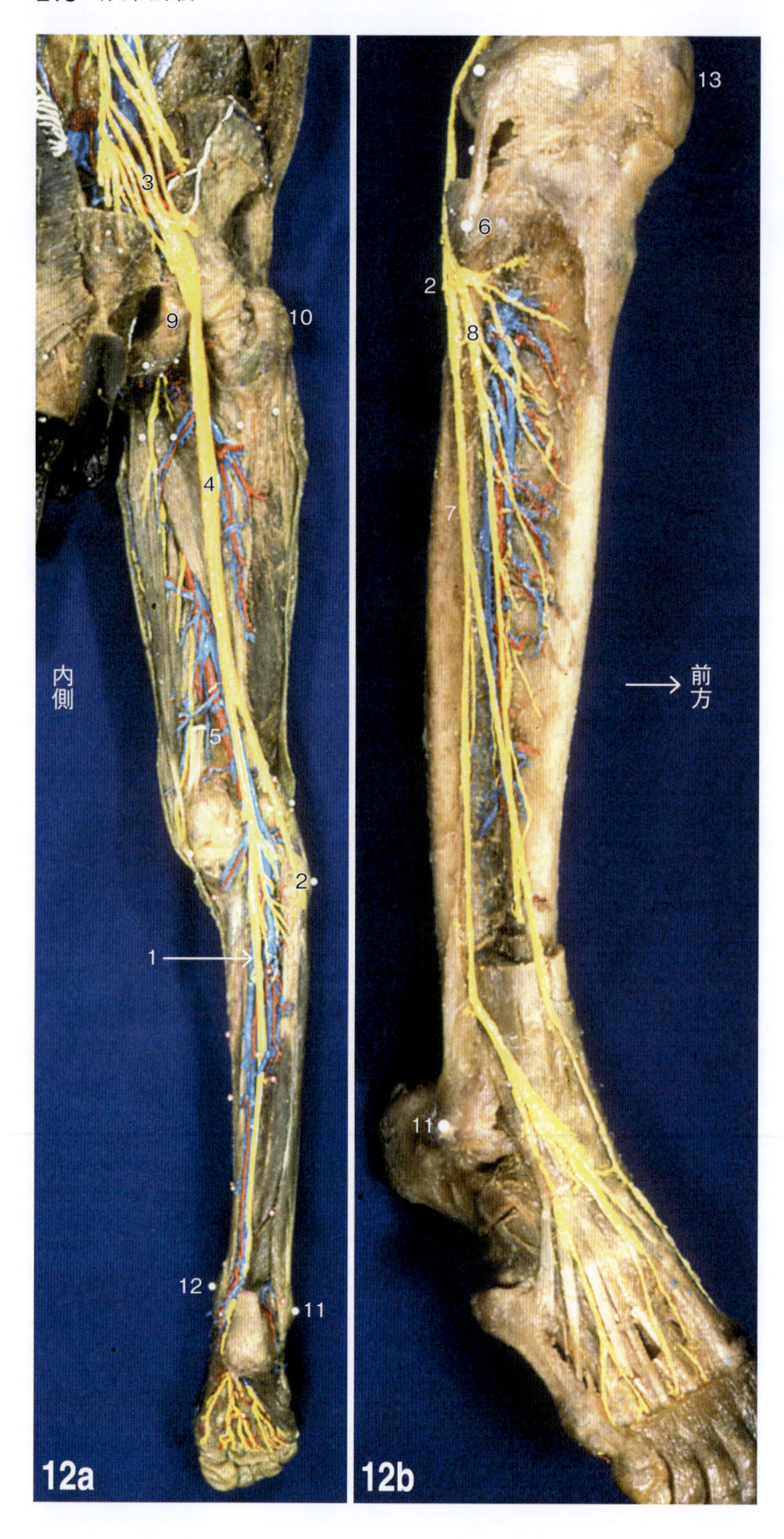

坐骨神経の分布域(図12)

坐骨神経は**脛骨神経**(1)と**総腓骨神経**(2)の二大要素で構成される．aは右の下肢を後方，bは右の下腿を外側よりみたもので，それぞれ脛骨神経と総腓骨神経の分布域を示す．

仙骨神経叢(3)より出て足の末端に至る**坐骨神経**(4)の分布域は長くかつ大きい．殿部から大腿後面の坐骨神経は，脛骨神経と総腓骨神経がみかけ上合したもので，**膝窩**(5)でこれら2神経に分岐する．

なお，2神経を筋支配の面よりみると，脛骨神経は大腿や下腿の後面と足底の筋を支配するが，総腓骨神経は，大腿二頭筋短頭への枝以外は大腿では枝を出さず，**腓骨頭**(6)の直下で分岐した**浅腓骨神経**(7)と**深腓骨神経**(8)が，それぞれ腓骨筋群，および下腿や足背の伸筋に分布する．

一方，皮膚感覚支配の面からみると，下腿内側面を除く下腿・足の皮膚のうち，脛骨神経は主に足底の皮膚，総腓骨神経は下腿外側面と足背の皮膚に分布する．坐骨神経痛は，その走行途上での病変で生じ，走行上や支配領域に放散痛があり，圧痛点は**坐骨結節**(9)と**大腿骨の大転子**(10)を結ぶ線の中点，膝窩，および腓骨頭の下方に認められる．

図12				
1. 脛骨神経	3. 仙骨神経叢	6. 腓骨頭	9. 坐骨結節	12. 内果
2. 総腓骨神経	4. 坐骨神経	7. 浅腓骨神経	10. 大腿骨大転子	13. 膝蓋骨
	5. 膝窩	8. 深腓骨神経	11. 外果	

陰部神経への刺鍼

　排尿困難をきたす神経因性膀胱や分娩時における産痛に対し，泌尿器科や産科等では，治療法の一つとして陰部神経ブロックを用いる．しかしながら，この手法に準拠して陰部神経への刺鍼を行うにはかなり抵抗がある．それは，同手法が膣や直腸から指を入れ，針先に触れつつ会陰部から陰部神経をねらうからである．そこで，簡便で，かつ体表から刺鍼できる陰部神経刺鍼法を開拓すべく，筆者らは先に陰部神経の体表投影部位を解剖学的に調査し，陰部神経への体表からの刺鍼の可否を検討した(北小路博司ほか：全日本鍼灸学会雑誌39(2)：221-227, 1989)．その結果，陰部神経刺鍼部位として，上後腸骨棘と坐骨結節下端内側縁をつなぐ体表の線上で上端（頭側端）から50〜60％の範囲が最適であることが示された．本部位での陰部神経への刺鍼は，神経因性膀胱の利尿筋括約筋協調不全症や尿失禁などの排尿障害などに有効であるとの北小路らの報告もあり，今後，陰部神経支配域の疾患に幅広く用いられるものと思われる．本項では，上記陰部神経刺鍼部位の周辺の局所解剖構造を体表より順に示し，刺鍼にあたり留意すべき解剖事項を検討するとともに，起始から末梢にわたる陰部神経の全経過についても解説する．

I. 陰部神経刺鍼部位の局所解剖（右側）

陰部神経への刺鍼部位と大殿筋（図1）

　体表から陰部神経を直刺する場合の刺鍼部位は，**上後腸骨棘**(1)と**坐骨結節**(2)の二つの基点を結ぶ直線上の頭側端から**50%**(A)と**60%**(B)の間に位置する．これらの基点に触れる方法はp.212の図1に記した．同刺鍼部位は中殿皮神経の分布域にある(p.213の図2)．ここでは殿部の皮膚(p.95の図1)と皮下組織(p.96の図2)を除去し，大殿筋をみる．大殿筋は粗大な筋束で構成され，方形を呈して下外方に走る．大殿筋の上部と下部浅層の筋束は**停止腱板**(3)となって**腸脛靱帯**(4)へ入り込み，下部深層の筋束は殿筋粗面に停止する．**刺鍼部位**(A－B)は上部と下部の筋束を分ける中間点にほぼ位置する．

図1
A. 上後腸骨棘と坐骨結節下端内側縁をつなぐ線上の頭側端から50%の点
B. 上後腸骨棘と坐骨結節下端内側縁をつなぐ線上の頭側端から60%の点
A-B. 陰部神経刺鍼部位
1. 上後腸骨棘
2. 坐骨結節
3. 大殿筋の停止腱板
4. 腸脛靱帯
5. 中殿筋
6. 仙骨部
7. 大腿骨大転子
8. 殿裂
9. 大腿屈筋群

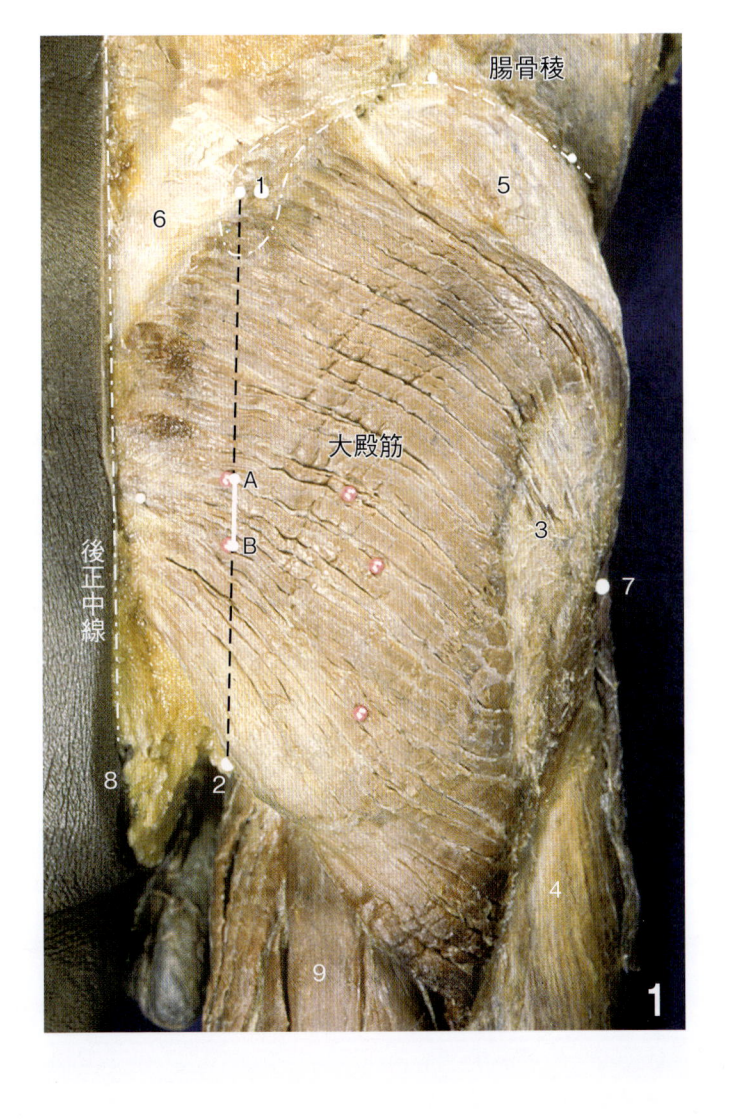

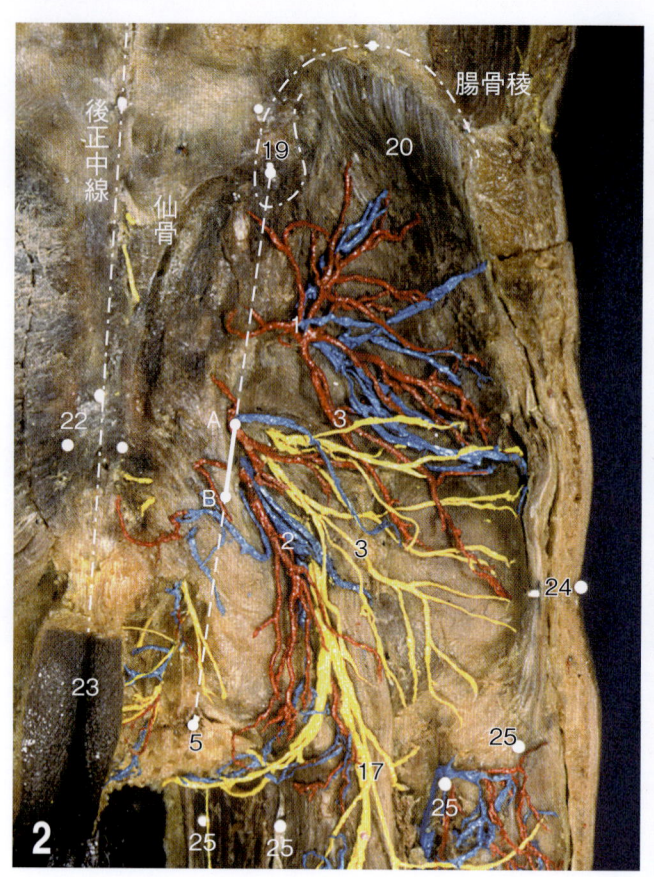

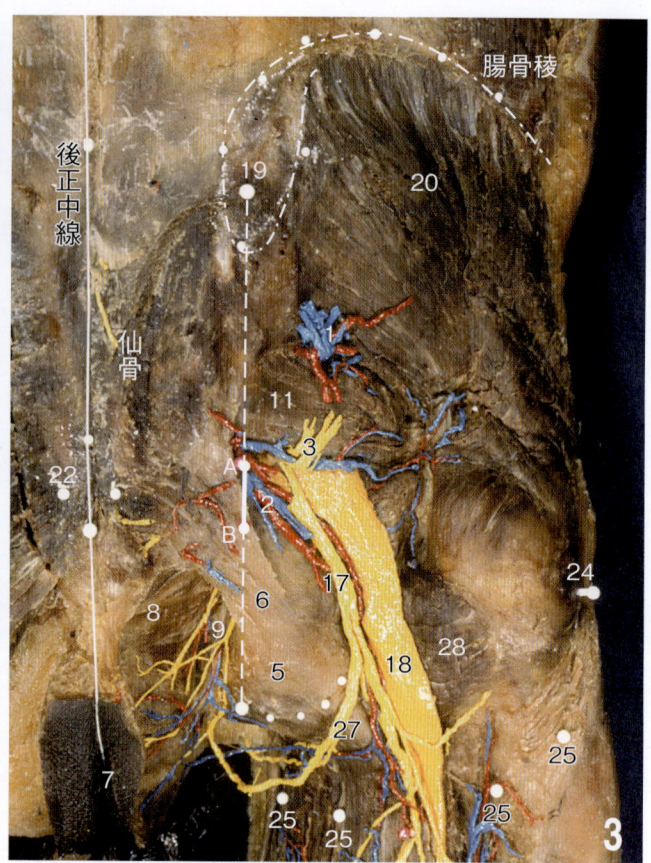

大殿筋に分布する血管と神経（図2）

　大殿筋線維を除去しながら，同筋に分布する**上殿動・静脈**(1)，**下殿動・静脈**(2)および**下殿神経**(3)の走行をみる．刺鍼部位（A−B）は**大坐骨孔**（図5の4）の内側縁にあり，梨状筋下孔より出る下殿動・静脈の近傍にあたる．外側に下殿神経が出現する．

仙結節靱帯（図3）

　大殿筋に分布する血管・神経を除去する．**刺鍼部位**（A−B）は，仙骨と**坐骨結節**(5)を結ぶ**仙結節靱帯**(6)の外側縁に位置する．陰部神経は同靱帯に覆われてみえないが，**肛門**(7)の周辺に向けて**肛門挙筋**(8)上を走る陰部神経の枝，すなわち**下直腸神経**(9)が仙結節靱帯の内下側に観察される．陰部神経に向けて刺鍼された鍼は，表皮・真皮を貫通後，皮下組織から大殿筋を覆う殿筋筋膜，次いで大殿筋（図1）を貫いて仙結節靱帯に達すると考えられる．大殿筋は厚いが，筋束は比較的疎で，刺鍼抵抗はそれほど大きくはないと思われる．従って，仙結節靱帯が切皮後に出会う，初めての抵抗の大きい構造と考えられる．

図2～図5

A. 上後腸骨棘と坐骨結節下端内側縁をつなぐ線上の頭側端から50％の点		A−B. 陰部神経刺鍼部位	
B. 上後腸骨棘と坐骨結節下端内側縁をつなぐ線上の頭側端から60％の点			
★. 陰部神経管の入口	6. 仙結節靱帯	12. 仙棘靱帯	18. 坐骨神経	24. 大腿骨大転子
1. 上殿動・静脈	7. 肛門	13. 坐骨直腸窩	19. 上後腸骨棘	25. 殿溝の位置
2. 下殿動・静脈	8. 肛門挙筋	14. 内陰部動・静脈	20. 中殿筋	26. 内閉鎖筋
3. 下殿神経	9. 下直腸神経	15. 内閉鎖筋の筋膜	21. 上殿神経	27. 後大腿皮神経会陰枝
4. 大坐骨孔	10. 陰部神経	16. 陰部神経管	22. 仙骨角	28. 大腿方形筋
5. 坐骨結節	11. 梨状筋	17. 後大腿皮神経	23. 殿裂	

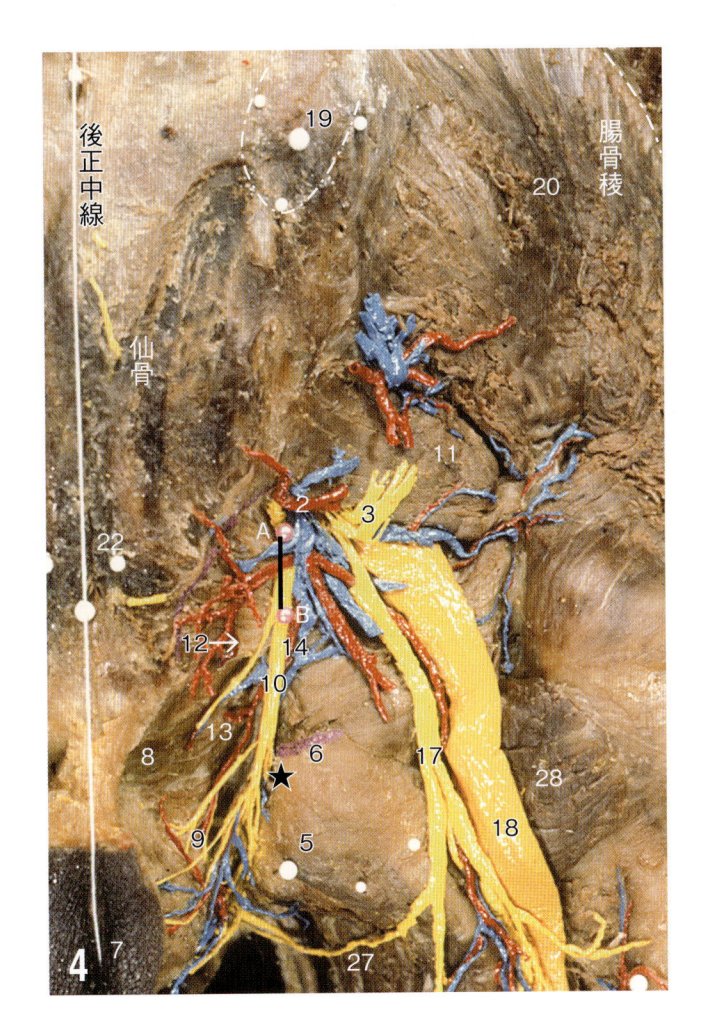

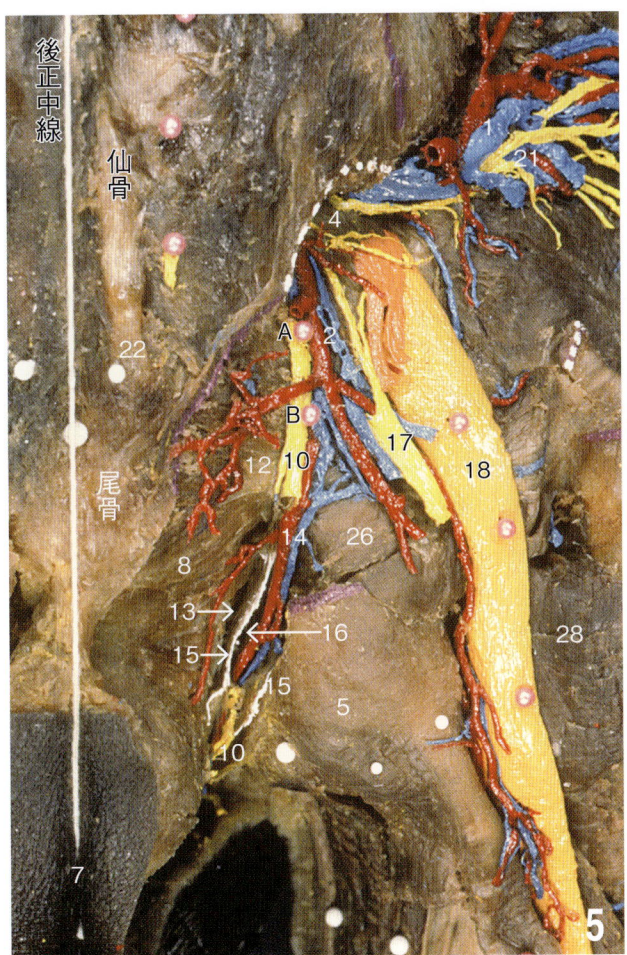

陰部神経（図4）

　仙結節靱帯を除去する．**陰部神経**(10)が**梨状筋**(11)の下，すなわち梨状筋下孔の内側角を通って骨盤外に出て，**坐骨棘**（図9の2）や**仙棘靱帯**(12)のすぐ背側を回り，仙棘靱帯のすぐ下方の小坐骨孔から**坐骨直腸窩**(13，**肛門挙筋**(8)の外側のくぼみ)へと向かう．**刺鍼部位**（A－B）は，坐骨棘上，または仙棘靱帯上を通る陰部神経を捉えている．陰部神経はこの後，**下直腸神経**(9)を出しつつ，坐骨直腸窩の外側壁に接する陰部神経管（Alcock（アルコック）管）の入口（黒星印★）に入る．陰部神経に**内陰部動・静脈**(14)が伴行し，すぐ外側には**下殿動・静脈**(2)などが認められる．刺鍼に際しては，これら血管の損傷の可能性を知っておく必要がある．

大坐骨孔と陰部神経管（図5）

　梨状筋を除去する（白破線は断端）．**陰部神経**(10)が**大坐骨孔**(4)の内下端にみえる．**坐骨直腸窩**(13)の外側壁で，**内閉鎖筋の筋膜**(15，白色で着色)よりなる鞘状の**陰部神経管**(16)を開くとともに，末梢の部を残して陰部神経を坐骨直腸窩に入る位置で切除する．陰部神経管内を陰部神経と**内陰部動・静脈**(14)が前方に向かう．陰部神経の外側に近接して，**後大腿皮神経**(17)や**坐骨神経**(18)が大坐骨孔より骨盤外に出る．陰部神経への刺鍼に際して大腿後面や下腿にまで放散痛があれば，鍼先が陰部神経より外側に位置していると考えられる．

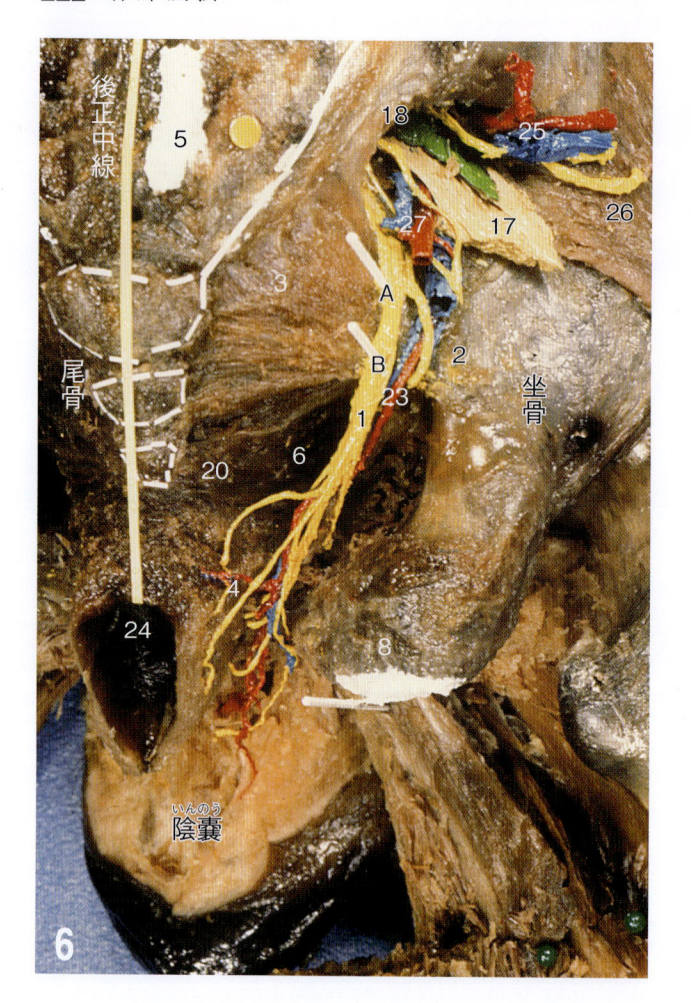

背側よりみた陰部神経刺鍼部位（図6）

刺鍼部位（A－B）は，**陰部神経**(1)が**坐骨棘**(2)上や**仙棘靱帯**(3)上を通る部に位置する．この部位では陰部神経が最も体表に近く，坐骨棘や仙棘靱帯が底面にある．陰部神経がこの後，**下直腸神経**(4)，会陰神経，陰茎（陰核）背神経に分岐すること（図10）から，同部位は陰部神経を捉え，広汎な刺鍼効果を得る上で最適と考えられる．陰部神経ブロックでも同部位がブロックの対象となっているが，本刺鍼法のように体表から直刺しないのは，陰部神経周辺の豊富な動・静脈（図2と図4）を避けるためかもしれない．なお，坐骨棘上または仙棘靱帯上での陰部神経の平均長は約24 mm，太さは約5 mmである．

右の外背側よりみた陰部神経刺鍼部位（図7）

仙骨角(5)を通る水平面から**仙棘靱帯**(3)上の**陰部神経**(1)までの深さは，この例で約40 mmである．この後，**坐骨直腸窩**(6)に入るため，陰部神経の位置は尾側に行くほど深くなる．なお，上記の深さは，**上後腸骨棘**(7)や**坐骨結節**(8)を完全にみえる状態での計測に基づく．生体に適用するには，これら基点を体表より正確に触れる必要がある．とくに坐骨結節では，表層を**皮下脂肪組織**(9)が覆うため，頭側方向（青矢印➡）に手を押し上げて触れると，坐骨結節と手の間に皮下脂肪組織が介在する．このため，腹側に向けて（白矢印⇨），手掌を押し込むように坐骨結節を触れるべきである．

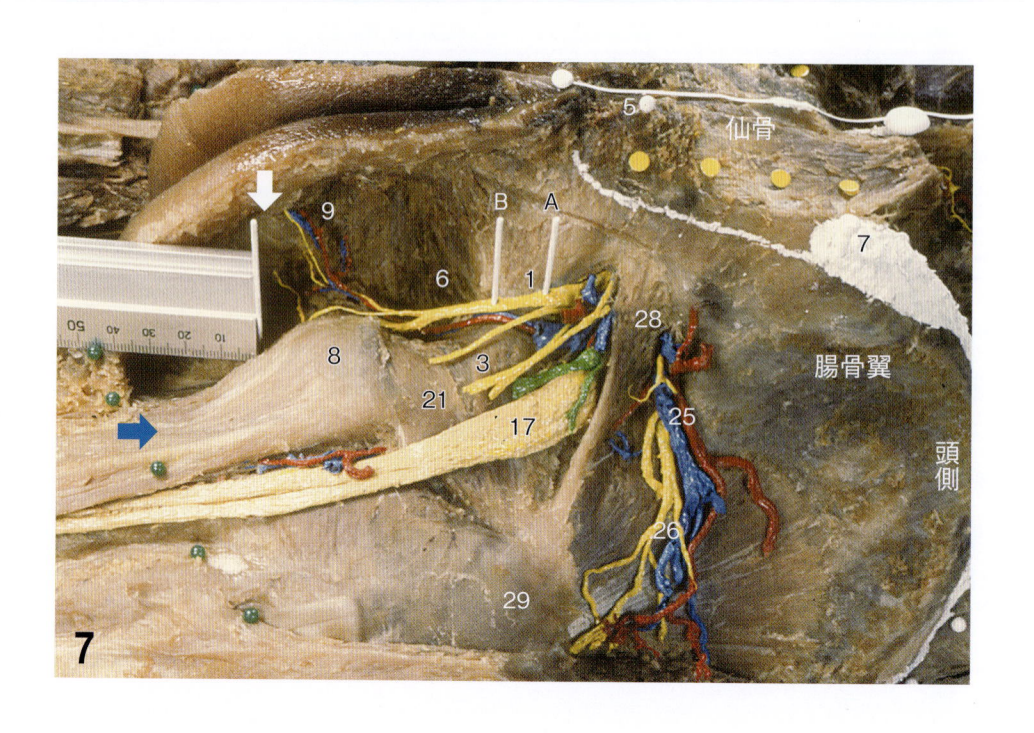

Ⅱ．陰部神経の起始と走行

陰部神経の起始（図8）

　骨盤の右側壁を除去して骨盤内面をみる．仙骨の前面では**正中仙骨動・静脈**(10)や**交感神経幹**(11)などが認められる．骨盤の左側壁の内面では，**腰仙骨神経幹**(12)と**第5腰神経前枝**(13)，および**第1**(14)，**第2**(15)，**第3**(16)の各**仙骨神経の前枝**が仙骨神経叢を形成し，主枝の**坐骨神経**(17)が**大坐骨孔**（図9の18）から骨盤外に向かう．第2から第4の仙骨神経前枝はさらに**陰部神経叢**（図10の7）を形成し，主枝の**陰部神経**(1)も大坐骨孔から骨盤外に向かう（図6やp.217の図11も参照）．

陰部神経管（図9）

　尾骨筋や**肛門挙筋**（図8の19と20）を除去する．**内閉鎖筋**(21)の筋膜も除去して**陰部神経管**(22)を開く．陰部神経管は内閉鎖筋膜の管状の肥厚で，内閉鎖筋の下縁に沿う．大坐骨孔より骨盤外に出た**陰部神経**(1)は，**仙棘靱帯**(3)の背側を経て陰部神経管に入る（図5も参照）．陰部神経には**内陰部動・静脈**(23)が伴行する．**下直腸神経**(4)は陰部神経管内やその入る直前に陰部神経より生じ，肛門挙筋や外肛門括約筋，**肛門**(24)周囲の皮膚や肛門管の下部に分布する．

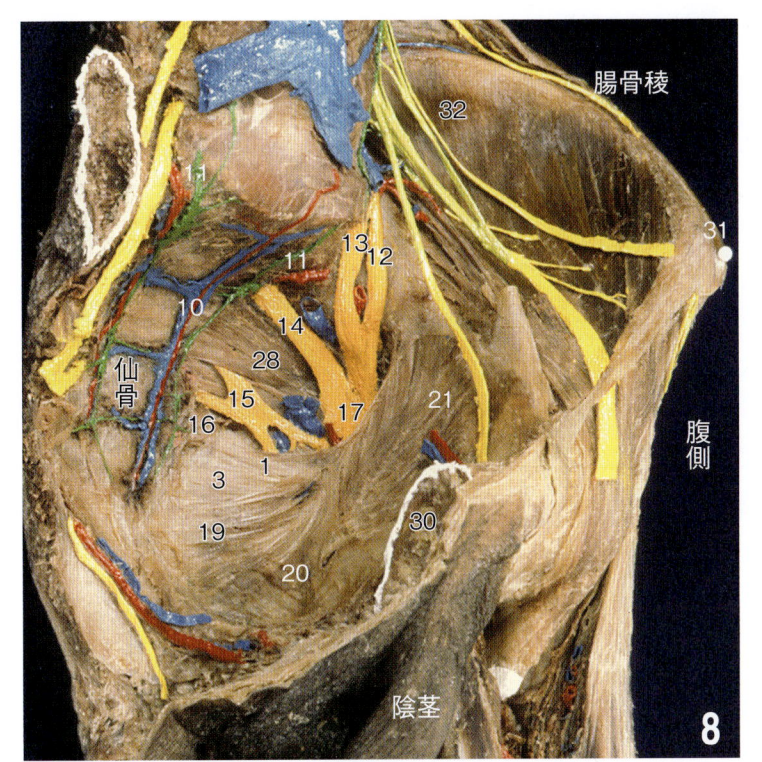

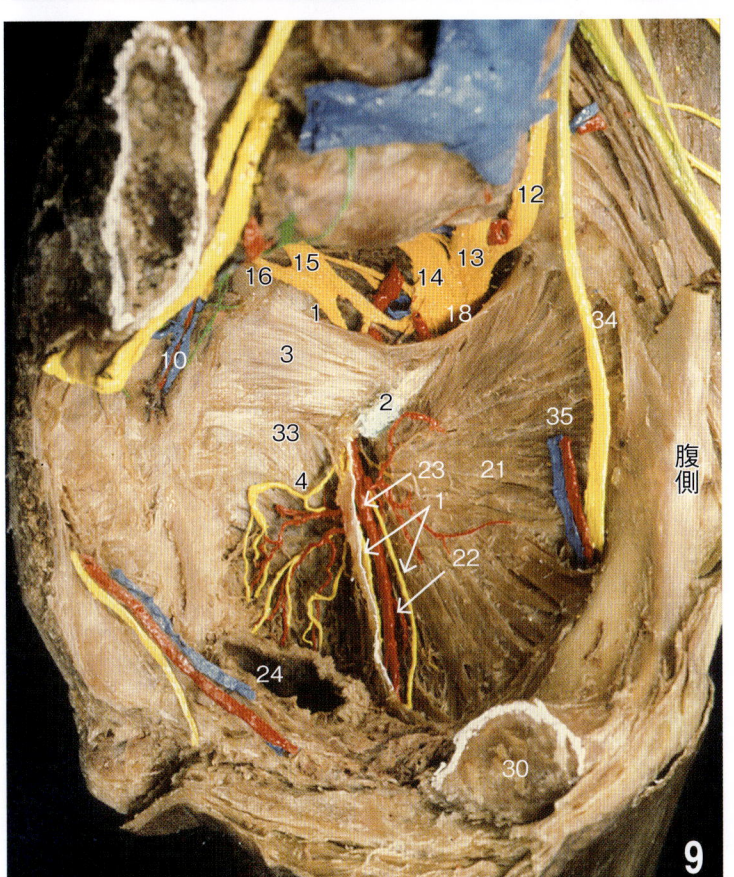

図6～図9
- A. 上後腸骨棘と坐骨結節下端内側縁をつなぐ線上の頭側端から50％の点
- B. 上後腸骨棘と坐骨結節下端内側縁をつなぐ線上の頭側端から60％の点
- A-B. 陰部神経刺鍼部位
- ➡ 頭側方向を示す
- ⇨ 腹側方向を示す

1. 陰部神経	10. 正中仙骨動・静脈	19. 尾骨筋	25. 上殿動・静脈	31. 上前腸骨棘
2. 坐骨棘	11. 交感神経幹	20. 肛門挙筋	26. 上殿神経	32. 腰神経叢
3. 仙棘靱帯	12. 腰仙骨神経幹	21. 内閉鎖筋	27. 下殿動・静脈	33. 仙結節靱帯
4. 下直腸神経	13. 第5腰神経前枝	22. 陰部神経管	28. 梨状筋	34. 閉鎖神経
5. 仙骨角	14. 第1仙骨神経前枝	23. 内陰部動・静脈	29. 大腿骨大転子	35. 閉鎖動・静脈
6. 坐骨直腸窩	15. 第2仙骨神経前枝	24. 肛門	30. 恥骨結合	
7. 上後腸骨棘	16. 第3仙骨神経前枝			
8. 坐骨結節	17. 坐骨神経			
9. 皮下脂肪組織	18. 大坐骨孔			

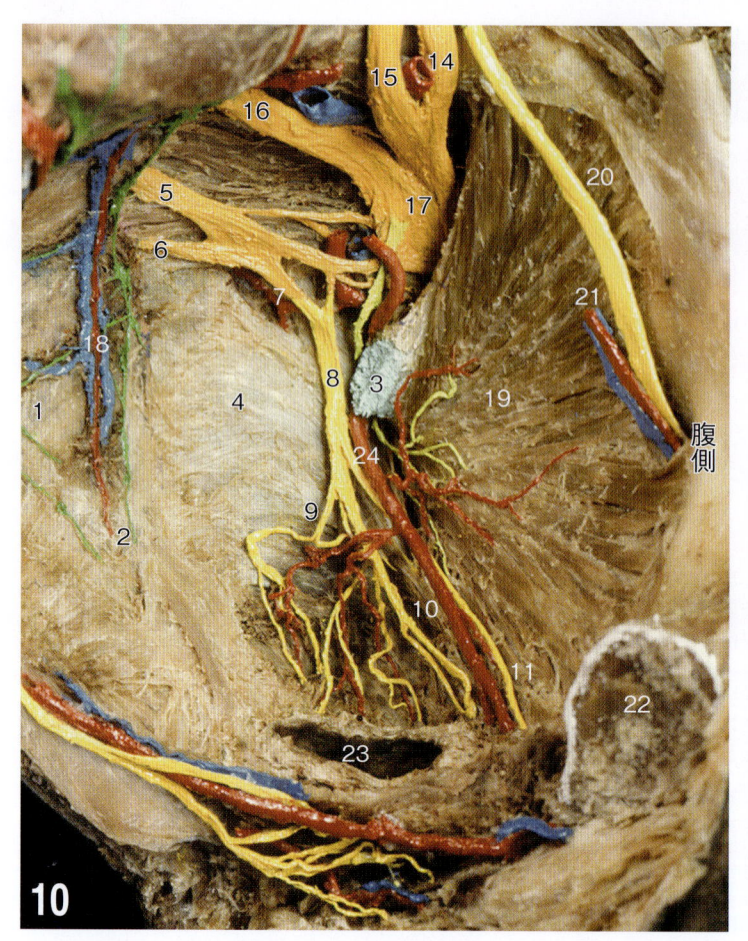

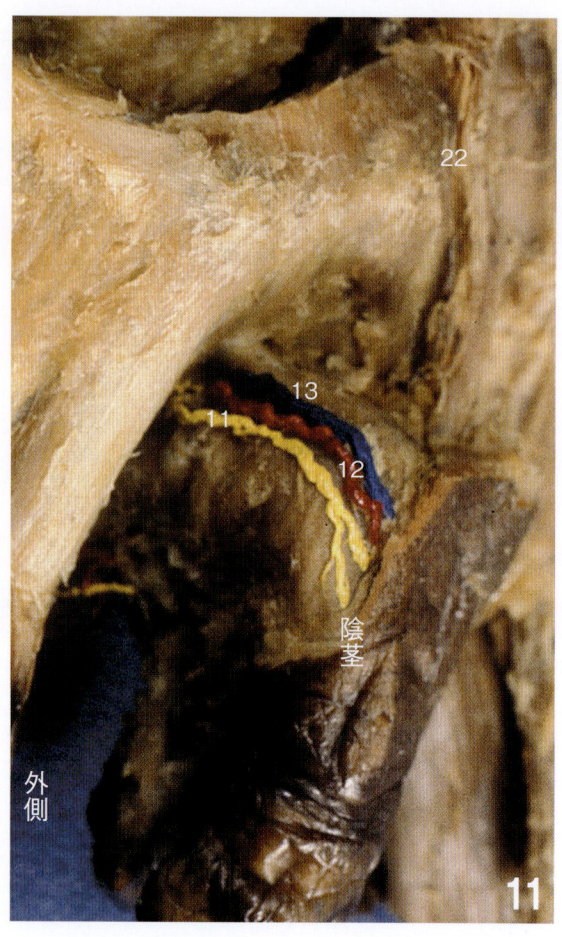

陰部神経の分枝（図10）

仙骨(1)や尾骨(2)の側縁と坐骨棘(3)をつないでいた仙棘靱帯（図9の3）を除去する．その腹側にある**仙結節靱帯**(4)がみえる．**第2・第3仙骨神経前枝**(5と6)と第4仙骨神経前枝（ここではみえていない）が**陰部神経叢**(7)を形成し，ここから生じた**陰部神経**(8)が，仙棘靱帯と仙結節靱帯の間を経て陰部神経管に達する（図9）．陰部神経管内で，陰部神経は**下直腸神経**(9)，**会陰神経**(10)，**陰茎（陰核）背神経**(11)の3枝に分岐する．会陰神経は浅・深会陰横筋，坐骨海綿体筋，球海綿体筋および尿道括約筋を支配し，また会陰の皮膚，陰囊または大陰唇の後部に分布する．

陰部神経の終枝（図11）

男性の外陰部の右側をみている．終枝である**陰茎（陰核）背神経**(11)は，内陰部動・静脈の末梢枝で同じく陰茎（陰核）の背面を通る**陰茎（陰核）背動脈**(12)や**深陰茎（陰核）背静脈**(13)とともに前方に走り，陰茎（陰核）の皮膚などに分布する．

図10, 図11			
1. 仙骨	6. 第3仙骨神経前枝	12. 陰茎（陰核）背動脈	17. 坐骨神経	23. 肛門
2. 尾骨	7. 陰部神経叢	13. 深陰茎（陰核）背静脈	18. 正中仙骨動・静脈	24. 内陰部動・静脈
3. 坐骨棘	8. 陰部神経	14. 腰仙骨神経幹	19. 内閉鎖筋	
4. 仙結節靱帯	9. 下直腸神経	15. 第5腰神経前枝	20. 閉鎖神経	
5. 第2仙骨神経前枝	10. 会陰神経	16. 第1仙骨神経前枝	21. 閉鎖動・静脈	
	11. 陰茎（陰核）背神経		22. 恥骨結合	

文中用語索引

●文中に説明のある用語を示した．

あ

足首の捻挫　180, 182
足の基準線　181
足の太陰脾経　105, 117
足の太陽膀胱経　23, 100, 102, 103, 105, 117, 122
足の陽明胃経　126
圧痛部位　18, 26, 30, 31
アブミ骨筋神経　35
瘂門穴　5, 6, 7, 8

い

委中穴　107, 108, 142
委陽穴　107
陰茎(陰核)背神経　224
陰部神経　216, 222, 223, 224
　——刺鍼部位　219, 220, 221, 222
　——刺鍼法　219
陰部神経管　223
陰部神経叢　216, 223
陰部神経ブロック　219, 222
殷門穴　102
陰廉穴　116

う

烏口肩峰間弓　147
烏口肩峰靱帯　147
烏口鎖骨靱帯　147
烏口上腕靱帯　151
烏口突起　53, 54, 148
烏口腕筋　81
運搬角　157

え

翳風穴　4, 6, 8, 34, 35
会陰神経　224
腋窩　55
腋窩神経　77, 149
腋窩動脈　73
延髄　7
円回内筋　85
円錐靱帯　147

お

横隔神経　47
横隔膜　59
横足弓　185
横足根関節　186
横突棘筋　19, 20
オトガイ孔　36

か

回外筋　92, 153
解渓穴　119, 123
外頸静脈　42, 199, 200
外頸動脈　43, 44, 45, 47
外傷性気胸　9, 13, 23, 24, 50, 58, 197, 203, 205
回旋筋　20
外側顆，大腿骨　178
外側距踵靱帯　182
外側頸部(外側頸三角)　9, 41, 199
外側上顆，上腕骨　91, 153
外側靱帯　38
外側足底神経　128, 131, 132
外側足底動脈　131, 132
外側足背皮神経　122
外側側副靱帯，距腿関節　182, 183
外側側副靱帯，膝関節　174, 176
外側側副靱帯，肘関節　155, 156
外側大腿皮神経　115
外側半月　178
外側翼突筋　38, 40
外反母指　121
外腹斜筋　62, 63
外閉鎖筋　99, 116
外肋間筋　56
過外転症候群　74
下顎後窩　35, 41, 43
下顎神経　36, 37
下顎頭　32
顎下三角　190
顎関節　38
顎二腹筋後腹　45
下後鋸筋　18, 28
下肢機能　109
下垂手　92
下双子筋　98
鵞足　105, 118, 172
下腿後面の皮神経　103
下腿コンパートメント　103
下腿三頭筋　104
下腿前面の皮神経　117
下直腸神経　223
下殿神経　213, 217
下殿皮神経　96, 213
下橈尺関節　160
下腓骨筋支帯　124
眼窩下孔　36
眼窩上孔　36
関元穴　141
完骨　4
寛骨臼　170
寛骨臼窩　169
完骨穴　5, 6, 8

き

冠状動脈　59
眼神経　36, 37
幹神経節　69
　——と脊髄神経の交通枝　70
関節円板　38, 145, 161
関節上腕靱帯　152
関節唇　170
関節包，距腿関節　184
関節包，膝関節　172, 175, 176
関節包，肘関節　155, 156
貫通動・静脈　102
顔面神経　32, 33, 34, 35
顔面神経障害　33, 34, 35
関連痛　70

き

気舎穴　50
期門穴　67
胸郭上口　73
胸郭出口症候群　75
胸筋神経　53
胸肩峰動・静脈　53
胸骨　57
胸骨角　56
頬骨弓　32
胸鎖関節　144, 145
狭窄性腱鞘炎　90
胸鎖乳突筋　43, 44, 195, 198
胸背神経　16
胸壁　51, 58
胸膜　12
胸膜腔　24
胸膜頂　49, 50, 59
棘下筋　149
棘鎖角　147
棘上筋　150
曲沢穴　84, 85
棘突起　14, 22, 23
距骨　181
距骨滑車　180
距舟靱帯　186
距踵靱帯　185
距足根関節　185
距腿関節　180
　——の関節面　181
距腿関節脱臼　184
筋性斜頸　43
筋皮神経　81
筋膜　15

く

屈筋支帯　130, 158

け

毛　137
頸横神経　42, 194
頸横動・静脈　11
頸横動脈　47, 201
脛骨　107
脛骨結節骨折　173
脛骨神経　105, 106, 142, 218
茎状突起　45
頸神経　204
　　――，第5　203
　　――，第6　203
　　――，第7　203
　　――，第8　203
頸神経ワナ　47
環椎横突起　45
頸動脈球　191
頸動脈三角　43, 190
頸動脈鞘　201
頸動脈小体　191
頸動脈洞　191, 192
　　――刺鍼　188
頸動脈分岐部　191, 192
茎突咽頭筋　45
茎突舌筋　45
茎突舌骨筋　45
頸板状筋　4
脛腓関節　107, 180
脛腓靱帯　180
脛腓靱帯結合　180
経絡　1
下関穴　39
厥陰兪穴　139
血管裂孔　113
欠盆穴　50
血流阻害　5, 11
下髎穴　206
肩外兪穴　9, 11, 12, 13
肩関節　144
肩甲下筋　81, 148
肩甲間部　18
肩甲胸郭関節　144, 146
肩甲挙筋　4, 9, 11
肩甲骨上角　13
肩甲上神経　12, 78, 150
肩甲上動・静脈　78
肩甲上部　9
肩甲舌骨筋　201
肩甲背神経　18, 46, 202
肩鎖関節　144, 146
肩鎖靱帯　146
腱鞘　90, 122
肩井穴　9, 10, 11, 12, 13
腱板　150, 152
腱板疎部　148, 151, 152
顴髎穴　137

こ

交感神経幹　45, 69
咬筋　39
広頸筋　42, 189, 194, 199

後脛骨筋　125, 133
後脛骨動・静脈　105, 106
後頸部　2, 5, 41
膏肓穴　18
後骨間神経　92
後十字靱帯　177
甲状腺　47, 196
項靱帯　3
後仙骨孔　207, 208, 209, 210, 211
後大腿皮神経　100, 217, 221
後頭下筋　6
後頭下三角　6
後頭下神経　6
後頭動・静脈　3, 5
後頭動脈　46
喉頭隆起　192
鉤突窩　157
広背筋　17, 28, 81, 148
後腹膜臓器　68
硬膜　7
肓兪穴　66
股関節　164
股関節脱臼　165, 166, 167, 169
巨骨穴　9, 11, 12, 13
鼓索神経　35
骨間筋　89
骨盤隔膜　99
五里穴　116
コンパートメント　105
崑崙穴　125

さ

最長筋　29
最内肋間筋　56
鎖骨下筋　54, 74
鎖骨下静脈　72, 73
鎖骨下動脈　72, 73
坐骨結節　95, 212, 222
鎖骨上神経　10, 42, 52, 200
坐骨神経　97, 100, 101, 102, 140, 212, 214, 215, 216, 217, 218, 221
坐骨神経刺鍼点　212, 213, 214, 215, 216
坐骨神経痛　31, 218
坐骨大腿靱帯　168
沢田流郄門穴　85
三角胸筋三角　54
三角筋　76, 145, 146, 150
三叉神経　32, 36, 37
三叉神経節　37
三叉神経痛　36, 37

し

シェパード骨折　184
耳下腺　34
耳下腺神経叢　34, 35
示指伸筋　92, 94
志室穴　140
指節間関節　162
脂腺　137
膝窩　100, 107, 108, 142
膝蓋下滑膜ヒダ　175

膝蓋下脂肪体　173
膝蓋骨　171, 175
膝蓋骨骨折　173
膝蓋骨脱臼　172
膝蓋上包　173
膝蓋軟骨軟化症　172
膝窩横紋　108
膝窩筋　106, 178
膝窩動・静脈　108
膝関節　171, 176, 178
膝関節筋　173
膝関節腔　176
指背腱膜　94, 163
斜角筋隙　48, 75
斜角筋症候群　202
尺側手根屈筋　154
尺側手根伸筋　94
斜膝窩靱帯　176
尺骨管　158
尺骨神経　82, 84, 87, 89, 154, 158
尺骨神経手背枝　93
尺骨動脈　84, 86, 87
ジャンパー膝　173
縦隔　59
舟状骨　162, 183
自由神経終末　136
手根管　88, 158, 159
手根間靱帯　162
手根溝　158, 160
手根骨　158
手根中央関節　162
手根中手関節　90, 162
手掌腱膜　87
小円筋　149
少海穴　154
上顎神経　36, 37
上関穴　39
小胸筋　53, 54, 74
上頸神経節　49
　　――刺鍼　193
上行咽頭動脈　45
上行口蓋動脈　45
上後鋸筋　18
上後腸骨棘　95, 208, 212
小後頭神経　3, 42
上喉頭神経　48
踵骨腱　104
踵骨隆起　125
小坐骨孔　98
小鎖骨上窩　195
小指外転筋，足　129
小指球　88
小指伸筋　94
上肢帯　72
上肢への血管・神経束　74
上前腸骨棘　164
上双子筋　98
掌側靱帯　162
小殿筋　98, 165
上殿皮神経　27, 96, 213
上橈尺関節　157
小内臓神経　70
上腓骨筋支帯　124

文中用語索引 227

踵腓靱帯　182
小伏在静脈　121
承扶穴　102
踵立方関節　186
上髎穴　206
上腕外側面の皮神経　76
上腕筋　81
上腕三頭筋　76, 78
上腕伸側の皮神経　76
上腕動脈　155
上腕内側面の皮神経　80
上腕二頭筋　80, 86
　——長頭腱　151
ショパール関節　185, 186
次髎穴　206
伸筋支帯　93, 94, 123
人迎穴　188, 189, 190
神経血管絞扼（圧迫）　12, 45, 46, 48, 72, 74, 75, 79, 85, 92, 113, 115, 116, 128, 130, 150, 153, 154, 158, 159, 202, 214
神経根炎　205
神経根症　75, 204
神経線維　136
神経点　42, 200
深頸動・静脈　5
深頸動脈　46
深指屈筋　86, 88
心臓　59
腎臓　23
真皮　134, 135
深腓骨神経　119, 121, 126, 218
陰部神経　221

す

水突穴　50
スプリング靱帯　186
スリーブ骨折　173

せ

星状神経節　49, 50, 197
　——刺鍼　193, 194, 195, 196, 197
正中神経　82, 84, 85, 87, 89, 155, 159
正中仙骨稜　208
脊髄　24
脊髄円錐　25
脊髄神経　7, 25
脊髄神経後枝　25
　——の外側枝　15, 19, 21, 22, 27, 28, 29, 30
　——の内側枝　15, 20, 21, 30
脊髄神経節　25
脊髄神経前枝　25
脊柱管　24
脊柱直立筋　19
脊柱部　14
舌咽神経　45, 191
舌下神経　45, 47
舌骨下筋　40
舌骨上筋群　39, 40
舌骨体　190, 192
舌神経　36

浅胸筋　16, 51
前鋸筋　55, 146
仙棘靱帯　99
前距腓靱帯　182
前脛骨筋　118, 125
前脛骨動・静脈　106, 119
前頸静脈　42, 194
浅頸神経ワナ　189
前頸部　41
仙結節靱帯　99, 220
仙骨角　208
仙骨管　207
前骨間神経　85, 86
仙骨神経後枝　207
仙骨神経前枝　211
仙骨神経叢　216, 217
仙骨部　95
浅指屈筋　88
前斜角筋　48
前斜角筋症候群　75
前十字靱帯　177
前仙骨孔　209, 211
仙腸関節　99
浅腸骨回旋静脈　61
浅背筋　16
浅腓骨神経　119, 121, 218
仙尾連結　212
浅腹壁静脈　61
前腕屈側の皮神経　83
前腕伸側の皮神経　91
前腕の関節　82

そ

総指伸筋　94
総腓骨神経　108, 217, 218
僧帽筋　9, 10, 17, 44
足根管　130
足根骨　120
足根中足関節　185
足根の関節　179
足底　120
足底弓　127, 179, 183
足底筋　104
足底腱膜　128
足底方形筋　131
側頭筋　39, 40
足背　120
　——の皮静脈　121
足背動脈　126
鼠径管　65
咀嚼筋　32, 39, 40

た

大円筋　148, 149
大横穴　66
大胸筋　53
大後頭神経　3, 5
大坐骨孔　98
大鎖骨上窩　200
第3腓骨筋　118, 124
大耳介神経　42

太衝穴　123
大錐体神経　35
大腿筋膜張筋　111
大腿脛骨角　172, 174
大腿骨頸　167, 168
大腿骨頸体角　165, 169
大腿骨骨折　166, 167, 168
大腿骨頭　166, 168, 169, 170
大腿骨頭窩　169
大腿骨頭靱帯　169
大腿四頭筋　111, 112, 171, 172
大腿神経　112
大腿深動・静脈　112, 114
大腿前面の皮神経　110
大腿二頭筋　101, 102
大腿輪　113
大殿筋　96, 219, 220
大転子　95, 212
大内臓神経　70
大内転筋　115, 116
第2肩関節　144, 147, 149
体表指標構造　2, 9, 14, 27, 32, 41, 51, 60, 79, 82, 91, 95, 100, 103, 109, 117, 121, 127
大伏在静脈　110, 117, 121
大陵穴　85, 88
第6頸椎横突起の前結節　49, 202
タナ障害　175
タバチエール　93
多裂筋　20, 29
短指屈筋　129
短指伸筋　126
短足底靱帯　186
膻中穴　57
短橈側手根伸筋　91, 94
短内転筋　115
短腓骨筋　119, 124
短母指伸筋, 足　126
短母指伸筋, 手　92, 93

ち

恥骨筋　114
恥骨大腿靱帯　166, 167
チネル症候　159
肘窩　80
中脘穴　67
肘関節　153
中頸神経節　49, 196
　——刺鍼　193, 194, 195, 196, 197
中斜角筋症候群　202
中手骨の骨折　163
中手指節関節　90, 162
中足骨　120
　——, 第2　179
中足指節関節　120
中足の関節　179
中殿筋　31, 97, 165
中殿皮神経　96, 213
肘頭　156
肘頭窩　157
肘部管　154
虫様筋, 足　131

228 文中用語索引

虫様筋, 手　88
中髎穴　206
聴宮穴　34, 38
長胸神経　55
腸脛靱帯　110
腸骨下腹神経　64
腸骨大腿靱帯　166, 167
長指屈筋　106, 131
長指伸筋　118, 123
長掌筋　83
聴診三角　16
長足底靱帯　132, 186
長橈側手根伸筋　91, 94
長内転筋　114
長腓骨筋　118, 124, 132
長母指外転筋　92, 93
長母指屈筋, 足　106, 131
長母指屈筋, 手　86
長母指伸筋, 足　118, 123
長母指伸筋, 手　92, 94
腸腰筋　115
腸肋筋　29

つ
椎間孔　75
椎骨動脈　6, 46
椎骨動脈神経節　49, 196, 197

て
底側踵舟靱帯　186
底側踵立方靱帯　186
テニス肘　91
手の関節　82, 153
天枢穴　66
天柱穴　4, 5, 6, 7, 8, 138
殿部　95

と
橈骨窩　157
橈骨手根関節　90, 160, 161
橈骨神経　77, 78, 79, 82, 92
　──浅枝　93
橈骨動脈　83, 84, 93
橈骨輪状靱帯　157
洞刺　188
頭半棘筋　5
頭板状筋　4
特殊鍼法　187
トレンデレンブルグ徴候　165

な
内胸動・静脈　57
内頸静脈　45
内頸動脈　45
内臓痛　71
内側顆, 大腿骨　178
内側上顆, 上腕骨　83, 154
内側靱帯　182, 183
内側足底神経　128, 131, 132

内側足底動脈　131
内側側副靱帯, 膝関節　174, 177
内側側副靱帯, 肘関節　155, 156
内側二頭筋溝　80
内側半月　178
内転筋管　113
内腹斜筋　63
内閉鎖筋　98, 99
内肋間筋　56

に
二分靱帯　186
乳様突起　4

は
肺　9, 12, 13, 23, 58
白線　64, 141
パチニ小体　135
八髎穴　206
薄筋　114
鍼刺激　136
半棘筋　20
半腱様筋　101
反応点　60, 70
半膜様筋　101

ひ
皮下組織　3, 15, 134, 137, 138, 139, 140,
　　141, 142
髀関穴　111
腓骨　107
腓骨筋滑車　125
腓骨動・静脈　106
鼻唇溝　33
皮膚　3, 15, 52, 61, 87, 127, 134, 137, 138,
　　139, 140, 141, 142
腓腹神経　122
皮膚支帯　127
皮膚紋理　127
ヒューター線　156
表情筋　32, 33
表皮　134, 135
疲労骨折　164

ふ
風池穴　4, 6, 7, 8
フォルクマン阻血性拘縮　155
腹横筋　64
腹腔神経節　70
伏在神経　113, 117, 118
伏在裂孔　110
副神経　11, 16, 44, 45
腹直筋　62
腹直筋鞘　62, 64
腹部内臓　67, 68
腹壁　60, 66
浮郄穴　107
不容穴　67

へ
閉鎖神経　116
閉鎖動脈　170
壁側胸膜　58
壁側腹膜　65
臍　61
変形性股関節症　170
変形性膝関節症　175
ヘンケ軸　181, 185

ほ
方形靱帯　157
縫工筋　111
母指外転筋　130
母指球　87
母指内転筋, 足　132

ま
マイスナー小体　135
マックバーネー点　68

め
迷走神経　45, 69, 191
メズサの頭　61

も
モートン病　128

ゆ
有頭骨　160
指に付着する腱　163
指の関節　179
指の骨折　163

よ
腰腱膜　63
腰三角　16
腰神経叢　71
腰痛　22, 26, 28
腰背腱膜　16, 28, 96
腰部　26
陽陵泉穴　119
翼状ヒダ　175

ら
ランツ点　68

り
梨状筋　98, 217
梨状筋下孔　97
梨状筋上孔　97
梨状筋症候群　214
リスフラン関節　185
菱形筋　18

菱形靱帯　147
輪帯　168

れ

裂離骨折　164, 173, 179, 184

ろ

ローザ・ネラトン線　167
肋鎖症候群　74
肋鎖靱帯　145
肋下筋　71
肋下神経　64
肋間隙　13, 56
肋間神経　56
　　──の外側皮枝　52, 62
　　──の前皮枝　52, 61
肋間神経痛　52

肋骨挙筋　20

わ

腕尺関節　157
腕神経叢　72, 73
腕神経叢刺鍼　198
腕神経叢ブロック　198
　　──ウィニー法　198, 199, 200, 201, 202, 203, 204, 205
　　──クーレンカンプ法　198, 199, 200, 201, 202, 203, 205
　　──ラバト法　198, 199, 200, 201, 202, 205
腕橈骨筋　91

欧文

C-Cメカニズム　144, 147
Chopart関節　185, 186
Henke軸　181
Huter線　156
Kulenkampff法　198, 199, 200, 201, 202, 203, 205
Labat法　198, 199, 200, 201, 202, 205
Lanz点　68
Lisfranc関節　185
McBurney点　68
Morton病　128
Pacini小体　135
Roser-Nelaton線　167
Shepherd骨折　184
sleeve骨折　173
Tinel症候　159
Trendelenburg徴候　165
Volkmann阻血性拘縮　155
Winnie法　198, 199, 200, 201, 202, 203, 204, 205

図中解剖構造索引

●文中に説明のある・なしにかかわらず，図中にて位置が示されている主要解剖構造を示した．ある解剖構造の位置を確認する場合に参照されたい．

あ

足の外側面 125
足の骨格 120, 183
足の三里穴 119
足の太陽膀胱経 1, 100, 103, 206
足の内側面 125
圧痛部位 26
アブミ骨筋神経 35
癌門穴 2, 3, 4, 5, 6, 7, 8

い

胃 67
委中穴 100, 102, 107, 108, 142
委陽穴 100, 102, 107
陰茎(陰核)背動脈 224
陰茎(陰核)背神経 224
陰谷穴 107
陰部神経 98, 211, 215, 216, 217, 220, 222, 223, 224
── 刺鍼部位 219, 220, 221, 222
陰部神経管 221, 223
陰部神経叢 211, 216, 224
陰部大腿神経 71, 110
殷門穴 100, 101, 102
陰陵泉穴 105

う

烏口肩峰間弓 147
烏口肩峰靱帯 147
烏口上腕靱帯 151
烏口突起 54
烏口腕筋 81

え

翳風穴 2, 3, 4, 5, 6, 7, 8, 32, 34
会陰神経 224
腋窩静脈 54, 55, 73, 74
腋窩神経 72, 77, 81, 149
腋窩動脈 72, 73, 75
腋窩リンパ節 55
遠位指節間関節, 足 179
遠位指節間関節, 手 162, 163
円回内筋 84
延髄 7
円錐靱帯 147

お

横隔神経 47, 59
横隔膜 24, 58, 59
横行結腸 67, 68
横足弓 183
横突間筋 21, 30, 204
横突起 20
横突棘筋 20
オトガイ孔 36
オトガイ神経 36
オトガイ舌骨筋 40

か

外陰部静脈 110
外果 180, 181, 182, 183
回外筋 86, 92, 153
解渓穴 119, 123, 126
外頸静脈 3, 42, 194, 199, 200
外頸動脈 6, 35, 36, 43, 44, 191
回旋筋 20
外側腋窩隙 77
外側顆, 脛骨 177, 178
外側顆, 大腿骨 175, 177, 178
外側胸動脈 54
外側距踵靱帯 180, 182
外側頸部 9, 10, 199
外側楔状骨 183, 185
外側広筋 102, 111, 112, 114
外側膝蓋支帯 172
外側手根側副靱帯 161
外側上顆, 上腕骨 91, 92, 153, 156
外側神経束 72, 75
外側靱帯 38
外側仙骨稜 207
外側前腕皮神経 80, 81, 83
外側足底神経 130, 131
── 深枝 132
── 浅枝 129
外側足底動・静脈 131
外側足背皮神経 121, 122
外側側副靱帯, 距腿関節 180, 184
外側側副靱帯, 膝関節 173, 174, 176
外側側副靱帯, 肘関節 155, 156
外側大腿回旋動・静脈 112
外側大腿皮神経 71, 110, 115
外側半月 178
外側腓腹皮神経 103, 117
回腸 67
外腹斜筋 28, 62
外閉鎖筋 99, 115, 116
外肋間筋 56
下外側上腕皮神経 76, 78, 79
下顎後窩 35, 43

き

下顎神経 36, 37
下顎頭 38
顎下腺 190
顎関節 38
顎舌骨筋 40
顎動脈 44
顎二腹筋 43, 44, 47, 195
── 後腹 4, 35, 40, 190
── 前腹 40
下肩甲横靱帯 149, 150
下後鋸筋 28
下行結腸 68
下歯槽神経 36, 40
下唇下制筋 33
下伸筋支帯 123, 124
下神経幹 75
下前腸骨棘 164
下双子筋 98, 165, 214
鵞足 105, 172
下腿骨間膜 103, 107, 180
下腿コンパートメント 103
下大静脈 68
肩の骨格 144
下直腸神経 220, 222, 224
滑液包 147
滑車上神経 36
下殿神経 213, 220
下殿動・静脈 213, 220
下殿皮神経 96, 213
下頭斜筋 6
下橈尺関節 86, 160, 161
下腓骨筋支帯 124
下腹壁動・静脈 64, 65
眼窩下孔 36
眼窩下神経 36
眼窩上孔 36
眼窩上神経 37, 39
寛骨臼 169
寛骨臼窩 170
完骨穴 2, 3, 4, 5, 6, 7, 8
冠状動脈 59
眼神経 37
幹神経節 69, 70
── と脊髄神経間の交通枝 69
── と腰神経間の交通枝 70
関節円板 38, 145, 161, 162
関節上腕靱帯 152
関節唇 152, 170
関節包, 距腿関節 184
関節包, 肩関節 148
関節包, 肘関節 155, 156, 175
汗腺 134
肝臓 67

環椎後弓　6
環椎の横突起　6
環椎の後結節　6
貫通動・静脈　102, 114
顔面横動脈　39
顔面神経　4, 34, 35, 43
顔面動脈　39, 44, 47
眼輪筋　33

き

気管　197
気管支　69
気舎穴　41, 44, 47, 49, 50
奇静脈　69
期門穴　67
弓状線　64
胸横筋　57
胸管　69, 70
胸筋神経　53, 74
胸肩峰動・静脈　53
胸骨　57
胸骨角　56
胸骨甲状筋　40, 47, 195
頬骨神経　36
胸骨舌骨筋　40, 47, 195, 201
胸鎖関節　13, 144, 145
　　——の関節腔　145
胸鎖乳突筋　3, 41, 43, 194, 195, 199, 200
頬神経　36
胸神経後枝の外側皮枝　19
胸大動脈　69
胸背神経　16, 54
胸腹壁静脈　52
胸膜腔　24
胸膜頂　49, 50, 197, 203
胸膜洞　24
胸腰筋膜　16
棘下筋　77, 149, 152
棘筋　19
曲骨穴　60
棘上筋　11, 147, 150, 152
曲沢穴　84
棘突起　20, 22, 23
距骨　186
距骨下関節　184
距骨滑車　179, 180, 181
距骨後突起　184
距骨頭　181
距舟靱帯　180, 184
距腿関節　179
　　——の関節面　181
近位指節間関節, 足　179
近位指節間関節, 手　162, 163
筋のレリーフ　16, 51, 82, 91
筋皮神経　72, 81
筋膜　15
筋裂孔　113

く

空腸　67
屈筋支帯　87, 130, 158

け

毛　136
頸横神経　42, 189, 194, 199, 200
頸横動・静脈　11, 18
頸横動脈　47, 73, 201
脛骨神経　101, 102, 105, 106, 108, 130, 142, 218
茎状突起　45
頸神経, 第2　48
頸神経, 第3　47, 48, 204, 205
頸神経, 第4　47, 48, 204, 205
頸神経, 第5　75, 202, 203, 204, 205
頸神経, 第6　75, 202, 203, 204, 205
頸神経, 第7　75, 202, 203, 204, 205
頸神経, 第8　75, 203
頸神経ワナ　47, 195
環椎横突起　45
頸動脈分岐部　191
茎突咽頭筋　45
茎突舌筋　45
茎突舌骨筋　44, 190
頸半棘筋　6
頸板状筋　4, 19
脛腓関節　107, 173, 178
脛腓靱帯結合　107, 180
下関穴　32, 39
楔間関節　185
血管裂孔　113
楔舟関節　185
月状骨　158, 162
月状面　170
結節間溝　151
欠盆穴　50
楔立方関節　185
下髎穴　206
腱画　62
肩関節窩　152
腱鏡　17
肩甲回旋動脈　77
肩甲下筋　55, 81, 148, 152
肩甲下神経　81
肩甲下動脈　54
肩甲胸郭関節　146
肩甲挙筋　4, 11
肩甲骨上角　11, 12
肩甲上神経　12, 72, 78, 149, 150
肩甲上動・静脈　78
肩甲上動脈　150
肩甲舌骨筋　11, 40, 47, 190, 195, 201
肩甲背神経　11, 18, 46, 146, 201, 202
肩鎖関節　11, 13, 144, 146
肩鎖靱帯　147
腱鞘　122
肩井穴　9, 10, 12
腱板疎部　152
肩髎穴　78

こ

口角下制筋　33
交感神経幹　48, 49, 69, 70, 197, 211, 216
後距踵靱帯　184

後距腓靱帯　182, 183, 184
咬筋　39
広筋内転筋板　113
広頸筋　42, 189, 194, 199
後脛骨筋　106, 107, 125, 133, 186
後脛骨動・静脈　105, 106, 124, 130
後脛骨動脈　108
後脛腓靱帯　184
後骨間神経　92, 153
後骨間動脈　86, 92
後根　7
後耳介動脈　4, 35, 44
後十字靱帯　177, 178
甲状頸動脈　73
甲状舌骨筋　40, 47
甲状腺　47, 196
後上腕回旋動脈　77
後上腕皮神経　76, 81
後神経束　72, 75
後仙骨孔　207, 208, 209, 210, 211
後前腕皮神経　76, 78, 79, 91
後大腿皮神経　101, 214, 220, 221
後頭下三角　6
後頭下神経　5, 6
後頭動・静脈　3, 5
後頭動脈　6, 35, 44, 46, 191
喉頭隆起　190, 192
鈎突窩　157
広背筋　16, 28, 81, 148
後半月大腿靱帯　178
肛門挙筋　98, 99, 211, 221, 223
肓兪穴　66
合陽穴　105
口輪筋　33
巨骨穴　11, 12
鼓索神経　35
骨間距踵靱帯　180, 185
骨間筋, 足　133
骨間筋, 手　163
固有掌側指神経　87
崑崙穴　104

さ

最長筋　19
　　——外側停止腱　21
　　——内側停止腱　21
最内肋間筋　56, 71
鎖骨　13
鎖骨下筋　54, 74
鎖骨下筋神経　74
鎖骨下静脈　73
鎖骨下動脈　49, 73, 202, 203
鎖骨間靱帯　145
鎖骨上神経　10, 42, 189, 199, 200
坐骨神経　97, 101, 102, 140, 165, 207, 211, 214, 215, 216, 217, 218, 220, 221, 223
　　——刺鍼点　212, 214, 216
坐骨大腿靱帯　168
サブスタンスP含有神経線維　136
沢田流郄門穴　85
三陰交穴　105

232　図中解剖構造索引

三角筋　76, 145, 146
三角骨　158, 162
三叉神経感覚根　37
三叉神経節　37

し

耳介側頭神経　33, 34, 36
耳下腺　33, 34, 189
耳下腺神経叢　33, 34, 35, 189
　　──の頸枝　189
子宮円索　65
軸椎の棘突起　6
示指伸筋　92, 94
脂腺　136
膝窩　101, 142
膝蓋下滑膜ヒダ　175
膝蓋下脂肪体　171
膝蓋骨　173, 175
膝蓋上包　171, 173
膝蓋靱帯　171, 172, 173, 174
膝窩横紋　101, 107, 108
膝窩筋　106, 176
膝窩静脈　102, 108, 142
膝窩動脈　102, 108, 142
膝関節筋　173
膝関節裂隙　173, 174
指背腱膜　163
脂肪組織　134
尺側手根屈筋　83, 154
尺側手根屈筋腱　88
尺側手根伸筋　91, 92, 94
尺側皮静脈　80, 83, 93
斜膝窩靱帯　176
尺骨管　87, 158, 159
尺骨神経　72, 80, 84, 154
　　──手背枝　93
　　──掌枝　87, 158, 159
尺骨動・静脈　158, 159
尺骨動脈　84, 85
舟状骨　158, 162, 185
舟状骨結節　158, 159, 160
縦足弓　183
十二指腸　68
臑会穴　78
手根管　88, 158, 159
手根溝　160
手根中央関節　90, 162
手根中手関節　90, 162
手掌腱膜　87
小円筋　76, 77, 149, 152
上外側上腕皮神経　76, 149
上顎神経　37
上関穴　32, 39
小胸筋　54, 74
小頬骨筋　33
承筋穴　105
上頸神経節　45, 49, 197
上肩甲横靱帯　12
上行咽頭動脈　45
上後鋸筋　18, 146
上行結腸　68
上行口蓋動脈　45

上甲状腺動脈　47, 191
上行大動脈　59
上後腸骨棘　207, 208
小後頭神経　3
上喉頭神経　48
小後頭直筋　6
踵骨腱　104
小坐骨孔　98
小鎖骨上窩　194, 195
承山穴　105
小指外転筋, 足　129, 131
小指外転筋, 手　87, 94
小指伸筋　91, 94
小指対立筋, 足　132
小指対立筋, 手　88
上肢への血管・神経束　54, 74
鞘状靱帯　90
上唇挙筋　33
上伸筋支帯　123, 124
上神経幹　75
上唇鼻翼挙筋　33
上前腸骨棘　164
上双子筋　98, 165, 214
掌側骨間筋　89, 90
掌側尺骨手根靱帯　160
掌側手根間靱帯　160
掌側手根中手靱帯　160
掌側靱帯　162
掌側橈骨手根靱帯　160
上大静脈　59
小腸　66
小殿筋　98, 165
上殿神経　31, 165, 215, 217, 220
上殿動・静脈　31, 213, 215, 217, 220
上殿皮神経　27, 96, 213
上頭斜筋　6
上橈尺関節　86, 157
小内臓神経　69, 70
小内転筋　116
上腓骨筋支帯　124
踵腓靱帯　182, 183, 184
小伏在静脈　103, 121
上腹壁動・静脈　64, 65
承扶穴　100, 102
衝門穴　109, 112, 113
踵立方関節　185, 186
小菱形骨　158, 162
上髎穴　206
消濼穴　79
上腕骨滑車　157
上腕骨頭　152
上腕三頭筋外側頭　78
上腕三頭筋長頭　76, 149
上腕三頭筋内側頭　78
上腕静脈　81
上腕深動脈　78
上腕動脈　81, 85, 155
上腕二頭筋　80, 86
　　──腱膜　83
　　──長頭腱　151
食道　69
次髎穴　206
深陰茎(陰核)背静脈　224

伸筋支帯　93, 94
人迎穴　41, 44, 47, 188, 190, 192
神経点　200
深頸動・静脈　5
深頸動脈　46, 203
深指屈筋　86
　　──腱　88, 159, 163
深掌動脈弓　89
心臓　59
腎臓　23, 68
深鼠径輪　65
真皮　3, 134, 135, 136, 137, 138, 140, 141
深腓骨神経　119, 121, 122, 126, 218
真皮乳頭　134, 135
心膜腔　59

す

膵臓　68
水突穴　41, 44, 47, 48, 49, 50

せ

正円孔　37
精索　62
星状神経節　49, 50, 197
　　──刺鍼　193, 194, 195, 196, 197
正中神経　72, 80, 83, 84, 85, 155, 158, 159
正中仙骨動・静脈　211, 216
正中仙骨稜　207, 208
脊髄　7, 24, 25
脊髄円錐　25
脊髄神経　6, 7, 25
脊髄神経後枝　22, 25
　　──の外側枝　15, 21, 22, 28, 29, 30
　　──の内側枝　15, 20, 21, 22, 30
脊髄神経節　25
脊髄神経前枝　22, 25
脊柱管　24, 25
舌咽神経　45, 191
　　──頸動脈洞枝　191
舌下神経　36, 44, 45, 47
舌骨体　190, 192
舌神経　36
線維性心膜　58
前胸鎖靱帯　145
前鋸筋　55, 146
仙棘靱帯　98, 99, 222
前距腓靱帯　182, 183
前脛骨筋　119, 123, 125
前脛骨静脈　126
前脛骨動・静脈　106, 119
前脛骨動脈　126
前頸静脈　42, 194
浅頸神経ワナ　189
前脛腓靱帯　180
仙結節靱帯　97, 224
仙骨角　208
前骨間神経　85, 86
前骨間動脈　86
仙骨神経　207
　　──前枝　211, 216, 217, 223, 224

図中解剖構造索引　233

──後枝　207
仙骨神経叢　211, 216
仙骨裂孔　208
前根　205
浅指屈筋　83, 84
　　──アーチ　85
　　──腱　88, 158, 159, 163
前斜角筋　48, 75, 202
前十字靱帯　177, 178
浅掌動脈弓　87
前仙骨孔　209, 211
浅側頭動・静脈　33, 34
浅側頭動脈　44
浅鼠径輪　65
浅鼠径リンパ節　110
仙腸関節　99
浅腸骨回旋静脈　61, 110
前頭筋　33
浅腓骨神経　117, 119, 121, 122, 218
浅腹壁静脈　61, 110
前腕骨間膜　86

そ

総頸動脈　43, 47, 190, 191, 196, 203
総骨間動脈　86
総指伸筋　91, 94
　　──腱　93
総掌側指神経　87
総底側指神経　129
総腓骨神経　101, 102, 107, 108, 119, 218
僧帽筋　3, 10, 16
足根管　125, 130
足根中足関節　179, 185
足底　127
足底筋　104, 108, 176
足底腱膜　127, 128, 129
足底動脈弓　132
足底方形筋　131
側頭筋　39
足背　121
足背静脈　126
足背動脈　126
側副靱帯　162
鼠径靱帯　64, 65, 112, 113, 114, 115
鼠径リンパ節　65

た

第1胸神経　49, 75
第2肩関節　149
第3後頭神経　3
第3腓骨筋　119, 123, 124
第5腰神経前枝　216, 217, 223
第6頸椎横突起　197
　　──の前結節　49, 202, 203, 204, 205
第12肋骨　23
大円筋　76, 77, 149
大横穴　66
大胸筋　53
大頬骨筋　33
大後頭孔　7
大後頭神経　3, 4, 5

大後頭直筋　6
大坐骨孔　98
大鎖骨上窩　200
大耳介神経　3, 42, 189, 199, 200
太衝穴　123, 126
大錐体神経　35
大腿筋膜張筋　111, 164
大腿脛骨角　172
大腿骨頸　168
大腿骨頸体角　169
大腿骨頭　166, 167, 169, 170
大腿骨頭窩　170
大腿骨頭靱帯　169, 170
大腿四頭筋　171
　　──腱　172, 173
大腿静脈　111
大腿神経　71, 110, 111, 112
大腿深動・静脈　112, 114
大腿直筋　111, 164
大腿動・静脈　112, 113
大腿動脈　111
大腿二頭筋　107
　　──短頭　102
　　──長頭　101
大腿方形筋　98, 165, 215
大腿輪　113
大殿筋　96, 213, 219
大動脈弓　59
大内臓神経　69, 70
大内転筋　102, 115, 116
　　──の内側上顆停止腱　113
体表指標構造　2, 9, 14, 27, 32, 41, 51, 60, 79, 82, 95, 100, 103, 109, 117
大伏在静脈　110, 117, 121
帯脈穴　66
大網　66
大菱形骨　158, 162
　　──結節　158, 159, 160
大陵穴　84, 88
タバチエール　93
多裂筋　20, 29
短指屈筋　129
短指伸筋　126
短掌筋　87
短小指屈筋, 足　129, 132
短小指屈筋, 手　87, 88
膻中穴　57
短橈側手根伸筋　91, 92, 94
短内転筋　115
短腓骨筋　119, 124
短母指外転筋　87
短母指屈筋, 足　131, 132
短母指屈筋, 手　87, 88
短母指伸筋, 足　126
短母指伸筋, 手　91, 92, 93

ち

地機穴　105
恥骨筋　114
恥骨大腿靱帯　166, 167
中脘穴　60, 62, 67
中間楔状骨　183, 185

中間広筋　112, 114
中間仙骨稜　207, 208
中間足背皮神経　121, 122
肘筋　91
中頸神経節　49
中斜角筋　46, 48, 75, 202, 204
中手指節関節　90, 162, 163
中神経幹　75
虫垂　68
中足間関節　179
中足指節関節　179
中殿筋　31, 97, 165, 214, 220
中殿皮神経　27, 96, 213
肘部管　154
虫様筋, 足　131
虫様筋, 手　88, 163
中髎穴　206
聴宮穴　32, 34, 38
長胸神経　54
腸脛靱帯　110, 172, 219
腸骨下腹神経　62, 64, 71
腸骨鼠径神経　65, 71
腸骨大腿靱帯　166, 167, 168
長指屈筋　106, 131
長指伸筋　119, 123, 124
長掌筋　83, 87
聴診三角　17
長足底靱帯　132, 186
長橈側手根伸筋　91, 92, 94
長内転筋　111, 114
長腓骨筋　119, 124, 132, 133, 186
長母指外転筋　91, 92, 93
長母指屈筋, 足　106, 129, 131, 132
長母指屈筋, 手　86
　　──(手)腱　88, 90
長母指伸筋, 足　119, 123
長母指伸筋, 手　92, 93, 94
腸腰筋　112, 114
腸肋筋　19
直腸　68

つ

椎間関節　30
椎骨動脈　6, 46, 73, 203
椎骨動脈神経節　49, 75, 197

て

底側骨間筋　133
底側踵舟靱帯　133, 186
底側踵立方靱帯　133, 186
底側立方舟靱帯　133
手の骨格　158
天枢穴　66
天柱穴　2, 3, 4, 5, 6, 7, 8
天突穴　41, 50

と

橈骨窩　157
橈骨手根関節　90, 162
橈骨神経　72, 77, 78, 81

──深枝　92, 153, 155
　　　──浅枝　91, 92, 93, 153, 155
橈骨神経溝　79
橈骨動脈　83, 84, 85, 93, 155, 158, 159
橈骨輪状靱帯　155, 156, 157
頭最長筋　4
豆状骨　158, 160, 162
橈側手根屈筋　83
　　　──腱　88
橈側皮静脈　80, 83, 93
頭半棘筋　5
頭板状筋　4, 19

な

内陰部動・静脈　98, 220, 222, 223, 224
内果　180, 181, 182, 183
内胸動・静脈　57
内胸動脈　73
内頸静脈　44, 45, 47, 191, 195, 196, 201
中頸神経節　197
　　　──刺鍼　193, 194, 195, 196, 197
内頸動脈　44, 45, 191
内頸動脈神経　45
内側腋窩隙　77
内側顆, 脛骨　177, 178
内側顆, 大腿骨　175, 177, 178
内側楔状骨　183, 185
内側広筋　111, 112, 114
内側膝蓋支帯　172
内側手根側副靱帯　161
内側上顆, 上腕骨　83, 84, 154, 156
内側上腕皮神経　80
内側神経束　72, 75
内側靱帯　180, 182, 183, 184
内側前腕皮神経　80, 83, 91
内側足底神経　129, 130, 131
内側足底動・静脈　131
内側足背皮神経　121
内側側副靱帯, 膝関節　173, 174, 176, 178
内側側副靱帯, 肘関節　155, 156
内側大腿回旋動・静脈　114
内側半月　178
内側腓腹皮神経　103
内側翼突筋　40
内転筋管　112, 113, 114
内転筋腱裂孔　116
内腹斜筋　29, 63
内閉鎖筋　98, 99, 165, 211, 215, 216, 223, 224
内肋間筋　56

に

二分靱帯　180, 184
乳様突起　4
尿管　68

は

肺　23, 24, 57
肺静脈　59

背側骨間筋, 足　133
背側骨間筋, 手　89, 90, 94
背側手根間靱帯　160
背側手根中手靱帯　160
背側橈骨手根靱帯　160
肺動脈　59
白線　62, 141
パチニ小体　134
八髎穴への刺鍼　206
薄筋　105, 114, 118
馬尾　25
反回神経　48, 49
半棘筋　20
半腱様筋　101, 105, 107, 118
半膜様筋　101, 102, 107, 176

ひ

皮下組織　3, 15, 134, 137, 138, 139, 140, 141, 142
鼻筋　33
尾骨筋　99, 211, 223
腓骨筋滑車　124
腓骨動・静脈　106
鼻根筋　33
脾臓　67, 68
皮膚　3
腓腹筋　176
　　　──外側頭　104, 107
　　　──内側頭　104, 107
腓腹神経　1, 103, 122, 124
皮膚紋理　127
表情筋　137
表皮　134, 135
ヒラメ筋　104
　　　──腱弓　105, 108

ふ

風池穴　2, 3, 4, 5, 6, 7, 8
腹横筋　64
腹腔神経節　70
伏在神経　112, 113, 117, 118, 121, 172
伏在裂孔　110
副腎　68
副神経　4, 11, 16, 18, 44, 191
腹大動脈　68
腹直筋　62
腹直筋鞘後葉　64
腹直筋鞘前葉　62, 63, 141
浮郄穴　100, 102, 107
不容穴　67

へ

閉鎖神経　71, 110, 211, 223, 224
　　　──後枝　116
　　　──前枝　114, 115, 116
閉鎖動・静脈　116, 223, 224
閉鎖動脈　170
壁側胸膜　58
壁側腹膜　65, 66
ヘンケ軸　185

ほ

方形回内筋　86
方形靱帯　157
縫工筋　105, 111, 118, 164
母指外転筋　129, 130
母指対立筋　88
母指内転筋, 足　132
母指内転筋, 手　88

ま

マイスナー小体　135, 136

め

迷走神経　44, 45, 48, 69, 191, 203

も

盲腸　68

ゆ

有鈎骨　158, 162
　　　──鈎　158, 159, 160
湧泉穴　131, 132
有頭骨　158, 160, 162

よ

腰腱膜　63, 64
腰三角　17
腰神経　71
腰仙骨神経幹　216, 217, 223
腰背腱膜　16, 27, 28
腰方形筋　71
腰リンパ本幹　70
翼状ヒダ　175

ら

卵円孔　36, 37

り

梨状筋　165, 211, 214, 217, 220, 223
梨状筋下孔　97, 98, 214
梨状筋上孔　97, 98, 217
立方骨　183, 185
菱形筋　11, 16, 18
菱形靱帯　147
輪帯　168

ろ

漏谷穴　105
肋鎖靱帯　145
肋下筋　71
肋下神経　64, 71
肋間隙　13
肋間上腕神経　80
肋間神経　24, 25, 56, 69

──外側皮枝　52, 62
　　──前皮枝　52, 61, 62, 63
肋間動・静脈　56, 69
肋骨挙筋　20

わ

腕尺関節　157

腕神経叢　24, 49, 55, 72, 75, 202, 203
腕神経叢ブロック：ウィニー法　198, 199, 200, 201, 202, 203, 204, 205
腕神経叢ブロック：クーレンカンプ法　198, 199, 200, 201, 202, 203, 204
腕神経叢ブロック：ラバト法　198, 199, 200, 201, 202, 203, 204
腕橈関節　157

腕橈骨筋　83, 84, 91

欧文

Meissner小体　135, 136
S状結腸　68

鍼灸師・柔道整復師のための局所解剖カラーアトラス(改訂第2版)

1998年5月25日　第1版第1刷発行	編集者　北村清一郎，熊本賢三
2011年3月10日　第1版第8刷発行	発行者　小立鉦彦
2012年3月20日　第2版第1刷発行	発行所　株式会社 南江堂
2020年1月20日　第2版第3刷発行	〒113-8410　東京都文京区本郷三丁目42番6号
	☎(出版) 03-3811-7235　(営業) 03-3811-7239
	ホームページ https://www.nankodo.co.jp/
	振替口座 00120-1-149
	印刷・製本 日経印刷

Color Atlas of Topographical Anatomy, for Practitioners
of Acupuncture and Moxibustion and Practitioners of Judoseifuku
©Seiichiro Kitamura, Kenzo Kumamoto, 2012

定価はカバーに表示してあります． Printed and Bound in Japan
落丁・乱丁の場合はお取り替えいたします． ISBN978-4-524-25072-1

本書の無断複写を禁じます．
JCOPY 〈出版者著作権管理機構 委託出版物〉
本書の無断複写は，著作権法上での例外を除き，禁じられています．複写される場合は，そのつど事前に，出版者著作権管理機構(TEL 03-5244-5088, FAX 03-5244-5089, e-mail : info@jcopy.or.jp)の許諾を得てください．

本書をスキャン，デジタルデータ化するなどの複製を無許諾で行う行為は，著作権法上での限られた例外(「私的使用のための複製」など)を除き禁じられています．大学，病院，企業などにおいて，内部的に業務上使用する目的で上記の行為を行うことは私的使用には該当せず違法です．また私的使用のためであっても，代行業者等の第三者に依頼して上記の行為を行うことは違法です．